高级卫生专业技术资格考试用书

拿分考点随身记

呼吸内科学

主 编　张　强

副主编　边明艳　赵晓宇　宋　薇

编　委　郭天聪　何　忠　王　臣

　　　　许　莹　张雨婷　武秀婷

　　　　岳原亦

中国健康传媒集团

中国医药科技出版社

内 容 提 要

本书根据《高级卫生专业技术资格考试大纲（呼吸内科学专业——副高级）》和《高级卫生专业技术资格考试大纲（呼吸内科学专业——正高级）》要求，同时按照国家对高级卫生专业技术资格人员的专业素质要求，集中、准确地介绍了呼吸内科学基本理论和临床理论技术，重点阐述呼吸内科学常见疾病的诊治方法，并且适度地介绍了国内外发展现状及发展趋势等前沿信息。全书共分四篇，具体内容包括呼吸内科学基础知识、呼吸系统疾病诊断学、呼吸系统疾病治疗学、呼吸系统疾病。

本书内容紧扣高级卫生专业技术资格考试要求，详略得当，重点突出，双色印制。采用新颖醒目的体例编写，主体结构包括两部分：思维导图框架+高分考点精编。

（1）思维导图框架：概括全章主旨，提纲挈领展现其后考点。

（2）高分考点精编：图表梳理（表格层级2~3级），知识内容重点突出，主要为核心、干货的考点精练。

本书是拟晋升副高级和正高级卫生职称考试人员的复习指导用书，同时也可供高年资医务人员参考使用，以提高主治医师以上职称医务人员临床诊治、临床会诊、综合分析疑难病例以及开展医疗先进技术的能力。

图书在版编目（CIP）数据

呼吸内科学拿分考点随身记/张强主编 . —北京：中国医药科技出版社，2023.5
高级卫生专业技术资格考试用书
ISBN 978-7-5214-3866-6

Ⅰ.①呼… Ⅱ.①张… Ⅲ.①呼吸系统疾病—诊疗—资格考试—题解 Ⅳ.① R56-44

中国国家版本馆 CIP 数据核字（2023）第 069304 号

美术编辑 陈君杞
责任编辑 高一鹭 董佳敏
版式设计 南博文化

出版 **中国健康传媒集团**｜中国医药科技出版社
地址 北京市海淀区文慧园北路甲 22 号
邮编 100082
电话 发行：010-62227427 邮购：010-62236938
网址 www.cmstp.com
规格 787×1092mm $\frac{1}{16}$
印张 29 $\frac{1}{4}$
字数 887 千字
版次 2023 年 5 月第 1 版
印次 2023 年 5 月第 1 次印刷
印刷 三河市万龙印装有限公司
经销 全国各地新华书店
书号 ISBN 978-7-5214-3866-6
定价 138.00 元

获取新书信息、投稿、为图书纠错，请扫码联系我们。

前　言

　　呼吸内科学的主要内容是介绍呼吸系统疾病的病因、临床表现、诊断、治疗和预防等各个方面。呼吸系统疾病是一类常见病、多发病，主要病变在气管、支气管、肺部以及胸腔，病变轻者多咳嗽、胸痛且呼吸功能受影响，重者呼吸困难、缺氧甚至呼吸衰竭而致死。呼吸系统疾病对我国人民健康危害很大，其防治任务艰巨。

　　近年，呼吸内科学领域进展迅速，新型的临床诊断技术、治疗药物和方法不断涌现。同时，高级卫生专业技术资格考试制度逐渐完善，但考试用书却比较匮乏。为了加强临床医务人员对学科知识的系统了解和掌握，不断总结和丰富临床诊治经验，提高解决常见病和疑难问题的能力，同时也为了满足考生需要，我们组织了从事临床诊疗实践工作多年，在本学科领域内具有较高知名度的专家及教授，共同编写本书。

　　本书内容紧扣高级卫生专业技术资格考试要求，详略得当，重点突出，双色印制。集中、准确地介绍了呼吸内科学基本理论和临床理论技术，重点阐述呼吸内科学常见疾病的诊治方法，并且适度地介绍了国内外发展现状及发展趋势等前沿信息。全书共分四篇，具体内容包括呼吸内科学基础知识、呼吸系统疾病诊断学、呼吸系统疾病治疗学、呼吸系统疾病。

　　本书是拟晋升副高级和正高级卫生职称考试人员的复习指导用书，同时也可供高年资医务人员参考，以提高主治医师以上职称医务人员临床诊治、临床会诊、综合分析疑难病例以及开展医疗先进技术的能力。

　　由于编者经验和学识有限，书中难免出现不足之处，恳请广大读者与专家批评指正，以便我们不断改正和完善。

　　为令本书更加鲜活化、立体化，使诸位读者的"主任医师成长之路"更加高效、便捷，随书配套"书网融合"视频课程与线上题库，详情请见图书封面。

编者

全国高级卫生专业技术资格考试介绍

为进一步深化卫生专业技术职称改革工作，不断完善卫生专业技术职务聘任制，根据人力资源和社会保障部、卫健委《关于深化卫生事业单位人事制度改革的实施意见》和《加强卫生专业技术职务评聘工作的通知》，高级卫生专业技术资格采取考试和评审结合的办法取得。

一、考试形式和题型

全部采用人机对话形式，考试时间为2小时（卫生管理知识单独加试时间为1小时）。考试题型主要为单选题、多选题和案例分析题3种，试卷总分为100分。

二、考试总分数及分数线

总分数450~500分，没有合格分数线，排名前60%为合格。其中的40%为优秀。

三、考试效用

高级卫生专业技术资格考试是申报评审卫生高级专业技术职务资格的必经程序与重要参考依据之一，考试成绩当年有效。

四、人机对话考试题型说明

副高级 单选题、多选题、共用题干单选题和案例分析题。
正高级 多选题和案例分析题。
以实际各地区的考试题型为准。

五、考试报名条件

（一）正高申报条件
1.中等专业学校医学专业学历，受聘副高职务满七年。
2.高等学校医学专业专科学历，受聘副高职务满七年。
3.高等学校医学专业本科及以上学历，受聘副高职务满五年。

（二）副高申报条件
1.高等学校医学专业专科学历，从事主治医师工作不少于七年。
2.高等学校医学专业本科学历，从事主治医师工作不少于五年。
3.取得高等学校医学专业临床医学硕士学位，从事主治医师工作不少于四年。
4.取得高等学校医学专业临床医学博士学位，从事主治医师工作不少于二年。
5.高等学校和科研机构临床医学博士后人员在完成博士后研究工作、出博士后科研流动站前。

目 录

第一篇

呼吸内科学基础知识

第一章　呼吸系统应用解剖学

思维导图框架

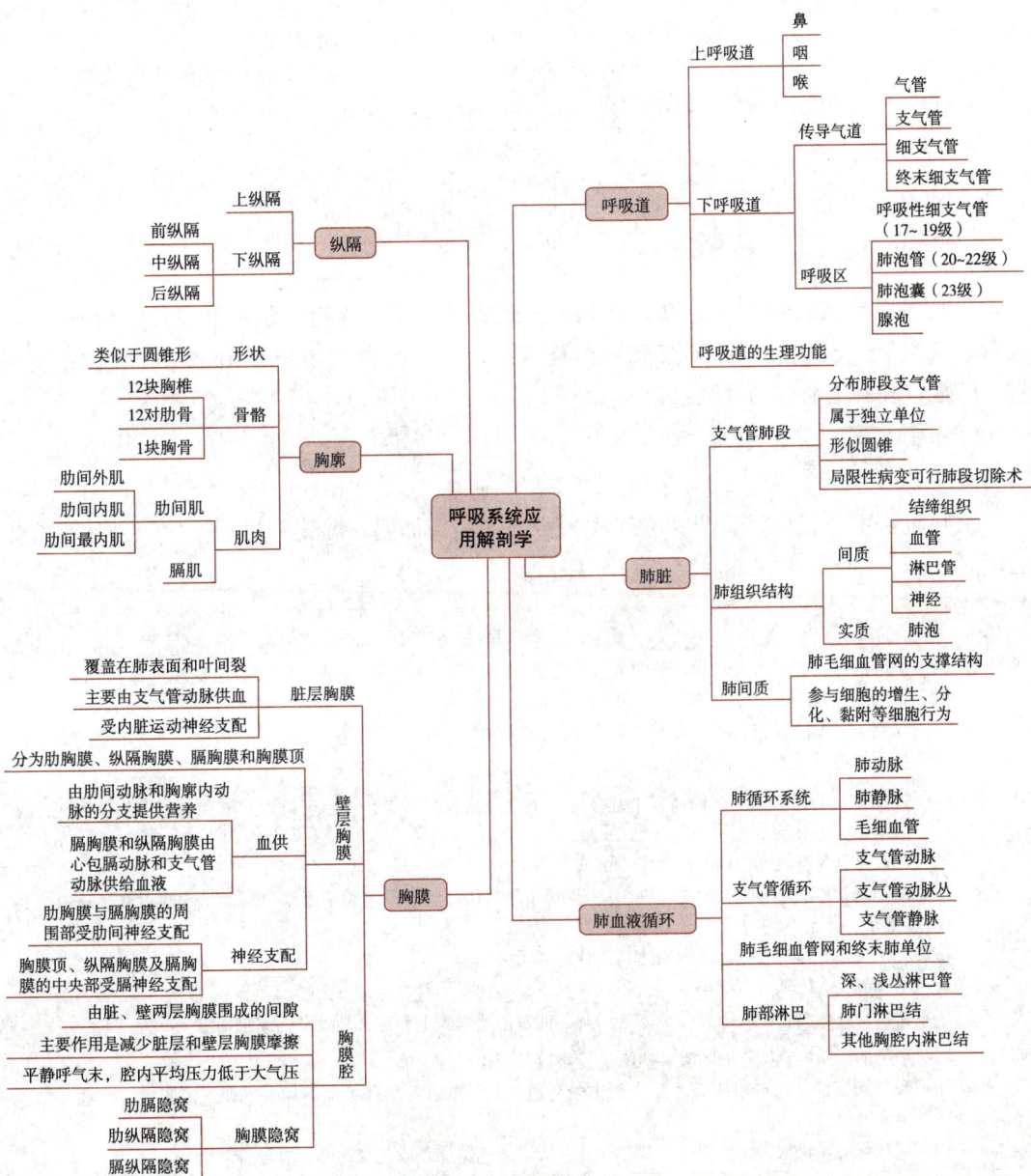

- 呼吸系统应用解剖学
  - 呼吸道
    - 上呼吸道
      - 鼻
      - 咽
      - 喉
    - 下呼吸道
      - 传导气道
        - 气管
        - 支气管
        - 细支气管
        - 终末细支气管
      - 呼吸区
        - 呼吸性细支气管（17~19级）
        - 肺泡管（20~22级）
        - 肺泡囊（23级）
        - 腺泡
    - 呼吸道的生理功能
  - 纵隔
    - 上纵隔
    - 下纵隔
      - 前纵隔
      - 中纵隔
      - 后纵隔
  - 胸廓
    - 形状
      - 类似于圆锥形
    - 骨骼
      - 12块胸椎
      - 12对肋骨
      - 1块胸骨
    - 肌肉
      - 肋间肌
        - 肋间外肌
        - 肋间内肌
        - 肋间最内肌
      - 膈肌
  - 肺脏
    - 支气管肺段
      - 分布肺段支气管
      - 属于独立单位
      - 形似圆锥
      - 局限性病变可行肺段切除术
    - 肺组织结构
      - 间质
        - 结缔组织
        - 血管
        - 淋巴管
        - 神经
      - 实质
        - 肺泡
    - 肺间质
      - 肺毛细血管网的支撑结构
      - 参与细胞的增生、分化、黏附等细胞行为
  - 胸膜
    - 脏层胸膜
      - 覆盖在肺表面和叶间裂
      - 主要由支气管动脉供血
      - 受内脏运动神经支配
    - 壁层胸膜
      - 分为肋胸膜、纵隔胸膜、膈胸膜和胸膜顶
      - 血供
        - 由肋间动脉和胸廓内动脉的分支提供营养
        - 膈胸膜和纵隔胸膜由心包膈动脉和支气管动脉供给血液
      - 神经支配
        - 肋胸膜与膈胸膜的周围部受肋间神经支配
        - 胸膜顶、纵隔胸膜及膈胸膜的中央部受膈神经支配
    - 胸膜腔
      - 由脏、壁两层胸膜围成的间隙
      - 主要作用是减少脏层和壁层胸膜摩擦
      - 平静呼气末，腔内平均压力低于大气压
      - 胸膜隐窝
        - 肋膈隐窝
        - 肋纵隔隐窝
        - 膈纵隔隐窝
  - 肺血液循环
    - 肺循环系统
      - 肺动脉
      - 肺静脉
      - 毛细血管
    - 支气管循环
      - 支气管动脉
      - 支气管动脉丛
      - 支气管静脉
    - 肺毛细血管网和终末肺单位
    - 肺部淋巴
      - 深、浅丛淋巴管
      - 肺门淋巴结
      - 其他胸腔内淋巴结

📝 高分考点精编

呼吸系统是由鼻、咽、喉、气道、肺、胸廓和呼吸肌群等构成。重要功能是呼吸以及气体交换。呼吸系统可划分为呼吸道、肺脏、肺血液循环、胸廓和呼吸肌群四大功能区域。

项目	内容
呼吸道	（1）呼吸道有弹性且不易塌陷，主要功能是传导气体，使气体经由呼吸道进出肺部 （2）以喉的环状软骨下缘作为划分上、下呼吸道的界限 （3）随着气道在肺内的深入，气道逐渐分支、变细，最终进入肺泡
肺脏	由呼吸性细支气管、肺泡囊和肺泡构成
肺血液循环	（1）肺泡周围包裹肺动脉和肺静脉的终末分支，形成密集的毛细血管网 （2）呼吸膜是机体与外界进行气体交换的场所，其肺泡侧为肺脏，血液侧为肺泡周围毛细血管网
胸廓和呼吸肌群	呼吸肌的收缩驱动胸廓运动，从而带动肺进行气体交换

第一节　呼吸道

呼吸道以环状软骨下缘为界，可分为上呼吸道和下呼吸道。从功能角度，将鼻、咽、气管、支气管、段支气管、细支气管至终末细支气管统称为传导气道；将呼吸性细支气管、肺泡管和肺泡囊称为呼吸区。

一、上呼吸道

上呼吸道由鼻、鼻窦、咽和喉组成，主要作用为加温、湿化和过滤空气以及作为气体通道。

项目	内容
鼻	（1）成人的鼻腔容积约为20ml，鼻腔两侧各有上、中、下三个鼻甲，曲折的黏膜使表面积约有160cm^2 （2）不规则形状的鼻甲可增加气体与黏膜表面接触 （3）黏膜下毛细血管和表面衬液可使鼻腔具有加温和增湿功能 （4）鼻腔可截留吸入气体内的异物
咽	（1）呼吸道与消化道的共同通道，上起颅底，下至环状软骨下缘，相当于第六颈椎和食管的入口平面，成人咽全长为12~14cm （2）咽腔可分为鼻咽部、口咽部及喉咽部 ①鼻咽部通过咽鼓管咽口相连左、右中耳，咽鼓管咽口周围淋巴组织丰富，口咽部是呼吸道和消化道的共同入口 ②会厌是分隔气体与食物进入呼吸道与消化道的重要结构 ③喉咽部起自会厌软骨上缘水平，至环状软骨下缘，向后为食管，前方为喉 ④梨状窝是在两侧杓会厌皱襞外下方的深窝，此窝前壁黏膜下有喉上神经喉内支进入喉
喉	（1）声门的活动度直接影响呼吸、咳嗽、发声以及气道保护功能 （2）喉部病变可导致声门狭窄，气流无法顺利通过，严重时可出现吸气期和呼气期气流阻塞，常危及患者生命 （3）喉底部的环状软骨血供较少，常在此处进行紧急气管穿刺或气管切开放置导管

二、下呼吸道

　　下呼吸道按照功能不同可分为传导气道和呼吸区。按照与胸廓的解剖关系以及是否受胸膜腔压力的影响，将位于胸腔外的气管称胸外气道，而胸廓上口内部分称胸内气道。胸内的气管和肺外部分主支气管称为中心气道，其管径受呼吸影响较小。在吸气状态下，管径大于2mm的气道称为大气道，包括叶、段支气管；管径不大于2mm的气道则称为小气道，包括部分小支气管和细支气管。

（一）传导气道

　　由气管、支气管、细支气管和终末细支气管组成。功能为传导气体，并对吸入气体进一步加温、加湿。

1. 组织结构

项目	内容
黏膜	（1）气管的黏膜上皮为假复层柱状纤毛上皮，含杯状细胞，与黏液腺一同分泌黏液。炎症时，杯状细胞增加，黏液分泌增多。细支气管为单层立方上皮时，分泌黏液的细胞减少。终末细支气管，黏膜上皮的纤毛和杯状细胞消失 （2）支气管上皮细胞包含具有分泌功能的细胞，可能参与调节气道和血管口径 （3）黏膜下层为疏松的结缔组织层。黏膜下层有一毛细血管网紧附在基底膜处，还有弹力纤维沿黏膜皱襞成束状纵行分布，并与黏膜和纤维软骨层中的软骨以环形弹力纤维相连。细支气管的黏膜下层与肺泡的弹力纤维相连
软骨	（1）在气管、主支气管和下叶支气管为"C"字形；缺口在背面，由平滑肌束和结缔组织连接，一同组成膜壁 （2）上叶、舌叶和肺段支气管为不完全软骨环，软骨环向下不完全程度增加，到细支气管则消失
平滑肌	（1）气管和主支气管平滑肌仅在软骨缺口部，随着气管逐级分支，软骨减少的同时，平滑肌随之增多，到细支气管时平滑肌呈螺旋网状围绕 （2）细支气管的平滑肌纤维最多 （3）平滑肌的功能是通过张力和收缩调节支气管口径，调节通气量，使肺泡开放程度和血流相适应
支气管腺体	（1）黏膜腺位于气管和支气管黏膜下层，中等支气管中的腺体数目最多 （2）腺体导管横行并在管腔处开口，分泌物分布在黏膜表面 （3）腺体主要分泌酸性和中性多糖，其次为白蛋白和球蛋白，以及某些特异的抗体等 （4）黏液腺分泌黏液主要来自直接刺激，还可受迷走神经反射调节 （5）乙酰胆碱可促进黏液腺分泌，但对杯状细胞无影响。而M受体拮抗剂，如阿托品，可抑制黏液腺分泌
支气管纤毛	（1）黏膜纤毛细胞表面有纤毛，规律摆动形成波浪运动，可排出气道黏膜表面的颗粒及病原体等 （2）纤毛运动的影响因素有黏膜的湿度、温度、炎症等 （3）黏液分泌过量时可影响纤毛运动及气道清除效能

2.气管及各级支气管的结构特点

项目	内容
气管	（1）结构为扁圆形的管，上端固定于喉部，下端连接主支气管，并通过斜行的结缔组织纤维进入心包的背侧面并固定于纵隔内，位置相当于第六颈椎至第五、六胸椎之间，前后径1.5~2.0cm，左右径2.0~2.5cm，男性全长约13.6cm，女性约12.11cm （2）气管上段位于颈前正中，气管自第10软骨环以下，逐渐偏右并稍向右下，进入纵隔 （3）气管下端分叉处是气管隆嵴（即气管隆突），多位于第五胸椎上部水平，体表对应胸骨角或其稍下水平 （4）气管软骨环平均有14~16个（大多数人在12~19个之间），一般选择第2~4软骨环切开气管 （5）软骨的完整面向前，后面的缺口占周长的1/4~1/3，为平滑肌和纤维膜组成的膜部，有伸缩余地，有助于食物在气管后食管内下行
主支气管	（1）右主支气管较宽短，长度为1.0~2.5cm，外径1.2~1.5cm，角度与轴线偏斜30°~36° （2）左主支气管较细长，长度为4.5~5.2cm，外径0.9~1.4cm，角度与轴线偏斜45°~60° （3）气管插管与异物容易滑入右主支气管
支气管树	（1）在肺门处，左、右支气管分为肺叶支气管（2级支气管） （2）左肺分上、下叶支气管，右肺除此外还多分出中叶支气管 （3）叶支气管继续分为肺段支气管（3级支气管） （4）肺段支气管依次分支为亚段、各级支气管、细支气管、终末细支气管 （5）正常情况下，下呼吸道阻力主要位于肺段支气管
小支气管 （5~11级）	（1）共7级，直径为1.0~3.5mm （2）正常人肺泡与小支气管间阻力较小
细支气管 （12~16级）	（1）直径小于1mm的细支气管，因管壁软骨消失，其本身结构的坚固程度不再是维持气道通畅的主要因素 （2）基底膜下疏松结缔组织与毛细血管间的弹性支架及肺泡间隔的弹性回缩，可保持气道通畅，气道口径主要受肺容量影响 （3）由细支气管向下，分支数目明显增多，一个细支气管可分为18个最后一级终末细支气管，总截面积增大，约为气管面积的200倍 （4）直径小于2mm的小气道阻力，仅占呼吸道总阻力的1/10 （5）气流在通过各级支气管时速度逐渐变慢，气体进入肺泡内基本达到均匀 （6）小气道管腔狭窄，管壁菲薄，且无软骨支撑，易扭曲陷闭 （7）细支气管发生炎症后，易形成黏液阻塞小气道

（二）呼吸区

项目	内容
呼吸性细支气管 （17~19级）	（1）细支气管向肺泡过渡的阶段 （2）从第一级呼吸性细支气管起，管壁开始有部分肺泡，可进行部分气体交换 （3）黏膜分别由立方上皮和肺泡上皮组成，经过逐渐分支，呼吸性细支气管上皮由立方逐渐扁平，至肺泡管全为扁平上皮，整个表面均有气体交换功能 （4）呼吸性细支气管继续分支，管径变化不大，总截面积增加，吸入气体到此流速大减，主要靠弥散作用进行气体运输 （5）从功能来看，此区也是吸入气与肺泡气的混合过渡区
肺泡管（20~22级）	（1）由终末呼吸性细支气管分出，一个终末呼吸性细支气管，至少包括40个肺泡管和肺泡囊 （2）每个肺泡管壁约有20个肺泡，无黏膜结构 （3）成人肺泡的直径约为300μm，肺泡间有间隔

项目	内容
肺泡囊（23级）	（1）最后一级呼吸道分支，结构与肺泡管相同，但为盲端，不再继续分支 （2）每个肺泡囊约有17个肺泡
腺泡	（1）终末细支气管以下肺的功能单位，由移行区和呼吸区肺组织构成，平均直径7.4mm （2）一个腺泡可含400个肺泡管和肺泡囊 （3）终末细支气管管壁的平滑肌可调节终末细支气管的开闭和腺泡的通气量，是维持通气流量比例的重要机制之一

三、呼吸道的生理功能

（一）呼吸道分泌液和黏膜上皮的纤毛运动

项目	内容
呼吸道分泌液	（1）呼吸道黏膜上皮细胞间隙中有杯状细胞分泌黏液，黏膜下有黏膜腺分泌黏液与浆液 （2）分泌液中的免疫球蛋白主要来源于黏膜下浆细胞 （3）呼吸道分泌物的功能 ①维持呼吸道表面的水、电解质平衡（衬液） ②与黏膜细胞间形成一道物理屏障，吸入少时不刺激气道上皮 ③分泌物形成黏液毯，通过纤毛作用将颗粒物质排出体外 ④对病原体通过抗体或某些特异性免疫因子可起到抗感染作用，但在病理状态下，如慢性阻塞性肺疾病时黏液腺分泌过多和/或黏稠度改变，黏液的清除能力下降 ⑤黏液过多可阻塞细支气管并增加感染的风险
黏膜上皮的纤毛运动	（1）纤毛运动可将纤毛顶部大约5μm厚的黏液层连同附着在黏液中的小颗粒异物循一个方向推送，下呼吸道纤毛运动向上，鼻黏膜纤毛运动向后，均朝向咽部，或被吞下，或被吐出 （2）黏膜太干燥或黏液分泌过多，纤毛运动无法有效进行 （3）吸入有害气体（如氨、二氧化硫）、吸烟或病毒感染等，均可抑制纤毛运动，甚至引起上皮细胞脱落，无法很好地起到保护作用 （4）呼吸道黏膜下传入神经纤维末梢丰富，受到机械或化学刺激时，引起喷嚏和咳嗽反射，以高速度的气流将异物排出口鼻外

（二）呼吸道的口径和平滑肌

呼吸道口径的影响因素大致可分为机械因素和生理因素。

项目	内容
机械因素	（1）肺内支气管外侧通过弹性纤维与肺组织相连，弹性纤维牵引支气管壁向外扩张，故吸气时呼吸道较扩张，呼气时缩小 （2）肺内和肺外胸膜腔间有压力差，呼吸道容量因此缩小 （3）在病理情况下如发生支气管炎症时，黏膜肿胀、水肿、充血，黏液腺肿胀变大、黏液分泌增多，以及异物等因素可导致呼吸道内腔空间缩小，阻力增大
生理因素	呼吸道平滑肌的舒缩活动是影响呼吸口径和气流阻力的重要因素 （1）呼吸道黏膜受到强烈的化学刺激时，通过反射作用可引发细支气管平滑肌的痉挛性收缩 （2）组胺、5-羟色胺、缓激肽、内皮素以及由抗原抗体反应生成的"慢反应物质"，均对支气管平滑肌有强烈收缩作用

第二节　肺脏

肺是呼吸系统中进行气体交换的器官，位于纵隔两侧，是有弹性的海绵状器官，形似圆锥。上端称为肺尖，下端称为肺底，内侧面称为纵隔面，外侧面称为胸肋面。其表面有胸膜脏层，光滑、湿润而有光泽。

项目	内容
右肺	因膈下有肝脏，比左肺宽、短；分为上、中、下三叶
左肺	因心脏导致其偏左，比右肺窄、长；分为上、下两叶
肺门	肺内侧纵隔面上的凹陷，是支气管、血管、淋巴管和神经出入肺之处
肺根	为出入肺门的结构被胸膜包绕而形成
肺动脉和肺静脉	（1）左、右肺根内，从前向后依次为肺静脉、肺动脉和支气管 （2）从上而下左肺根内依次为肺动脉、支气管和肺静脉，右肺根内为支气管、肺动脉、中间支气管和肺静脉
肺叶	左肺根据斜裂分为上、下两叶，右肺根据斜裂和右肺副裂（水平裂）分为上、中、下三叶

一、支气管肺段

（1）每一肺段支气管及其所属的肺组织，称为一个支气管肺段，简称肺段。

（2）每一肺段分布一个肺段支气管分支、肺动脉分支与支气管分支一同进入肺段，肺静脉属支位于两肺段之间。

（3）肺段在解剖结构和功能上均可视为独立单位。

（4）肺段形似圆锥，锥尖指向肺门，锥底朝向肺表面。

（5）轻度感染可局限在一个肺段内，感染严重时可蔓延到其他肺段。

（6）如病变局限在某肺段之内，可予以肺段切除术。

（7）左、右肺按肺段支气管的分布，可各分10个肺段。但左肺上叶尖段和后段支气管与下叶内侧（心）段和前基底段支气管常可共干，因此左肺也可分为8个肺段。

二、肺组织结构

项目	内容
间质	包括结缔组织及血管、淋巴管和神经等
实质	（1）即肺内支气管的各级分支及其终端的大量肺泡，主支气管通过肺门进入肺内，分支依次为叶支气管、段支气管、小支气管、细支气管、终末细支气管、呼吸性细支气管、肺泡管、肺泡囊以及肺泡 （2）肺的导气部是从叶支气管至终末细支气管，呼吸性细支气管以下的分支为肺的呼吸部 （3）细支气管及其分支和肺泡，组成一个肺小叶。肺小叶呈锥形，尖朝向肺门，底朝向肺表面，在肺表面可见其轮廓，每叶肺包括50~60个肺小叶，是肺的结构单位

（一）肺泡的结构和功能

项目	内容
结构	（1）肺泡是气体交换的场所，肺泡为半球状囊泡，平均直径为0.10~0.25mm，大小可因呼吸深度而异 （2）全肺约含有3亿个肺泡，总面积约为70m² （3）肺泡的内壁由单层上皮细胞组成 （4）大多数肺泡上皮细胞为扁平上皮细胞（Ⅰ型肺泡细胞），少数为较大的分泌上皮细胞（Ⅱ型肺泡细胞） （5）肺泡与相邻肺泡间为肺泡隔，隔内包含毛细血管网及少量胶原纤维、弹性纤维和平滑肌纤维
功能	（1）由于肺泡-毛细血管膜（简称"肺泡膜"或"呼吸膜"）很薄，有很大的通透性，故有利于肺泡与血液之间的气体交换 （2）在肺水肿、肺炎等情况下，肺泡壁与毛细血管壁之间的液量增加，肺泡膜变厚。若肺泡内渗出液体，则肺泡内气体与毛细血管内血液之间的距离更大，导致气体交换速度减慢 （3）肺泡隔毛细血管网间隙中有时可见直径为10~15μm的圆形或椭圆形小孔，故肺泡中气体有可能通过小孔与相邻肺泡的气体建立有限的联系 （4）肺泡隔中可含吞噬进入肺泡的极小颗粒粉尘的巨噬细胞，称为尘细胞。进入肺泡的病菌被中性粒细胞杀灭

（二）肺泡细胞

项目	内容
Ⅰ型肺泡细胞	（1）根据其特点又称膜样细胞或肺上皮细胞，为直径50~60μm的扁平细胞，细胞质非常薄，覆盖绝大部分的肺泡表面，组成肺泡最外层，厚度仅约0.1μm （2）上皮下基底膜，可与邻近的毛细血管内皮基底膜相互融合 （3）此处即为肺泡腔与毛细血管血流内气体交换的场所，也称为血流空气屏障，只允许气体通过，正常情况下液体不能由血管内向肺泡腔内渗出
Ⅱ型肺泡细胞	又称分泌细胞或颗粒细胞，位于多面形肺泡的成角处，立方形，形体小，直径10μm，仅占肺泡壁的小部分，数目约为肺泡细胞总数的60%，与表面活性物质的生成有关
毛细血管内皮细胞	组成肺毛细血管床，厚度约0.1μm，具有气体交换和重要的代谢功能
肺泡巨噬细胞	（1）位于肺泡液内，数量多，细胞内含有多种酶，可吞噬进入肺泡的微生物和尘粒 （2）由血液内单核细胞迁移至肺泡隔后演变而来 （3）生物活性多，能生成并释放多种细胞因子，如白介素-1（IL-1）、血小板衍生生长因子（PDGF）等，这些因子在肺部免疫和疾病的发病过程中有重要作用
肥大细胞	主要位于胸膜下区域，可分泌多种代谢活性物质

（三）肺泡的表面张力和表面活性物质

项目	内容
表面张力	（1）肺泡表面张力的作用是使囊泡的表面面积缩至极小 （2）肺泡表面张力和肺泡隔的弹性纤维均可使肺泡回缩
表面活性物质	（1）肺泡壁分泌上皮细胞可分泌一种化学成分为二棕榈酰磷脂酰胆碱的表面活性物质，涂敷在肺泡和呼吸道的内壁，其作用是降低肺泡的表面张力 （2）其特殊生理功能是在呼气时期肺泡容量缩小时，降低并延缓其缩小趋势，防止完全萎缩 （3）可避免小肺泡的陷缩和大肺泡的扩张，保持大、小肺泡容积的相对稳定性 （4）失血性休克或体外循环手术后肺泡表面活性物质生成减少，患者有可能发生肺不张

三、肺间质

（1）肺泡上皮细胞的基底膜和毛细血管内皮细胞的基底膜间有一个广泛的空间间隙。某些区域间隙不连续，在有间隙的地方充填着弹力纤维、胶原纤维、网状纤维和基质，这些构成肺间质（即肺泡间隔），是肺毛细血管网的支撑结构。

（2）肺间质在肺内具有重要的支撑作用，肺泡、毛细血管间的气体交换和呼吸生理的通气功能与肺间质的支撑作用有关。

（3）肺间质不仅是惰性支持物，还主动参与细胞的增生、分化、黏附等细胞行为，不但与胚胎发育、生物老化等生理过程有关，也在相关肺部疾病的发病中发挥重要作用。

第三节　肺血液循环

肺由双重循环系统供血：①肺循环，全身各器官回心静脉血均流经肺循环，在肺内交换气体，包括肺动脉干及其分支、毛细血管和肺静脉；②支气管循环，包括支气管动脉与静脉，是肺、气道和胸膜等的营养血管。肺循环与支气管循环之间有少许动脉-动脉和静脉-静脉交通支。

一、肺循环系统

项目	内容
肺动脉	（1）从右心室动脉圆锥部开始，经由肺动脉主干分为左、右肺动脉 （2）右肺动脉位于右上叶支气管前下方，左肺动脉位于左上叶支气管上方 （3）右、左中间动脉是右肺动脉分出的肺动脉前干和左肺动脉分出的上叶动脉 （4）基底动脉是中间动脉分出的中叶和舌叶动脉，分布到下叶基底部 （5）肺动脉与支气管树相对应逐级分支，直至终末小动脉分布到肺腺泡 （6）终末小动脉是终端动脉，分出肺毛细血管在肺泡间隔内形成毛细血管网 （7）肺动脉与体循环动脉的区别为肺动脉内流通静脉血，分支多，壁薄，弹性大，扩展性大。肺动脉压低于体循环压力，平均为 $2.93/1.07kPa$（22/8mmHg）。由于肺循环的扩展性较大，血容量的变异也较大
肺静脉	（1）最小的静脉血管起始于肺泡管的远端，为毛细血管后支，聚集成微静脉，在肺小叶周边部分进入小叶间隔，集合为小叶间静脉，直径20~30μm。最后逐渐在肺门部汇合，每侧形成两支主干，上肺静脉由上叶和中叶或舌叶血管组成，下肺静脉收集来自下叶回流的血液 （2）两侧上、下静脉干各以两支肺静脉注入左心房 （3）肺静脉的特点是携带的是动脉血，无瓣膜，不与肺动脉伴行
毛细血管	（1）流入毛细血管直径约40μm，在动、静脉间形成粗网，是静息状态下的血管床 （2）毛细血管网平均直径约10μm，在肺泡周围形成细网，当工作负荷增加如每分钟心排血量增加时，该血管网则容纳增加的循环量 （3）上述两部分都参与气体交换，毛细血管网面积巨大，血液在其中流动时，类似于连续的血薄膜，非常有利于肺泡与血液间的 O_2 和 CO_2 的快速交换 （4）毛细血管系统中的血容量约为肺中总血容量的50%，其他在肺动脉和肺静脉中

二、支气管循环

支气管动脉供应支气管壁与肺组织的营养，其血容量为左心室输出量的1%~2%。

项目	内容
支气管动脉	（1）多数从胸主动脉腹侧相当于气管分叉部位分出，从肋间、锁骨下或内乳动脉分出少见 （2）支气管动脉在支气管周围的结缔组织中伴随支气管而分支，直至终末细支气管的远端，供应从支气管至呼吸性细支气管水平的肺组织的营养，肺动脉供应更远侧的肺小叶的营养
支气管动脉丛	（1）支气管动脉在支气管壁外膜组织中形成动脉丛，并由此发出分支穿透肌层进入黏膜下层，继续分支形成细的毛细血管丛，以营养黏膜 （2）静脉末梢则源自毛细血管丛，穿透肌层到达外膜形成静脉丛。自此起源的静脉引流注入肺静脉 （3）在支气管肌层外侧有一动静脉丛，而在肌层内侧有一毛细血管丛 （4）血液在不同血管丛中流过并且穿过肌层 （5）当肌肉收缩时因动脉丛由体循环供血，可有血液流向毛细血管丛，但毛细血管受阻无法流入静脉丛，导致哮喘患者发生黏膜水肿、支气管腔狭窄
支气管静脉	（1）深支气管静脉源于肺内的细支气管、肺泡管的毛细血管网，并同肺静脉吻合，最后汇合成一支，注入肺静脉或左心房 （2）浅支气管静脉每侧有两支，引流肺外支气管、脏层胸膜和肺内淋巴结的静脉血，右侧支气管静脉进入奇静脉，左侧通常进入副半奇静脉或左侧最上肋间静脉 （3）部分来自支气管动脉的血液经由支气管静脉流入体循环静脉而入右心房，另一部分则经由肺静脉进入左心房

三、肺毛细血管网和终末肺单位

项目	内容
终末肺单位	（1）指解剖上的肺泡，以及由呼吸性细支气管分出的肺泡管和肺泡囊 （2）正常成年人肺中终末肺单位约为150000个，腺泡包含10~12个终末肺单位
肺毛细血管网与终末肺单位的关系	（1）在功能上，终末肺单位与毛细血管网相贴，氧分子由气相弥散入血液循环、二氧化碳分子由血液循环透入气相在终末肺单位中进行 （2）影响肺泡−毛细血管气体交换的因素包括病理学结构上的气血屏障增厚，以及临床上毛细血管血流量灌注与肺泡通气量的不均衡 （3）肺血管内膜表面的内皮细胞直接与血液接触，具有物质交换、抗凝促凝、抗血栓形成等多种重要的生理功能，并通过代谢、转运和分泌体液因子在维持内环境稳定中发挥重要作用 （4）内皮细胞通过产生和释放内皮依赖性因子参与血管平滑肌舒缩活动的调节，分泌促进平滑肌细胞增殖的物质导致血管结构发生变化

四、肺部淋巴

肺组织和胸膜具有丰富的淋巴管，肺淋巴管由深、浅两个淋巴管丛构成。

项目	内容
解剖特点	（1）浅丛在脏层胸膜内面，深丛伴行于各级支气管和肺血管的分支 （2）肺深部淋巴管在呼吸性细支气管区域发出，始于盲端，有高度通透性的结构，而在肺泡壁中未见淋巴毛细管，肺泡区域的淋巴引流不受影响 （3）细支气管和小动脉周围的淋巴网引流自肺小叶中心，静脉周围的淋巴管引流至肺小叶的周边部
深、浅丛淋巴管的交流	（1）深、浅丛淋巴管在胸膜及肺门处相互交流。随着血管和支气管的节律持续性运动，与之相贴的淋巴管中的淋巴液向引流淋巴结 （2）在支气管分支处有淋巴组织的聚集，最末级呼吸性细支气管分支（称为肺泡管处）是视野中淋巴组织聚集的最边远地区，真正的淋巴结在肺叶支气管分支处可见，即支气管肺淋巴结 （3）在主支气管分支的双外侧和下方的淋巴结，组成气管-支气管上、下两组淋巴结 （4）一般气管-支气管上淋巴结，右侧比左侧大 （5）左侧的气管-支气管上淋巴结有一两个淋巴结由于主动脉和主肺动脉走行的缘故而与上组分开，称为主动脉旁淋巴结，这组淋巴结和喉返神经、迷走神经、动脉、韧带相关 （6）主支气管两侧的支气管旁淋巴结与喉返神经紧密相邻
肺门淋巴结	通常称肺根部的淋巴结为肺门淋巴结，其中主要是肺叶支气管周围淋巴结
其他胸腔内淋巴结	胸骨淋巴结在前胸壁内侧面沿内乳动脉分布，靠近肋骨小头的肋间淋巴结和前纵隔与后纵隔淋巴结

第四节　胸膜

在肺表面、胸廓内面、膈上面及纵隔表面覆有胸膜。其中，覆盖在肺表面和叶间裂的胸膜称为脏层胸膜（又称脏胸膜）；覆盖在胸廓内面、膈上面和纵隔的胸膜称为壁层胸膜（又称壁胸膜）。两者在肺门处会合，向下延伸成为肺韧带。胸膜的脏、壁两层在肺根部互相反折延续，形成两个封闭的胸膜腔，腔内为负压。

一、脏层胸膜

项目	内容
解剖特点	（1）覆盖在肺表面，在脏层胸膜的间皮细胞下，依次是薄的结缔组织（胶原和弹力纤维）、纤维层、最深层是富含血管的结缔组织与深处的小叶间隔相连 （2）当胸膜伸入左、右肺上叶与下叶之间时成为叶间胸膜，可在侧位X线片上呈现斜行细线条影，此斜线影即为斜裂，从第三胸椎棘突水平斜行，沿胸侧壁第6肋软骨抵达肺下缘，距离胸骨约5cm （3）当胸膜伸入右肺中叶与上叶之间时形成叶间胸膜，形成沿第4肋软骨水平的一水平线，该线与斜裂在腋后线相遇，此线标志中叶的上限，吸气时可略微下降
血供	脏层胸膜主要由支气管动脉供血，深处分布有少数肺动脉分支
血管	营养胸膜的动脉终端形成毛细血管网，此毛细血管比肺毛细血管粗约10倍，称为巨大毛细血管
神经支配	脏层胸膜受内脏运动神经支配，其淋巴引流入肺淋巴结

二、壁层胸膜

项目	内容
分类	根据所贴附部位不同，分为肋胸膜、纵隔胸膜、膈胸膜和胸膜顶四部分 （1）肋胸膜衬贴在肋骨及肋间肌内面，由于肋胸膜与肋骨和肋间肌之间有胸内筋膜存在，因此容易剥离 （2）纵隔胸膜衬贴在纵隔的两侧面，其中部包绕肺根后移行于脏层胸膜 （3）膈上面覆有膈胸膜，与膈紧密相贴，不易剥离 （4）胸膜顶位于肺尖的上方，突入颈根，高出锁骨内侧1/3段上方2~3cm，是由肋胸膜与纵隔胸膜上延至胸廓上口平面以上形成的穹窿状结构
病理表现	（1）镜下观察，其浆膜中无基膜，是由间皮细胞直接覆盖在结缔组织层上组成 （2）表层细胞的胞核呈椭圆形，核仁深染 （3）不同部位的胸膜结缔组织层的成分及厚度不同 （4）在心包表面处，结缔组织几乎都是胶原纤维，而覆盖膈肌的结缔组织则以弹力纤维为主
血供	壁层胸膜主要由肋间动脉和胸廓内动脉的分支提供营养，膈胸膜和纵隔胸膜由心包膈动脉和支气管动脉供给血液
血管	静脉与同名动脉伴行，分别注入奇静脉、半奇静脉以及副半奇静脉和头臂静脉等
淋巴	壁层胸膜的淋巴分别注入胸骨淋巴结、肋间淋巴结、膈淋巴结、纵隔前后淋巴结及支气管肺淋巴结
神经支配	（1）壁层胸膜的神经来自脊神经，肋胸膜与膈胸膜的周围部受肋间神经支配；胸膜顶、纵隔胸膜及膈胸膜的中央部受膈神经支配 （2）在肋胸膜和膈胸膜的周围部范围内，其疼痛沿肋间神经向胸壁和腹壁放射；在胸膜顶、纵隔胸膜及膈胸膜的中央部范围内，其疼痛沿膈神经向颈部和肩部放射

三、胸膜腔

胸膜腔是由脏、壁两层胸膜围成的间隙，左、右各一，位于肺的周围。通常左胸膜腔低于右胸膜腔。

项目	内容
作用	胸膜腔仅是潜在腔隙，正常情况下腔内只含少量浆液，主要作用是减少脏层和壁层胸膜的摩擦
压力	平静呼气末，腔内平均压力低于大气压，腔内不同部位压力不同，主要和肺脏的重力引起的压力梯度有关
胸膜隐窝	（1）壁层胸膜相互移行转折处的胸膜腔，即使在深吸气时，肺缘也无法充填此空间，这部分胸膜腔称为胸膜隐窝 （2）肋胸膜与膈胸膜相互转折处的胸膜隐窝称为肋膈隐窝，位于胸膜腔的最低部位，胸膜腔积液时液体首先在此处聚集 （3）在肋胸膜与纵隔胸膜前缘之间，肺前缘无法伸入，称为肋纵隔隐窝，由于左肺前缘有心切迹存在，因此左侧肋纵隔隐窝较大 （4）在左胸膜腔，膈胸膜与纵隔胸膜之间，因为心尖向左侧突出，所以构成的膈纵隔隐窝通常都非常小

第五节 胸廓

一、胸廓形状和骨骼

项目	内容
组成	12块胸椎、12对肋骨、1块胸骨及骨连接、肌肉、血管和神经
解剖	（1）成人的胸廓类似圆锥形，横径长于前后径，上窄下宽，容纳胸腔脏器 （2）胸廓有上、下两口及前、后、外侧壁 （3）胸廓上口较小，由胸骨柄上缘、第1肋和第1胸椎体组成，是胸腔与颈部的通道 （4）胸廓下口宽且不平整，由第12胸椎、第11和12肋前端、肋弓和剑突组成，由膈肌封闭而使胸腔与腹腔相隔
运动	胸廓具有足够的坚硬度可保护其内的胸腔器官，同时由于肌肉作用使肋和膈上升或下降，改变胸腔容积从而产生呼吸运动
特殊人群形状特点	（1）女性胸廓短而圆，胸骨较短，上口较为倾斜，胸廓容积比男性小 （2）老年人由于肋软骨钙化，弹性减小，胸廓下塌且变扁长 （3）佝偻病儿童的胸骨和肋骨生长发育异常，形成胸廓畸形，例如"鸡胸"等 （4）肺气肿和气喘病的老年人，因长期咳喘，胸廓各径均增大而成为"桶状胸"

二、胸廓肌肉

（一）肋间肌

相邻两肋之间的间隙称为肋间隙，肋间隙内有三种肋间肌。

项目	内容
肋间外肌	位于肋间隙的浅层，源于肋骨下缘，肌纤维向下向前，止于下一肋骨上缘，在肋软骨连接处移行为肋间外膜，具有提肋助吸气的作用
肋间内肌	位于肋间外肌的深面，肌束方向和肋间外肌相反，前部肌束达胸骨外侧缘，后部肌束仅到肋角，自肋角向后移行为肋间内膜，具有降肋助呼气的作用
肋间最内肌	位于肋间内肌的深层，肌束方向和作用与肋间内肌相同

（二）膈肌

膈肌是位于胸、腹腔之间，封闭胸廓下口的肌肉，呈穹窿形，由外周肌肉部和中心腱膜部构成。

膈的肌部始于胸廓下口的周缘，按照部位可分为胸骨部、肋部和腰部，肌纤维向中央移行形成中心腱。

项目	内容
胸骨部	由两个小的肌束组成，始于剑突后面，两束之间有一不明显的裂隙
肋部	膈的最大起点，始于下6对肋骨和肋软骨的内面，肌纤维在起始部呈齿状，各自连接中心腱
腰部	始于上4个腰椎，从此处向下延伸的肌束按照位置自内而外分为内侧脚、中间脚和外侧脚

内侧脚、中间脚和外侧脚的解剖特点

项目	内容
内侧脚	（1）两侧内侧脚的腱纤维在主动脉前相互交错会合形成一伸长的主动脉裂孔，由此通过主动脉和胸导管 （2）因孔周围有腱纤维性结构，膈肌收缩时不会压迫穿过其中的血管 （3）两侧内侧脚的部分肌束交错后又向前上方分开，在正中腱的后缘处形成一个食管裂孔，其中通过食管和迷走神经
中间脚	起自第二腰椎椎体侧面，以裂隙将其与内侧脚分隔，裂隙内通过内脏大神经、奇静脉、半奇静脉等
外侧脚	与中间脚之间隔以交感神经干，肌纤维起自腰大肌表面的腰肋内侧弓及腰方肌表面的腰肋外侧弓

第六节　纵隔

　　纵隔是左、右纵隔胸膜之间的所有器官、结构与结缔组织的总称。其自然位置稍偏向左侧，上窄下宽、前短后长，其前界为胸骨和部分肋软骨，后界是脊柱胸段，两侧为纵隔胸膜，向上达胸廓上口，向下达膈。解剖学一般从胸骨角平面（平对第4胸椎椎体下缘）将纵隔分为上纵隔和下纵隔，下纵隔又以心包为界，分为前纵隔、中纵隔和后纵隔。

项目	内容
上纵隔	（1）胸腔上口为上界，胸骨角和第4胸椎椎体下缘形成的平面为下界，前界是胸骨柄、胸骨舌骨肌和胸骨甲状肌的起始端，后界是第1~4胸椎体及椎间盘和颈长肌下部，两侧为纵隔胸膜 （2）其中穿行出入心脏的大血管，即主动脉及其三大支、上腔静脉的上部和左、右头臂静脉，以及迷走神经、膈神经及左喉返神经 （3）有胸导管、胸腺或胸腺残迹，以及食管、气管、气管淋巴结与部分气管–支气管淋巴结 （4）胸腺瘤在上纵隔中比较常见
下纵隔	上界是上纵隔的下界，下界是膈，两侧界是纵隔胸膜 （1）前纵隔：胸骨体和心包间的狭窄区，胸廓内动脉的纵隔支、纵隔前淋巴结、淋巴管、胸腺的下部、胸骨心包韧带和少量脂肪与结缔组织位于其中 （2）中纵隔：纵隔下部最宽阔的部分，心包、心脏及出入心脏的大血管、奇静脉弓、神经、支气管起始部和淋巴结位于其中 （3）后纵隔：心包与脊柱下部胸椎之间的部分，胸主动脉、半奇静脉、奇静脉、迷走神经和内脏大、小神经、食管、胸导管以及纵隔后淋巴结等位于其中 因纵隔中不同解剖部位所含器官不同，常可借以判断纵隔内病变的性质

第二章 呼吸系统应用生理学

思维导图框架

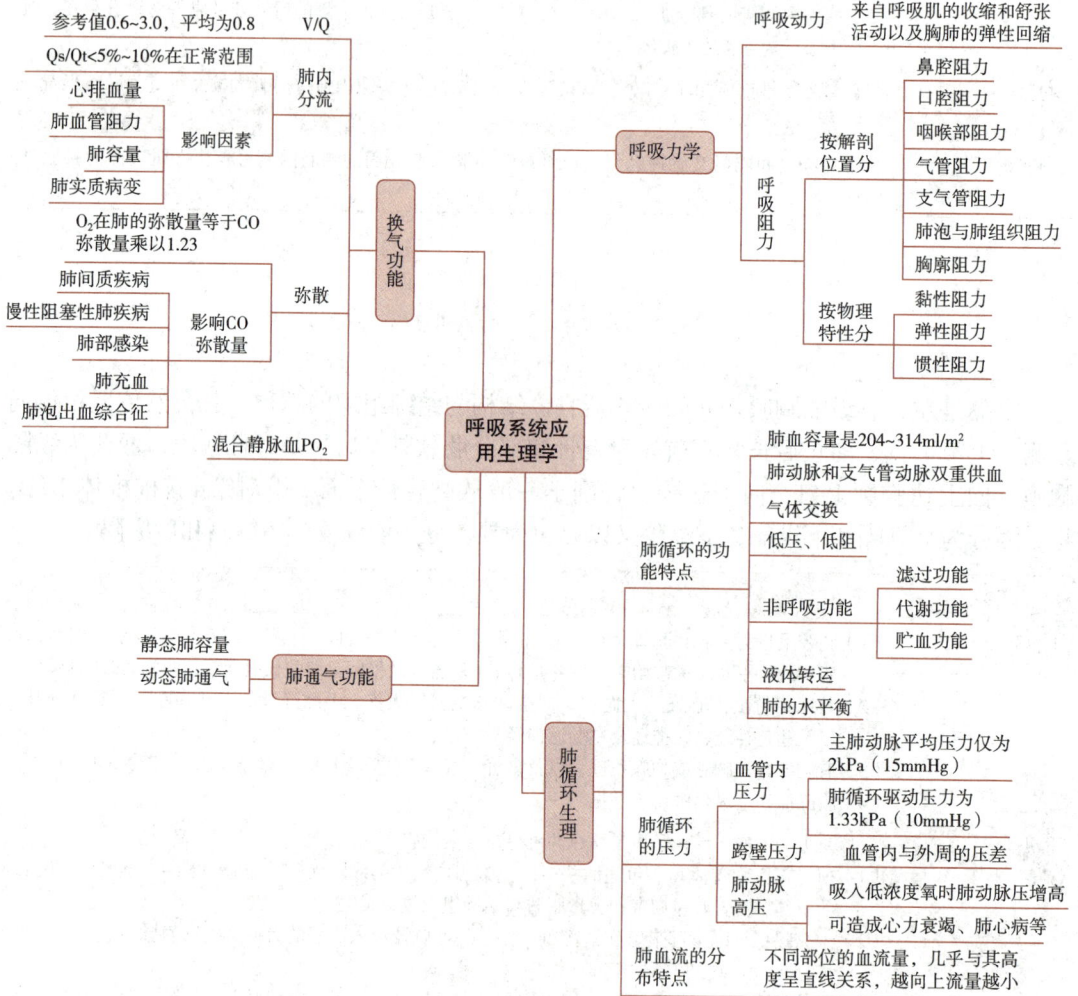

- 呼吸系统应用生理学
  - 换气功能
    - V/Q —— 参考值0.6~3.0，平均为0.8
    - 肺内分流 —— Qs/Qt<5%~10%在正常范围
      - 影响因素
        - 心排血量
        - 肺血管阻力
        - 肺容量
        - 肺实质病变
    - 弥散 —— O₂在肺的弥散量等于CO弥散量乘以1.23
      - 影响CO弥散量
        - 肺间质疾病
        - 慢性阻塞性肺疾病
        - 肺部感染
        - 肺充血
        - 肺泡出血综合征
      - 混合静脉血PO₂
  - 呼吸力学
    - 呼吸动力 —— 来自呼吸肌的收缩和舒张活动以及胸肺的弹性回缩
    - 呼吸阻力
      - 按解剖位置分
        - 鼻腔阻力
        - 口腔阻力
        - 咽喉部阻力
        - 气管阻力
        - 支气管阻力
        - 肺泡与肺组织阻力
        - 胸廓阻力
      - 按物理特性分
        - 黏性阻力
        - 弹性阻力
        - 惯性阻力
  - 肺通气功能
    - 静态肺容量
    - 动态肺通气
  - 肺循环生理
    - 肺循环的功能特点
      - 肺血容量是204~314ml/m²
      - 肺动脉和支气管动脉双重供血
      - 气体交换
      - 低压、低阻
      - 非呼吸功能
        - 滤过功能
        - 代谢功能
        - 贮血功能
      - 液体转运
      - 肺的水平衡
    - 肺循环的压力
      - 血管内压力
        - 主肺动脉平均压力仅为2kPa（15mmHg）
        - 肺循环驱动压力为1.33kPa（10mmHg）
      - 跨壁压力 —— 血管内与外周的压差
      - 肺动脉高压
        - 吸入低浓度氧时肺动脉压增高
        - 可造成心力衰竭、肺心病等
    - 肺血流的分布特点 —— 不同部位的血流量，几乎与其高度呈直线关系，越向上流量越小

高分考点精编

第一节 呼吸力学

一、呼吸动力

人体在呼吸过程中，胸廓和肺会产生相应的活动，吸气时胀大，呼气时缩小。胸肺活动的发生动力主要来自呼吸肌的收缩和舒张活动以及胸肺的弹性回缩。神经中枢与体液化学因素的调节，使得呼吸肌肉有节律地收缩。

项目	内容
吸气动力	（1）吸气时，呼吸中枢产生的吸气讯号经由神经传导引起吸气肌肉兴奋收缩，膈肌中心部分下移导致胸廓长径增加；肋间外肌的收缩使胸骨和肋骨上抬、胸廓前后径及左右径均增宽，使胸腔容积扩大 （2）吸气肌中最主要的吸气肌肉如膈肌、肋间肌、胸锁乳突肌等一同参与用力吸气活动
呼气动力	（1）平静状态下呼气的动力主要来自扩张的胸廓和肺部产生的弹性回缩力 （2）呼气肌肉不参与呼气活动。但用力呼气时参与其中，肋间内肌收缩使肋骨下移，胸廓前后径减小，腹壁肌肉的收缩使腹腔容积变小，膈肌上抬，最终使胸肺容积缩小

二、呼吸阻力

项目	内容
按解剖位置分	鼻腔阻力、口腔阻力、咽喉部阻力、气管阻力、支气管阻力、肺泡与肺组织阻力以及胸廓阻力等
按物理特性分	黏性阻力、弹性阻力和惯性阻力

黏性阻力、弹性阻力和惯性阻力

若三种阻力的消耗压力恒定，则黏性阻力的大小取决于呼吸流量，弹性阻力取决于胸肺容积，而惯性阻力则取决于呼吸气流的加速度。呼吸系统的黏性阻力、弹性阻力及惯性阻力的总和统称为呼吸总阻力或呼吸总阻抗。

项目	内容
黏性阻力	（1）气体流动通过气道时由于摩擦消耗所产生的阻力，分布在大、小气道和肺组织，但绝大多数源于气道 （2）阻力的大小与气体的性质（密度）、气道的长度和管径以及引起气流的压力差等因素有关，其中以气道的管径影响最大，因此气道狭窄（如哮喘）会导致气道阻力的快速增加
弹性阻力	（1）胸廓和肺组织扩张膨胀所消耗的阻力，主要分布于胸廓、肺组织、肺泡和可扩展的细小支气管 （2）弹性阻力的倒数即为顺应性，即单位压力下的容量变化，按照部位可分为胸廓顺应性和肺顺应性。气管由于有软骨环作支架，气管容积基本变化较小，其顺应性可忽略
惯性阻力	在气体流动和胸廓扩张运动过程中产生的阻力，主要存在于大气道和胸廓

第二节 肺循环生理

一、肺循环的功能特点

项目	内容
肺血容量与分布	（1）成人肺血容量是204~314ml/m²（平均271ml/m²），约为体循环的10% （2）在静态下，毛细血管床含量为60~100ml；在运动时，可增加到150~250ml （3）受重力、胸膜腔内压与肺容积等因素的影响
双重供血	肺动脉和支气管动脉双重供血
气体交换	肺血液循环，在结构上，确保其非常有效的气体交换
低压、低阻	（1）平静呼吸时，肺动脉压约为3.07/1.07kPa（23/8mmHg），是体循环压力的1/6 （2）在运动过程中，因肺血管阻力低、扩张能力强，即使在心排血量急剧增加的情况下，肺循环压力增高一般并不明显 （3）肺循环阻力比体循环阻力低很多 （4）从毛细血管末端到左房的压力下降的梯度仅为0.13kPa（1mmHg），表明肺静脉系统阻力也非常小
非呼吸功能	（1）滤过功能：肺毛细血管可过滤悬浮在返心静脉血内的癌细胞或其他微粒，而使脑、肾等重要器官避免受损伤 （2）代谢功能：肺脏可合成、储存、释放、激活或灭活多种具有生物活性的化学物质，如内皮素、胺类、前列腺素类、NO、血管紧张素转换酶等。大部分过程在肺血管内皮细胞进行 （3）贮血功能：通过肺内毛细血管的舒缩或开闭，调节肺内血量，起到缓解肺动脉压的波动和贮血功能。在激烈运动时可见这种情况，或由立位转换为平卧位，血液由肢体回流入右心系统，然后进入肺部时，肺动脉压维持相对稳定
液体转运	（1）病理状态下，尤其是在毛细血管体静水压增加，或毛细血管内皮细胞通透性增高的情况下，肺内液体的溢出和引流的动态平衡遭到破坏，在临床上产生肺水肿 （2）影响液体转运的因素具体见下表 （3）肺水肿的发生机制：①肺毛细血管内皮细胞通透性增加；②肺毛细血管流体静水压增高；③肺毛细血管胶体渗透压降低；④肺淋巴引流障碍
肺的水平衡	（1）按照Starling定律的计算，肺内液体从毛细血管流向间质，在正常成人大约为20ml/h，这些肺泡周围间质内的液体去向往往是经血管周围和支气管周围的淋巴被送到肺门淋巴结，病理情况下则形成间质肺水肿，穿过肺泡上皮进入肺泡 （2）只要存在能增加将液体排出到肺毛细血管外的力，或将液体"吸入"到肺毛细血管内的力减少的因素，均可导致液体进入间质和肺泡，进一步发展为肺水肿 （3）运动或体力劳动时，肺循环（包括肺毛细血管）压力增加，将液体"吸入"肺毛细血管内的力将减小，心功能不正常的患者，易发生肺水肿 （4）临床上中枢神经系统病变如颅脑损伤、脑水肿等可形成急性肺水肿，可能是脑缺氧使交感神经中枢活动亢进，反射性地造成肺小静脉痉挛的结果

影响液体转运的各种因素

项目	内容
毛细血管内皮细胞通透性	（1）液体可通过内皮细胞间裂隙或肺泡而外溢，直接通过细胞膜而渗出 （2）在病理状态下，如缺氧、吸入有毒气体、氧中毒等，内皮细胞质突起发生回缩，裂隙因而扩大，或由于血液容量增加，毛细血管内流体静水压增高，裂隙也可变大。这些均可增高毛细血管内皮的通透性
毛细血管流体静水压和胶体渗透压	正常情况下毛细血管流体静水压约为1.33kPa（13.6cmH₂O），胶体渗透压约为3.3kPa（33.6cmH₂O）
间质流体静水压和胶体渗透压	（1）间质流体静水压是负压，为 $-0.67\sim-0.40$ kPa（$-6.8\sim-4$cmH₂O），故毛细血管的跨壁压为 $[1.33-(-0.67\sim-0.40)]$kPa 或 1.73~2.00kPa （2）间质的胶体渗透压约为2.53kPa（25.8cmH₂O），比血液渗透压低
淋巴引流	（1）淋巴循环分布在胸膜表面和支气管-血管周围，最后流向肺门 （2）位于肺泡附近的淋巴组织称为"邻近肺泡淋巴管" （3）支气管-血管周围的淋巴组织可以抽吸附近的间质积液，转送到深层淋巴循环

二、肺循环的压力

项目	内容
血管内压力	（1）肺循环压力非常低，正常人主肺动脉平均压力仅为2kPa（15mmHg），而主动脉的平均压力为13.3kPa（100mmHg），左、右房的压力分别是0.27kPa与0.67kPa（2mmHg与5mmHg） （2）肺循环驱动压力为1.33kPa（10mmHg），体循环驱动压力为13kPa（98mmHg） （3）功能决定肺循环低压。从减轻右心负担角度，肺动脉压只需能克服重力，将血液推向肺的不同部位（包括肺尖），即可满足气体交换的要求
跨壁压力	（1）血管内与外周的压差，肺循环受血管周围压力影响非常大 （2）肺毛细血管被气体所包围，易受到肺内压影响而被压缩 （3）正压呼吸对循环系统的影响是因跨壁压力增大，影响肺循环血流
肺动脉高压	（1）在吸入低浓度氧时肺动脉压增高，当动脉氧饱和度下降到77%时，肺动脉压增加0.67kPa（5mmHg），但血流增加较少，说明同时出现肺血管阻力增加 （2）肺组织局部缺氧时出现相同表现，其临床意义在于将血液引离缺氧的局部，以降低V/Q失调的程度 （3）肺血量增加（如室间隔缺损）、肺换气总面积减少（由于肺气肿破坏）、肺循环阻力增加（如肺小动脉栓塞）及呼吸性酸中毒时均可使肺动脉压增高 （4）较严重的肺动脉高压，造成右心负担增加，引起心力衰竭，慢性的长时间的肺动脉高压，可形成慢性肺源性心脏病（简称肺心病）

三、肺血流的分布特点

（一）肺血流的分布

肺不同部位的血流量，几乎与其高度呈直线关系，越向上流量越小，肺尖和肺底的距离有30cm，其压差约为3kPa（即相当于23mmHg或30cmH₂O），与肺动脉压数值非常接近。肺各部位的血流量，取决于肺动脉压和肺静脉压的关系。

项目	内容
直立位	肺血流的分布情况见下表
平卧位	（1）身体靠下的部位血流量将偏多 （2）肺泡过度膨胀，气体滞留，或应用呼吸机时正压过大，可导致大部分肺转向二区或一区，使肺血流量显著降低 （3）血管周围间质水肿、左心衰竭、缺氧等可引起肺毛细血管渗漏，由于增加血管阻力，血流减少，导致靠下的肺多数成为四区

直立位肺血流的分布

项目	内容
第一区（上带）	从肺尖到向下约4cm处，肺内压大于肺动脉压，肺泡中无血流通过，形成无效腔样呼吸。正常人无此区或范围较小，但当肺动脉压下降（如休克）或肺内压增加（如机械通气时正压通气）时，此区范围可能变大
第二区（中带）	此区肺动脉压高于肺内压，但肺静脉压仍低于肺内压，这里的肺血流量取决于肺动脉与肺泡的压力差（而不是一般的动、静脉压差），随着位置下降，肺动脉压增加，肺内压大体一致，开放的肺毛细血管增多，肺血流量也加大
第三区（下带）	此区肺静脉压超过肺内压，肺动、静脉压差决定血流量，由于血管内压的增加，原来关闭的毛细血管将开通，原已开放的毛细血管，由于重力作用更扩张，肺血流量较中带更大
第四区（底部）	由于间质内重力形成的压力作用，使肺泡外血管受压，血管阻力大，造成此区血流减少

（二）影响肺血流分布的因素

项目	内容
运动	（1）运动时，肺血流量能从静息时的5.4L/min增加到30~40L/min （2）当大量的血液流回右心室时，心室扩张变大，从而增加了心室的收缩力量，使心室输出血液增多 （3）在运动时，原先关闭的肺血管打开，阻力血管口径加大
肺容积	（1）在正常潮气容积范围内，肺血流分布大致均匀 （2）在功能残气量时，肺底部血流量较肺尖部多 （3）在残气量时，肺尖部的血流量多于肺底部 （4）在肺总量时，肺血流量从第二前肋向肺底部递增，接近肺底部时又减少
低氧和高碳酸血症	（1）低血氧时，肺血管收缩，通气不良的肺区血流减小，并转向通气良好的肺区。低氧对肺血管平滑肌的收缩作用可能与去极化和钾离子释放有关 （2）高碳酸血症时，肺血管收缩，肺血流量减少，可能因为局部H^+浓度增高所致
神经调节	交感神经兴奋时，肺血管收缩，血流分布减少。副交感神经兴奋时，正好与之相反

第三节　肺通气功能

按照肺容量发生的改变与呼吸时间的关系可分为静态肺容量和动态肺通气。

项目	内容
静态肺容量	（1）肺部能容纳的呼吸气量，在不同的呼吸时相位肺容量可有相应改变，如残气位、功能残气位、肺总量位等的肺容量 （2）肺容量是临床肺功能评估的基础
动态肺通气	（1）单位时间随呼吸运动进出肺的气体容积，即呼吸气体的流动能力，是临床评估肺功能最常用且最广泛的检查方法 （2）因吸气肌、呼气肌的轮流收缩、松弛以及胸廓、肺的弹性力量产生胸部风箱式的呼吸动作和呼吸气流进出肺泡，所以形成通气 （3）在用力呼气相早期（高肺容量位）时，呼气流量和用力程度成正比；但在中后期的低肺容量位，呼气流量的特点却呈非用力依赖性 （4）影响肺通气功能的因素：凡是能影响呼吸频率、呼吸幅度和气体流量的生理、病理因素均可影响肺通气功能 （5）通气功能在不同的时间或季节可有波动变化，这种变化在气道敏感性增高的患者（如支气管哮喘）更加显著，气道反应性检查多在通气功能检查的基础上进行

第四节　肺换气功能

肺脏要进行气体交换，首先应将气体自外界吸入肺内，并将已经交换过的气体从肺泡呼出，此过程称为通气；同时肺泡内气体还需与流经肺脏的血液内气体交换，此过程称为换气。影响换气功能的因素为V/Q、肺内分流和弥散等。

一、通气血流比例（V/Q）

正常青年人的肺，V/Q为0.6~3.0，平均为0.8。

项目	内容
V/Q > 0.8	（1）多与流经该区肺泡的血流量不足有关，这类改变增加无效腔通气 （2）这种情况见于过度通气或灌注不佳的肺单元 （3）高V/Q在肺气肿患者中常见。该部分患者由于肺内结构的重组，通气和血流均可下降，但肺血流的下降程度更明显 （4）肺栓塞后，栓子阻塞的远端肺区，由于肺血流的减少也可出现V/Q增加 （5）机械通气的患者，若通气压力过高，肺部充气过度，而使肺血流转移，也可出现V/Q的增加 （6）V/Q失衡对气体交换影响显著，但大多数情况只产生低氧血症而无高碳酸血症
V/Q < 0.8	（1）因该区肺泡通气不足而血流增加，流经该区的血不能进行充分的气体交换，肺静脉的氧合状态介于动脉血与静脉血之间，与V/Q失调的严重程度有关 （2）由于动、静脉血PO_2差别大和氧离曲线的S形特征，而PCO_2差别小和CO_2解离曲线近似于直线，因此低V/Q可以导致PO_2明显下降，PCO_2略有上升 （3）这种情况可见于哮喘，因支气管痉挛使通气量显著减少 （4）肺不张时，肺内无气，V/Q为0

续表

项目	内容
通气过度对通气不足的代偿	（1）由于支气管阻塞等因素，可导致阻塞的肺泡通气量减少，未阻塞的肺泡通气量偏大，形成肺内气体分布不平均，结果高 V/Q 和低 V/Q 并存，这时对 CO_2 和 O_2 的影响不同 ①PCO_2：流经高 V/Q 区域的血液 PCO_2 偏低，可对流经低 V/Q 区域血液的 PCO_2 偏高起代偿作用，两种血混合后其 PCO_2 正常或接近正常。但如果高 V/Q 区的血流量过少，或 PCO_2 近于正常，则很难代偿低 V/Q 区较多血流量引起的 PCO_2 增高 ②PO_2：因正常的血氧分压 13.3kPa（100mmHg）是在氧解离曲线的平坦部分，血液流经通气过度的肺泡，虽然 PO_2 有所提高，但氧饱和度上升有限，很难代偿通气不足部分引起的 PO_2 下降，两部分血液混合，PO_2 将有较大程度的下降 （2）最终血气改变的结果是 PO_2 下降，PCO_2 正常或稍偏低，这是肺病变的早期，轻度和中度 V/Q 失调普遍发生的现象 （3）当病变加重，通气不足的肺泡增多，余下的肺泡又无法代偿时，PCO_2 就会升高
氧疗对 V/Q 的影响	（1）严重的低氧血症和高碳酸血症，特别是慢性发病时，氧疗有可能导致 $PaCO_2$ 的上升 （2）氧疗所致的高碳酸血症，其临床处理取决于 CO_2 增加的程度和患者的临床表现 ①$PaCO_2$ 少量增加且患者的神志无明显变化，一般不需要干预 ②若有进行性的高碳酸血症或出现 CO_2 麻醉的症状，则需要机械通气。通常不采用降低吸氧浓度的方法纠正高碳酸血症 ③进行性的高碳酸血症的临床表现比较严重，需积极处理，但很少会导致患者死亡 （3）严重的低氧血症可导致患者死亡。"控制性氧疗"是避免这一现象的最好方法，即通过控制吸氧浓度的少量增加，来达到可接受的 PaO_2
年龄对 V/Q 的影响	（1）V/Q 随年龄变化而变化，老年人自肺尖到肺底血流的差别比年轻人小，可能是肺动脉压随年龄增加所致 （2）老年人肺下部通气比年轻人差，这是因为老年人肺弹性减弱使胸膜腔负压减少，故而气道在高肺容量时即闭合，致使肺下部的通气减少 （3）V/Q 减低能够解释老年人血氧饱和度减低的原因
影响 V/Q 的病理因素	包括哮喘、慢性阻塞性肺疾病、肺间质纤维化、急性呼吸窘迫综合征、肺栓塞等，具体见下表

影响 V/Q 的病理因素

项目	内容
哮喘	（1）哮喘患者的低氧血症主要是因 V/Q 失调，而不是分流或弥散障碍所致 （2）急性 V/Q 失调的主要原因是小气道的黏膜水肿和黏液，而不是气道狭窄
慢性阻塞性肺疾病（慢阻肺）	（1）慢阻肺的红喘型患者常有 V/Q 区异常高，但无异常低区，可有轻度分流存在 （2）异常高的 V/Q 区与肺气肿肺泡扩大及有通气而无血流有关 （3）慢阻肺的紫肿型患者则表现为异常低的 V/Q 区，发生机制与哮喘类似，是由于小气道的黏液、水肿或扭曲引起的阻塞导致
肺间质纤维化	（1）患者 V/Q 相对正常，但存在低 V/Q 区或 V/Q 为 0 的区域，一般占心排血量的 10%~20%，故而不能解释患者严重的低氧血症 （2）这类患者常常有心排血量的下降、混合静脉血氧分压的减低和弥散功能障碍，与严重的低氧血症有关
急性呼吸窘迫综合征	完全分流（V/Q=0）、低 V/Q 区和高 V/Q 区混合存在 （1）完全分流发生机制：肺泡内存在渗出液、肺不张、存在通过卵圆孔开放的右向左的分流 （2）低 V/Q 区可能是由于肺泡内被渗出液所充盈和远端气道阻塞或局部顺应性降低所致 （3）高 V/Q 区发生机制：机械通气对肺内压产生影响，呼吸机产生的高吸气压或 PEEP 导致顺应性较好的肺单元过度充气，压迫肺泡毛细血管使得血流量减少，因而 V/Q 增高；肺微血管阻塞或肺栓塞也可导致 V/Q 增高

续表

项目	内容
肺栓塞	（1）常有异常高的V/Q区，与肺血管栓塞有关；同时出现低V/Q区，是由于肺不张所致的肺内分流增加 （2）患者发生肺栓塞后通常有一定程度的心排血量降低和混合静脉血氧饱和度降低，也与低氧血症有关

二、肺内分流

（1）肺内分流是指流经肺部的血未进行气体交换便直接与经过气体交换、动脉化的血相混合，导致血氧下降。

（2）测定肺内分流大小和动态变化对了解肺部的病理生理改变有帮助，常用Qs/Qt表示。Qs/Qt是指每分钟从右心室排出的血流中，未经过肺内氧合而直接进入左心室的血流量（分流量）和心排血量的比例。实际包括解剖分流和肺内分流。

（3）正常人支气管静脉和心最小静脉的血不经气体交换直接进入左心，构成肺内分流，但其量占心排血量的2%以下，肺内还有少部分静动脉交通支，其量很少，但老年人增加。

（4）肺内分流造成的低氧血症，无法用提高吸入氧浓度来纠正。

（一）Qs/Qt的临床意义

肺内分流的大小可直接反映肺换气功能的损害程度。

项目	内容
Qs/Qt<5%~10%	属于正常范围
Qs/Qt=10%~19%	表明肺内存在病理分流，但对呼吸功能影响较少
Qs/Qt=20%~29%	反映肺功能损害严重，如果患者同时有心血管系统功能异常，则这一水平的分流量可能需要机械通气支持，甚至危及患者生命
Qs/Qt>30%	提示患者病情危重，预后差，需要积极进行心肺支持治疗

（二）Qs/Qt的计算

项目	内容
计算公式	$Qs/Qt=（CcO_2-CaO_2）/（CcO_2-CvO_2）$ CcO_2是肺毛细血管末端血氧含量，CaO_2是动脉血氧含量，CvO_2是混合静脉血氧含量
简略估算公式	$Qs/Qt=（700-PaO_2）×5\%$（吸入100%纯氧20min）

（三）影响Qs/Qt的因素

项目	内容
心排血量	（1）心排血量的变化受肺内分流影响。心排血量下降越明显，Qs/Qt就越小，反之亦然 （2）肺血流量增加，如使用多巴胺、多巴酚丁胺和异丙肾上腺素静脉滴注，Qs/Qt可增加。其原因是原已闭锁的肺血管又重新开放，但一般变化范围不大于5%

续表

项目	内容
肺血管阻力	因缺氧性肺血管收缩时，肺血管阻力增加，可使 Qs/Qt 下降
肺容量	（1）增加肺容量可使 Qs/Qt 降低 （2）急性呼吸窘迫综合征患者在机械通气时使用 PEEP，能增加呼气末压力，使塌陷的肺泡重新开放，增加呼吸末肺容量，导致只有血流灌注的肺组织恢复通气，因此 Qs/Qt 降低
肺实质病变	肺不张、肺水肿、支气管炎、支气管扩张、急性呼吸窘迫综合征和其他各种肺实质病变时，Qs/Qt 增加

三、弥散

项目	内容
影响气体弥散速度的因素	（1）肺泡–毛细血管膜（或肺泡膜）的厚度 （2）肺泡与肺毛细血管血液间的气体分压差 （3）弥散气体在肺泡膜间质中的溶解度 （4）肺泡毛细血管膜弥散面积 （5）弥散气体分子量的大小（弥散速度和分子量平方根成反比） （6）血流经过肺毛细血管的时间
弥散量	（1）弥散量是测定肺泡膜弥散功能的生理指标，即在一定时间内（1分钟）单位分压差（1mmHg）条件下可通过肺泡膜的气体量（ml） （2）临床上通常用一氧化碳（CO）作为测定肺泡膜弥散量的气体 （3）O_2 在肺的弥散量等于 CO 弥散量乘以 1.23
影响 CO 弥散量的因素	（1）肺间质疾病：其弥散功能障碍比其他疾病严重，其原因和肺组织广泛病理变化导致弥散面积减少，或肺泡膜增厚，以及 V/Q 不均等有关 （2）慢性阻塞性肺疾病：因肺泡壁的破坏引起肺毛细血管床的减少，肺毛细血管内膜病变等都会损伤肺弥散功能。V/Q 失调也是导致弥散功能降低的重要因素 （3）肺部感染：弥散量减低与肺容积减低和 V/Q 不均有关 （4）肺充血：肺循环血流量增加则可使弥散量增加。因此临床上常有心脏病患者经治疗后，心力衰竭缓解，肺充血消退，肺弥散量反而减少的情况 （5）肺泡出血综合征：有新鲜出血时，肺泡内摄取 CO 的能力增加，因而 CO 弥散量检测结果增加，但并不代表实际的弥散能力增高

四、混合静脉血 PO_2

（1）V/Q 为 0~1 的肺单元中，V/Q 越低，则混合静脉血中的 PO_2（PvO_2）对 PaO_2 的影响越大；V/Q 大于 1 时，混合静脉血 PvO_2 的影响可忽略不计。

（2）PvO_2 反映了氧输送与氧利用之间的关系。氧利用可用氧摄取率表示，氧摄取率的增加可使 PvO_2 下降，常见于心排血量下降时、为满足机体代谢需要时或见于动脉血氧含量不降时。

（3）在某些心肺疾病中，PvO_2 的降低是运动诱发的低氧血症的机制之一，也参与肺动脉高压时低氧血症的发病过程。

第三章 呼吸系统免疫学

思维导图框架

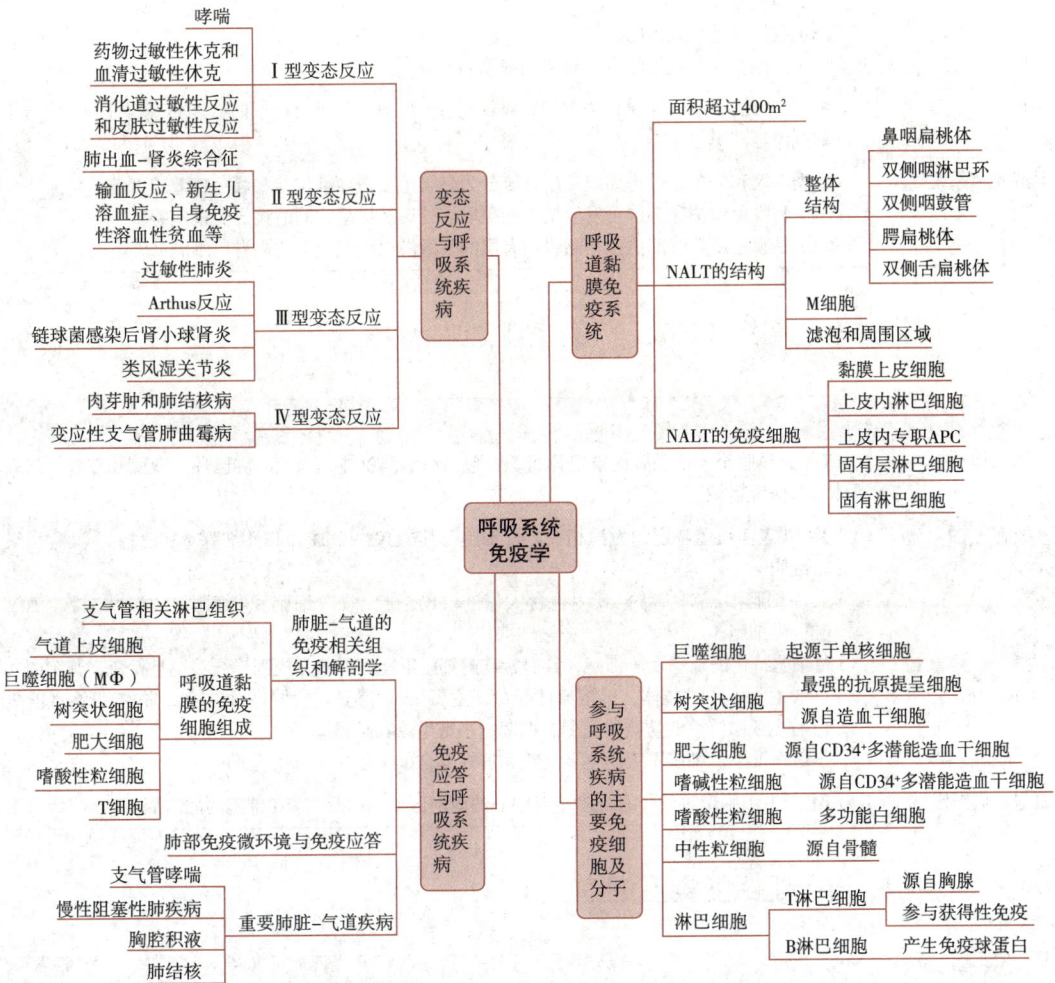

哮喘
药物过敏性休克和血清过敏性休克
消化道过敏性反应和皮肤过敏性反应 — I型变态反应

肺出血-肾炎综合征
输血反应、新生儿溶血症、自身免疫性溶血性贫血等 — II型变态反应

过敏性肺炎
Arthus反应
链球菌感染后肾小球肾炎 — III型变态反应
类风湿关节炎

肉芽肿和肺结核病
变应性支气管肺曲霉病 — IV型变态反应

— 变态反应与呼吸系统疾病 —

呼吸道黏膜免疫系统

NALT的结构
- 面积超过400m²
- 整体结构
  - 鼻咽扁桃体
  - 双侧咽淋巴环
  - 双侧咽鼓管
  - 腭扁桃体
  - 双侧舌扁桃体
- M细胞
- 滤泡和周围区域

NALT的免疫细胞
- 黏膜上皮细胞
- 上皮内淋巴细胞
- 上皮内专职APC
- 固有层淋巴细胞
- 固有淋巴细胞

呼吸系统免疫学

免疫应答与呼吸系统疾病

支气管相关淋巴组织
气道上皮细胞
巨噬细胞（MΦ）
树突状细胞 — 呼吸道黏膜的免疫细胞组成
肥大细胞
嗜酸性粒细胞
T细胞
— 肺脏-气道的免疫相关组织和解剖学

肺部免疫微环境与免疫应答

支气管哮喘
慢性阻塞性肺疾病
胸腔积液 — 重要肺脏-气道疾病
肺结核

参与呼吸系统疾病的主要免疫细胞及分子
- 巨噬细胞 — 起源于单核细胞
- 树突状细胞 — 最强的抗原提呈细胞 / 源自造血干细胞
- 肥大细胞 — 源自CD34⁺多潜能造血干细胞
- 嗜碱性粒细胞 — 源自CD34⁺多潜能造血干细胞
- 嗜酸性粒细胞 — 多功能白细胞
- 中性粒细胞 — 源自骨髓
- 淋巴细胞
  - T淋巴细胞 — 源自胸腺 / 参与获得性免疫
  - B淋巴细胞 — 产生免疫球蛋白

📝 **高分考点精编**

第一节　呼吸道黏膜免疫系统

一、概述

项目	内容
特点	（1）胃肠道、呼吸道、泌尿生殖道的内表面及一些外分泌腺覆盖有黏膜 （2）面积超过400m² （3）病原体进入人体的主要门户 （4）人体黏膜免疫细胞占所有免疫细胞的80%
组成	组织、淋巴系统、黏膜相关的细胞以及固有效应分子如黏蛋白、防御素和获得性的效应分子如抗体等
黏膜免疫系统	根据功能和分布，可将黏膜免疫系统分为黏膜免疫诱导部位与黏膜免疫效应部位 （1）黏膜免疫诱导部位可发生抗原的摄取、处理及提呈，同时诱导免疫应答 （2）黏膜免疫效应部位包括黏膜固有层的弥散淋巴组织及上皮内淋巴细胞

二、鼻相关淋巴组织（NALT）的结构

项目	内容
整体结构	NALT指由鼻腔至咽部黏膜的淋巴样组织，包括鼻咽扁桃体、双侧咽淋巴环、双侧咽鼓管、腭扁桃体和双侧舌扁桃体
M细胞	（1）NALT表面覆盖特定的囊泡相关上皮细胞，其中10%~20%为膜性细胞（M细胞），又称微皱褶细胞 （2）膜性细胞形成口袋状，其内包含大量的淋巴细胞，如B细胞和T细胞、树突状细胞（DC）和巨噬细胞 （3）M细胞特化的扁平上皮细胞，具有特殊的细胞形态，形状无规则，纤毛短且稀疏，其胞内富含囊泡小体和线粒体，但溶酶体较少，主要摄取和运转各种颗粒性抗原，包括可溶性的蛋白与小微粒抗原性物质如病毒、细菌、小寄生虫和微球体等 （4）一般情况下M细胞不表达主要组织相容性复合体（MHC）Ⅱ类分子
滤泡和周围区域	NALT包括B细胞聚集的伴有许多生发中心的滤泡区域，以及富集T细胞的滤泡周围区域

三、鼻相关淋巴组织的免疫细胞

项目	内容
黏膜上皮细胞	（1）不仅具有黏液-纤毛系统的物理屏障作用，而且能对吸入的各种刺激因子产生相应的代谢反应 （2）受刺激的上皮细胞可通过吞噬异物刺激分子、分泌黏液和杀菌物质等方式提高局部的防御能力，并选择性表达黏附分子、白细胞介素、集落刺激因子和细胞趋化因子等激活机体免疫系统，最终导致异常的气道炎症反应 （3）在修复中可释放表皮生长因子（EGF）、转化生长因子（TGF）和纤维连接蛋白等细胞外基质，这些因子与基质在促进上皮细胞修复的同时，也可促进成纤维细胞和平滑肌细胞的增生并释放胶原分子，从而造成气道重构 （4）具备诱导抗原特异性CD4⁺T细胞活化的能力

项目	内容
上皮内淋巴细胞（IEL）	（1）IEL位于黏膜上皮细胞的基底侧，80%以上的IEL为$CD3^+$、$CD103^+$T细胞及自然杀伤（NK）细胞，只有6%为$CD20^+$B细胞 （2）IEL具有与CTL及NK细胞类似的胞内颗粒如穿孔素、颗粒酶和丝氨酸酯酶，因此IEL的主要功能是细胞杀伤作用 （3）IEL可分泌淋巴细胞因子如TNF-α、IFN-γ、IL-2，从而在防御气道病原体入侵方面起到重要作用，如杀死细菌，清除被病毒感染的上皮细胞 （4）IEL的特点和生物活性呈多样化 ①在细菌、病毒通过黏膜侵入体内而引起全身感染时起防御作用，而此种防御作用是$CD8^+$与$CD4^+$T细胞通过产生CTL活性和INF-γ实现 ②辅助体液免疫。单阳性T细胞和双阳性T细胞均可通过分泌相关细胞因子而辅助B细胞产生特异性IgG、IgM抗体 ③通过Th2因子依赖的抗原特异性IgA反应，从而介导全身免疫应答 ④维持上皮细胞的生长功能。通过产生胶原细胞生长因子促进上皮细胞的生长和更新
上皮内专职APC	（1）黏膜免疫系统应通过其专职APC主动摄取抗原 （2）DC与巨噬细胞是两种专职APC，与上皮细胞相贴 ①DC在呼吸道和口腔上皮非常丰富，可形成与皮肤类似的黏膜DC网络。它们可表达MHC-Ⅱ类分子，是主要的APC ②呼吸道黏膜DC网络还发挥免疫监视作用，可监测吸入的抗原 ③在急性炎症期间，DC前体可回归并停滞在呼吸道黏膜中，并进一步分化成熟为定居性DC ④肺部有大量巨噬细胞，下呼吸道的定居性肺泡巨噬细胞是弱抗原提呈细胞 ⑤肺泡巨噬细胞通过产生信使分子—氧化氮（NO）可负向调节DC的功能，并抑制呼吸道黏膜中T细胞的增殖 （3）肺泡上皮细胞无法直接激活肺部特异性$CD4^+$T细胞，但可诱导抗原特异性T细胞无反应，从而下调肺部的免疫应答
固有层淋巴细胞（LPL）	（1）LPL位于黏膜固有层，具有丰富的T细胞和B细胞 （2）LPL主要由$CD4^+$T细胞组成，$CD8^+$T细胞的含量较少 （3）固有层是黏膜免疫应答的主要效应场所，浆细胞所分泌的大量IgA可通过分泌片的介导而进入黏膜表面，中和抗原物质，起到清除外来抗原、保护机体的作用
固有淋巴细胞（ILC）	（1）在发育形态上属于淋巴细胞谱系但不表达TCR或BCR的新亚群，与NK细胞和淋巴组织诱导细胞（LTi）共同称为固有淋巴细胞（ILC） （2）按照辅助性T细胞的分类方法，根据细胞因子分泌和转录因子的不同，ILC家族可分为ILC1、ILC2和ILC3

第二节 参与呼吸系统疾病的主要免疫细胞及分子

呼吸道黏膜免疫系统中存在多种免疫细胞，包括巨噬细胞和树突状细胞、肥大细胞、淋巴细胞等。

一、巨噬细胞和树突状细胞

（一）巨噬细胞

巨噬细胞是一种吞噬细胞，在获得性体液免疫和细胞免疫中作为抗原提呈细胞（APC），具有重要作用。

项目	内容
起源	（1）巨噬细胞起源于单核细胞，而单核细胞源自骨髓中的造血祖细胞 （2）单核细胞释放入血液，随后迁移到各组织器官并分化为巨噬细胞和树突状细胞 （3）肺部巨噬细胞包括支气管巨噬细胞、肺泡巨噬细胞（AM）及肺间质巨噬细胞（IM）
功能	吞噬坏死和凋亡的细胞，清除吸入的病原体和颗粒物质，清理表面活性剂，抑制对无害吸入物的炎症反应和免疫应答 （1）肺泡巨噬细胞吞噬病原体和吸入颗粒，将其包裹在细胞内囊泡吞噬体中，并和初级或次级溶酶体融合形成吞噬溶酶体 （2）肺泡巨噬细胞表面表达多种受体，与配体结合后可介导肺泡巨噬细胞的激活、迁移和吞噬作用 （3）Toll样受体（TLR）是一种模式识别受体，能够识别细菌细胞壁脂质、DNA重复序列及其他病原体成分 （4）肺泡巨噬细胞可分泌众多细胞因子和趋化因子，通过表面受体与其他细胞和分子直接发挥作用 （5）作为抗原提呈细胞，巨噬细胞能前往区域淋巴结使T淋巴细胞和B淋巴细胞致敏；巨噬细胞本身释放的多种细胞因子和花生四烯酸代谢物也可以影响T淋巴细胞、B淋巴细胞、内皮细胞和成纤维细胞的功能

（二）树突状细胞（DC）

树突状细胞是目前所知的最强的抗原提呈细胞。

项目	内容
起源	源自造血干细胞，其表面表达主要组织相容性复合体（MHC）、共刺激因子（CD80、CD86、CD40）、黏附因子、固有免疫受体（TLR、NLR、CLR）、前列腺素受体及识别损伤相关分子模式（DAMP）蛋白的炎症受体等
作用机制	（1）上述分子和受体能感知、摄取、处理吸入的病原体和颗粒物质，可使树突状细胞移至附近淋巴结进行抗原提呈，从而成为连接固有免疫和获得性免疫的桥梁 （2）在淋巴结中，树突状细胞将MHC提呈给幼稚T细胞表面的T细胞受体（TCR），在细胞表面共刺激分子和局部微环境中细胞因子的适当刺激下，幼稚T细胞被激活并增殖 （3）缺乏合适的共刺激分子或细胞因子时，树突状细胞和T细胞的相互作用则会引起对抗原的免疫耐受，从而避免对无害吸入物进行免疫应答
功能	树突状细胞依靠周围的气道结构细胞（如上皮细胞）来决定抗原特异性免疫反应的类型，气道上皮–树突状细胞相互作用在肺免疫稳态和从固有免疫向特异性免疫转化的过程中具有关键作用

二、肥大细胞

肥大细胞（MC）是一种源自造血系统而分布于外周组织的炎症细胞，通过即刻和延迟释放炎症介质在固有免疫和获得性免疫中起到重要作用。肥大细胞不但在速发型变态反应、迟发型变态反应及肥大细胞增多症中具有核心作用，还参与病原体感染、自身免疫性疾病、纤维化等过程中的宿主免疫反应。

（一）形态、表型、起源、分化和发育等

项目	内容
形态	卵圆形或不规则狭长形，直径约20μm，有卵圆形核，富含异染性的胞质颗粒
表型	（1）胞质颗粒包含胰蛋白酶的为MC_T细胞 （2）包含胰蛋白酶和肥大细胞特异的类糜蛋白酶的为MC_{TC}细胞
检查方法	鉴定组织肥大细胞主要依靠胰蛋白酶染色
位置	（1）MC_C细胞主要位于呼吸道和胃肠道黏膜，黏膜炎症时数量明显增加 （2）MC_{TC}细胞主要位于结缔组织如真皮层、胃肠道的黏膜下层
起源	（1）源自$CD34^+$的多潜能造血干细胞，除少数长期存在于骨髓中，一般其分化成熟的场所是外周组织，聚集部位在组织器官，在肺部格外丰富，人肺的肥大细胞浓度为$500\sim4000/mm^3$ （2）外周血液循环中肥大细胞前体少见，其迁移到组织后发育为成熟的肥大细胞
分化	当发生IgE相关的免疫应答或慢性炎症刺激时，肥大细胞在局部大量增殖，这说明成熟的肥大细胞也具有分裂能力
发育	（1）成熟的肥大细胞及其前体都表达酪氨酸激酶c-kit，其配体为干细胞因子（SCF），后者为肥大细胞发育成熟和生存所必需的 （2）IL-4可上调肥大细胞免疫球蛋白Fc段受体Ⅰ（FcεRⅠ）的表达 （3）存在SCF时，IL-5可促进肥大细胞增殖 （4）IFN-γ可减少肥大细胞的数量

（二）活化、分布和不均一性

项目	内容
活化	（1）抗原通过抗原提呈细胞激活T细胞，活化辅助性T细胞（Th cell）（主要为Th2细胞）可产生IL-4、IL-5、IL-13等细胞因子进一步激活B细胞，后者合成特异性IgE并与肥大细胞表面的IgE受体结合 （2）如果变应原再次进入体内，可与肥大细胞表面的IgE产生交联，从而使其活化并释放多种炎症介质 （3）在IgE介导的速发型变态反应如变应性鼻炎和支气管哮喘中，肥大细胞的数量可显著增加 （4）增加游离IgE水平会上调肥大细胞表面FcεRⅠ的表达，且在IL-4的作用下可明显增强肥大细胞的活化 （5）补体C3a、C5a和Toll样受体的配体均可在相关受体发生作用从而诱导肥大细胞的活化 （6）局部微环境中的一些细胞因子可调节肥大细胞活化，如细胞外的腺苷三磷酸（ATP）及其下游的产物腺苷是人体肺组织肥大细胞（HLMC）脱颗粒的调节因子
分布	广泛分布于全身结缔组织，一般见于与外界环境接触的呼吸道、消化道的黏膜上皮或小血管、淋巴管周围，正常情况下骨髓和淋巴组织少见
不均一性	其在形态、理化特征、介质含量及对药物和刺激物反应的可变性和多样性

（三）产生的介质及其病理意义

肥大细胞合成的介质包括效应介质、脂质介质及细胞因子和趋化因子。

项目	内容
效应介质	（1）包括组胺、丝氨酸蛋白酶类、羧肽酶A及蛋白聚糖（肝素与硫酸软骨素） （2）组胺是肥大细胞介导的标志性炎症物质，对气道平滑肌、内皮细胞、神经末梢和黏液分泌都有作用 （3）肥大细胞胞质颗粒的蛋白主要由中性蛋白酶组成，包括胰蛋白酶、类糜蛋白酶、组织蛋白酶G、羧肽酶A及蛋白聚糖 ①胰蛋白酶包括α、β亚型，α亚型持续以非活化形式分泌，表示总体肥大细胞的负荷；活化的β亚型被包装在分泌颗粒内并在过敏性反应时显著升高 ②类糜蛋白酶可能参与气道重构的发生发展
脂质介质	（1）花生四烯酸代谢产物在支气管哮喘发作早期阶段具有重要作用，如引起气道平滑肌收缩，增加血管通透性，促进气道黏液分泌等 （2）肥大细胞合成的环加氧酶代谢产物，包括大量前列腺素D2（PGD2）及少量血栓素A2，是主要的支气管收缩剂 （3）PGD2可募集嗜酸性粒细胞、嗜碱性粒细胞及Th2细胞，增加毛细血管渗透性和促进血管的舒张
细胞因子和趋化因子	（1）HLMC合成及释放Th2细胞因子IL-5和IL-13，在迟发型变态反应中发挥核心作用 （2）TNF-α是肥大细胞储存和释放的主要细胞因子，可上调上皮细胞和内皮细胞黏附分子的表达，增加支气管的反应性及抗肿瘤作用 （3）HLMC TNF-α的表达上调与支气管哮喘气道炎症及哮喘严重程度相关

（四）在肺部疾病中的作用

项目	内容
过敏性气道反应	（1）通过FcεRⅠ介导的肥大细胞活化是过敏性疾病如变应性鼻炎、过敏哮喘发病的关键 （2）活化的肥大细胞可启动Ⅰ型变态反应（速发型超敏反应）和迟发型炎症反应 （3）早期肥大细胞表面IgE与抗原交联，肥大细胞释放效应性介质、脂质介质介导速发型变态反应，包括平滑肌收缩、血管通透性增高引起的水肿、黏液高分泌等，导致上呼吸道出现喷嚏和卡他症状，下呼吸道出现咳嗽、支气管痉挛、水肿及黏液分泌的症状，可持续30~60分钟；在几小时内，新合成及释放的细胞因子介质和早期阶段的延迟效应共同作用，引起气道阻塞 （4）肥大细胞介导气道上皮通透性变化，促进抗原穿透上皮并进入更深层的气道平滑肌和黏液腺，从而进一步促使支气管收缩和黏液分泌 （5）肥大细胞来源的细胞因子及趋化因子诱导迟发型炎症反应，表现为水肿、白细胞浸润，进而发生慢性持续性哮喘
哮喘	（1）哮喘患者气道平滑肌内常见HLMC （2）即便是很轻微的哮喘患者也表现出支气管黏膜持续肥大细胞脱颗粒，而经由变应原激发的哮喘患者支气管肺泡灌洗液（BALF）中组胺、胰蛋白酶和PGD2含量都明显增高
弥漫性肺纤维化	肥大细胞可合成和释放与弥漫性肺纤维化有关的重要介质

三、嗜碱性粒细胞

嗜碱性粒细胞源自CD34+多潜能造血干细胞，在骨髓中分化成熟，随后进入血液循环，正常情况下不会出现在组织中。嗜碱性粒细胞与肥大细胞最明显的区别是嗜碱性粒细胞可快速有效地合成IL-4和IL-13。

项目	内容
形态、表型和活化	（1）直径5~8μm，具有分段浓缩的细胞核，并特异性地被碱性染料着色 （2）表达多种细胞因子受体（如IL-3R、IL-5R）、趋化因子受体（CCR2和CCR3）、免疫球蛋白Fc受体（FcεRⅠ和FcγRⅡb） （3）IL-13是最主要的促嗜碱性粒细胞分化的细胞因子 （4）抗原特异性IgE和嗜碱性粒细胞表面的FcεRⅠ结合，之后遭到同类抗原攻击时会导致嗜碱性粒细胞脱颗粒，释放炎症介质 （5）补体C3a和C5a可直接活化嗜碱性粒细胞 （6）IL-3、IL-5、粒细胞-巨噬细胞集落刺激因子（GM-CSF）及多种趋化因子都能与FcεRⅠ协同促进嗜碱性粒细胞脱颗粒IL-4、IL-13的分泌，但无法单独直接活化嗜碱性粒细胞
细胞介质	（1）嗜碱性粒细胞合成效应介质、脂质介质及细胞因子和趋化因子 （2）效应介质主要为组胺，脂质介质包括白三烯C4（LTC4）及其裂解肽白三烯D4（LTD4）和白三烯E4（LTE4），三者均为强有力的支气管收缩剂，可增加血管通透性 （3）嗜碱性粒细胞不合成PGD2 （4）嗜碱性粒细胞合成的细胞因子包括IL-4、IL-13及GM-CSF，在Th2细胞的分化和IgE合成的扩增中具有重要作用
在肺部疾病中的作用	（1）可在肺部迟发型过敏反应中聚集 （2）通过MHC-Ⅱ类分子的表达及IL-4的合成在抗原提呈与Th2细胞反应的诱导中具有直接作用

四、嗜酸性粒细胞

嗜酸性粒细胞（Eos）是一种多功能的白细胞，它参与多种炎症反应的启动和发展过程，并参与调节固有免疫和获得性免疫。

（一）发育、分化及迁移

项目	内容
起源	源自骨髓CD34⁺造血祖细胞
发育和分化	（1）骨髓CD34⁺造血祖细胞定向分化至嗜酸性粒细胞需要依靠其表面受体CD34、IL-5受体、CCR3及转录因子GATA1、PU.1、CCAAT-增强子结合蛋白（C/EBP）的表达，其中转录因子GATA1对嗜酸性粒细胞的分化成熟发挥核心作用 （2）IL-5、IL-13及GM-CSF都能刺激嗜酸性粒细胞的发育，其中IL-5可特异性地促进骨髓嗜酸性粒细胞的发育、分化和成熟及向外周血的释放 （3）变应原的攻击或者嗜酸性粒细胞活化趋化因子-1的刺激可促进骨髓嗜酸性粒细胞的成熟及其前体的释放
迁移	（1）Eotaxin（CCL11）、Eotaxin-2（CCL26）在嗜酸性粒细胞由外周血向炎症组织的迁移中非常重要 （2）其他有效的嗜酸性粒细胞趋化因子包括血小板活化因子（PAF）、LTD2、C5a、CCL5（RANTES）

（二）形态、表型及活化

项目	内容
形态	（1）成熟嗜酸性粒细胞的直径为12~17μm，有高度浓缩染色质的二叶细胞核和特征性胞质颗粒，这些胞质颗粒经伊红染色后着黄、淡红色，电镜有助于确诊 （2）初级颗粒是一种无结晶状的核心颗粒，含有丰富的夏科-莱登结晶；次级颗粒具有特征性的超微结构，包含电子致密核及阳离子蛋白，赋予嗜酸性粒细胞特殊的染色特征 （3）次级颗粒的阳离子蛋白包括主要碱性蛋白（MBP）、嗜酸性粒细胞过氧化物酶（EPX）、嗜酸性粒细胞阳离子蛋白（ECP）、嗜酸性粒细胞来源的神经毒素（EDN）
表型	（1）表达不同细胞表面受体，包括免疫球蛋白IgG受体FcγRⅡ/CD32，IgA受体FcαRⅠ/CD89，补体受体（CR1/CD35、CR3、CD88），细胞因子受体（IL-3、IL-5、GM-CSF、IL-1α、IL-2、IL-4、IFN-α、TNF-α的受体），趋化因子受体（CCR1、CCR3），白三烯受体（LT1R、CysLT2R），前列腺素受体、PAF受体及Toll样受体 （2）受体与配体结合后介导嗜酸性粒细胞活化，表现为嗜酸性粒细胞脱颗粒、合成释放脂质介质及活性氧产物 （3）CD69是嗜酸性粒细胞活化的特异性标志，但表达CD69并不代表嗜酸性粒细胞活化
活化	IL-3、IL-5、GM-CSF、CC趋化因子及PAF都能活化嗜酸性粒细胞，不同的活化嗜酸性粒细胞因子可造成嗜酸性粒细胞不同的脱颗粒方式及介质释放

（三）细胞产物

项目	内容
颗粒介质	（1）MBP占大半嗜酸性粒细胞阳离子颗粒蛋白，对曼氏血吸虫和旋毛线虫的幼虫具有直接毒性效应 （2）MBP可抑制气道纤毛功能，对气道上皮细胞具有毒性效应，血清MBP水平与气道高反应性有关，故MBP可能参与哮喘发病 （3）ECP和EDN在体外对寄生虫、RNA肺炎病毒（包括呼吸道合胞病毒）有毒性效应 （4）EPX可催化卤族化合物和NO氧化产物，对微生物及宿主细胞产生毒性效应
脂质介质	（1）包括LTC4、PGE2、血栓素和PAF （2）LTC4在胞外转化为LTD4和LTE4，具有刺激支气管收缩、促进黏液分泌、Th2细胞因子合成和气道重构的作用
细胞因子和趋化因子	（1）主要包括TGF-β、IL-3、IL-4、IL-5、IL-8、IL-10、IL-12、IL-13、IL-16、IL-18、TNF-α、CCL5及CCL11 （2）细胞因子可诱导哮喘、鼻炎及其他炎症性疾病的免疫反应 （3）在特定情况下，TGF-β主要来源于嗜酸性粒细胞，并在哮喘的气道重构中发挥关键作用 （4）这些细胞因子贮存在胞质颗粒内，并在脱颗粒时快速释放，从而发挥效应介质的作用

（四）在肺部疾病中的作用

（1）特发性肺纤维化（IPF）的BALF中嗜酸性粒细胞数目的升高和不良预后有关。

（2）抗IL-5单克隆抗体作为靶向抗嗜酸性粒细胞药物，可减少重度哮喘患者的哮喘发作次数和激素用量。

五、中性粒细胞

项目	内容
发育、分化和迁移	（1）源自骨髓，需要粒细胞集落刺激因子（G-CSF）刺激增殖并分化为成熟形式 （2）当存在感染时，中性粒细胞从骨髓中动员到血液，最终趋化到感染部位。在该过程中，中性粒细胞被激活，产生自由基，释放颗粒，参与微生物的吞噬和降解
在疾病中的作用	（1）中性粒细胞可对多种颗粒和可溶性物质发生反应，能被IL-8、GM-CSF、PAF、活性氧物质等启动或预激活 （2）中性粒细胞中包含氧自由基和蛋白水解酶，可用于抵抗入侵病原体，在感染的固有免疫反应中发挥重要作用 （3）中性粒细胞由感染部位产生的趋化因子介导，进入感染灶完成中性粒细胞浸润和组织募集

六、淋巴细胞

项目	内容
功能	（1）产生抗体 （2）细胞毒效应，如对病毒感染细胞、已结合抗体的细胞、肿瘤细胞的裂解 （3）产生细胞因子 （4）参与免疫耐受的形成
T淋巴细胞	（1）源自胸腺，参与获得性免疫 （2）Th1细胞在迟发型超敏反应中具有重要作用，是吞噬介导的宿主防御反应的主要效应细胞，而Th2细胞亚群是造成过敏性疾病的主要效应细胞 （3）Treg细胞主要通过抑制效应性T细胞的增生、细胞因子的产生和APC（主要为DC）的成熟发挥免疫抑制作用。它可在黏膜表面产生抗炎因子，介导Treg细胞的免疫抑制作用 （4）T淋巴细胞在呼吸道针对入侵细菌、病毒、真菌的宿主反应中起到重要作用 （5）T细胞与支气管哮喘有关。哮喘治疗的有效靶点为树突状细胞释放的胸腺基质淋巴细胞生成素（TSLP）
B淋巴细胞	主要作用为产生免疫球蛋白

第三节 免疫应答与呼吸系统疾病

一、肺脏－气道的免疫相关组织和解剖学特点

人体各种腔道黏膜上皮细胞下有无包膜的淋巴组织和散在的淋巴细胞，称为黏膜相关淋巴组织（MALT），其中最重要的是肠道相关淋巴组织（GALT）和支气管相关淋巴组织（BALT）。

（一）支气管相关淋巴组织

项目	内容
结构	（1）BALT是一种黏膜的次级淋巴组织，主要位于支气管分叉处，与肠黏膜淋巴组织功能相仿 （2）基本结构为中心淋巴滤泡（主要为B细胞），其上覆有黏膜上皮细胞及某些变异的上皮细胞（M细胞） （3）BALT滤泡内无传入淋巴管，淋巴细胞通过传出淋巴流向局部支气管淋巴结
免疫功能	（1）BALT中分布有肽能神经元，P物质、血管活性肠肽及降钙素基因相关肽等都能影响淋巴细胞生理和功能；BALT中还可见儿茶酚胺神经纤维和相关的β肾上腺素受体 （2）某些神经的数量随着年龄增长而减少，其活性也随之降低

（二）呼吸道黏膜的免疫细胞组成

项目	内容
气道上皮细胞	（1）分类 ①扁平的 I 型上皮细胞，构成绝大多数肺泡表面 ②与立方形的 II 型上皮细胞类似，可产生肺泡表面活性物质、表面活性物质相关蛋白，并参与组成肺的上皮下结构 （2）在病原体外界物质刺激下，通过募集和激活固有免疫细胞（中性粒细胞、巨噬细胞等），进而激活DC并启动T细胞应答，主要作用是抵御病原体感染
巨噬细胞（MΦ）	（1）分布在呼吸道–肺泡表面，是BALF中数量最多的细胞 （2）在支气管、肺组织中是最早、最易接触抗原的细胞 （3）呼吸道MΦ参与支气管哮喘发病，肺部MΦ具有抗肿瘤作用
树突状细胞	（1）分型 ①常规DC（cDC）：高表达CD11c，可进一步分为CD11b⁺与CD11b⁻，稳态条件下传导气道内衬丰富的上皮内DC（多为CD11b⁻）形成树突状网络，并通过与支气管上皮细胞形成紧密连接而将树突延伸至气道管腔内 ②浆细胞样DC（pDC）：表面表达唾液酸结合的免疫球蛋白样凝集素–H、骨髓间质抗原–1 ③CD11b⁺DC亚群（单核细胞来源）：可在炎症条件下被募集，且表面CD11c表达上调（但保留单核细胞来源的Ly6C表型） ④杀伤性DC（IKDC）：同时拥有NK细胞和DC的功能（如分泌 I 型与 II 型干扰素；有效识别、杀伤肿瘤细胞；表达MHC–II类分子，具有抗原提呈功能），是联系固有免疫和适应性免疫的重要免疫监视细胞 （2）功能 ①借助表面模式识别受体（C型凝集素受体、TLR、NOD样受体等），识别、摄取吸入的抗原（病原体、变应原等）和损伤相关的分子模式 ②表达神经肽受体，与气道黏膜和黏膜下有突触、无髓神经纤维相联系 ③表达前列腺素受体，调控细胞迁移和成熟
肥大细胞	MC可合成、释放TGF-β、碱性成纤维细胞生长因子（bF-GF）等造成纤维化的细胞因子，在哮喘气道上皮下纤维化过程中发挥重要作用
嗜酸性粒细胞	Eos参与多种炎症反应的启动和发展，并参与调节固有免疫和适应性免疫
T细胞	Th2细胞在慢性气道疾病的发病中具有重要作用

二、肺部免疫微环境与免疫应答

（一）呼吸道黏膜免疫系统

（1）呼吸道黏膜免疫系统包括免疫诱导、活化和效应三部分。

（2）BALT和NALT主要在免疫诱导部位对抗原进行摄取、处理和提呈，同时诱导免疫应答。

（3）效应系统主要是黏膜固有层的弥散淋巴组织和上皮内淋巴细胞。其作用为经抗原提呈后，分泌抗体及产生细胞因子，并产生细胞毒效应。

（二）肺部固有免疫的特点

肺的固有免疫系统主要包括组织屏障（如气道上皮细胞）、固有免疫细胞（吞噬细胞、中性粒细胞、树突状细胞、肥大细胞）、固有免疫分子（防御素、溶菌酶、补体）和固有免疫受体。

项目	内容
组织屏障	（1）气道上皮细胞之间的桥粒、紧密连接等，在维持气道上皮腔面完整性中起重要作用 （2）这些结构包含细胞黏附分子的许多蛋白质，使上皮细胞形成连续性的界面，发挥生理性的屏障作用 （3）病毒感染可造成上皮损伤，细菌在气道上皮的附着增加，一同破坏气道纤毛，使得黏液纤毛清除的能力明显减弱，由此增加病原菌感染的发生率
固有免疫细胞	（1）最主要为肺泡巨噬细胞（AM） （2）巨噬细胞具有吞噬杀菌、清除颗粒物质、移除大分子残渣、维持和修复正常的肺基质成分等作用 （3）巨噬细胞可通过分泌生物活性物质参与肺组织的免疫应答反应
固有免疫受体	（1）模式识别受体（PRRs）是固有免疫受体的代表 （2）Toll样受体（TLR）是PRRs中研究最早、参与固有免疫的一类重要蛋白质分子，亦是连接固有免疫和适应性免疫的桥梁，参与机体急、慢性气道炎症反应的病理生理过程，在肺部感染的免疫应答过程中发挥重要作用 （3）TLR监视和识别不同疾病相关分子模式，是机体抵抗感染性疾病的第一道屏障，不但可识别外源的病原体，还可识别内源性物质及降解物 （4）在肺部，巨噬细胞、树突状细胞、肺上皮细胞及内皮细胞都表达TLR

（三）肺部适应性免疫应答的特点

1. 外界异物侵入呼吸道上皮的途径

（1）当抗原通过传导气道时，空气动力学机制可滤过绝大多数的吸入抗原，只有极少部分的抗原可侵入黏膜和肺泡上皮下，与以树突状细胞为主的抗原提呈细胞相遇。

（2）APC可吞噬入侵的抗原，并将其消化降解为含抗原决定簇的肽链，与细胞表面的主要组织相容性复合体（MHC）结合。

（3）携带抗原-MHC复合物的APC游移至支气管肺泡周围的引流淋巴结，将抗原提呈给淋巴结中的T细胞和B细胞，引发T、B细胞介导的免疫反应。

2.肺部摄取、处理抗原的APC的类型

项目	内容
树突状细胞	表面的抗原-MHC复合物与T细胞表面的T细胞受体结合，且表面辅助刺激分子（如CD80、CD86）与T细胞表面相应的受体（如CD28）结合形成辅助刺激信号，导致淋巴结T细胞增殖分化并且开始向肺周边组织移动，引发T细胞介导的免疫反应
B淋巴细胞	通过抗体与特异性抗原结合，促使B细胞增殖分化和扩增，进一步生成具有高亲和能力的特异性免疫球蛋白，介导体液免疫
肺泡巨噬细胞	可将吞噬后的抗原传递给邻近肺组织中的树突状细胞，再由树突状细胞将其提呈给T细胞
嗜酸性粒细胞	（1）表达MHC-Ⅱ蛋白分子，可吞噬并进一步消化抗原成肽链，并能表达可以与T细胞表面相应受体结合的蛋白以产生T细胞激活所必需的辅助刺激信号 （2）表达多种细胞表面受体，和配体结合后，可介导嗜酸性粒细胞的活化，且不同的活化因子可介导嗜酸性粒细胞形成不同的脱颗粒方式及介质释放

3.肺部适应性免疫应答的类型（Th1、Th2、Th17、Treg）及效应特点

（1）肺适应性免疫应答的特点

适应性免疫应答是指机体受抗原刺激后，抗原特异性淋巴细胞对抗原分子的识别、自身活化、增殖、分化，并表现出一定生物学效应的全过程。

项目	内容
气道黏膜的免疫应答	①应答主要由黏膜下和黏膜固有层淋巴细胞产生 ②当进入气道的抗原突破黏膜屏障进入黏膜下，被AM、DC等APC捕获，经过抗原加工处理后，可与局部的T、B细胞发生反应，并生成抗体 ③抗体以IgA为主 ④sIgA在气道黏膜表面免疫应答中的主要功能是从黏膜排出抗原、防止感染以及引起不适当的局部与全身的免疫应答 ⑤IgM和IgG的作用是激活补体溶解靶抗原和调理吞噬
肺实质的免疫应答	没有被清除机制清除而进入肺泡内的吸入性颗粒抗原，由APC转运经淋巴管到达肺门淋巴结，此处具有免疫应答所需的全套淋巴细胞

（2）适应性免疫应答的类型

项目	内容
Th1细胞	CD4$^+$ Th1细胞的分化是由转录因子T-bet与信号转导及转录激活因子4（STAT4）控制。分化受IL-12p35和IL-12p40亚单位的异二聚体IL-12p70影响
Th2细胞	①Th2 CD4$^+$T细胞的分化由核转录因子GATA3、STAT6一起引导 ②效应细胞因子有IL-4、IL-5和IL-13 ③有利于B细胞的分化及T细胞依赖性蛋白抗原的抗体应答，如抗IgE反应的发生发展
Th17细胞	①分泌IL-17A、IL-17F、IL-21、IL-22及IL-26（后者表达于人类细胞） ②在IL-6和TGF-β的诱导下，由初始CD4$^+$T细胞分化得到，其后续的克隆扩增和维持主要依靠IL-23，其转录因子为RORγt ③疫苗接种可在肺组织中诱导产生CD4$^+$Th17细胞，对抗多种病原微生物的感染，包括胞内菌、胞外菌和真菌
调节性T细胞	①主要功能为抑制机体的自身反应性T细胞的活化和功能发挥 ②CD4$^+$，特点为组成性表达高水平的CD25和核转录因子Foxp3

三、重要肺脏 – 气道疾病的免疫学发病机制

（一）支气管哮喘

支气管哮喘是慢性变态反应性气道炎症，T细胞在哮喘发病中具有重要作用。

项目	内容
CD4⁺Th2细胞	（1）IL–4在促进B细胞产生IgE中非常关键 （2）IL–5、IL–13等可募集嗜酸性粒细胞，并介导气道高反应性（AHR） （3）IL–4、IL–5、IL–13能够激活肥大细胞、嗜酸性粒细胞及肺泡巨噬细胞并分泌不同炎症介质（组胺、前列腺素、白三烯等）、趋化因子（嗜酸性粒细胞趋化因子、中性粒细胞趋化因子）及细胞因子（转化生长因子、血小板活化因子等），从而介导气道收缩、黏液分泌增加、血管渗出增多等
Th17细胞	募集中性粒细胞
Treg细胞	抑制Th2细胞对变应原的应答，从而对支气管哮喘起到负调节作用

（二）慢性阻塞性肺疾病（COPD）

项目	内容
固有免疫应答	上皮细胞损伤、死亡及基质组织分解可由有毒气体和颗粒所致，释放某些损伤相关分子模式，通过与肺部上皮细胞及固有免疫细胞表面模式识别受体结合，促使免疫细胞激活，释放炎症因子和蛋白酶等，引起呼吸道炎症反应并加重肺组织损伤
适应性免疫应答	多种适应性免疫细胞参与COPD和肺气肿发病，且COPD的发展和严重程度与树突状细胞激活T细胞的能力有关

（三）胸腔积液

正常脏层胸膜与壁层胸膜组成的闭合腔隙内有一层稀薄的浆膜腔液，在呼吸运动中发挥润滑作用，其生成和吸收处于相对平衡，称为胸膜腔液。病理状态下，胸膜腔液的动态平衡被打破，发生病理性液体积聚，称为胸腔积液。

项目	内容
漏出液	常因血浆胶体渗透压降低及静水压升高所致，常见于充血性心力衰竭、肝硬化、肾病综合征胸膜透析、尿毒症等
渗出液	（1）由于胸膜血管通透性增加、淋巴管引流障碍等，造成胸膜腔液生成过快和/或吸收减慢，过多的细胞成分和蛋白质的渗出液积聚在胸膜腔 （2）渗出性胸腔积液的主要原因为恶性肿瘤、结核性胸膜炎、肺炎

1.恶性胸腔积液

项目	内容
Treg细胞	（1）数量明显高于早期肺癌患者胸腔灌洗液及外周血，且这些细胞受到恶性胸腔积液中CCL2的募集作用浸润到胸膜腔 （2）显著抑制自身反应性T细胞的增殖 （3）发挥免疫抑制活性依靠细胞毒性T淋巴细胞相关抗原–4（CTLA–4）协同刺激通路的参与 （4）影响Treg细胞的抑制活性可能使恶性胸腔积液患者的预后发生改变

续表

项目	内容
Th17细胞	（1）比例远远高于自身外周血 （2）数量增加表明患者预后改善
Th22细胞	分泌IL-22，促进肿瘤细胞迅速增殖，且抑制IFN-γ诱导的肿瘤细胞凋亡，并加强肿瘤细胞向胸膜间皮细胞方向的迁移
Th9细胞	（1）比例远远高于自身外周血，促炎细胞因子和Treg细胞可促进恶性胸腔积液中Th9细胞分化 （2）细胞增多表明患者生存期缩短
B细胞	Breg细胞的比例明显增高，初始B细胞的比例明显降低，Breg细胞能够促进Th1细胞的分化

2.结核性胸腔积液（TPE）

项目	内容
Treg细胞	（1）Treg细胞的数量较自身外周血及健康人的外周血中的数量明显增多，且自身外周血中Treg细胞的数量也显著高于正常人外周血 （2）Treg细胞的数量增多及其抑制功能增强会造成免疫反应/免疫耐受的失衡，降低活动性结核中T细胞对结核分枝杆菌的特异性免疫应答强度
Th17细胞	（1）结核性胸腔积液患者外周血中的Th17细胞比例明显增高，且结核性胸腔积液中的Th17细胞数量远远高于自身外周血 （2）结核感染后的Th17细胞和Th1细胞的免疫调节可避免疾病进一步发展
Th22细胞	（1）比例高于自身外周血 （2）可分化为具有膜表面分泌IL-22功能的细胞，其与结核分枝杆菌特异反应性的效应细胞之间具有相互调节作用，IL-22也可明显增强胸膜间皮细胞的损伤修复
Th9细胞	（1）TGF-β有利于初始CD4$^+$T细胞分化成Th9细胞，IL-4、IL-1β、IL-6则可进一步促使IL-9的分泌，IFN-γ可有效抑制TGF-β诱导的IL-9的分泌 （2）Th9细胞与Th17细胞呈正相关

（四）肺结核（TB）

（1）单核-巨噬细胞和T淋巴细胞参与宿主抗结核分枝杆菌免疫。

（2）CD4$^+$T细胞和CD8$^+$T细胞在抗结核分枝杆菌感染中很重要。Th1类细胞因子与结核保护性关系密切。

（3）B细胞介导的体液免疫等在结核发病过程中也可能具有重要作用。

第四节　变态反应与呼吸系统疾病

变态反应也称过敏反应或超敏反应，是一类不正常的免疫反应，指机体受到某些变应原刺激时出现生理功能紊乱或组织细胞损伤的异常适应性免疫应答。

项目	内容
Ⅰ型变态反应	过敏反应或速发型超敏反应
Ⅱ型变态反应	细胞毒型或细胞溶解型超敏反应
Ⅲ型变态反应	免疫复合物型或血管炎型超敏反应
Ⅳ型变态反应	迟发型超敏反应

一、Ⅰ型变态反应

主要由特异性IgE抗体介导产生，可发生于局部或全身。

（一）主要特征

（1）过敏反应发生快，消退也快。
（2）常产生生理功能紊乱，几乎不发生严重组织细胞损伤。
（3）个体差异和遗传倾向显著。

（二）发生机制

项目	内容
变应原	（1）某些药物或化学物质，其本身没有免疫原性，但进入机体后可当作半抗原，与某种蛋白结合而获得免疫原性，成为变应原。药物过敏性休克：以青霉素引发的最为常见 （2）吸入性变应原，如花粉、尘螨、动物皮毛等 （3）食物变应原，如牛奶、鸡蛋、鱼虾、蟹贝等食物蛋白或部分肽类物质 （4）有些酶类物质可以作为变应原引发Ⅰ型变态反应
机体致敏	（1）变应原进入机体后，可选择诱导变应原特异性B细胞形成IgE类抗体应答 （2）IgE抗体可在不结合抗原的情况下，以其Fc段和肥大细胞或嗜碱性粒细胞表面相应的FcεRⅠ结合，使得机体处于对该变应原的致敏状态
IgE交叉连接引发细胞活化	变应原与致敏细胞表面的2个或2个以上相邻IgE抗体结合，并与FcεRⅠ交联成复合物，方可启动活化信号
释放生物活性介质	（1）预先形成储备的介质：主要是组胺和激肽原酶 （2）新合成的介质：包括白三烯类（LTs）、前列腺素D2（PGD2）、血小板活化因子（PAF）及多种细胞因子

（三）局部或全身型Ⅰ型变态反应的发生

项目	内容
即刻/早期反应	（1）一般在接触变应原后数秒内发生，可持续数小时 （2）主要由组胺、前列腺素等导致，表现为血管通透性增强，平滑肌迅速收缩
晚期反应	（1）主要发生在变应原刺激后4~6小时，可持续数天或更长时间 （2）一种局部的以嗜酸性粒细胞、中性粒细胞、巨噬细胞、Th2细胞和嗜碱性粒细胞浸润为特征的炎症反应

（四）常见疾病

项目	内容
哮喘	普通过敏性哮喘与职业性哮喘
其他系统疾病	（1）全身过敏反应性疾病，如药物过敏性休克和血清过敏性休克 （2）局部过敏反应性疾病，如消化道过敏性反应和皮肤过敏性反应

二、Ⅱ型变态反应

由 IgG 或 IgM 类抗体与靶细胞表面相应抗原结合后，在补体、吞噬细胞及 NK 细胞参与下，引起的以细胞溶解或组织损伤为主的病理性免疫反应。

项目	内容
发生机制	（1）靶细胞及其表面抗原 ①血细胞表面正常存在的同种异型抗原，如 ABO 血型抗原、Rh 抗原和人类白细胞抗原（HLA） ②外源性抗原与正常组织细胞之间具有的相同抗原，如链球菌胞壁的成分与心脏瓣膜、关节组织之间的相同抗原 ③感染和理化因素导致自身抗原改变 ④结合在自身组织细胞表面的药物抗原表位或抗原–抗体复合物 （2）抗体、补体和效应细胞的作用 ①IgG 或 IgM 抗体与靶细胞表面抗原结合后，通过激活补体活化的经典途径使得靶细胞溶解，以及通过补体裂解产物 C3b、C4b、iC3b 介导的调理作用，导致靶细胞溶解破坏 ②IgG 抗体与靶细胞特异性结合后，通过其 Fc 段与效应细胞表面的 Fc 受体结合，调理吞噬和/或抗体依赖细胞介导的细胞毒作用，溶解破坏靶细胞
常见疾病	（1）肺出血–肾炎综合征是因患者产生针对基底膜抗原的自身 IgG 类抗体 （2）其他疾病如输血反应、新生儿溶血症、自身免疫性溶血性贫血、药物过敏性血细胞减少症及甲状腺功能亢进

三、Ⅲ型变态反应

项目	内容
发生机制	（1）变应原：吸入抗原如微生物、动物蛋白及低分子量化合物 （2）可溶性免疫复合物的形成和沉积 ①造成清除可溶性免疫复合物能力降低的因素包括：补体功能障碍或补体缺陷；大量免疫复合物或吞噬细胞功能异常或缺陷，无法有效清除等 ②影响免疫复合物沉积的因素：血管通透性增加；血管内高压及涡流的形成 （3）免疫复合物沉积引起组织损伤
常见疾病	过敏性肺炎、阿蒂斯（Arthus）反应、类 Arthus 反应、血清病、链球菌感染后肾小球肾炎、系统性红斑狼疮以及类风湿关节炎等

四、Ⅳ型变态反应

Ⅳ型变态反应是抗原诱导的一种 T 细胞免疫应答。此型变态反应发生较慢，一般在接触相同抗原后 24~72 小时出现炎症反应，炎症消失也慢。

（一）发生机制

项目	内容
抗原与相关致敏细胞	胞内寄生菌、病毒、寄生虫和化学物质经由抗原提呈细胞（APC）摄取、加工处理成抗原肽复合物，在 APC 表面表达，提供给具有特异性抗原受体的 T 细胞识别，并使其活化和分化成为效应 T 细胞，主要为 CD4$^+$Th1 细胞

项目	内容
T细胞介导炎症反应和组织损伤	（1）Th1细胞介导的炎症反应与组织损伤 ①MCP-1可趋化单个核细胞到达抗原部位 ②TNF-α和LT-α可使局部血管内皮细胞黏附分子的表达增加，促使巨噬细胞和淋巴细胞聚集在抗原处，并可直接对靶细胞及其周围组织细胞发挥细胞毒作用，引起组织损伤 ③IFN-γ和TNF-α可使巨噬细胞活化，活化的巨噬细胞继续释放促炎因子IL-1、IL-6、IL-8和TNF-α等加重炎症反应 ④Th1细胞可借助FasL杀伤表达Fas的靶细胞 （2）CTL介导的细胞毒作用：效应CTL和特异性抗原结合被活化后，通过释放穿孔素和颗粒酶介质，导致靶细胞溶解或凋亡；或通过其表面表达的FasL与靶细胞表面表达的Fas结合，使靶细胞发生凋亡

（二）常见疾病

项目	内容
感染性迟发型超敏反应	（1）胞内寄生物感染高发，如结核分枝杆菌等分枝杆菌和某些原虫感染等 （2）常见于肉芽肿和肺结核病
变应性支气管肺曲霉病（ABPA）	机体对寄生在支气管内的烟曲霉发生变态反应的非感染性、炎症性支气管肺部疾病

第四章 肺损伤与修复

思维导图框架

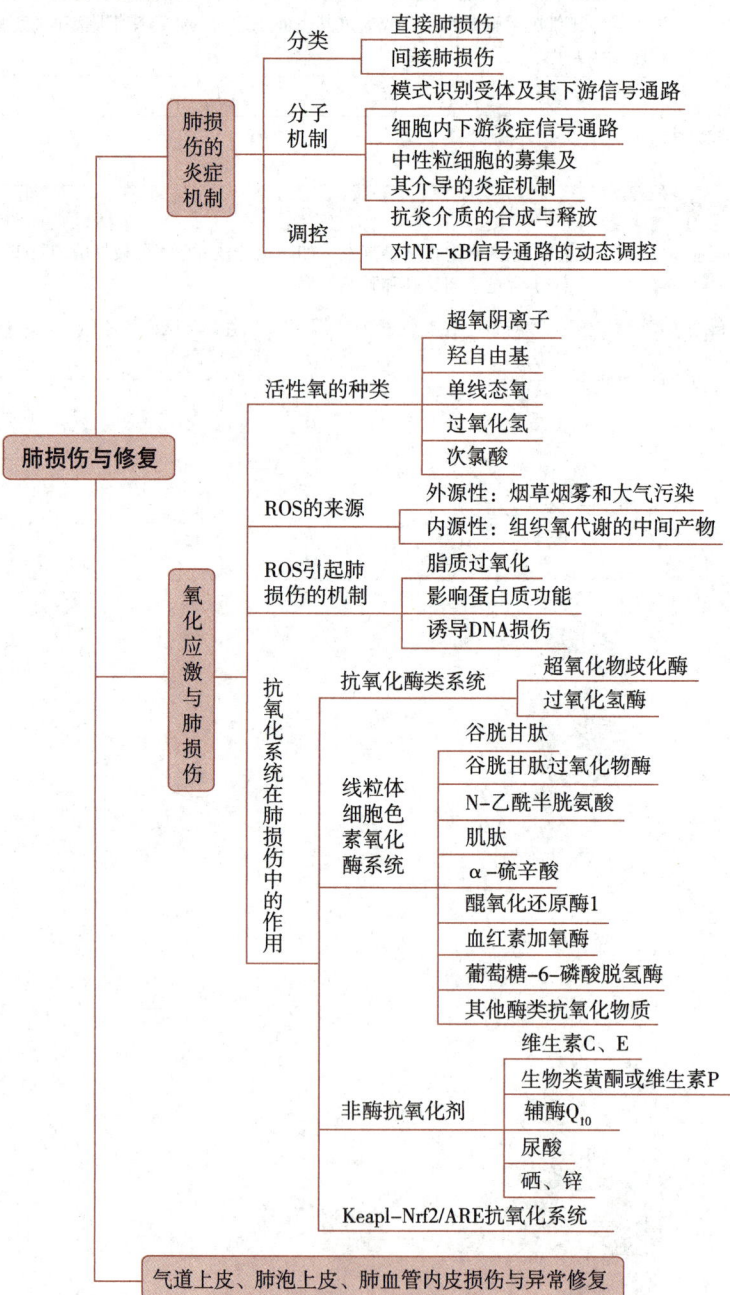

肺损伤与修复
- 肺损伤的炎症机制
  - 分类
    - 直接肺损伤
    - 间接肺损伤
  - 分子机制
    - 模式识别受体及其下游信号通路
    - 细胞内下游炎症信号通路
    - 中性粒细胞的募集及其介导的炎症机制
  - 调控
    - 抗炎介质的合成与释放
    - 对NF-κB信号通路的动态调控
- 氧化应激与肺损伤
  - 活性氧的种类
    - 超氧阴离子
    - 羟自由基
    - 单线态氧
    - 过氧化氢
    - 次氯酸
  - ROS的来源
    - 外源性：烟草烟雾和大气污染
    - 内源性：组织氧代谢的中间产物
  - ROS引起肺损伤的机制
    - 脂质过氧化
    - 影响蛋白质功能
    - 诱导DNA损伤
  - 抗氧化系统在肺损伤中的作用
    - 抗氧化酶类系统
      - 超氧化物歧化酶
      - 过氧化氢酶
    - 线粒体细胞色素氧化酶系统
      - 谷胱甘肽
      - 谷胱甘肽过氧化物酶
      - N-乙酰半胱氨酸
      - 肌肽
      - α-硫辛酸
      - 醌氧化还原酶1
      - 血红素加氧酶
      - 葡萄糖-6-磷酸脱氢酶
      - 其他酶类抗氧化物质
    - 非酶抗氧化剂
      - 维生素C、E
      - 生物类黄酮或维生素P
      - 辅酶Q_{10}
      - 尿酸
      - 硒、锌
    - Keapl-Nrf2/ARE抗氧化系统
- 气道上皮、肺泡上皮、肺血管内皮损伤与异常修复

高分考点精编

第一节　肺损伤的炎症机制

急性肺损伤（ALI）和急性呼吸窘迫综合征（ARDS）是肺部遭受感染或物理化学因素损伤后所表现出的特征性反应。

一、概述

（一）分类

项目	内容
直接肺损伤	（1）肺部原发损伤 （2）一般表现为局部的呼吸上皮受损，其诱因为肺炎（细菌、病毒、真菌、寄生虫感染）、胃内容物吸入、气压性损伤、容积性损伤、肺部挫伤、溺水、脂肪栓塞、再灌注损伤等
间接肺损伤	（1）由肺外区域病变（如系统性疾病）引起的继发性损伤 （2）主要原因为脓毒血症、非胸部外伤、急性胰腺炎、药物过量、烧伤等 （3）一般表现为弥漫性血管内皮受损

（二）主要特征

肺损伤的主要特征包括弥漫性肺泡上皮和血管内皮屏障破坏、失衡的炎症反应、肺水肿、中性粒细胞等白细胞的异常积累与活化、凝集素相关信号通路的异常激活等。

二、肺损伤所致炎症的分子机制

病原体相关分子模式（PAMP）和损伤相关分子模式（DAMP）能够被呼吸道上皮细胞或肺泡巨噬细胞等免疫细胞表面或内部的模式识别受体（PRR）识别，从而使后续促炎信号通路启动。

（一）模式识别受体及其下游信号通路

1.Toll样受体

项目	内容
Toll样受体家族及其配体	（1）TLR2-TLR1、TLR2-TLR6、TLR4、TLR5定位在细胞表面，而TLR3、TLR7-TLR8、TLR9定位在内膜系统 （2）"配体"包括：炎性蛋白或多肽、凝集素分子、哺乳动物源核酸、黏多糖的降解产物
Toll样受体信号通路	（1）核因子-κB（NF-κB）和干扰素调节因子（IRF）是TLR下游信号中两类最重要的转录因子 （2）环腺苷酸应答元件结合蛋白（CREB）与转录因子激活蛋白1（AP1）是参与TLR信号通路的重要转录因子

2.其他模式识别受体

项目	内容
核苷酸结合寡聚化结构域样受体（NLR）	（1）胞质型PRR，能够介导多种信号转导通路的活化过程，参与多种病原体感染引起宿主免疫反应 （2）包括含酸激活结构域（AD）的NLRA、含杆状病毒IAP重复（BIR）结构域的NLRB、含胱天蛋白酶募集结构域（CARD）的NLRC、含热蛋白结构域（PYD）的NLRP，以及与其他NLR成员N末端同源性较低的NLRX （3）NLRP1、NLRP3、NLRC4等，能够与多种蛋白结合形成炎症小体
维甲酸诱导基因Ⅰ样受体（RLR）	作为细胞内的核酸感应器，胞质型PRR能够识别位于细胞质中的病毒RNA，参与呼吸道病毒性病原体的宿主防御反应
晚期糖基化终末产物受体（RAGE）	PRR可识别内源性AGE，于气道上皮细胞与肺泡Ⅰ型上皮细胞表达，可与TLR互相作用，介导炎症反应的发生

（二）细胞内下游炎症信号通路

项目	内容
NF-κB信号通路	（1）炎症核心调节因子，可通过介导炎症相关基因的表达、参与调控炎症小体的活化等方式控制炎症反应的进程 （2）哺乳动物中成员：Rel A（p65）、Rel B、c-Rel、NF-κB1（也称p105，即p50前体）及NF-κB2（也称p100，即p52前体）
其他炎症相关信号通路	Janus激酶/信号转导与转录激活因子（JAK/STAT）信号通路、MAPK信号通路、IRF信号通路等

（三）中性粒细胞的募集及其介导的炎症机制

（1）CXCR1能够高亲和性地与CXCL6和CXCL8相结合，CXCR2不仅可以与CXCL6和CXCL8结合，还可与CXCL1-3、CXCL5、CXCL7、GRO-α、GRO-β、GRO-γ等多种趋化因子相结合。

（2）中性粒细胞受到激活后，可生成大量炎性产物，包括促炎细胞因子、蛋白酶及ROS等，促进炎症反应的进行。

（3）中性粒细胞所分泌的蛋白酶不仅具有抗菌功能，还可通过刺激促炎细胞因子的合成或降解抗炎蛋白，引起炎症反应的持续化发展。

三、肺损伤所致炎症的调控

为避免炎症反应的过度进行，机体通过多种途径对炎症反应的进程和强度进行控制，包括抗炎介质的合成与释放，以及对NF-κB信号通路的动态调控等。

第二节　氧化应激与肺损伤

一、活性氧的种类

活性氧（ROS）包括氧自由基如超氧阴离子（O_2^-）、羟自由基（·OH），以及非自由基含氧物如过氧化氢（H_2O_2）、单线态氧（$^1O_2$）、次氯酸（$HClO$）等。

项目	内容
超氧阴离子（O_2^-）	在由NADPH（还原型辅酶Ⅱ）氧化酶系、黄嘌呤氧化酶等介导的氧分子单电子还原反应中生成的氧自由基
羟自由基（·OH）	体内活性最强的ROS，对组织的危害很大
单线态氧（$^1O_2$）	（1）电子激发态的氧分子，属于毒性氧 （2）主要攻击的靶标是多不饱和脂肪酸和DNA的鸟嘌呤
一氧化氮（NO）和二氧化氮（NO_2）	（1）属于自由基 （2）NO_2属于强氧化剂，而NO是弱还原剂，是一种内皮源性舒张因子（EDRF），对机体有保护作用 （3）NO可与O_2^-反应形成中间产物过氧化氮（$ONOO^-$），后者是一种强氧化剂，可分解并释放·OH

二、ROS 的来源

ROS可源自外部，也可在机体内产生。外源性ROS主要源自烟草烟雾和大气污染；内源性ROS是组织氧代谢的中间产物。

项目	内容
组织细胞来源	（1）上皮细胞、组织巨噬细胞、内皮细胞及炎症细胞如中性粒细胞、嗜酸性粒细胞、单核细胞、淋巴细胞等，在遭受外源性刺激因子刺激时，可产生ROS （2）主要由线粒体代谢、细胞色素P450、NADPH氧化酶系、黄嘌呤氧化酶、花生四烯酸代谢等途径生成胞内ROS
香烟烟雾及吸入性氧化物	香烟烟雾或大气污染物中包含的氧化性气体（如O_3和SO_2）与固体颗粒物既可以直接造成肺损伤也可以激活肺部的炎症反应
脂质过氧化	羟基可中和多不饱和脂肪酸上的一个氢原子，从而形成脂质自由基，脂质自由基可以继续与氧反应生成脂质过氧化物

三、ROS 引起肺损伤的机制

ROS可以引发脂质过氧化、影响蛋白质功能及诱导DNA损伤，进而激活相应细胞信号通路，引起炎症因子、趋化因子及黏附分子的释放，造成肺损伤。

项目	内容
引发脂质过氧化	脂质过氧化作用既引起组织损伤又扩散自由基反应，后者为致伤的主要环节
影响蛋白质结构和功能	ROS可与蛋白质中的色氨酸、酪氨酸、苯丙氨酸、组氨酸、甲硫氨酸和半胱氨酸等残基发生反应，破坏蛋白质的一级结构和功能，使包含这些氨基酸的蛋白质、酶和受体等的功能产生影响
诱导DNA损伤	（1）ROS能够介导单链DNA和双链DNA的断裂及DNA加合物聚集 （2）当细胞内积累过多的DNA损伤而又很难修复时，将引起细胞衰老或凋亡

四、抗氧化系统在肺损伤中的作用

（一）抗氧化酶类系统

项目	内容
超氧化物歧化酶（SOD）	（1）属于重要抗氧化酶，也是体内氧自由基的主要清除者 （2）分类 ①含铜-锌的金属辅基，主要位于细胞质内 ②含锰的金属辅基，主要位于原核细胞与真核细胞的线粒体内 ③含铁的金属辅基，主要位于原核细胞内 （3）作用：抗氧化、抗炎
过氧化氢酶（CAT）	催化过氧化氢，氧化甲酸、甲醛、苯酚和乙醇等

（二）线粒体细胞色素氧化酶系统

项目	内容
谷胱甘肽（GSH）	（1）巯基依赖型抗氧化酶 （2）GSH对放射线引起的白细胞减少等症状具有保护作用，可保护放射性肺损伤
谷胱甘肽过氧化物酶（GSH-Px）	硒半胱氨酸可催化GSH成为GSSG，并还原过氧化物为羟基化合物，同时保护细胞膜的结构和功能
N-乙酰半胱氨酸（NAC）	（1）细胞内还原型谷胱甘肽的前体，具有抗氧化活性 （2）NAC可用于保护吸入性肺损伤和ARDS
肌肽	具有强大的清除自由基的能力，能够清除细胞膜的脂肪酸过度氧化产生的ROS与α-β不饱和醛
α-硫辛酸	具有螯合金属离子、清除活性氧以及修复氧化损伤的能力
醌氧化还原酶1（NQO1）	传递氢原子或作为电子供体，催化醌类并能够还原内源性与外源性醌为氢醌，抑制ROS的生成
血红素加氧酶（HO）	HO-1具有抗氧化作用，可以增加GSH、SOD与CAT从而降低ROS
葡萄糖-6-磷酸脱氢酶（G6PD）	催化葡萄糖-6-磷酸生成NADPH，并为GSH提供还原当量发挥抗氧化作用
其他酶类抗氧化物质	乳铁蛋白表面活性物质和血清蛋白中的白蛋白、铜蓝蛋白、转铁蛋白和牛磺酸

（三）非酶抗氧化剂

项目	内容
维生素E	脂溶性维生素，中断脂质过氧化反应，保护肺部
β胡萝卜素	维生素A的前体，可清除含氧自由基
维生素C	水溶性维生素，血浆中最有效的抗氧化剂
生物类黄酮或维生素P	主要作用是维持毛细血管通透性，还具有抗炎、抗过敏、抗肿瘤及提高记忆与神经认知的作用
辅酶Q_{10}	泛醌类，是一种脂溶性维生素样抗氧化剂
尿酸（UA）	血浆中浓度最高的水溶性抗氧化剂
硒	可直接清除自由基，也是体内多种含硒酶包括GSH-Px的重要组成成分
锌	铜-锌超氧化物歧化酶的重要组成部分，是氧自由基的主要清除者

（四）引起肺损伤的其他抗氧化系统

Keapl-Nrf2/ARE抗氧化系统：Nrf2介导的抗氧化系统可能参与高氧肺损伤、脓毒症急性肺损伤、慢性阻塞性肺疾病等。

第三节　气道上皮、肺泡上皮、肺血管内皮损伤与异常修复

一、气道上皮损伤与异常修复

项目	内容
气道上皮正常结构与功能	（1）连续上皮层覆盖在成人气道表面 （2）气道上皮细胞在大气道是假复层，在小气道是柱状和立方状，在细小支气管变为连续的上皮细胞床 （3）上皮细胞层与间质之间由基底膜分隔开 （4）气道上皮的主要细胞类型为纤毛细胞、杯状细胞、基底细胞、分泌细胞和克拉拉细胞，此外还有少量肺神经内分泌细胞（PNEC）和免疫细胞 （5）气道上皮除具有隔离外界气体环境与机体的屏障功能外，还可通过产生和分泌大量活性介质（如细胞因子、炎症趋化因子、生长因子、NO、氧自由基等）及持续更新细胞，甚至是通过在感染或损伤部位募集免疫细胞来应对各种损伤
气道上皮的损伤和修复机制	（1）细菌或病毒感染、在外源性化学物质（如吸烟）或粉尘颗粒中暴露、物理创伤（如机械通气）、炎症、过敏反应（哮喘）、氧化应激、癌症等因素都能引起气道上皮的损伤 （2）遗传因素可直接影响气道上皮功能（如原发性气道上皮纤毛运动不良症），但对上皮损伤的强度和持续时间影响更多 （3）骨形成蛋白（BMP）可通过调节上皮-间充质转化（EMT）从而加速上皮细胞的损伤恢复 （4）正常气道上皮的损伤后修复包含急性炎症反应、免疫细胞募集、细胞因子释放、胞外基质反应、早期免疫反应、巨噬细胞反应、临时胞外基质形成、伤口收缩、上皮再生、祖细胞分化、完全修复等过程 （5）在调节修复过程中，Shh蛋白、Rho GTPases、MAP激酶、STAT3和Wnt等信号通路具有重要作用
疾病状态下的异常修复	在COPD、哮喘、肺纤维化等疾病状态下，持续损伤导致损伤和修复反复交替进行，修复过程无法有效关闭损伤过程，造成气道上皮的异常修复，导致气道上皮结构和功能的异常及基因表达产生显著变化

二、肺泡上皮损伤与异常修复

项目	内容
肺泡上皮的正常结构和功能	（1）正常肺泡上皮是由肺泡Ⅰ型上皮细胞（AT1细胞）和肺泡Ⅱ型上皮细胞（AT2细胞）组成 （2）AT1细胞是一种大而薄的细胞，在气体交换、肺泡液体调节及诱导调节表面活性物质的分泌方面具有重要作用 （3）立方形的AT2细胞体积小，位于AT1细胞之间，其功能有合成和分泌肺表面活性物质、维持肺泡表面张力、液体运输及宿主防御反应 （4）肺表面活性物质、紧密连接、钠水转运系统、肺上皮细胞组成了肺泡上皮屏障，功能为选择性通透功能、液体主动转运

续表

项目	内容
肺泡上皮的损伤和修复机制	（1）肺泡上皮的损伤常见于各种急慢性肺损伤性疾病，如细菌毒素、病毒和机械通气导致的急性肺损伤、COPD、肺气肿等 （2）各种直接的或间接的肺损伤因素会引起肺泡上皮细胞的破坏，使成纤维细胞形成增殖及胶原，从而导致肺纤维化发生 （3）在AT2细胞的增殖、分化和多种生长因子的参与下完成肺泡上皮的损伤后修复 （4）肺损伤的恢复需要重建完整的内皮屏障和功能性肺泡上皮屏障，可分泌表面活性物质以及去除肺泡水肿液
肺泡上皮的异常修复及机制	在急、慢性肺疾病状态下，肺泡–毛细血管膜损伤过程常造成基底膜完整性丢失，肺泡上皮细胞黏附、伸展和迁移失败甚至凋亡脱落，使得肺泡上皮细胞反复受到损伤，释放不同细胞因子，导致成纤维细胞的增殖失调，成纤维细胞/肌成纤维细胞活化，最终引起纤维化

三、肺血管内皮损伤与修复

项目	内容
肺血管内皮结构和功能	（1）半透性屏障，位于血管内表面，由一层扁平细胞组成，介于血液和血管平滑肌之间 （2）具有限制大分子物质流动而动态调节体液平衡、参与免疫应答、调节血管张力、调节凝血和纤溶系统的重要作用
肺血管内皮损伤和修复机制	（1）ALI、肺纤维化、肺动脉高压、哮喘、COPD等均有血管内皮的损伤和异常 （2）肺血管内皮损伤主要包括内皮结构的改变和分泌功能的改变，进而导致体液平衡失调、免疫细胞局部分布异常、血管张力紊乱、凝血系统激活等，最终发生肺水肿、肺动脉高压、血管内血栓形成，严重时发生弥散性血管内凝血 （3）血管内皮细胞的增殖是内皮损伤修复的关键 （4）血管内皮生长因子（VEGF）是最有效的促血管增生因子之一
肺血管内皮的异常修复	（1）在肺动脉高压时，肺血管内皮细胞异常增殖、迁移，产生和释放血管活性介质的数量发生异常 （2）哮喘时的气道有以血管新生、扩张和微血管泄漏为特征的血管重构，血管新生主要影响小血管，VEGF等促血管新生因子在哮喘肺内的表达显著升高 （3）在COPD时，肺血管内皮存在形态和功能的双重异常，最终形成肺动脉高压；肺血管内皮呈现广泛的剥落和凋亡，产生内皮型一氧化氮合酶（eNOS）和内皮素–1等血管活性介质失衡，这些因素共同导致血管张力失控

第二篇

呼吸系统疾病诊断学

第一章　呼吸系统疾病症状与体征

思维导图框架

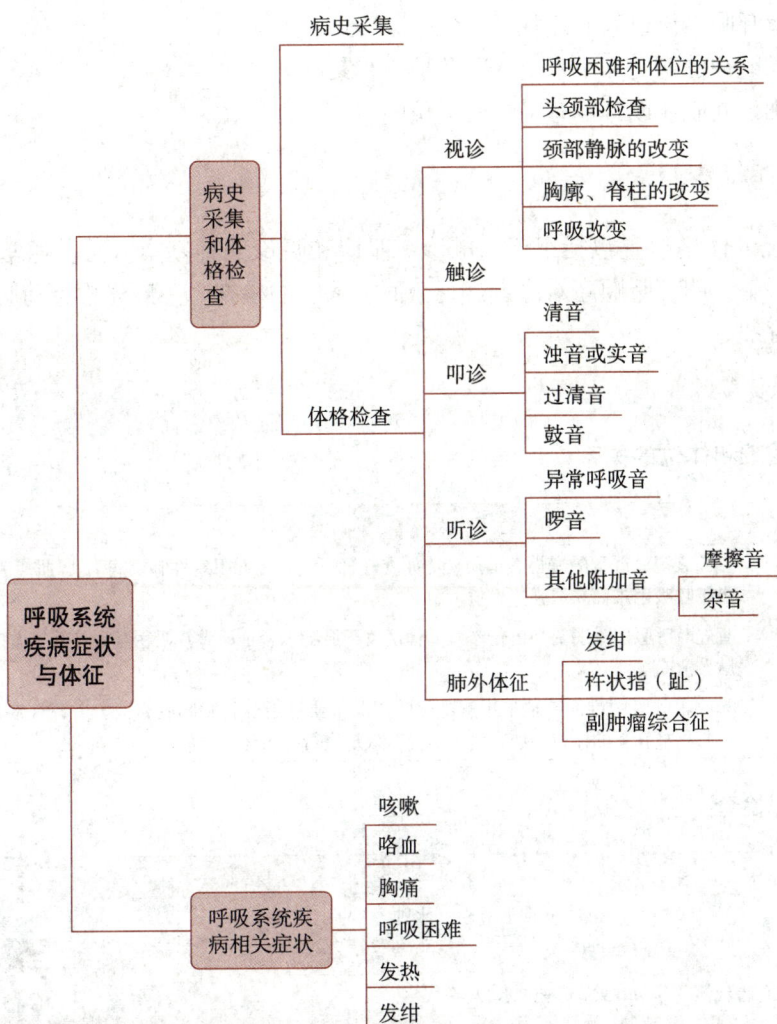

```
呼吸系统          病史采集和         病史采集
疾病症状          体格检查
与体征                              体格检查        视诊        呼吸困难和体位的关系
                                                              头颈部检查
                                                              颈部静脉的改变
                                                              胸廓、脊柱的改变
                                                              呼吸改变

                                                  触诊

                                                  叩诊        清音
                                                              浊音或实音
                                                              过清音
                                                              鼓音

                                                  听诊        异常呼吸音
                                                              啰音
                                                              其他附加音      摩擦音
                                                                              杂音

                                                  肺外体征     发绀
                                                              杵状指（趾）
                                                              副肿瘤综合征

                  呼吸系统疾病                     咳嗽
                  相关症状                         咯血
                                                  胸痛
                                                  呼吸困难
                                                  发热
                                                  发绀
```

高分考点精编

第一节　病史采集和体格检查

一、病史采集

（1）明确患者的主要症状和时间，了解症状的发生和发展、伴随症状、用药情况、过敏情况，以及传染病接触史等。

（2）了解呼吸系统以外的症状。

（3）询问既往的病史和手术史，以及是否有家族史。

（4）详细询问职业或其他有害物质接触史。

二、体格检查

呼吸系统的体格检查包括视诊、触诊、叩诊和听诊四种基本方法。通常采取卧位或坐位，按视、触、叩、听顺序对患者进行全面、系统的检查。一般先检查前胸部和双侧胸部，再检查背部。

（一）视诊

1.呼吸困难和体位的关系

项目	内容
端坐呼吸	左心衰竭、严重的慢性气道病变（如支气管哮喘和慢性阻塞性肺疾病）、膈肌疲劳或瘫痪等患者由于呼吸困难而采取强迫坐位
直立位呼吸困难	直立时呼吸困难明显而卧位缓解的情况见于肝肺综合征所致呼吸困难，其低氧血症与肺内动‑静脉分流有关
强迫侧卧位	为改善呼吸困难而被迫采用侧卧位的情况主要见于气胸和胸腔积液。患者常常采取气胸在上，胸腔积液在下的体位，使得肺脏能更有效地进行呼吸运动

2.头颈部检查

疾病	表现
过敏性鼻炎	流涕，鼻黏膜苍白、水肿等
呼吸系统疾病	有鼻息肉
咽部感染、吸入有害气体	咽部充血、水肿
肺炎	有病毒性或细菌性上呼吸道感染，咽部红肿较为常见，约1/3的患者可出现口唇周围或鼻周疱疹
口咽部肿瘤、狭窄或炎症	严重呼吸困难，患者可见到明显发绀、辅助呼吸肌参与呼吸运动及三凹征
肺脓肿或脓胸	口腔卫生大多极差，呼出气常带有恶臭味
结节病	（1）可侵犯唾液腺和泪腺，视诊时可见口腔黏膜和眼结膜干燥 （2）累及腮腺时，可出现面神经瘫痪

3.颈部静脉的改变

疾病	表现
右心衰竭和严重阻塞性气道疾病	颈静脉充盈、怒张或搏动
气道阻塞	吸气时颈静脉塌陷
上腔静脉阻塞	颈静脉扩张显著，并伴头颈部、眼睑和双上肢水肿，以及前胸壁静脉或毛细血管扩张

4.胸廓、脊柱的改变

疾病	表现
慢性阻塞性肺疾病，也可发生在老年或矮胖体形者	桶状胸
慢性消耗性疾病，如肺结核或晚期肿瘤患者及瘦长体形者	扁平胸
大量胸腔积液、气胸或一侧严重代偿性肺气肿	一侧胸廓膨隆
肺不张、肺纤维化及胸膜明显增厚	一侧胸廓平坦或塌陷
限制性肺部疾病	脊柱侧凸
慢性阻塞性肺疾病和哮喘发作	胸壁内陷（Hoover征）

5.呼吸改变

项目	内容
呼吸方式	（1）腹式呼吸主要见于正常男性和儿童，胸廓下部和上腹部的动度较大；女性则以胸式呼吸为主 （2）肺部或胸膜疾病如肺炎或胸膜炎，可表现为胸式呼吸减弱而腹式呼吸增强；腹腔内疾病表现为腹式呼吸减弱，胸式呼吸增强
呼吸频率	（1）静息状态下，正常成人的呼吸频率为12~20次/分钟，呼吸与脉搏的比例为1∶4 （2）如呼吸频率大于20次/分钟，称为呼吸过速；如呼吸频率低于12次/分钟，称为呼吸过慢
呼吸深度	有无呼吸浅快、呼吸深快
呼吸节律	有无间停呼吸、叹息样呼吸、潮式呼吸，危重患者有无呼吸停止

（二）触诊

疾病	触诊表现
鼻窦炎	额窦、筛窦和上颌窦压痛
肺癌或胃癌转移征象或淋巴结结核和结节病	锁骨上淋巴结肿大
皮肤结核病、恶性肿瘤、结节性动脉周围炎及肺吸虫病等	皮肤或皮肤下结节
肺部实变和肺不张及胸腔积液	语音震颤

（三）叩诊

叩诊音	胸部情况
清音	正常胸部
浊音或实音	胸腔积液、肺实变、肺不张或巨大胸内肿瘤
过清音	慢性阻塞性肺疾病或哮喘发作
鼓音	气胸或肺内巨大空腔性病灶

（四）听诊

1.异常呼吸音

分类	机制	产生疾病
异常肺泡呼吸音	**减弱和消失：** 肺泡内空气流量减少、进入肺内的空气流速减慢、呼吸音传导障碍。可在局部、单侧或双肺出现	胸廓活动受限、呼吸肌疾病、支气管阻塞、压迫性肺不张、腹部疾病等
	呼吸音增强： 呼吸运动和肺交换增强。双侧增强与呼吸运动及通气功能增强有关。一侧增强见于一侧胸病变引起肺泡呼吸音减弱，健侧肺可发生代偿性增强	双侧增强见于运动、发热或代谢亢进、贫血、酸中毒等
	呼吸音延长： 因下呼吸道部分阻塞、痉挛或狭窄，导致呼气的阻力增强；或由于肺组织弹性减退，使呼气的驱动力减弱	支气管炎、支气管哮喘、慢性阻塞性肺气肿等
	断续性呼吸音（齿轮呼吸音）： 肺内局部性炎症或支气管狭窄，使空气无法均匀地进入肺泡，可引起断续性呼吸音，伴短促的不规则间歇	常见于肺结核、肺炎
	粗糙性呼吸音： 为支气管黏膜轻度水肿或炎症浸润造成不光滑或狭窄，使气流进出不畅所形成的粗糙呼吸音	见于支气管或肺部炎症的早期
异常支气管呼吸音	在正常肺泡呼吸音部位听到支气管呼吸音。影响因素：肺组织实变、肺内大空腔、压迫性肺不张等	大叶性肺炎的实变期、肺脓肿或空洞性肺结核、胸腔积液等
异常支气管肺泡音	在正常肺泡呼吸音的区域内听到支气管肺泡呼吸音。小片肺实变与正常肺组织混合存在；肺实变组织较深，被正常肺组织覆盖	常见于支气管肺炎、肺结核、大叶性肺炎初期及胸腔积液的液面上方

2.啰音　啰音是呼吸音以外的附加音，分为干啰音与湿啰音两种。

（1）干啰音

按照音调可分为高调干啰音和低调干啰音；按照部位可分为弥漫性干啰音和局限性干啰音。

分类	特点
高调干啰音	音调高，其基音频率可达500Hz以上，如同飞箭、鸟鸣或哨笛声。用力呼气时其音质常呈上升性，多源于较小的支气管或细支气管
低调干啰音	音调低，其基音频率为100~200Hz，如熟睡中的鼾声，多发生在气管或主支气管
弥漫性干啰音	见于慢性支气管炎、支气管哮喘、阻塞性肺气肿和心源性哮喘等
局限性干啰音	见于支气管内膜结核、肺癌和支气管异物等

（2）湿啰音

湿啰音为呼吸音外的附加音，断续且短暂；吸气时或吸气终末比较明显，有时也出现于呼气早期；较固定，易变性小；中、小湿啰音可同时存在，咳嗽后可减轻或消失。

分类	特点	伴发疾病
响亮湿啰音	啰音响亮，因肺实变，或因空洞共鸣作用的结果	见于肺炎、肺脓肿或空洞性肺结核
非响亮湿啰音	声音较低，病变周围有较多的正常肺组织，听诊时感觉遥远	—
粗湿啰音	大水泡音，发生于气管、主支气管或空洞部位，多出现在吸气早期	见于支气管扩张、肺结核或肺脓肿空洞及肺水肿，以及昏迷或濒死的患者（痰鸣）
中湿啰音	中水泡音，发生于中等大小的支气管，多出现于吸气中期	见于支气管炎、支气管肺炎
细湿啰音	小水泡音，发生于小支气管，多在吸气后期出现	常见于细支气管炎、支气管肺炎、肺淤血和肺梗死等。弥漫性肺间质纤维化患者吸气后期出现的细湿啰音，其音调高，近耳颇似撕开尼龙扣带时发出的声音，谓之Velcro啰音
捻发音	一种极细而均匀一致的湿啰音，多在吸气的终末闻及	常见于细支气管和肺泡炎症或充血，如肺淤血、肺炎早期和肺泡炎等
局部性湿啰音	局限性固定不变	提示局部有病灶，如肺部炎症、肺结核、支气管扩张、肺脓肿或肺癌继发肺炎等
两侧弥漫性	两侧肺底部湿啰音	见于心功能不全导致的肺淤血
	双肺广泛性湿啰音	见于急性肺水肿、支气管肺炎、慢性支气管炎等
	肺尖湿啰音	多见于肺结核
	湿啰音的分布部位往往与体位有关，平卧时两肺底为多，侧卧位时靠床朝下的一侧多，随体位变动而异	心功能不全
吸气早期	吸气早期湿啰音	慢性阻塞性肺疾病
吸气后期	吸气后期湿啰音	肺炎和弥漫性肺间质纤维化
	吸气早期和后期湿啰音都可闻及	充血性心力衰竭

3.其他附加音

其他附加音	内容
纵隔嘎吱音	心包或纵隔有气体时，可闻及纵隔嘎吱音，其特点为与心脏收缩期同步发生，并可伴有心包摩擦音
胸膜摩擦音	一种伴随呼吸活动的摩擦音，一般粗大而近耳；可在吸气相或呼气相出现，吸气末期和呼气初期较多见
心包摩擦音	应与胸膜摩擦音进行鉴别，患者暂停呼吸，可闻及心包摩擦音，而无胸膜摩擦音
血管杂音	可见于动静脉瘘，其性质为喷射性

（五）肺外体征

表现	疾病
发绀	低氧血症
杵状指（趾）	肺癌、特发性肺纤维化、支气管扩张症和肺脓肿，其他器官疾病如肝脏疾病或先天性心脏病
副肿瘤综合征	肺癌患者

第二节　呼吸系统疾病相关症状

一、咳嗽

（一）概述

咳嗽是一种突然的、暴发式的呼气运动，有助于清除气道内的分泌物或异物，其本质是一种保护性反射。

项目	内容
咳嗽反射的反射弧组成	（1）神经末梢感受器：多分布在咽部和第二级支气管之间的气管和支气管黏膜 （2）传入神经：分布在迷走神经、舌咽神经、三叉神经和膈神经等 （3）咳嗽中枢：位于延髓 （4）传出神经：位于舌下神经、膈神经和脊神经 （5）效应器：膈肌、喉、胸部和腹肌群等
刺激类型	（1）物理性刺激：有冷、热空气、吸入烟雾、颗粒、气道内新生物或气管-支气管外压迫、肺纤维化和肺不张引起的气道扭曲等 （2）炎症性刺激：包括气道炎症、气道和肺实质渗出物等 （3）心因性刺激：是由中枢神经系统直接兴奋咳嗽中枢后发放冲动所致，无外周感受器传入的具体刺激
有效咳嗽的影响因素	（1）镇静药或麻醉剂可减轻咳嗽感受器的敏感性；神经-肌肉病变可以损害咳嗽反射的通路导致患者无法有效咳嗽 （2）气管插管或切开时，由于声门无法闭合，无法在肺内形成足够的高压 （3）通气功能损害（COPD、胸廓畸形等）、黏膜纤毛运动障碍以及痰液黏稠等都会造成患者的气道廓清能力下降
剧烈咳嗽	造成患者胸壁软组织的损伤，甚至肋骨骨折；某些患者可发生咳嗽性晕厥

（二）常见病因

项目	内容
呼吸系统感染	急、慢性上呼吸道感染、急性气管-支气管炎、肺炎、COPD急性加重期、支气管扩张、胸膜炎、肺脓肿、肺结核、肺部真菌感染、寄生虫病等
非感染性呼吸系统疾病	哮喘、慢性支气管炎、气道异物、间质性肺病、嗜酸性粒细胞性支气管炎（EB）、过敏性鼻炎、支气管肺癌、胸膜间皮瘤、肺血管疾病（如肺栓塞）或胸膜受到刺激（如气胸、血胸、胸膜腔穿刺）等
其他	肺水肿（心力衰竭、肾衰竭）、结缔组织病、胃食管反流等；药物所致咳嗽（ACEI类、β受体拮抗剂；心因性咳嗽（焦虑症等）；脑炎及脑膜炎等

（三）诊断流程

1.病史采集

（1）咳嗽的病程

常见咳嗽的病程与病因

分类	病程	病因
急性咳嗽	小于3周	普通感冒 急性气管–支气管炎 急性鼻窦炎 过敏性鼻炎 慢性支气管炎急性发作 哮喘
亚急性咳嗽	3~8周	感染后咳嗽（也称感冒后咳嗽） 细菌性鼻窦炎 哮喘
慢性咳嗽	超过8周	咳嗽变异性哮喘（CVA） 上气道咳嗽综合征（UACS） 嗜酸性粒细胞性支气管炎（EB） 胃食管反流性咳嗽（GERC） 慢性支气管炎 支气管扩张 支气管内膜结核 变应性咳嗽（AC） 心因性咳嗽

（2）咳嗽的诱因

接触冷空气、异味或运动时出现咳嗽常见于哮喘和AC；餐后咳嗽或平卧、弯腰、夜间阵发咳嗽，但与季节无关，见于胃食管反流病。

（3）咳嗽本身的特点

发生部位或原因	特点
上呼吸道和大气道疾病的咳嗽	短促的刺激性咳嗽
鼻后滴流引起的咳嗽	清喉动作，短促而频繁的干咳，或有来自后鼻腔的分泌物
较小气道和肺部病变的咳嗽	深在的、非刺激性咳嗽

（4）干咳

项目	内容
特点	无痰或仅咳少量白色黏液痰
病因	①常见：感染后咳嗽、CVA、UACS、EB、GERC、服用血管紧张素转换酶抑制剂（ACEI）类药物、支气管内肿物或肺淤血等疾病 ②少见：气管或支气管外的压迫，尤其是纵隔肿物或主动脉瘤；慢性肺间质病变，特别是各种原因所致的肺间质纤维化

（5）咳痰及痰的性状

表现	疾病
白色黏液痰	慢性支气管炎、支气管哮喘、肺炎早期、肺泡细胞癌
浆液性痰	气道过敏性疾病、弥漫性肺泡癌

续表

表现	疾病
大量脓性痰	支气管扩张症、肺脓肿、支气管胸膜瘘
脓痰伴恶臭	厌氧菌感染
黏液脓性痰	慢性支气管炎急性加重期、肺结核伴感染、哮喘合并感染
血性痰	支气管扩张症、肺或气管（支气管）结核、中心型肺癌
脓血痰	肺脓肿、金黄色葡萄球菌肺炎、支气管扩张症
铁锈色痰	肺炎链球菌肺炎、肺血栓栓塞症
灰黄色黏痰	烟曲霉感染
果酱样痰	肺吸虫病
黄绿色痰	铜绿假单胞菌感染
巧克力色痰	阿米巴原虫感染
砖红色胶冻样痰	肺炎克雷伯菌感染
痰中硫黄样颗粒	肺放线菌感染
粉红色浆液泡沫痰	急性左心衰竭
白色黏痰牵拉成丝	白念珠菌感染
暗黄绿色稠厚痰团粒	空洞性肺结核
灰色或黑色痰	肺尘埃沉着病、硅沉着病、煤肺病
棕色痰	肺含铁血黄素沉着症、左心衰竭
痰中结石	支气管结石症
痰中支气管管型	纤维素性支气管炎、真菌感染或过敏
大量稀薄浆液痰含粉皮样物	棘球蚴病

（6）咳嗽的时相

时相	疾病
晨间咳嗽	慢性支气管炎、支气管扩张、肺脓肿
日间咳嗽	胃食管反流性咳嗽、上气道咳嗽综合征
夜间咳嗽	咳嗽变异性哮喘、肺结核、支气管结核、心力衰竭等
运动后咳嗽	运动性哮喘
进食相关性咳嗽	胃食管反流性咳嗽、慢性咽炎、食管-气管瘘
咳嗽伴呕吐	百日咳

（7）咳嗽与体位

表现	疾病
夜间变动体位时咳嗽或咳嗽加重	慢性支气管炎、支气管扩张、肺脓肿、急性支气管炎、感染后咳嗽、部分不明原因咳嗽等
站立位较卧位咳嗽减轻	胃食管反流性咳嗽

（8）咳嗽的声音特征

声音特征	内容
嘶哑性咳嗽	声带炎症、喉炎、喉癌、喉结核、纵隔肿瘤或纵隔淋巴结肿大（转移性肿瘤）累及喉返神经
清喉（嗓），有鼻后咽部滴流感觉	鼻炎、鼻窦炎所致的上气道咳嗽综合征
犬吠样咳嗽	百日咳、气管异物、主动脉瘤或纵隔淋巴结肿大或肿瘤压迫气管、喉水肿及会厌声带肿胀、心因性咳嗽等
高音调金属音咳嗽	支气管结核、纵隔肿瘤、主动脉瘤或支气管癌、淋巴瘤或结节病压迫气管、心因性咳嗽等
咳嗽声音低微	极度衰弱或声带麻痹者

（9）伴随症状

症状	疾病
发热	肺部感染、胸膜炎、肺结核等，高热提示肺炎、肺脓肿、脓胸等
胸痛	肺血栓栓塞症、胸膜疾病、自发性气胸和肺炎、肺癌累及胸膜
咯血	肺结核、支气管扩张症、肺脓肿、肺癌、二尖瓣狭窄、肺含铁血黄素沉着症等，伴有大量咯血首先考虑支气管扩张及空洞性肺结核
呼吸困难	咽喉部病变（喉水肿、喉肿瘤）、支气管哮喘、慢性阻塞性肺疾病、重症肺炎、间质性肺炎、肺水肿、大量胸腔积液、气胸、肺结核、心功能不全、支气管异物等
喘鸣音	呼气性喘鸣音多见于支气管哮喘、喘息型慢性支气管炎、弥漫性泛细支气管炎；吸气期喘鸣音考虑气管与支气管结核、异物误吸、气管肿瘤、心源性哮喘。严重时可有双相喘鸣音
声嘶	声带炎症、喉炎、喉结核、喉癌或纵隔肿块压迫、累及喉返神经
杵状指	支气管扩张症、肺脓肿、支气管肺癌、脓胸、特发性肺纤维化等
呕吐	小儿百日咳、气管内异物、肺结核等
胸骨后烧灼感、反酸、嗳气	胃食管反流性咳嗽
喷嚏、鼻痒、鼻塞、流涕、清喉、咽后壁黏液附着感、鼻后滴流感	鼻炎、上气道咳嗽综合征
鼻塞、流脓涕、头痛或头昏、嗅觉异常	鼻窦炎

（10）病史和诊疗情况的询问

项目	内容
既往病史	有无慢性肺部疾病（肺结核）、鼻炎与鼻窦炎、心脏病、高血压、糖尿病、结缔组织病、过敏史；有无呼吸道传染病接触史等
个人史	（1）咳嗽患者详细询问吸烟史 （2）职业病史（刺激性气体、毒物或粉尘接触史） （3）生活环境中的尘螨、油烟、动物毛屑、鸟粪、蚕丝、真菌等可诱发哮喘性咳嗽
诊疗情况	（1）是否进行血常规、胸片、CT等胸部影像学检查、肺功能（舒张试验或激发试验）、支气管镜、皮肤过敏原试验；ECG、UCG等检查 （2）有无使用抗生素和镇咳药物、平喘药、吸入激素、抗过敏药等，疗效如何。有无使用ACEI类药物、β受体拮抗剂等 （3）开胸手术、剖腹手术（上腹部）、甲状腺切除术、五官科手术等，可致手术后咳嗽

2.体格检查

（1）啰音

表现	疾病
双侧肺底或弥漫性湿啰音	慢性支气管炎、心功能不全、间质性肺炎
肺尖部局限性细湿啰音	浸润性肺结核
局限性下肺野湿啰音	支气管扩张
局限性上肺野响性粗、中湿啰音	空洞性肺结核
颈部吸气期干啰音	大气道病变如结核、肿瘤

（2）其他

表现	疾病
上腔静脉阻塞综合征	纵隔肿块、中央型肺癌
颈部及锁骨上淋巴结肿大	肺癌、肺结核
慢性咳嗽伴杵状指	支气管扩张、慢性肺脓肿、支气管肺癌

3.辅助检查

项目	内容
影像学检查	（1）胸片：最常用的检查手段，有助于明确肺实质、间质病变、胸膜病变等的诊断。对于病因不明的咳嗽，时间大于3周者应考虑胸片检查 （2）CT ①胸部CT：有助于发现X线胸片无法很好显示的隐蔽部位的肺部病变、纵隔病变，高分辨率CT（HRCT）对诊断支气管扩张和间质性肺病具有重要价值 ②鼻窦CT：有助于鼻窦炎的诊断
肺功能检查	（1）常规通气功能检查+舒张试验对支气管哮喘和COPD的诊断具有重要的价值，同时有助于较早发现上气道病变 （2）支气管激发试验阳性对CVA具有重要的诊断价值
诱导痰检查	（1）慢性咳嗽患者采用超声雾化吸入高渗盐水的方法进行痰液诱导，并进行白细胞分类，对诊断EB具有重要意义 （2）可用于支气管结核和支气管肺癌的检查
支气管镜检查	能够有效发现气管、支气管腔内病变，如肿瘤、异物、黏膜病变等
24小时食管pH监测	目前诊断和鉴别GERC最敏感和特异的方法
耳鼻喉相关检查	包括鼻咽镜、纤维喉镜等，有利于明确上呼吸道病变
有关过敏性疾病的检查	对CVA和AC的诊断有意义，包括外周血嗜酸性粒细胞计数、皮肤过敏原点刺试验（SPT）、IgE和特异性IgE测定等
咳嗽敏感性检查	（1）通过雾化使受试者吸入刺激物气雾溶胶颗粒从而诱发咳嗽，并以咳嗽次数作为咳嗽敏感性的指标 （2）咳嗽激发试验常采用辣椒素吸入 （3）咳嗽敏感性增高常见于AC、EB、GERC

（四）引起咳嗽的常见疾病

1.急性咳嗽

项目	内容
表现	（1）普通感冒是常见病因 （2）除感染性疾病外，理化刺激因子和变应原的急性暴露可能导致急性咳嗽 （3）临床表现为鼻塞、流涕、打喷嚏和鼻后滴流等鼻部炎症症状，常有咽喉部刺激感或不适，可有或无发热
治疗	常用治疗药物为由退热药物、减充血剂、第1代抗组胺药物（H_1受体拮抗药）和镇咳药物等不同成分组成的OTC感冒药物

2.亚急性咳嗽

项目	内容
病因	感染后咳嗽、咳嗽变异性哮喘、嗜酸性粒细胞性支气管炎（亚急性阶段）
表现	（1）急性上呼吸道感染后，持续咳嗽超过3周时提示感染后咳嗽 （2）感染后咳嗽常呈自限性，持续时间通常不超过8周
发生机制	可能和感染后出现气道高反应性、黏液分泌过多等有关
鉴别诊断	咳嗽持续8周以上者需排除UACS、CVA和GERC等的可能
治疗	（1）对抗菌治疗无反应，可短期使用H_1受体拮抗药及中枢性镇咳药 （2）吸入异丙托溴铵可能缓解咳嗽症状 （3）少数顽固性咳嗽患者在上述治疗无效时可试用吸入或口服糖皮质激素（10~20mg/d）治疗，疗程为3~7天

3.慢性咳嗽

项目	内容
CVA	（1）常表现为刺激性干咳。患者典型哮喘症状不明显，如喘息、气促等 （2）在夜间出现咳嗽，在接触冷空气、刺激性气体或上呼吸道感染后诱发或导致原有症状加剧 （3）肺通气功能检查多正常，支气管激发试验阳性 （4）镇咳药效果欠佳，但支气管舒张药和糖皮质激素治疗常有效
UACS	（1）由上呼吸道炎症所致，如各种原因引起的鼻炎、鼻-鼻窦炎 （2）咳嗽以白天为主，多出现在清晨或体位改变时，睡后咳嗽较少见 （3）患者常表现为鼻塞、流涕、咽干、异物感、反复清咽喉、咽后壁黏液附着感或滴流感等症状 （4）查体可见口咽部黏膜呈鹅卵石样改变，或见咽部黏液附着 （5）主要机制为分布在上气道内的咳嗽反射传入神经受到机械刺激 （6）UACS主要针对引起咳嗽症状的鼻和鼻窦疾病进行治疗 ①避免过敏原暴露：主要是过敏性鼻炎患者 ②改善炎症反应和分泌物的产生：对于非过敏性因素所致者，首选第1代抗组胺药物（如马来酸氯苯那敏）和减充血剂（如盐酸伪麻黄碱）。对于过敏性鼻炎可选用第2代抗组胺药物联合鼻腔吸入糖皮质激素（如丙酸倍氯米松） ③控制感染：细菌性鼻窦炎采用抗菌药物 ④纠正鼻腔解剖学异常：处理鼻中隔、鼻息肉、鼻甲等问题

续表

项目	内容
EB	（1）慢性咳嗽的重要原因 （2）缺乏气道高反应性 （3）慢性刺激性干咳，是主要的且往往是唯一的临床症状 （4）咳嗽在白天或夜间都能出现，部分患者对油烟、灰尘、刺激性气味或冷空气敏感，可诱发咳嗽症状 （5）体格检查多无异常发现，诊断依赖于诱导痰的细胞学检查 （6）对糖皮质激素治疗反应良好，常用丙酸倍氯米松
GERC	（1）胃食管反流（GER）是引起慢性咳嗽的重要原因之一 （2）白天、直立位时产生咳嗽，少部分患者可以有夜间咳嗽 （3）少数患者有GER的典型表现，如胸骨后烧灼感、反酸、嗳气、胸闷等 （4）发生机制：刺激上呼吸道咳嗽反射的传入神经、反流物吸入下呼吸道，刺激食管–支气管咳嗽反射，反流至远端食管（最重要） （5）通过24小时食管pH监测可明确GER的诊断，并发现反流与咳嗽的相关性 （6）治疗：调整生活方式，应用制酸药和促胃动力药，治疗胃十二指肠的基础疾病
AC	（1）阵发性刺激性咳嗽，通常为干咳，咽喉发痒 （2）多由刺激性气体、冷空气或讲话等引发 （3）多数患者有特异质，表现为皮肤过敏原皮试阳性、外周血IgE增高等 （4）肺功能正常、支气管激发试验阴性可与支气管哮喘进行鉴别，诱导痰嗜酸性粒细胞比例无增加可与EB鉴别，患者没有过敏性鼻炎的典型症状 （5）治疗可选用抗组胺药物和/或糖皮质激素
ACEI诱发的咳嗽	（1）主要症状为刺激性干咳，多有咽干、咽痒、胸闷等，夜间症状严重，平卧后可加剧 （2）主要机制为ACEI类药物抑制缓激肽及其他肽类物质的分解，这些炎症介质能够刺激肺内受体，引起干咳 （3）ACEI可造成气道反应性增高 （4）停用ACEI后咳嗽症状减轻 （5）可使用血管紧张素Ⅱ受体拮抗药（ARB）替代ACEI
心因性咳嗽	（1）也称习惯性咳嗽，常常与焦虑、抑郁等有关。儿童较常见 （2）日间咳嗽，可表现为高调咳嗽，当注意力转移时咳嗽症状可减轻或消失，夜间休息时无咳嗽 （3）诊断应排除其他器质性疾病所致的咳嗽 （4）治疗时以心理咨询或精神干预为主，可适当辅助性应用抗焦虑药物

（五）慢性咳嗽的诊断程序

（1）详细询问病史并查体，包括吸烟史、环境刺激因素接触史及是否服用ACEI类药物。

（2）常规行X线胸片检查，有明显病变者可按照病变形态、性质选择进一步检查。无明显病变者，若有吸烟、环境刺激物或服用ACEI，则戒烟、脱离刺激物的接触或停药观察4周。如果咳嗽仍未缓解或无上述诱发因素，进行下一步诊断程序。

（3）检测肺通气功能和支气管激发试验，有助于诊断和鉴别哮喘。通气功能正常、激发试验阴性，进行诱导痰检查，有助于诊断EB。

（4）病史存在鼻后滴流或频繁清喉时，可先按照PNDS治疗。治疗1~2周症状无改善者可拍摄鼻窦CT或行鼻咽镜检查。

（5）若上述检查无异常，或患者伴有食管反流相关症状，可行24小时食管pH监测。

无条件进行pH监测时，高度怀疑者可进行经验性治疗。

（6）怀疑变应性咳嗽者可行过敏性皮试、血清IgE水平测定及咳嗽敏感性检测。

（7）通过上述检查仍无法确诊，或经验性治疗后仍继续咳嗽者，应考虑行高分辨率CT、支气管镜和心脏检查，排除支气管扩张症、支气管内膜结核、早期中央型肺癌及左心功能不全等疾病。

（8）经相应治疗后咳嗽缓解，病因诊断才能确立，此外部分患者可同时存在多种病因。若患者治疗后，咳嗽症状部分缓解，应考虑是否同时合并其他病因。

二、咯血

咯血是指喉及喉以下呼吸系统任何部位的组织出血，经口腔排出的一种临床症状。

（一）病因

1.呼吸系统疾病

项目	内容
肺结核	（1）低热、乏力、盗汗和消瘦等结核中毒症状以及慢性咳嗽、咳痰、咯血和胸痛等呼吸系统症状，约50%可出现不同程度咯血，咯血可为首发症状，出血量不定，病变多位于双肺上野，影像学和痰液检查对诊断有重要意义 （2）气管或支气管结核可出现咯血，需通过纤维支气管镜进行确诊
支气管扩张	多有长期咳嗽、咳脓痰病史，部分患者可无咳嗽、咳痰，而只出现反复咯血，咯血量由少至多，咯血间隔由长变短，咯血间期全身状况良好
支气管肺癌	40岁以上多见，常有吸烟史，可伴有咳嗽、咳痰、胸痛，咯血小量到中量，常为痰中带血，呈持续性或间断性，少见大咯血，影像学检查、痰涂片细胞学检查、气管镜活检等对诊断有重要意义
肺部感染	（1）各种肺炎都能引起咯血。通常为少量到中量咯血，临床表现包括畏寒、发热、胸痛、咳嗽、咳脓性痰等，结合影像学检查即可做出诊断 （2）急性肺脓肿起病急，早期有肺炎的症状，后来出现大量脓痰，痰中可带血，极少见大量咯血者 （3）慢性肺脓肿有长期脓臭痰或有大量咯血，并有杵状指（趾）表现
肺栓塞	有咳嗽、胸痛、呼吸困难，可有晕厥，依赖凝血功能、D-二聚体检查、蛋白C、蛋白S、抗凝血酶Ⅲ、狼疮抗凝集物、心肌酶、超声心动图、心电图、下肢静脉超声及肺动静脉增强CT、核素肺通气/灌注显像（V/Q）或肺动脉造影协助诊断，明确病因
其他呼吸系统疾病	过敏性肺炎、肺真菌病、肺寄生虫病、肺尘埃沉着病、肺含铁血黄素沉着症、肺囊肿、支气管结核、支气管结石及支气管异物等均可引起咯血。应根据临床表现和客观检查进行鉴别

2.循环系统

项目	内容
二尖瓣狭窄	多见于中青年患者，咯血量可多可少，有心脏病史和心脏杂音等。咯血的特点为起初肺淤血时咯血量少，通常为暗红色，并发肺水肿时咳大量浆液性粉红色泡沫样痰
高血压病	在血压过高时，可发生肺支气管循环毛细血管破裂出血
其他	先天性心脏病或肺血管疾病引起肺动脉高压时，可发生咯血

3.其他少见病

项目	内容
血液系统疾病	血小板减少性紫癜、白血病、血友病、再生障碍性贫血等
传染病	流行性出血热、钩端螺旋体病及肺吸虫病等
风湿性疾病	结节性动脉周围炎、白塞病等
其他	尿毒症、肺出血-肾炎综合征和呼吸道内子宫内膜异位症等

（二）病理生理

项目	内容
气管-支气管树黏膜的急、慢性炎症反应	血管扩张、黏膜剥脱、萎缩、糜烂以及溃疡，常可引起局部出血
肺组织坏死	肺栓塞、各种病原体引起的肺炎、肺血管炎都能引起肺组织缺血坏死
肺静脉回流受阻	（1）导致肺静脉及肺泡毛细血管压力升高，严重时可以造成毛细血管通透性增加甚至破裂，从而发生咯血 （2）主要见于左心功能不全及二尖瓣狭窄所致的咯血
肺结核	（1）活动期结核出血主要是因为局部组织坏死 （2）严重者可产生空洞，而空洞壁的动脉血管扩张可以形成梨形的Rasmussen动脉瘤，发生致死性咯血 （3）支气管循环血管的增生、扩张及扭曲更为常见，也可见到支气管动脉与肺动脉的短路 （4）咯血更多发生在结核痊愈后数年，主要因为局部形成支气管结石、继发于瘢痕组织的肿瘤以及结核继发的支气管扩张
支气管肺癌	由于肿瘤浸润黏膜或肿瘤组织坏死所致，因此多数为少量出血，罕有大咯血发生

（三）诊断流程

1.病史采集和体格检查

（1）咯血与呕血的鉴别

项目	咯血	呕血
病史	无恶心和呕吐	存在恶心和呕吐
	肺病史	胃病或肝病史
	可出现窒息	窒息少见
痰检查	泡沫多	泡沫少
	液状或有血块	咖啡样
	鲜红或粉红	棕色至黑色
实验室检查	痰液为碱性	痰液为酸性
	混合有巨噬细胞和中性粒细胞	混合有食物残渣

（2）咯血量的判定

项目	内容
小量咯血	每24小时咯血少于100ml
中等量咯血	每24小时咯血100~500ml
大量咯血	24小时超过500ml或一次咯血量在100ml以上

（3）病史

病史	疾病
幼年有麻疹或百日咳病史并长期反复咳嗽、咳脓痰	支气管扩张
食生蟹等海鲜史	肺吸虫病
疫区旅居史	排除流行性出血热或钩端螺旋体病等
与月经周期有关	子宫内膜异位症及替代性月经等
长期有害粉尘作业史	肺尘埃沉着病

（4）年龄及性别

项目	疾病
青壮年	肺结核、支气管扩张、肺源性心脏病等
40岁以上有长期大量吸烟史	支气管肺癌
青年女性反复咯血	支气管结核、支气管腺瘤等
周期性咯血	子宫内膜异位症

（5）颜色和性状

颜色和性状	疾病
鲜红色	肺结核、支气管扩张、肺脓肿、支气管结核、出血性疾病等
暗红色	二尖瓣狭窄
粉红色泡沫样血痰	左心衰竭肺水肿时
黏稠暗红色血痰	并发肺梗死时
铁锈色痰	大叶性肺炎或肺吸虫病
砖红色胶冻样血痰	肺炎克雷伯菌肺炎

（6）伴随症状

症状	疾病
发热	肺结核、支气管扩张、肺脓肿、流行性出血热、肺梗死等
胸痛	肺炎、肺栓塞、肺结核、支气管肿瘤等
呛咳	支气管肺癌、支原体肺炎等
脓痰	肺脓肿、支气管扩张、空洞性肺结核并发感染、化脓性肺炎等

续表

症状	疾病
皮肤、黏膜出血	血液系统疾病、流行性出血热、肺出血型钩端螺旋体病、风湿病等
黄疸	肺出血型钩端螺旋体病、中毒性肺炎等
口腔及外生殖器黏膜溃疡	结缔组织疾病

2.体格检查

临床体征	疾病
口唇黏膜毛细血管扩张	遗传性出血性毛细血管扩张症
杵状指	支气管扩张、肺脓肿、肺癌等
舒张期雷鸣样杂音及开瓣音	二尖瓣狭窄
颈部、锁骨上淋巴结肿大	支气管肺癌
鼻中隔或中线结构的溃疡	韦格纳肉芽肿病
局部出现湿性啰音、哮鸣音及鼾声	可能有血块吸入

3.实验室检查

项目	内容
红细胞计数与血红蛋白测定	判断出血程度
嗜酸性粒细胞增多	寄生虫病
血小板计数及凝血功能测定	出、凝血性疾病
白细胞总数及中性粒细胞	肺、支气管化脓性感染性疾病
D-二聚体	有助于判断肺血栓栓塞症
痰涂片找抗酸杆菌阳性、痰结核分枝杆菌基因（TB-DNA）阳性、痰培养抗酸杆菌（X-pert）阳性或痰结核分枝杆菌培养阳性	肺结核病
痰细胞学检查发现癌细胞	肺癌
风湿免疫指标测定	结缔组织病
尿常规	肺肾出血综合征、韦格纳肉芽肿、流行性出血热等
骨髓细胞学检查	血液系统疾病

4.影像学检查

项目	内容
胸部X线片	（1）发现左房增大、Kerley B线提示二尖瓣狭窄 （2）空洞中见到可移动的团块，或新月征等典型表现，提示可能为曲菌球 （3）中央团块而远端肺组织含气量减少，甚至肺不张，提示可能为支气管肺癌 （4）胸片上出现异常的部位有时并不是出血部位
胸部CT检查	高分辨率CT有助于支气管扩张、弥漫性肺病的诊断；增强CT可进一步显示肺血管结构的改变，有助于发现出血部位
心脏彩超	可发现心脏病变和大血管异常

5.支气管镜检查 支气管镜能够确定咯血原因并有助于定位。

6.支气管动脉造影

（1）对于少数疑为呼吸系统疾病引起的咯血而胸部X线片和胸部CT检查又呈阴性表现者，尤其是咯血量比较大者，可考虑行支气管动脉造影检查明确出血部位及出血原因。

（2）对于中、大量咯血经药物治疗效果欠佳者，可在造影后行支气管动脉栓塞止血治疗，对大部分患者有效。

（四）治疗

项目	内容
一般治疗	（1）卧床休息，患侧卧位，保持安静，避免过度紧张，必要时适当镇静，缺氧者给予吸氧 （2）适当镇咳治疗 （3）针对病因进行治疗：肺血管炎引起的弥漫性肺泡出血，应用血浆置换和肾上腺皮质激素冲击治疗；感染引起的咯血应积极控制感染
大咯血的紧急处理	（1）如果出血非常严重，呼吸衰竭明显，应紧急进行气管插管，吸出积血 （2）判断出血部位，可根据情况插入双腔气管插管，隔离出血侧和健侧主支气管，至少保证一侧肺功能 （3）清理呼吸道后若患者呼吸衰竭仍不缓解，则应立即进行机械通气治疗
药物治疗	（1）垂体后叶素：大咯血时可用，咯血停止后1~2天后停用。用药期间需要严格掌握药物的剂量和滴速，并严密观察患者有无头痛、面色苍白、出虚汗、心悸、胸闷、腹痛、便意、血压升高等不良反应。冠心病或高血压者应慎用，妊娠者禁用 （2）酚妥拉明：存在高血压、冠心病的患者更为适用 （3）普鲁卡因：其他治疗效果不佳时可试用 （4）肾上腺糖皮质激素：浸润性肺结核、肺炎所致的咯血经上述治疗效果不佳时可试用 （5）其他促凝血药物如氨甲环酸、卡巴克洛（安络血）、酚磺乙胺、5-氨基己酸、巴曲酶、维生素K、云南白药均可试用
支气管镜治疗	（1）对于大咯血患者，可在出血的支气管放入球囊导管，充气阻塞出血的支气管 （2）双腔止血球囊应经由气管镜活检腔道放置，同时注入止血药物，留置不得超过24小时 （3）在支气管镜下可通过电烧蚀、冷冻、激光等技术，对出血位置进行直接处理，从而止血
支气管动脉栓塞治疗	（1）通过选择性支气管动脉造影明确出血部位，局部注入聚乙烯醇泡沫、异丁基-2-氰基丙烯酸盐、Gianturco steel coils或可吸收明胶海绵等颗粒进行栓塞止血 （2）脊髓前动脉自支气管动脉发出者禁用
手术治疗	（1）对于反复大咯血经积极保守治疗无效，24小时内咯血量超过1500ml，或一次咯血量达到500ml，有引起窒息先兆而出血部位明确且没有手术禁忌证者，可考虑急诊手术止血 （2）一般仅在不能进行支气管动脉栓塞治疗或可能无效时选用外科手术切除，但主动脉瘤破裂、动静脉畸形、医源性肺动脉破裂、胸部外伤、支气管肺腺癌、棘球蚴病、足分枝菌病其他治疗无效造成危及生命的大咯血仍以手术治疗为主 （3）手术的禁忌证包括：两肺广泛性弥漫性病变、出血部位不明确、全身情况差、或心肺功能差不能耐受手术、凝血功能障碍者。
其他治疗	（1）肺萎陷疗法：适用于经各种治疗咯血仍不能控制，外科手术禁忌或无法进行者。膈肌及胸膜粘连、严重心肺功能不全者禁用 （2）人工气胸法：出血部位明确者适用 （3）人工气腹疗法：出血部位未明或出血来自下肺者可用

三、胸痛

（一）病因与发病机制

1.胸壁疾病

项目	内容
病因	皮下蜂窝织炎、带状疱疹、流行性胸痛、肋间神经炎、非特异性肋软骨炎（Tietze病，第1和第2肋软骨疼痛肿胀）、肌炎和皮肌炎、强直性脊柱炎、颈椎病、急性白血病、肋骨骨折、多发性骨髓瘤等
发病机制	侵犯或刺激肋间神经和脊髓后根传入神经引起疼痛

2.胸腔内脏器疾病

项目	内容
病因	（1）心血管疾病：心绞痛、急性心肌梗死、急性心包炎、心肌炎、肥厚型心肌病、夹层动脉瘤、主动脉瘤、肺栓塞、肺梗死、心脏神经症等 （2）呼吸系统疾病：胸膜肿瘤、胸膜炎、气胸、血胸、血气胸、肺炎、肺癌等 （3）纵隔疾病：纵隔炎、纵隔气肿、纵隔肿瘤、食管裂孔疝、反流性食管炎、食管癌等
发病机制	主要通过刺激支配心脏与大血管的感觉神经、支配气管、支气管和食管的迷走神经感觉纤维引发胸痛，侵犯胸膜的病变则主要通过壁层胸膜的痛觉神经（来源于肋间神经和膈神经）

3.其他相邻部位疾病

项目	内容
病因	肝脓肿、膈下脓肿、肝癌、脾梗死等
发病机制	膈神经支配膈肌中央部位的感觉神经，而肋间神经支配外周部位，感觉中枢分别位于第3、4颈椎和第7~12胸椎，腹腔脏器的病变刺激或影响膈肌可产生疼痛，同时疼痛还可放射至肩部或下胸部等部位

（二）诊断和鉴别诊断

要注意询问病史，了解胸痛部位、性质、持续时间、影响因素和伴发症状。

1.根据胸痛部位鉴别

疾病	疼痛部位和表现
胸壁疾病	疼痛常局限，压痛点明显，伴有红、肿、热
带状疱疹	疼痛沿肋间神经行走，常伴有局部皮肤疼痛及异常敏感
Tietze病	肋软骨疼痛常侵犯第1、2肋软骨，在胸壁呈单个或多个隆起
食管和纵隔疾病	疼痛主要位于胸骨后，食管疾病时胸痛可能与进食有关
夹层动脉瘤破裂	疼痛主要位于胸部中间，可向下放射
胸膜炎	疼痛主要位于腋前线与腋中线附近，与呼吸有关
心绞痛和心肌梗死	疼痛主要位于胸骨后和心前区，可放射至左肩、左臂内侧，到达环指和小指
肺上沟癌	以肩部、腋下疼痛为主，可向上肢内部放射

2.根据胸痛性质和特征鉴别

项目	内容
疼痛发生时间	急性或突发性胸痛常见于急性心肌梗死、肺栓塞、气胸、动脉瘤破裂等
与体位的关系	（1）食管炎引起烧灼痛，饱餐后和仰卧位时加剧，服用抗酸药和胃肠动力药后可缓解 （2）心包炎引起的疼痛，于卧位时加剧，坐起或身体前倾时缓解
疼痛特征	（1）心绞痛为闷痛伴有窒息感，休息或含硝酸甘油可缓解 （2）心肌梗死的疼痛非常剧烈，伴有恐惧和濒死感，同时有大汗、血压下降和休克 （3）肋间神经痛为阵发性灼痛及刺痛 （4）胸膜疼痛常在深呼吸和咳嗽时加剧
伴发症状	（1）严重肺炎、肺栓塞、气胸造成的疼痛可伴有呼吸困难 （2）夹层动脉瘤破裂和大块肺栓塞时可出现血压下降或休克 （3）心包炎、胸膜炎、肺脓肿和肺炎多伴有发热 （4）食管疾病引起的胸痛可伴有吞咽困难 （5）肺梗死和肺癌导致的胸痛可有咯血或痰中带血 （6）发生带状疱疹时，在胸壁出现沿肋间神经分布的成簇水疱，疱疹不越过体表中线 （7）肺上沟癌有胸肩部疼痛，可伴有霍纳综合征 （8）结核性胸膜炎引起的胸痛可伴有结核中毒症状

四、呼吸困难

　　呼吸困难是指患者自觉某种不同强度、不同性质的空气不足、呼吸不畅、呼吸费力以及窒息等呼吸不适感的主观体验，伴或不伴呼吸费力表现如张口呼吸、鼻翼煽动、呼吸肌辅助呼吸等，也可伴有呼吸频率、深度和节律的改变，患者的精神状况、生活环境、文化水平、心理因素以及疾病性质等可影响其对呼吸困难的描述。

（一）病因与发病机制

　　可分为肺外因素、呼吸系统和心血管系统疾病引起的呼吸困难，后两者更为常见。

1.肺外因素引起的呼吸困难

项目	内容
氧耗量增加	如体力活动较大、发热、甲亢等
急性和慢性贫血	贫血和大量失血、休克可导致红细胞携氧减少，造成血氧含量下降，组织供氧不足，刺激呼吸中枢引起呼吸困难
中毒性呼吸困难	（1）酸中毒主要是通过刺激颈动脉窦与主动脉体化学感受器作用或直接作用于呼吸中枢，引起深大呼吸，增加肺泡通气，例如糖尿病酮症酸中毒时的 Kussmaul 呼吸 （2）一些化学物质可作用于血红蛋白，使其失去携带氧的能力，组织发生缺氧，引起呼吸困难，例如一氧化碳中毒时形成的碳氧血红蛋白，亚硝酸盐和苯胺中毒时形成的高铁血红蛋白等 （3）氰化物中毒时，氰离子可与细胞色素氧化酶中的三价铁结合，抑制细胞呼吸功能，造成组织缺氧，引起呼吸困难 （4）吗啡类药物、巴比妥类镇静安眠药物等中毒时，可直接抑制呼吸中枢，使呼吸浅而慢，肺泡通气量下降，造成缺氧和二氧化碳潴留

续表

项目	内容
神经精神性呼吸困难	（1）各种颅脑疾病，如脑血管病、颅脑外伤、脑炎、脑膜炎、脑脓肿和脑肿瘤等，可因颅内压升高影响呼吸中枢，使呼吸中枢兴奋性减低，引起呼吸困难，并常出现呼吸节律异常 （2）心身性疾病包括癔症和神经症，该类患者常可感觉胸闷、气短，癔症时呼吸中枢兴奋性受颅内压增高和供血减少的影响而降低。高通气综合征是因通气过度超过生理代谢所需而引起的各种症状，表现为呼吸困难、气短、憋气等，不伴有相应的器质性原因，症状的发生与呼吸控制系统异常、自主呼吸调节丧失稳定性有关
其他肺外疾病引起的呼吸困难	（1）空气氧含量下降：在海拔3000m以上，即使在静息状态下也会产生低氧血症，在海拔3500~5500m时，在静息时可发生中、重度低氧血症，此时代偿性过度通气也无法满足机体需要，从而出现呼吸困难 （2）睡眠呼吸暂停综合征：是睡眠中反复出现的呼吸停止，病因包括上气道部分阻塞和中枢调节异常，常伴有打鼾及白日嗜睡，需进行血氧检测和多导睡眠仪诊断

2.呼吸系统疾病引起的呼吸困难

项目	内容
上气道疾病	急性喉炎、喉头水肿、白喉、喉癌等，甲状腺肿大也可能压迫气管
气管疾病	异物及肿瘤阻塞气道、急、慢性支气管炎、支气管哮喘、COPD、支气管肺癌、重症支气管扩张、弥漫性泛细支气管炎、纵隔肿瘤压迫气管等
肺实质疾病	肺炎、重症肺结核、肺不张、肺脓肿、肺气肿、肺尘埃沉着病、肺囊性纤维化、弥漫性肺间质疾病、ARDS等
胸廓和胸膜疾病	气胸、大量胸腔积液、胸膜广泛肥厚、间皮细胞瘤、胸廓外伤以及严重畸形等
神经-肌肉疾病侵犯呼吸肌或药物引起呼吸肌麻痹	运动神经元病、吉兰-巴雷综合征、重症肌无力、肌松药引起呼吸肌无力等
膈肌运动障碍	（1）横膈麻痹、大量腹水、腹腔巨大肿瘤、胃扩张、妊娠晚期等 （2）双侧膈肌麻痹可造成吸气时上腹运动和膈肌运动相反，引起呼吸困难，甚至通气障碍严重 （3）创伤（C_{3-5}横切伤）与感染（脊髓灰质炎）也可引起吸气时膈肌反向上移
肺血管疾病	（1）肺动脉高压、肺栓塞、原发性肺动脉闭塞等 （2）较大的肺栓塞可导致反射性支气管痉挛，血栓本身释放5-羟色胺、缓激肽和组胺等促使气道收缩，栓塞后肺泡表面活性物质减少，肺顺应性下降，导致肺通气量减少；栓塞部可形成无效腔样通气，未栓塞部分的肺血流相对增加，造成通气血流比例失调，发生呼吸困难和低氧血症 （3）原发性肺动脉高压时，心排血量降低，肺通气血流比例失调和每分通气量下降等因素可引起劳力性呼吸困难

3.心血管系统疾病引起的呼吸困难

项目	内容
病因	各种原因引起的心力衰竭、心包积液或心包缩窄等，输液过多和过快，都能造成心源性呼吸困难
发病机制	左心搏出量减少，引起肺淤血，导致肺间质水肿，弥散功能下降；急性肺水肿伴肺泡渗出增多，可引起肺顺应性降低，同时呼吸道阻力也会增加；输液过多和过快可导致肺血管静水压增高

（二）临床表现

项目	内容
肺源性呼吸困难	根据临床表现可分为吸气性呼吸困难、呼气性呼吸困难及混合性呼吸困难
心源性呼吸困难	（1）左心功能不全引起呼吸困难的特点为活动和仰卧位显著，休息和坐位时缓解，严重者可出现粉红色泡沫痰、大汗，双肺底部可闻及吸气末细湿啰音，有时可闻及哮鸣音等 （2）病情较重者，往往被迫采用端坐呼吸 （3）有的患者可出现夜间阵发性呼吸困难，在睡眠中被迫坐起，惊恐不安，伴有咳嗽，轻者数分钟或数十分钟即可缓解，重者则可出现上述严重症状
中毒性呼吸困难	（1）酸中毒多表现为深大呼吸，根据病因不同呼出气可有尿（氨）味（尿毒症）或烂苹果味（糖尿病酮症酸中毒） （2）若镇静药或安眠药中毒使呼吸中枢受到抑制，则呼吸困难表现为呼吸浅表、缓慢，可有节律异常
中枢性呼吸困难	由颅内压升高或呼吸中枢抑制所致，表现为呼吸浅慢或呼吸过快和过慢交替、呼吸暂停，例如潮式呼吸（Cheyne-Stokes 呼吸）、间停呼吸（Biots 呼吸）等
癔症患者呼吸困难	（1）常表现为呼吸浅表、频数，常由于过度通气产生呼吸性碱中毒表现，如口周和肢体麻木、手足搐搦等，神经症患者有时可产生叹息样呼气，长出气后自觉好转 （2）高通气综合征患者的临床症状为胸闷、气短和呼吸困难，同时可出现头晕、心悸、焦虑等，常为深快呼吸，诱发因素可为过度通气激发试验

肺源性呼吸困难的临床表现

项目	内容
吸气性呼吸困难	（1）特点为吸气困难，伴有干咳，重者可出现"三凹征"，即吸气时胸骨上窝、锁骨上窝和肋间隙明显凹陷 （2）高调吸气性喉鸣，考虑为喉、气管和大气道阻塞和狭窄 （3）如突然出现，提示可能为各种原因引起的喉头水肿和喉痉挛 （4）伴有发热且出现较快，提示急性喉炎或白喉，逐渐出现应考虑喉部肿瘤
呼气性呼吸困难	（1）特点是呼气费力，呼气时间延长，常伴有呼气相干啰音或哮鸣音 （2）下呼吸道阻塞性疾病常见，由于小支气管痉挛和狭窄、肺组织弹性减弱引起呼吸困难，如急性细支气管炎、支气管哮喘、COPD、ABPA 等
混合性呼吸困难	（1）吸气、呼气都有困难 （2）可见于广泛的肺间质和肺实质疾病、胸廓和胸膜疾病、神经–肌肉疾病等 （3）呼吸频率变浅快，可闻及病理性呼吸音

（三）诊断和鉴别诊断

　　由于呼吸困难存在器质性和心因性原因，因此要仔细问诊进行鉴别，同时还应根据实验室检查结果综合分析。

1.根据呼吸困难发生时间的长短鉴别

（1）急性发生的呼吸困难

病因	鉴别诊断要点
气道阻塞：喉痉挛、异物吸入、肿瘤、感染等	有异物吸入或呛咳史；听诊可在喉部或大气道闻及吸气相哮鸣音

续表

病因	鉴别诊断要点
急性呼吸窘迫综合征（ARDS）	有肺部感染、误吸、脓毒症等高危因素；呼吸增快、窘迫；胸部X线检查两肺浸润阴影；$PaO_2/FiO_2 \leq 300mmHg$；排除心源性肺水肿
肺栓塞	有制动、创伤、肿瘤、长期口服避孕药等诱发因素；合并深静脉血栓形成的症状和体征；血浆D-二聚体测定具有排除意义
肺炎	伴有咳嗽、咳痰、发热、胸痛等；肺部湿啰音和哮鸣音
COPD及其急性加重	有吸烟史、粉尘接触史；慢性咳嗽、咳痰及喘息病史；进行性呼吸困难；桶状胸、呼气相延长、肺气肿体征等
哮喘及其急性加重	过敏史，哮喘病史，双肺呼气相哮鸣音
气胸	有抬举重物等用力动作或咳嗽、屏气等诱发因素；合并一侧胸痛；查体气管向健侧移位，患侧胸部膨隆，呼吸运动下降，叩诊呈过清音或鼓音，听诊呼吸音减弱或消失
心功能不全	基础疾病多为高血压、冠心病、糖尿病等；有感染、劳累、过量或过快输液等诱因；查体双肺湿啰音，左心扩大，可闻及奔马律或心脏杂音；X线胸片可见肺淤血、心脏增大等征象
心因性	有情绪异常、神经质、焦虑和抑郁病态；伴有叹气

（2）慢性发生（逐渐发生）的呼吸困难

病因	鉴别诊断要点
右心或左心衰竭	胸痛，端坐呼吸，阵发性夜间呼吸困难；查体可见发绀，湿啰音，水肿，颈静脉充盈，杂音（S_3或S_4），肝颈静脉回流征
COPD	吸烟史；慢性咳嗽；缩唇呼吸，喘息，桶状胸，呼吸音减低
哮喘	儿童病史，过敏史；职业、运动诱发；哮鸣音，咳嗽
间质性肺疾病	有职业及环境暴露；进行性呼吸困难；干咳；肺部吸气相湿啰音；杵状指（趾）
肺恶性肿瘤	咳嗽、咯血、气促、疲乏、发热、盗汗、消瘦；呼吸音减弱，杵状指；X线胸片可见肺部块、肺门淋巴结肿大、局部肺不张
心理性：高通气、焦虑、惊恐发作	情绪不稳定，临近末日感，神经质；伴有叹气
贫血	疲乏，活动后气促；心动过速，结膜苍白

2.根据肺功能检查结果鉴别

项目	内容
限制性通气功能障碍	影响肺的通气和换气，肺活量和肺总量下降，可由肺外或肺本身因素引起，通常在活动时无明显不适，但在活动后呼吸困难显著，包括各种原因引起的呼吸受限、胸腔积液、广泛胸膜增厚、肺间质纤维化等
阻塞性通气功能障碍	气道阻力增加导致呼吸困难，呼气流速减慢，第1秒用力肺活量占肺总量比值下降，可见于支气管哮喘、COPD、弥漫性泛细支气管炎等

3.根据伴发症状鉴别

伴发症状	疾病
胸痛	肺炎、肺栓塞、胸膜炎、气胸、急性心肌梗死、肺癌等
咳嗽、咳痰	慢性支气管炎、COPD、肺脓肿等
发热	肺炎、胸膜炎、肺脓肿等
意识障碍	脑血管意外、急性中毒、肺性脑病等
咯血	肺结核、肺癌、支气管扩张等

五、发热

致热源或各种原因引起体温调节中枢功能障碍，体温升高超出正常范围，称为发热。正常体温范围为：腋下温度36~37℃；口腔内温度36.3~37.2℃；肛门内温度36.5~37.7℃。

（一）分类

分类依据	内容
温度高低（腋下温度）	（1）低热（≤38℃） （2）中度热（38.1~39℃） （3）高热（39.1~41℃） （4）超高热（＞41℃）
体温曲线形态	（1）稽留热：体温明显升高达39~40℃以上，24小时内体温波动相差不超过1℃ （2）弛张热：体温明显升高达39℃以上，24小时内体温波动相差超过2℃，但最低点未达正常水平 （3）间歇热：体温骤然升高达高峰，持续数小时，又迅速降至正常水平，无热期可持续1天至数天，高热期可与无热期反复交替出现 （4）波状热：体温逐渐上升达39℃或以上，数天后又逐渐下降至正常水平，持续数天后又逐渐升高，如此反复多次 （5）回归热：高热持续数日后自行消退，但数日后又再次出现 （6）不规则热：发热的体温曲线无一定规律
发热时间	（1）急性发热：热程＜2周 （2）长期发热：热程＞2周且多次体温在38℃以上 （3）反复发热：周期热

（二）病因与发病机制

项目	内容
病因	通常认为发热病因中感染占首位，其次是肿瘤、血管炎–结缔组织病。这三类病因所占比例高达90%，不明原因发热约为10%
发病机制	发热的形成机制尚不明确，当机体由于各种原因导致产热增加或散热减少时即可出现

（三）引起发热的常见疾病

1.根据起病方式分类

起病方式	常见疾病
急性发热	流感、大叶性肺炎、沙门菌感染、败血症、细菌性肝脓肿、急性胆囊炎、急性肾盂肾炎、产后毒血症、感染性心内膜炎、疟疾、骨髓炎、中暑等
缓慢发热	结核、伤寒、副伤寒、癌肿、结缔组织病等

2.根据热型分类

热型	常见疾病
稽留热	大叶性肺炎、伤寒高热期、斑疹伤寒及粟粒型肺结核
弛张热	败血症、风湿热、重症肺结核、化脓性感染等
间歇热	疟疾、急性肾盂肾炎等
回归热	霍奇金淋巴瘤、周期热等
波状热	布鲁菌病
不规则热	结核病、风湿热、支气管肺炎、感染性心内膜炎

3.根据部分体征分类

体征		常见疾病
淋巴结肿大	全身性	（1）压痛：传染性单核细胞增多症 （2）无压痛：急性淋巴细胞白血病、淋巴瘤
	局部性	（1）压痛：局部感染 （2）无压痛、质硬：肿瘤转移
皮肤、黏膜	紫癜	流行性脑脊髓膜炎、血液病、败血症、流行性出血热、伤寒、副伤寒
	皮疹	变态反应性疾病、结缔组织病
	黄疸	肝、胆系统感染、败血症、钩端螺旋体病
头部	外耳道流脓	局部感染
	扁桃体肿大	扁桃体炎
腹部	压痛+反跳痛	腹腔脏器炎症、腹膜炎
	肝脏肿大	急性血吸虫病、肝脓肿、肝癌、恶性组织细胞增多症
	脾肿大	疟疾、白血病、伤寒
颈部强直		中枢神经系统感染、细菌性脑膜炎
心脏杂音		感染性心内膜炎
肺部湿啰音		肺部感染
胸腔积液		结核性胸膜炎、癌性胸膜炎
四肢关节红肿压痛		急性风湿、类风湿、化脓性关节炎等

（四）临床表现

项目	内容
感染性发热	（1）病原体包括病毒、细菌、支原体、立克次体、螺旋体、真菌、寄生虫等 （2）表现为急性、亚急性或慢性发热。还可出现全身毒血症状
非感染性发热	（1）主要原因：吸收无菌性坏死物质；抗原–抗体反应；内分泌代谢障碍；皮肤散热减少，体温调节中枢功能失常，特点是高热无汗，包括物理性（如中暑）、化学性（如重度安眠药中毒、药物热等）、机械性（如脑出血、脑震荡、颅骨骨折等）；功能性发热，包括原发性低热、感染后低热、夏季热、生理性低热等 （2）热程长，多超过2个月，热程越长，可能性越大；长期发热一般情况好，中毒症状不明显；无贫血、无痛性多部位淋巴结肿大、肝脾肿大等

（五）诊断

项目	内容
不明原因发热的诊断标准	（1）发热时间持续3周或3周以上 （2）体温至少3次高于38.3℃ （3）经过1周或1周以上完整的病史询问、体格检查和常规实验室检查后仍无法确诊 （4）无免疫缺陷相关疾病史
辅助检查	血常规、尿常规、病原体检查（直接涂片、培养、特异性抗原抗体检测、分子生物学检测等）、X线、B超、CT、MRI、ECT检查，组织活检（淋巴结、肝、皮肤、黏膜）、骨髓穿刺等

（六）治疗

项目	内容
不严重的暂时发热	通常不需要治疗
心脏病、年老体弱的患者	及时解除发热症状
高热	（1）物理降温：酒精擦浴、冰袋敷头、颈部及腹股沟大动脉等处 （2）补充水分：发热时体液丢失增多，应多饮水，或输液 （3）药物治疗：常用的口服解热药物为阿司匹林、对乙酰氨基酚、布洛芬等；中成药有紫雪散、感冒退热冲剂等

六、发绀

发绀旧称紫绀，是指血液中还原血红蛋白增多，使得皮肤和黏膜出现弥漫性青紫的现象。发绀在皮肤较薄、色素较少和毛细血管丰富的部位，如口唇、鼻尖、颊部与甲床等处比较明显，容易观察。

（一）病因与发病机制

项目	内容
病因	多由疾病所致，且以心肺疾病多见
发病机制	（1）当毛细血管血液的还原血红蛋白量超过50g/L时或当动脉血氧饱和度（SaO_2）低于85%时可出现发绀 （2）由于异常血红蛋白引起青紫，如血中高铁血红蛋白含量达30g/L，硫化血红蛋白含量达5g/L，也可出现发绀

（二）分类

项目	内容
血液中还原血红蛋白增多引起的发绀	（1）中心性发绀：特点表现为全身性、除四肢及颜面外，也侵犯躯干和黏膜的皮肤，但受累部位的皮肤温暖。通常可分为肺性发绀和心性混合性发绀两种，弥漫性肺间质纤维化、急性呼吸窘迫综合征、原发性肺动脉高压、发绀型先天性心脏病等较常见 （2）周围性发绀：周围循环血流障碍所致。特点为常出现于肢体的末端部位与下垂部分，如肢端、耳垂与口唇处显著，这些部位的皮肤发凉，如使之温暖，发绀即消退。包括淤血性周围性发绀，如右心功能不全、慢性缩窄性心包炎；缺血性周围性发绀，如严重休克、肢体动脉闭塞等 （3）混合性发绀：与中心性发绀同时存在，可见于心力衰竭等
药物或化学物质中毒所致的高铁血红蛋白血症	（1）药物或化学物质中毒所致的高铁血红蛋白血症一般由伯氨喹、亚硝酸盐、氯酸钾、次硝酸铋、磺胺类、苯丙砜、硝基苯、苯胺等中毒所致 （2）特点是发病急骤，暂时性，病情严重，经过氧疗青紫不退，抽出的静脉血呈深棕色，暴露于空气中也无法转变成鲜红色，如果静脉注射亚甲蓝溶液、硫代硫酸钠或大剂量维生素C，均可使青紫消退 （3）由于大量进食包含亚硝酸盐的变质蔬菜而引起的中毒性高铁血红蛋白血症，也可出现发绀，称为"肠源性青紫症"
先天性高铁血红蛋白血症	患者自幼即有发绀，有家族史，而无心肺疾病及引起异常血红蛋白的其他原因，身体健康状况通常较好。特发性阵发性高铁血红蛋白血症，见于女性，发绀与月经周期密切相关
硫化血红蛋白血症	（1）能引起高铁血红蛋白血症的药物或化学物质均可造成硫化血红蛋白血症 （2）便秘患者服用硫化物（主要为含硫的氨基酸），在肠内形成大量硫化氢而生成硫化血红蛋白 （3）发绀的特点为持续时间长，可达几个月或更长时间，患者的血液呈蓝褐色，分光镜检查可确定硫化血红蛋白的存在

（三）病史采集与体格检查

1.病史采集

项目	内容
出现时间	（1）自幼即出现的发绀绝大部分见于发绀型先天性心脏病，偶见于先天性肺部动静脉瘘或先天性变性血红蛋白血症 （2）中年以后出现者通常见于肺性发绀 （3）急性发绀常见于休克、药物或化学性急性中毒、肠源性发绀以及急性心功能不全
分布与范围	（1）如果为中心性发绀，应询问有无心悸、气促、胸痛、咳嗽、晕厥、尿少等心、肺疾病症状 （2）如果为外周性发绀应注意上半身或某个肢体或肢端有无局部肿胀、疼痛、肢凉、受寒等情况变化
摄入史	有无摄取相关药物、化学物品、变质蔬菜和持久便秘情况下过多食用蛋类与硫化物病史，尤其是对无心、肺症状起病较急的患者
月经史	如果为育龄女性，应了解发绀与月经的关系

2.体格检查

项目	内容
发绀	发绀在皮肤较薄、色素较少和毛细血管丰富的部位最显著，如口唇、结膜、口腔黏膜、鼻尖、面颊、耳垂、指甲床
杵状指（趾）	（1）明显杵状指（趾）：主要见于发绀型先天性心脏病、肺动静脉瘘及肺动脉硬化 （2）轻度杵状指（趾）：常见于慢性肺部疾病者 （3）无杵状指（趾）：可见于后天性心脏病、变性血红蛋白血症或硫化血红蛋白血症及原发性红细胞增多症
急、慢性肺部疾病表现	喉梗阻、支气管哮喘、肺炎、肺梗死、肺气肿、肺动静脉瘘
先天性及获得性心脏病表现	法洛四联症、艾森曼格综合征、风湿性心脏病、慢性缩窄性心包炎等。有无周围循环衰竭表现，如休克等
四肢末端循环障碍表现	应除外血栓闭塞性脉管炎、雷诺病、循环衰竭
其他	有无变性血红蛋白血症、硫化血红蛋白血症、原发性红细胞增多症等表现

（四）辅助检查

项目	内容
必须做的检查	血常规、心电图、胸部X线片及血气分析
选择做的检查	超声心动图、心导管术及心血管造影、异常血红蛋白测定等

（五）治疗

（1）针对引起发绀的原因进行处理，如病因可纠正的先天性心脏病，宜择期手术治疗。

（2）重度发绀伴呼吸困难者，需立即吸氧；合并呼吸道感染者可用抗菌药物控制感染；合并心衰者，需纠正心力衰竭。

（3）变性血红蛋白血症者（如肠源性发绀），可静脉注射亚甲蓝溶液或大量维生素C。

第二章 呼吸系统疾病微生物学

思维导图框架

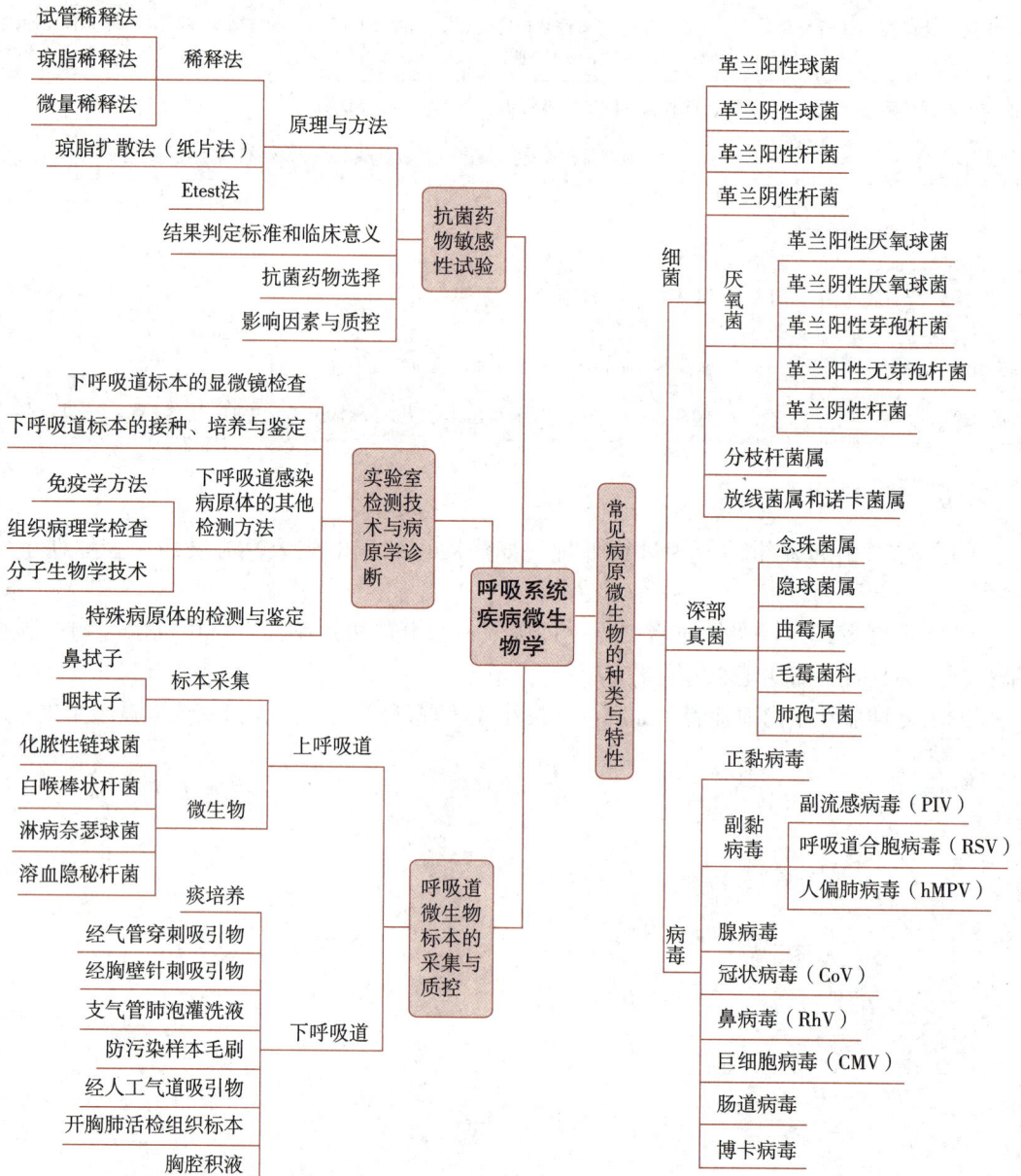

呼吸系统疾病微生物学
- 抗菌药物敏感性试验
  - 原理与方法
    - 稀释法
      - 试管稀释法
      - 琼脂稀释法
      - 微量稀释法
    - 琼脂扩散法（纸片法）
    - Etest法
  - 结果判定标准和临床意义
  - 抗菌药物选择
  - 影响因素与质控
- 实验室检测技术与病原学诊断
  - 下呼吸道标本的显微镜检查
  - 下呼吸道标本的接种、培养与鉴定
  - 下呼吸道感染病原体的其他检测方法
    - 免疫学方法
    - 组织病理学检查
    - 分子生物学技术
  - 特殊病原体的检测与鉴定
- 常见病原微生物的种类与特性
  - 细菌
    - 革兰阳性球菌
    - 革兰阴性球菌
    - 革兰阳性杆菌
    - 革兰阴性杆菌
    - 厌氧菌
      - 革兰阳性厌氧球菌
      - 革兰阴性厌氧球菌
      - 革兰阳性芽孢杆菌
      - 革兰阳性无芽孢杆菌
      - 革兰阴性杆菌
    - 分枝杆菌属
    - 放线菌属和诺卡菌属
  - 深部真菌
    - 念珠菌属
    - 隐球菌属
    - 曲霉属
    - 毛霉菌科
    - 肺孢子菌
  - 病毒
    - 正黏病毒
    - 副黏病毒
      - 副流感病毒（PIV）
      - 呼吸道合胞病毒（RSV）
      - 人偏肺病毒（hMPV）
    - 腺病毒
    - 冠状病毒（CoV）
    - 鼻病毒（RhV）
    - 巨细胞病毒（CMV）
    - 肠道病毒
    - 博卡病毒
- 呼吸道微生物标本的采集与质控
  - 上呼吸道
    - 标本采集
      - 鼻拭子
      - 咽拭子
    - 微生物
      - 化脓性链球菌
      - 白喉棒状杆菌
      - 淋病奈瑟球菌
      - 溶血隐秘杆菌
  - 下呼吸道
    - 痰培养
    - 经气管穿刺吸引物
    - 经胸壁针刺吸引物
    - 支气管肺泡灌洗液
    - 防污染样本毛刷
    - 经人工气道吸引物
    - 开胸肺活检组织标本
    - 胸腔积液

高分考点精编

第一节　常见病原微生物的种类与特性

一、细菌

分类依据	内容
细菌形状	球菌或杆菌
革兰染色特性	革兰阳性菌或革兰阴性菌
生长时对氧气的需求	需氧菌、厌氧菌和兼性厌氧菌

（一）革兰阳性球菌

触酶阳性的微球菌科包括葡萄球菌属、微球菌属及少见的口腔球菌属、动性球菌属；触酶阴性的链球菌科包括链球菌属、肠球菌属及少见的乳球菌属、气球菌属、无色藻菌属、平面球菌属和孪生球菌属。

项目	内容
葡萄球菌属	（1）成单、成双或葡萄状排列，营养要求低，绝大部分为兼性厌氧菌，可利用多种碳水化合物产酸，无鞭毛和芽孢，通常不形成荚膜 （2）温度和pH分别为30~37℃和7.4~7.5时最适宜生长，耐盐性较强 （3）金黄色葡萄球菌致病性最强，致病株可产生溶血素、杀白细胞素、肠毒素、血浆凝固酶、DNA酶、溶纤维蛋白酶、透明质酸酶等。对外界理化因素的抵抗力较强 （4）最常见的化脓性球菌，可造成皮肤、血液、呼吸道、泌尿道、消化道等许多部位的感染
链球菌属	（1）大小小于葡萄球菌。常成双或短链状排列，在液体培养基上可呈长链排列。营养要求较高，且菌种间差别较大。菌落小、较坚硬。多数为兼性厌氧菌，无鞭毛和芽孢 （2）温度和pH分别为37℃和7.4~7.5时最适宜生长。对热及化学消毒剂非常敏感，容易被杀灭 （3）分类见下表
肠球菌属	（1）卵圆形，单个或成双排列，有时呈短链状。兼性厌氧，触酶阴性，无芽孢。一般不溶血，也可有β溶血，极少数发生α溶血 （2）温度为35℃时最适宜生长 （3）引起感染的肠球菌大部分是粪肠球菌 （4）重要的医院感染病原菌，尿路感染最常见 （5）耐药性显著
微球菌属	（1）包括藤黄微球菌、玫瑰色微球菌、里拉微球菌、克氏微球菌、西宫微球菌、活泼微球菌、变异微球菌、栖息微球菌和喜盐微球菌等 （2）无法在无氧环境下分解葡萄糖产酸、改良氧化酶试验阳性、对杆菌肽敏感和呋喃唑酮耐药，以此可与葡萄球菌属进行鉴别

链球菌属的分类

项目	内容
按溶血情况分类	①甲型（α）溶血性链球菌，也称草绿色链球菌。多为机会致病菌，肺炎链球菌呈甲型溶血 ②乙型（β）溶血性链球菌，也称溶血性链球菌，致病力强，常引起人类和动物的多种疾病 ③丙型（γ）溶血性链球菌，也称非溶血性链球菌，一般不致病，常存在于乳类和粪便中
按抗原分类	用血清沉淀法将链球菌分离出A~H和K~V血清群。引起人类感染的常见链球菌主要是A、B、C、D、F和G群

（二）革兰阴性球菌

项目	内容
奈瑟菌属	（1）需氧革兰阴性球菌，可呈圆形和肾形，成双或短链状排列，氧化酶和触酶阳性，无鞭毛和芽孢，温度为35~37℃时最适宜生长 （2）脑膜炎奈瑟菌和淋病奈瑟球菌为主要致病菌，营养要求较高，对干燥、冷、热和常用消毒剂均异常敏感 （3）脑膜炎奈瑟菌治疗首选青霉素，对青霉素过敏者可用头孢菌素 （4）淋病奈瑟球菌简称淋球菌，是淋病的病原体，在我国淋球菌是最常见的性病病原体，淋球菌咽炎见于口交感染
莫拉菌属	（1）需氧革兰阴性球菌，成单或成双排列，氧化酶和触酶阳性，无鞭毛和芽孢，DNA酶阳性 （2）生长不需要特殊营养条件，温度为35~37℃时最适宜生长 （3）卡他莫拉菌与人类有关，原称为卡他奈瑟菌或卡他布兰汉菌 （4）社区获得性肺炎的病原菌，还可引起儿童和成人的中耳炎、鼻窦炎、尿道炎、结膜炎，在免疫功能抑制宿主，还可导致肺炎、心内膜炎、败血症和脑膜炎 （5）临床治疗应采用阿莫西林/克拉维酸或其他抗菌药物

（三）革兰阳性杆菌

项目	内容
棒状杆菌属	（1）侧边不平，菌体一端或两端膨大呈棒形、直的或微弯曲，细菌常聚集成簇状，呈V、L、Y形或栅状或中文文字形排列，着色不均，存在异染颗粒 （2）需氧或兼性厌氧，无鞭毛和芽孢，不形成荚膜，触酶和氧化酶阳性 （3）白喉棒状杆菌是绝对致病菌，主要通过分泌外毒素致病，常见疾病有咽白喉、喉及支气管白喉，少见于鼻白喉和皮肤或伤口白喉；外毒素进入血液可引起心肌炎、周围神经麻痹和中毒性肾病等。治疗首选青霉素与红霉素
李斯特菌	（1）革兰阳性、无芽孢的短小杆菌或球杆菌，需氧或微需氧菌 （2）有周鞭毛，有动力 （3）营养要求不高，血平板上长成细小、圆形、光滑、有狭窄的β溶血菌落 （4）0~50℃都能生长，最适生长温度为30~37℃，4℃以下生长缓慢 （5）触酶和环腺苷酸（cAMP）试验阳性，氧化酶试验阴性 （6）单核细胞性李斯特菌是胞内寄生菌，48小时培养物染色可呈革兰阴性，发病机制为免疫变态反应和细菌的本身毒力。婴幼儿及5岁以下儿童多见脑膜炎和败血症，老年人和免疫功能受损者表现为原发性败血症、肝脓肿、化脓性腹膜炎、心内膜炎和局部感染等，引起肺炎者少见。治疗可选利福平、红霉素、青霉素、氨苄西林、庆大霉素、甲氧苄啶/磺胺甲噁唑及氟喹诺酮类药物
芽孢杆菌	（1）粗大杆菌，需氧，有芽孢。营养要求不高 （2）最适生长温度为35℃ （3）炭疽芽孢杆菌是炭疽的病原体，绝对致病菌，普通人不带有本菌。主要经损伤的皮肤、胃肠道黏膜或呼吸道进入人体。可用青霉素、四环素、万古霉素、去甲万古霉素和氟喹诺酮类药物治疗

（四）革兰阴性杆菌

项目	内容
肠杆菌科	（1）无芽孢，兼性厌氧，具有发酵葡萄糖、氧化酶阴性和还原硝酸盐等特点 （2）营养要求不高，生化反应活泼 （3）传统上的致病菌主要包括志贺菌、沙门菌和耶尔森菌 （4）条件致病菌包括普通大肠埃希菌、肺炎克雷伯菌、变形杆菌等
非发酵菌群	（1）铜绿假单胞菌（又称绿脓杆菌）是常见的致病菌，可引起败血症、支气管炎和肺炎、心内膜炎、颅脑感染、消化道与泌尿道感染、眼炎、耳和鼻窦感染及其他软组织感染。应用哌拉西林、替卡西林、头孢吡肟、头孢他啶、亚胺培南、美罗培南、氨基糖苷类、氟喹诺酮类、多黏菌素B等进行治疗 （2）不动杆菌属于条件致病菌，临床上常引起呼吸道、泌尿道、伤口和血液感染等。对亚胺培南、美罗培南和头孢哌酮–舒巴坦、氨苄西林–舒巴坦等敏感 （3）嗜麦芽窄食单胞菌可导致菌血症、肺炎。耐药性较高，替卡西林/克拉维酸、甲氧苄啶/磺胺甲噁唑的抗菌活性相对较强
嗜血杆菌属	（1）微小的球形、卵圆形或杆形细菌，直径一般不超过1μm，有时呈细丝状或多形态的革兰阴性杆菌，无动力，无芽孢 （2）兼性厌氧，某些菌种如流感和副流感嗜血杆菌，在35~37℃、5%~10%的CO_2环境下适宜生长 （3）卫星现象是鉴别呼吸道标本分离菌是否为嗜血杆菌的简单可行方法 （4）主要定植于人和动物的咽喉及口腔黏膜，生殖道少见 （5）流感嗜血杆菌是最常见而重要的细菌，人类是其唯一的宿主。在侵袭性感染中，脑膜炎最常见而严重，其次是肺炎，其他包括单纯性菌血症、会厌炎和蜂窝织炎，骨髓炎、化脓性关节炎和心包炎少见。对头孢菌素类、碳青霉烯类、氨苄西林/舒巴坦、阿莫西林/克拉维酸、喹诺酮类、甲氧苄啶/磺胺甲噁唑、大环内酯类（红霉素、阿奇霉素、克拉霉素）等敏感
军团菌属	（1）革兰阴性杆菌，但着色较浅，无芽孢和荚膜，有端鞭毛或侧鞭毛 （2）严格需氧菌，在2.5% CO_2环境下生长良好。温度和pH分别为35℃和6.9~7.0最适宜生长 （3）培养法是目前诊断军团菌感染的金标准 （4）多数新氟喹诺酮类药物杀灭大部分细胞内感染的细菌，且不引起停药后细菌的再次增殖
弧菌属	（1）致病菌引起人类感染的方式 ①肠道感染，引起胃肠炎或腹泻，如霍乱弧菌、拟态弧菌、副溶血弧菌、河流弧菌、弗尼斯弧菌等 ②非肠道感染，如败血症、中耳炎、伤口感染，病原菌主要为创伤弧菌和溶藻弧菌等 ③霍乱弧菌、副溶血性弧菌、河流弧菌可引起上述两种类型的感染 （2）治疗可用多西环素、四环素、氟喹诺酮类药物和氨苄西林
气单胞菌属	（1）无芽孢和荚膜，有极端鞭毛，运动活泼，兼性厌氧，普通营养琼脂上生长良好 （2）葡萄糖氧化发酵实验呈发酵型和氧化酶阳性，与肠杆菌科和非发酵菌群不同 （3）可引起人类腹泻、伤口感染、肺炎及败血症等
弯曲菌属	（1）呈弧形、S形、螺旋形，在固体或液体培养基上可呈球形或长丝状。一端或两端有鞭毛，运动活泼，微需氧，有些菌株需在厌氧条件下生长 （2）动物是重要传染源。人类普遍易感 （3）空肠弯曲菌和大肠弯曲菌引起的感染主要为急性肠炎和结肠炎，菌血症、胆囊炎、脑膜炎、心内膜炎等较少见 （4）胎儿弯曲菌多见于免疫功能较差的患者，肠外感染为主，包括心内膜炎、心包炎、中枢神经系统感染、肺部感染、菌血症及局部化脓性感染，很少发生腹泻 （5）上突弯曲菌可引起腹泻和菌血症，在粪培养分离时除空肠弯曲菌、大肠弯曲菌以外最常见的弯曲菌 （6）空肠弯曲菌对大多数抗菌药物如大环内酯类、红霉素、氯霉素、四环素、氨基糖苷类和氟喹诺酮类等均比较敏感。胎儿弯曲菌对红霉素可耐药，临床可使用氨苄西林或其他氨基糖苷类、氯霉素、亚胺培南等

续表

项目	内容
螺杆菌属	（1）微弯曲，偶呈螺形 （2）尿素酶强阳性是重要鉴定特性 （3）培养环境需要高湿度和特殊的气体环境 （4）幽门螺杆菌在人类胃腔定植，约占人口总数的一半。一旦感染此菌，可终身携带。人类是主要传染源。幽门螺杆菌急性感染表现为胃炎。慢性感染则与多种胃和十二指肠疾病有关。本菌是慢性胃炎的病因，为胃、十二指肠溃疡发病的重要原因。联合用药包括质子泵抑制剂、克拉霉素及阿奇霉素或甲硝唑

（五）厌氧菌

1.分类

项目	内容
按对氧的耐受程度分类	专性厌氧菌、微需氧菌和兼性厌氧菌。通常将前两者列为厌氧菌，而兼性厌氧菌习惯上被归为需氧菌
按细菌形态、革兰染色特性和是否产生芽孢分类	革兰阳性厌氧球菌、革兰阴性厌氧球菌、革兰阳性芽孢杆菌、革兰阳性无芽孢杆菌、革兰阴性厌氧杆菌

2.常见厌氧菌及其临床意义

分类	属名	临床意义
革兰阳性厌氧球菌	消化球菌属、消化链球菌属	消化链球菌属为主。多与其他细菌混合感染，常见感染包括腹腔感染、肝脓肿、外阴、阴道与盆腔感染、肺和胸膜感染、口腔感染、颅内感染及皮肤、软组织感染和败血症
	链球菌属	微需氧球菌。常从子宫标本、盆腔脓肿、深部伤口、阑尾脓肿、鼻窦穿刺液甚至脑脊液中分离出
革兰阴性厌氧球菌	韦荣球菌属	致病力较弱，可引起软组织及血液感染，小韦荣球菌常致上呼吸道感染，产碱韦荣球菌多引起肠道感染
革兰阳性芽孢杆菌	梭菌属	（1）广泛分布于土壤、水及海洋中。最常见产气荚膜梭菌，其次为多枝梭菌和无害梭菌 （2）破伤风梭菌产生痉挛毒素引起破伤风 （3）产气荚膜梭菌与诺维梭菌、败毒梭菌、索德里梭菌和溶组织梭菌共同引起气性坏疽 （4）肉毒梭菌分泌强力的肉毒毒素导致肉毒中毒，表现为全身神经－肌肉麻痹 （5）艰难梭菌对氧非常敏感，很难分离培养，是抗生素相关假膜性结肠炎的常见病原菌，也是医源性感染腹泻最常见的确诊原因
革兰阳性无芽孢杆菌	优杆菌属（或真杆菌属）	肠道和口腔正常菌群。只有迟缓优杆菌和黏液优杆菌等少数菌种有致病作用。常从创伤和感染标本及各种病理材料中发现，可引起心内膜炎
	丙酸杆菌属	可见于多种系统性或播散性的机会感染标本中，如心内膜炎、中枢神经系统感染、骨髓炎、骨炎、关节炎等，其中大约20%见于狗和猫咬伤
	乳杆菌属	人和动物口腔、肠道和阴道的正常菌群，极少致病而且对其他致病菌的生长繁殖具有抑制作用。乳杆菌属是益生菌，但也可引起严重感染，特别是对于免疫缺陷的人群

续表

分类	属名	临床意义
革兰阳性无芽孢杆菌	双歧杆菌属	人和动物肠道内重要的生理菌群。具有维护体内微生态平衡、合成维生素、抗感染、提高机体免疫力等多种功能。本菌也可定植于口腔和阴道中
	蛛网菌属	口腔正常菌群。可引起放线菌病
	放线菌属	口腔正常菌群。正常情况下不致病，少数可造成内源性感染。典型者可表现为肉芽肿和坏死性脓肿，部分菌种与牙周炎、龋齿有关
革兰阴性杆菌	拟杆菌属（或类杆菌属）	人类肠道、口腔、上呼吸道及泌尿生殖道的正常菌群。临床上最主要的厌氧菌，以脆弱拟杆菌最常见，其次为产黑色素拟杆菌，其他少见。可造成多种内源性感染，如女性生殖道和口腔感染、肺炎、脓胸、败血症和颅脑感染
	梭杆菌属	口腔、上呼吸道、肠道和泌尿生殖道的正常菌群，可造成鼻窦或口腔感染、肺脓肿和脓胸、肝脓肿、肠道和泌尿道感染、术后感染

3.细菌鉴定的方法

项目	内容
测定细菌遗传标志	16S rRNA片段及其他有用的遗传学元件的序列
基质辅助激光解析电离－飞行时间质谱（MALDI-TOF MS）	用于鉴定微生物菌种和临床标本中的厌氧菌

4.发病机制

（1）破伤风杆菌、肉毒杆菌、产气荚膜杆菌引起外源性感染，绝大部分厌氧菌感染为内源性。

（2）皮肤、黏膜屏障功能减退及正常菌群定居位置的变化是造成感染的简单而重要的发病机制。

（3）造成氧化还原电势下降的因素包括局部血供不足、组织坏死等，有利于厌氧菌繁殖，全身抵抗力下降则可促使厌氧菌侵入深层发生感染。

（4）厌氧菌可产生外毒素如梭菌属细菌生成α毒素（一种强力的卵磷脂酶），具有溶血以及导致坏死的作用。厌氧的革兰阴性杆菌与需氧菌一样，产生内毒素致病。

（六）分枝杆菌属

分枝杆菌是需氧、无芽孢（除海分枝杆菌外）、无动力、略微弯曲或直杆菌，有时有分枝。

1.结核分枝杆菌复合群

项目	内容
目、科、属	放线菌目、分枝杆菌科、分枝杆菌属
分类	人型结核分枝杆菌、牛分枝杆菌、非洲分枝杆菌及田鼠分枝杆菌。其中前三种对人类致病。人型结核分枝杆菌的致病率最高
性状	（1）结核分枝杆菌细长而稍弯，大小为1~4μm×0.4μm，两端微钝，无法运动，无荚膜和芽孢；生长时严格需氧；不易染色，但经品红加热染色后无法被酸性酒精脱色，因此称为抗酸杆菌 （2）为专性需氧菌，营养要求高，生长缓慢，典型的菌落呈"荷包蛋"样，不透明、乳白或米黄色，有毒人型结核分枝杆菌菌落呈粗糙型，光滑型菌落大多表示毒力较低

2.与人类疾病有关的缓慢生长的非结核分枝杆菌（NTM）　NTM是除结核分枝杆菌复合群和麻风分枝杆菌以外的分枝杆菌的统称，又称非典型分枝杆菌。

项目	内容
鸟-胞内分枝杆菌复合群	包括鸟分枝杆菌、胞内分枝杆菌、瘰疬分枝杆菌和副结核分枝杆菌等，通常来说，鸟-胞内分枝杆菌复合群的致病能力非常弱，合并HIV感染后，成为人类致病最常见的环境NTM，对几乎所有的抗结核药的耐药率均很高
日内瓦分枝杆菌	属于缓慢生长的苛养菌，在HIV阳性和HIV阴性免疫功能低下的人群中，日内瓦分枝杆菌感染一般有肠炎、生殖器感染、软组织感染和淋巴结炎的症状。在所有感染NTM的AIDS患者中，日内瓦分枝杆菌所占的比例为12.8%
嗜血分枝杆菌	苛养分枝杆菌，感染嗜血分枝杆菌的患者主要为AIDS患者，典型的临床表现为多发皮肤结节，可呈簇状，也可没有明显症状，一般侵犯肢体末端，偶尔伴有脓肿、瘘管、蜂窝织炎、眼内炎和骨髓炎等
玛尔摩分枝杆菌	菌株分离大致需要8~12周的时间。70%~80%的患者感染玛尔摩分枝杆菌具有临床意义
堪萨斯分枝杆菌	仅次于鸟-胞内分枝杆菌复合群可引起NTM肺部疾病的病原菌，为光照产色菌，长时间曝光，菌落呈橙黄色。一般从蓄水池和自来水中分离培养出该菌。绝大部分菌株对利福平敏感，对异烟肼、乙胺丁醇、链霉素轻度耐药
海分枝杆菌	海分枝杆菌感染皮肤的原因为皮肤创伤以后暴露于污染的淡水鱼缸（鱼缸肉芽肿）或咸水中，该病世界各地均可发生，在美国南部沿海各州最为常见。海分枝杆菌属于光照产色菌，初次分离需要28~30℃
猿猴分枝杆菌	大多数病例均与HIV阳性患者有关，主要侵犯肺和网状内皮系统
斯氏分枝杆菌	从环境中很少能够获得，分离得到该菌具有临床意义
溃疡分枝杆菌	该菌感染是继结核病和麻风病后的第三类最常见的人类分枝杆菌病。因其需要复杂的营养、对热敏感性（最适温度30℃）及超长的繁殖时间（长达36小时），所以临床标本难以分离到溃疡分枝杆菌
蟾蜍分枝杆菌	蟾蜍分枝杆菌和猿猴分枝杆菌属于呼吸道标本中最常见的NTM，感染部位大多数位于肺部，一般发生于有潜在肺部疾病的成年男性患者。该菌最适生长温度为45℃，经常生活在热水系统中

（七）放线菌属和诺卡菌属

项目	内容
放线菌属	（1）兼性厌氧菌或微需氧菌，多数菌种在厌氧环境中生长更好 （2）革兰染色阳性，抗酸染色阴性 （3）包括衣氏放线菌、牛型放线菌、内氏放线菌、黏性放线菌、丙酸放线菌和埃氏放线菌等，其中较常见的是衣氏放线菌 （4）革兰阳性细长杆菌，具有分枝的丝状体为本属细菌的特性。菌丝缠绕成团表现为"硫黄样颗粒" （5）衣氏放线菌在厌氧或微需氧环境中生长良好。在厌氧血琼脂平板上产生中等大小（直径0.5~3.5mm）粗糙或光滑的两种菌落。前者菌落如脑回状、臼齿形，坚硬，不易挑起；后者为白色，圆形，不透明，有光泽 （6）生化反应有助于本属内菌种的鉴别 （7）主要为内源性感染 （8）衣氏放线菌主要在人类口腔中寄生，可经破损处入侵引起慢性化脓性肉芽肿性疾病即放线菌病，常有面颈部、胸部和腹部受累 （9）胸部衣氏放线菌病可为原发或继发，病变常见于肺门区或肺下叶，开始为非特异性炎症，以后形成脓肿，咳出带有颗粒和血丝的脓痰，伴发热、胸痛、胸闷和咳嗽。向胸膜及胸壁蔓延，引起脓胸和瘘管，排出大量带硫黄样颗粒的脓痰

续表

项目	内容
诺卡菌属	（1）需氧，有孢子的革兰阳性杆菌 （2）人类分离株，包括星形诺卡菌、巴西诺卡菌和豚鼠诺卡菌等，其中以星形诺卡菌最常见 （3）菌丝呈纤细分枝，部分抗酸染色阳性，长10~30μm，宽0.5~1.0μm，分枝近直角。部分菌丝断裂成球状或杆状 （4）在22℃或35℃的沙氏培养基或营养琼脂培养基上缓慢生长，需5~7天可见菌落。在血琼脂平板上呈白色、凸起的小菌落 （5）多为外源性感染，一般由外伤部位进入体内，可呈局限性或播散性、亚急性或慢性化脓性病变 （6）临床类型 ①皮肤诺卡菌病，好发于手足、小腿或其他部位。颗粒小，黄白色，可有菌鞘。很少有骨骼系统受累，与真菌性足菌肿相仿 ②肺诺卡菌病，多数原发于肺部，症状与大叶性肺炎、肺脓肿或肺结核相似。少数病变侵犯胸膜、穿过胸壁形成瘘管，与胸放线菌病相仿 ③播散性诺卡菌病，肺部诺卡菌感染一般不引起播散，但当机体免疫功能抑制或下降时则可引起血源性播散。脑、肾是播散最易受累的脏器

二、深部真菌

真菌属真核微生物，分为接合菌亚门、子囊菌亚门、担子菌亚门和半知菌亚门四个亚门。按其侵犯人体组织和器官的不同，临床上将真菌分为浅部真菌和深部真菌。

项目	内容
浅部真菌	（1）主要累及机体皮肤、毛发和指（趾）甲，引起浅部真菌病 （2）皮肤癣菌在临床上最常见 （3）有致病作用的是毛癣菌属、小孢子菌属、表皮癣菌属和角层癣菌
深部真菌	（1）累及表皮以外组织器官即皮肤深层和内脏如肺、脑、消化道等的病原真菌和条件致病真菌 （2）包括念珠菌、隐球菌、曲霉、孢子丝菌、暗色真菌、毛霉、蛙粪霉、青霉、地霉、组织胞浆菌、球孢子菌、副球孢子菌、皮炎芽生菌和鼻孢子菌等 （3）多数深部真菌的致病力较弱，只有当机体抵抗力降低时方可侵入组织，大量繁殖引起疾病

（一）念珠菌属

项目	内容
真菌分类	子囊菌纲的酵母菌目，是最常见的重要深部真菌，白念珠菌最常见
性状	（1）呈卵圆形，比葡萄球菌大5~6倍，革兰染色阳性，着色不均匀 （2）在感染组织中常见真菌细胞出芽生成假菌丝，假菌丝长短不一，无分枝，假菌丝收缩断裂继续成为芽生的菌细胞 （3）在血琼脂或沙氏琼脂上，37℃或室温孵育1~3天后，形成灰白乳酪样菌落 （4）涂片镜检，可见表层为卵圆形芽生细胞，底层有较多假菌丝 （5）根据接种在米粉培养基上是否产生厚壁孢子或在血清中37℃培养数小时是否形成芽管，可鉴别白念珠菌和其他念珠菌 （6）部分单位采用念珠菌生化反应试剂板条进行全套念珠菌各种间鉴别

续表

项目	内容
临床意义	（1）正常人的口腔、皮肤、阴道和消化道内可定植念珠菌，但数量较少，一般不引起疾病 （2）当机体免疫功能紊乱或防御力下降或正常菌群相互制约作用失调时，念珠菌迅速繁殖并改变生长形式（芽生菌丝相）侵入细胞引发疾病
临床类型	（1）皮肤念珠菌病多位于腋窝、腹股沟和指（趾）间、肛门周围等处，有时可累及指甲引起甲床炎和甲沟炎。糖尿病患者和孕妇发生念珠菌性外阴、阴道炎者较多 （2）深部念珠菌病常于慢性消耗性疾病、营养不良严重、免疫功能抑制或较长时间使用广谱抗生素等情况下继发，可发生于消化道、呼吸道、心、肾、脑、肝等处 （3）口腔黏膜念珠菌病又称鹅口疮，在黏膜表面形成不规则的白色片状假膜状物
支气管和肺念珠菌病	（1）继发于肺部其他疾病如肺结核和支气管扩张症等 （2）痰标本直接镜检发现大量菌丝和成群芽孢，说明念珠菌处于活跃生长状态，但无法以此判断是否为肺念珠菌病 （3）只有对支气管黏膜或肺活检标本进行组织病理学检查，出现组织内念珠菌孢子或假菌丝，才能成为确诊依据，但是此法无法确定真菌的菌种

（二）隐球菌属

项目	内容
真菌分类	半知菌亚门、芽孢菌纲、隐球酵母目、隐球酵母科
引起人类感染	新型隐球菌和格特隐球菌，无性繁殖体均属于无菌丝的单芽孢酵母样菌，在体外为无荚膜或仅有小荚膜，进入人体内后迅速形成厚荚膜，有荚膜的隐球菌菌体直径显著增大，致病力明显增强。新型隐球菌是引起人类感染最常见的病原菌
临床意义	（1）土壤、鸽类、牛乳、水果等的腐生菌，可侵犯人和动物 （2）隐球菌是条件致病菌，通常由呼吸道进入，在肺部引起轻度炎症或隐性感染；亦可由破损皮肤及肠道传入 （3）当机体免疫功能下降时可向全身播散
临床类型	以中枢神经系统感染、肺部感染最为多见，皮肤、骨骼或其他内脏的损害则较少见
发病因素	在免疫抑制患者中，隐球菌感染发病率为5%~10%；在AIDS患者中，隐球菌的感染率高达30%；免疫功能低下状态是造成某些型别格特隐球菌感染的重要危险因素
新型隐球菌	（1）在组织液或培养物中呈较大球形，直径为5~20μm，菌体周围有3~5μm厚的荚膜，折光性强，普通染料不易着色很难发现 （2）用墨汁阴性显影法镜检，可发现透明荚膜包裹着菌细胞 （3）菌细胞常有出芽，但不生成假菌丝 （4）在室温或37℃时，都能在沙氏琼脂或血琼脂等多种培养基上生长，约3天可长出乳白色菌落，1周后转为淡黄或棕黄色，菌落湿润黏稠，状似胶液
非病原性隐球菌	（1）37℃无法繁殖 （2）该菌可分解尿素，以此与其他酵母菌和念珠菌进行鉴别
痰培养	肺部感染时，痰培养阳性率较低，仅为20%左右，而脑膜炎患者脑脊液培养阳性率则较高

（三）曲霉属

项目	内容
真菌分类	（1）子囊菌门、发酵科，烟曲霉是引起人类感染最常见的菌种 （2）某些可产生子囊孢子，具有性阶段，分类属于子囊菌亚门、不整子囊菌纲、散囊菌目、散囊菌科；大部分不产生子囊孢子，属无性生殖，属于半知菌亚门、丝孢纲、丝孢目、丛梗孢科、曲霉属
菌种鉴别	（1）菌落的生长速度，表面质地、颜色、形态和气味等，其中菌落颜色比较稳定，可作为曲霉分类的主要依据 （2）分生孢子头的形状、颜色及大小 （3）分生孢子梗或分生孢子柄，包括其长短、颜色、表面光滑或粗糙、有隔或无隔 （4）顶囊或泡囊的大小、形状、颜色、小梗占据顶囊表面的大小 （5）小梗包括瓶梗和梗基的层数、分生孢子的形状、大小与颜色及足细胞等
临床意义	（1）环境腐生菌，谷仓、土壤、空气中常有大量曲霉孢子，可引起原发性肺曲霉病 （2）吸入的曲霉孢子不一定在人体内繁殖而致病，只在机体抵抗力降低的基础上致病 （3）致病性：肺曲霉病（真菌球型肺曲霉病、肺炎型肺曲霉病、过敏性支气管肺曲霉病）；全身性曲霉病；中毒与致癌

（四）毛霉菌科

项目	内容
分类	毛霉属和根霉属、放射毛霉属和科克霉属
性状	（1）菌丝粗大，直径大多在10~15μm，不分隔，分枝较少且不规则，常呈钝角或直角分枝，菌丝在苏木精–伊红染色（HE染色）切片中易被苏木精染色，明显可见 （2）过碘酸希夫染色（PAS染色）效果不佳 （3）在组织内通常无孢子 （4）沙氏培养基上菌落生长快，菌落初始为白色、稀疏棉花样或羊毛状，后呈暗色、棕色或灰黑色。菌丝体可长出孢子柄，末端生有孢子囊孢子，接合孢子较少见。顶端有黑色小点为孢子囊。培养基中可加抗生素，但不能加放线菌酮 （5）条件致病菌，主要在肿瘤化疗、放疗、器官移植、糖尿病等免疫抑制患者中可见，常表现为急性炎症，发展迅速，引起广泛播散，侵袭血管引起血栓形成和梗死
临床类型	（1）心肺型：病原菌经由呼吸道直接侵入气管、支气管和肺，引起支气管炎和肺炎症状，也可导致肺血管栓塞并发的肺梗死，病原菌多为毛霉属 （2）胃肠型：常出现腹痛、腹泻、呕吐咖啡色物或黑粪等，病原菌多为根霉属 （3）皮肤型：原发感染主要见于大面积烧伤患者。继发感染多见，表现为有中央坏死溃破的斑块，周围有红色环，病原菌多为根霉属 （4）鼻脑型：经皮肤黏膜进入鼻腔或从眼结膜侵入，经眼眶、鼻旁窦或上腭到达大脑，形成鼻脑综合征，病原菌主要为根霉属
组织病理学检查	具有诊断意义，但无法确定毛霉菌的属及种

（五）肺孢子菌

项目	内容
真菌分类	酵母样真菌
常见人群	（1）早产婴儿与新生儿 （2）血液系统恶性肿瘤如白血病、淋巴瘤患者 （3）器官移植应用免疫抑制剂者 （4）艾滋病患者 （5）其他原因引起的免疫功能极度低下者
肺孢子菌肺炎	（1）免疫抑制患者发生肺部感染和导致死亡的重要原因 （2）呼吸道分泌物或肺活检组织切片染色见肺泡内泡沫状嗜伊红物质中含有丰富的病原体 （3）染色和观察可用5分钟银染、六亚甲基四胺银染色（GMS）及瑞氏–吉姆萨染色 （4）耶氏肺孢子菌的检测可采用PCR技术

三、病毒

（一）与人类感染有关的常见呼吸道病毒

项目	科	成员
DNA病毒	腺病毒科	人类腺病毒
	疱疹病毒科	单纯疱疹病毒1和2型、巨细胞病毒（CMV）、水痘–带状疱疹病毒（VZV）、EB病毒（EBV），疱疹病毒6、7和8型
	细小病毒科	细小病毒B19型
RNA病毒	正黏病毒科	甲、乙、丙、丁型流感病毒
	副黏病毒科	副流感病毒、腮腺炎病毒、麻疹病毒、呼吸道合胞病毒、人偏肺病毒、尼帕病毒
	小RNA病毒科	柯萨奇A型与B型、埃可病毒、肠道病毒68~71型、鼻病毒
	冠状病毒科	普通冠状病毒、SARS冠状病毒

常见病毒的具体介绍

项目	内容
正黏病毒	（1）分类：A型（甲型）、B型（乙型）、C型（丙型）和D型（丁型）流感病毒 （2）呈球状或短杆状，直径约为120nm，外面围绕一层脂质包膜，该包膜包含NA、HA和少量的基质蛋白M2 （3）对电离辐射、离子与非离子去垢剂、氯化剂、乙醚、pH和热敏感 （4）抗原变异类型 ①抗原漂移，即在基因组复制过程中发生的HA或NA基因点突变所致，造成抗原结构比较小的改变 ②抗原转变，病毒株表面抗原结构HA或NA发生变异，形成新亚型，造成抗原出现明显的变化 （5）依靠细胞病变（CPE）、血凝试验或血吸附试验初步诊断，鉴定应用免疫荧光染色
副黏病毒	（1）包括麻疹病毒、腮腺炎病毒、呼吸道合胞病毒、副流感病毒、人偏肺病毒等 （2）除麻疹病毒外，均为婴儿和儿童下呼吸道疾病重要的病原体，具体见下表

续表

项目	内容
腺病毒	（1）对离子去污剂、有机溶剂、低pH以及多种蛋白酶有抵抗力 （2）可分为6个群（A~F） （3）病原学检查包括电镜观察病毒颗粒、培养分离病毒、免疫荧光技术检测病毒抗原、检测病毒核酸或血清学试验
冠状病毒（CoV）	（1）套式病毒目，属于冠状病毒科中的冠状病毒属 （2）电镜下可见其特殊的球形表面形态，具有一些较大而规则的包膜突起，似日冕或皇冠状 （3）严重急性呼吸综合征冠状病毒（SARS-CoV）和中东呼吸综合征冠状病毒（MERS-CoV）主要感染下呼吸道，引起严重肺炎和致死性急性肺损伤及呼吸窘迫综合征 （4）RT-PCR可用于检测全部冠状病毒株，血清学试验用于回顾性诊断
鼻病毒（RhV）	（1）造成"普通感冒"的主要病原体 （2）在33~35℃最适合其复制，pH为3时最敏感，可耐受氯仿、乙醚、70%乙醇、5%苯酚及大多数去污剂 （3）实验诊断依赖以病毒分离培养和RT-PCR为手段的分子检测
巨细胞病毒（CMV）	（1）属疱疹病毒科β疱疹病毒亚科 （2）人群普遍易染。免疫缺陷患者感染该病毒后，即可导致严重的终末器官疾病 （3）实验室诊断中，实时PCR已成为检测hCMV最新的金标准。血清学检测hCMV IgG和IgM抗体，可用于迅速诊断
肠道病毒	（1）对有机溶剂、非离子化去污剂不敏感。在pH≤3.0时稳定，能穿过胃进入肠道，进行复制。对热（大于56℃）、紫外线、氯化剂和甲醛敏感 （2）检测常用病毒分离培养，猴肾细胞对脊髓灰质炎病毒、柯萨奇病毒B组和埃可病毒敏感，人二倍体成纤维细胞对柯萨奇A组病毒敏感。RT-PCR主要为肠道病毒的迅速直接检测方法
博卡病毒	（1）体积小、无包膜的单链DNA病毒，与急性上呼吸道疾病有关 （2）最常在呼吸道标本中检出，在粪便标本和血清中也可见 （3）主要通过PCR技术进行检测

副黏病毒

项目	内容
副流感病毒（PIV）	（1）分型：PIV-1、PIV-2、PIV-3、PIV-4，PIV-4又分为4A与4B （2）低pH、热、去污剂、甲醛、乙醇及其他有机溶剂可使其迅速灭活 （3）实验室检查：直接免疫荧光染色、分离培养病毒、酶免疫法、PCR及血清学试验
呼吸道合胞病毒（RSV）	（1）也称呼吸道融合病毒，属副黏病毒科肺炎病毒属，是婴儿毛细支气管炎和肺炎的主要致病原 （2）RSV不具有血凝素及神经氨酸酶活性 （3）抗原类型分为A型和B型，主要区别在于具有黏附功能的病毒表面糖蛋白G抗原特性的不同，但其表面融合糖蛋白F相同 （4）对较高的温度、低pH、有机溶剂、去污剂等均非常敏感 （5）核酸检测可用于RSV的分型，以及呼吸道分泌物或中耳液的病毒检测。血清学诊断包括补体结合试验、间接免疫荧光试验、病毒中和试验等。抗原检测可用ELISA试剂盒
人偏肺病毒（hMPV）	（1）引起儿童下呼吸道感染的主要致病原 （2）电镜下可呈多态性，包括球状、纤维状、杆状等 （3）分为A、B两种主要遗传型 （4）临床检测依靠逆转录PCR（RT-PCR）。血清学试验可采用空斑减少中和试验方法或利用hMPV重组蛋白建立的ELISA方法进行

（二）重症禽流感（包含部分人流感）病原及病程检测

项目	内容
标本采集	（1）呼吸标本包括上、下呼吸道标本，主要是呼吸道分泌物，最常用的是鼻拭子和咽拭子 （2）重症患者以下呼吸道标本为主，包括支气管肺泡灌洗液、自行或诱导咳出痰液等的采集，其中需病毒培养的还要液化痰处理
病毒载量动态监测	（1）病毒拷贝数，又称"病毒载量"，定量宿主体内的单位体积或单位重量的游离病毒含量，该指标主要观察病毒性疾病的进程和抗病毒治疗的效果 （2）推荐使用荧光定量PCR技术 （3）价值 ①病毒拷贝数持续升高，表明病情有恶化趋势，持续下降则表明机体体内病毒被逐渐清除，提示病情可能正在缓解 ②病毒拷贝数可用于判断治疗效果和耐药的产生，使用抗病毒药物后拷贝数在一定范围内长时间波动或呈上升趋势，表明病毒在机体内可能发生了耐药突变，需考虑调整用药策略；相反，用药后拷贝数呈下降趋势，则说明抗病毒药物已发挥疗效，应坚持用药
细胞因子动态监测	（1）检测可用人类多因子检测试剂盒（流式细胞术/液相芯片） （2）价值 ①在病毒拷贝数转阴后，可用作后续病程变化的参考和判断预后的指标。若细胞因子群一直维持高水平，提示患者的炎症反应强烈，通常病情会持续很长时间；若细胞因子恢复到正常水平（通常是接近于0），则提示患者的恢复趋势良好 ②对抗炎治疗具有重要的参考价值。若使用抗炎药物抑制机体的炎症反应，可考虑通过多因子、全病程多时点的监测进行预后判断和改进治疗策略
中和抗体动态监测	（1）通常使用微量中和试验进行，可用假病毒代替活病毒，监测血清中和抗体的水平 （2）感染后中和抗体的升高比较缓慢，通常抗体升高提示机体的体液免疫应答发挥作用，患者的预后较好

第二节　呼吸道微生物标本的采集与质控

一、概述

病原学诊断是呼吸道感染性疾病诊断的金标准。

项目	内容
微生物标本采集的基本原则	（1）在抗菌药物使用前采集标本 （2）无菌部位的标本非常具有临床价值，有菌部位采集的标本需要清除正常菌群和定植细菌方有意义 （3）标本的标签和申请单信息应完整
微生物标本运送的基本原则	（1）所有标本采集后应立即送往实验室，通常在2小时内送达。有些样本量小的标本需在采样后15~30分钟内送达 （2）对温度敏感的肺炎链球菌、流感嗜血杆菌和淋病奈瑟球菌等应先进行保温再送检
实验室标本质量管理基本原则	实验室要建立标本质量管理要求，制定拒收标准，严格执行标本验收和拒收标准，临床医师应通过沟通、培训，充分掌握标本规范采集的方法，为实验室提供符合质量要求的标本

二、上呼吸道

项目	内容
送检指征	（1）临床症状为发热、咽部充血、喉咙痛、咳嗽、声音嘶哑、脓样分泌物等 （2）由直接视检、手术或组织病理学检查发现脓肿者 （3）一岁以下的婴儿，临床症状为发热、低体温、呼吸急促或暂停、心跳缓慢、流鼻涕、喉部有脓样分泌物等
标本采集	首先用拭子拭去损伤表面的分泌物和碎片，然后用拭子用力在感染处采样，避免接触正常组织 （1）鼻拭子：患者头部尽可能保持不动，将聚酯纤维头拭子轻轻转动缓慢插入患者鼻孔至腭部（注意：不可太用力，但要尽可能的深，一般5cm以上），停留数秒吸取分泌物，轻轻旋转取出拭子，将其插入采样管，折断手接触部位的塑料柄，旋紧管盖 （2）咽拭子：嘱咐患者放松，发"啊"声，尽量暴露咽喉部，立即用压舌板压住患者舌前2/3，聚酯纤维头拭子适度用力多次抹擦腭垂后部咽后壁和双侧扁桃体，扁桃体有脓点时应挤破脓点采集脓性分泌物，避免接触舌部，取出后插入采样管，折断手接触部位的塑料柄，旋紧管盖
标本运送	最好在同一处用两份拭子分别擦拭，一份作为涂片，另一份放在采样管中送往实验室。鼻、咽拭子标本的运送应采用带保湿功能的Stuart运送培养基，避免因送检时间过长而干燥。若未采用运送培养基，应在30分钟内送检。即使采用运送培养基，室温保存也不可超过24小时
标本评价	（1）采样意义：为提高病毒的分离率，临床和实验室应在病毒分离样品的采集数量、部位方面达成共识。用于病毒分离的样品应与血样一同采集，以便进行血清学诊断 （2）常见微生物感染见下表 （3）常见上呼吸道感染疾病：坏死性溃疡性龈炎属于由梭形杆菌和奋森螺旋体感染引起的溃疡膜性炎症，特征为局部炎性反应、溃疡、覆盖假膜。感染常见于扁桃体或牙龈，也可累及口腔其他部位。主要症状为咽痛，扁桃体红肿，覆盖灰白或灰黄色腐肉状假膜，味臭，易拭去，露出溃疡面，并有小出血点

上呼吸道常见微生物感染

项目	内容
化脓性链球菌	①目前最常见的引起细菌性咽炎和扁桃体炎的病原菌，在年幼儿童（5~12岁）中常见。若此感染合并有特征性的皮肤红疹，可考虑为猩红热 ②发生在婴儿时期的链球菌喉部感染包括鼻咽部感染，常伴有化脓性鼻分泌物
白喉棒状杆菌	①白喉的致病菌，主要发生在热带地区 ②典型白喉表现为感染部位（咽、扁桃体、鼻或喉）覆盖灰白色假膜 ③根据临床症状提示，在"常规"咽拭子培养中寻找特征性的群落并进行相应鉴定
淋病奈瑟球菌	①该菌所致的咽炎在我国有增长的趋势，其发病率与子宫颈和尿道淋病的发病率相近 ②根据患者的临床症状及生活史，可行咽拭子培养
溶血隐秘杆菌	可引起咽炎及扁桃体脓肿

三、下呼吸道

下呼吸道感染是指发生于气管、支气管、肺实质和/或肺间质的感染，主要包括气管炎、支气管炎、肺脓肿、肺炎等。有时肺炎可侵犯胸膜而发生胸膜炎，造成胸腔积液。病原体主要包括病毒、细菌、真菌、支原体、衣原体、军团菌等微生物。

（一）痰

痰培养仅适用于下呼吸道感染。

项目	内容
微生物检查指征	（1）咳嗽，黏液性或脓性痰，伴有发热；影像学检查发现新发病灶或原有浸润性病灶扩大；气管切开或气管插管患者有脓痰或血性痰 （2）涂片（革兰染色、抗酸染色等）和培养检查，包括检测普通细菌、分枝杆菌、真菌和军团菌，但不适用于检测厌氧菌
采集方法	（1）先用清水漱口2~3次，有义齿者应先取下义齿，然后用力咳嗽，咳出深部痰液至无菌杯内，盖好并拧紧杯盖，迅速送达实验室 （2）肺炎链球菌、流感嗜血杆菌、卡他莫拉菌等苛养菌应保证在2小时内送达实验室并及时进行接种 （3）普通细菌痰标本每天送检1次，连续2~3天 （4）在申请单上写明必要的信息
质控标准	鳞状上皮细胞少于10个/低倍视野，白细胞多于25个/低倍视野；或白细胞/鳞状上皮细胞比值大于2.5
评价	（1）痰标本采集方便、易行，是下呼吸道感染诊断最常见的标本 （2）痰培养结果应结合临床表现、痰涂片直接镜检、细胞学筛选、定量或半定量培养及所发现的微生物的致病力等因素进行综合解释 （3）雾化吸入采集的痰液称为诱导痰，实验室处理和临床意义评价同咳痰

（二）经气管穿刺吸引物

经气管穿刺吸引（TTA）技术曾多用于下呼吸道细菌性感染的病原学诊断。

项目	内容
指征	（1）适应证：下呼吸道普通细菌、厌氧菌感染的诊断与鉴别诊断 （2）禁忌证：严重咯血、出血、患者无法配合、严重的低氧血症和近期使用过抗生素，儿童
方法	（1）患者仰卧位，颈部后伸。呼吸困难和低氧患者应予以鼻导管吸氧 （2）将甲状软骨下缘和环状软骨可触及的切迹处皮肤消毒后，用含肾上腺素的2%利多卡因局部浸润麻醉，有助于止血 （3）用带有20~30cm长度的聚乙烯管和14号钢针的静脉内插管装置穿透环甲膜（可先在局部皮肤切一小口方便进入），并使针孔斜面向上，钢针向前几毫米进入气管，严禁损伤气管后壁 （4）保持钢针一定倾斜度，使导管从尾部插入气管。将导管尽可能向前送入气管，下插至气管隆嵴水平，退出钢针 （5）用20~30ml注射器连接导管抽吸下呼吸道分泌物 （6）避免向气道内注入生理盐水 （7）送检标本只需数滴，分泌物可放在注射器、厌氧运送瓶或Luken收集器中送入实验室迅速处理 （8）导管拔除后，应在钢针穿刺部位加压数分钟 （9）术中或术后咳出物都被认为等同于"支气管镜检术后的标本"，可送细胞学检查或进行细菌学培养
质控	严格无菌操作，采集到的标本不受上呼吸道正常菌群污染，该类标本价值较高
评价	（1）TTA可不被上呼吸道细菌污染 （2）若患者术前未接受抗生素治疗，实验室又正确处理标本，则下呼吸道细菌感染患者的TTA标本几乎全部都能被检测出致病菌 （3）TTA敏感性较高，但特异性欠佳 （4）TTA创伤性较大，目前临床上已经被其他创伤性小、操作较为安全的防污染套管毛刷所取代

（三）经胸壁针刺吸引物

对于感染性疾病，经胸壁针刺吸引（TNA）技术只偶尔用来诊断一些儿童和免疫缺陷患者原因不明的肺炎。

项目	内容
指征	（1）可用于检测需氧或厌氧细菌、分枝杆菌、病毒、真菌、军团菌和寄生虫等造成的感染。优点在于获得的标本可用于细胞病理学或组织学检查，对非感染性疾病的诊断非常有利 （2）主要适应证 ①进行性恶化的不明原因肺部感染或疗效不佳的肺部感染，而且非侵入性检查无法明确诊断者 ②非感染性疾病（如肿瘤等）可疑患者，同时又无法排除感染性疾病者 （3）禁忌证：不可逆出血倾向、肺大疱、呼吸衰竭患者接受机械通气、可疑血管损害、疑似棘球蚴病、对侧肺切除者 （4）相对禁忌证：患者无法配合、顽固性咳嗽、肺功能储备有限、重度肺动脉高压和大血管周围病变等
方法	（1）根据胸部X线、CT或B超检查对结节或浸润性病灶进行定位，将细针刺入病变区域。对弥漫性肺部病变者，腋中线是通常选用的穿刺部位 （2）操作应在电视透视定位下进行，对于非常小的病灶最好采用CT引导定位 （3）可用薄壁细针头，或一次性肺穿刺专用针。在穿刺过程中，应嘱患者屏住呼吸，使用薄壁细针头时不用屏气 （4）针吸方法：①在穿刺和退针时连续抽吸；②仅在退针时抽吸；③在"来回"运动中施加负压；④注入液体，如不加防腐剂的盐溶液；⑤将吸引物注入肉汤培养基 （5）标本应进行合适的微生物染色检查和培养，以及细胞病理学或组织学检查 （6）建议在吸引标本床旁接种
质控	严格无菌操作，该类标本受污染的可能性较小，标本质量较高
评价	与其他侵袭性检查相比，TNA特异度较高但敏感度相对较差

（四）支气管肺泡灌洗液

支气管肺泡灌洗（BAL）是指通过支气管镜向支气管肺泡内注入生理盐水并进行抽吸，收集肺泡表面液体（诊断性）及清除充填在肺泡内的物质（治疗性），进行炎症与免疫细胞及可溶性物质的检查，达到明确诊断及治疗目的技术。从支气管肺泡灌洗液（BALF）中能够获得多种信息，已成为诊断肺癌、间质性肺疾病及肺部感染性疾病的主要手段。

项目	内容
指征	（1）肺部感染，尤其是免疫受损患者肺部机会性感染的病原体诊断以及病原的药敏试验 （2）肺部不明原因的阴影、疑似肺部感染或需与其他疾病进行鉴别 （3）需要冲洗和清除呼吸道和/或肺泡中滞留的物质者
禁忌证	（1）严重通气和/或换气功能障碍，且未采用有效呼吸支持者 （2）最近发生的急性冠状动脉综合征、未控制的严重高血压及恶性心律失常 （3）主动脉瘤和食管静脉曲张有破裂危险 （4）无法纠正的出血倾向，如严重的凝血功能障碍、大咯血或消化道大出血等 （5）多发性肺大疱有破裂危险 （6）严重消耗性疾病或状态及各种原因导致的患者无法良好配合
方法	（1）部位选择：一般选择右肺中叶或左上叶舌段 （2）局部麻醉：2%利多卡因1~2ml （3）注入生理盐水 （4）负压吸引 （5）收集BALF （6）标本送检

续表

项目	内容
质控	（1）取适量BALF标本600~1000r/min离心10~20分钟，进行革兰染色。低倍镜下如果鳞状上皮细胞占全部细胞（不包括红细胞）的比例大于1%，提示标本被上呼吸道分泌物污染；柱状上皮细胞大于5%时，提示BALF并非来自远端气腔 （2）若见到吞噬细菌现象，需报告吞噬细菌的中性粒细胞占全部中性粒细胞的比例，一般比例为5%时可作为肺炎诊断的阈值
评价	定量BALF培养的敏感度与特异度都很高，检测细胞内病原菌的特异度高达89%~100%

（五）防污染样本毛刷（PSB）

项目	内容
指征	适用于非普通感染如慢性、难治性感染，或免疫抑制患者感染且无法用咳痰、导痰等标本检测出病原体时
方法	（1）PSB构造为尼龙刷外套双层塑料管，外套管远端封口采用聚乙二醇 （2）PSB经纤维支气管镜（简称纤支镜）采样，也可经人工气道插入采样 （3）纤支镜进入肺炎引流的支气管腔内后，PSB经纤支镜插入并超越前端1~2cm，伸出内套管顶去聚乙二醇封口，超过外套管2cm左右，随后将毛刷伸出内套管2~3cm刷取分泌物。接着毛刷、内套管顺次退回外套管内，最后拔出整个PSB （4）用乙醇消毒PSB外套管，用无菌剪刀剪去内、外套管顶端部分，然后毛刷前伸，将其剪下放在装有0.9%氯化钠无菌注射液的试管中，充分摇荡后将稀释液送检，进行需氧和厌氧培养
质控	支气管镜检查操作必须严格遵守操作规程。同时，还应设置质量控制的内部标准，通常认为PSB标本直接涂片镜检在低倍镜视野中鳞状上皮细胞少于10个，白细胞不少于25个者为合格标本
评价	PSB可避免上呼吸道正常菌群的污染，对细菌性肺炎病原学诊断有较高的敏感度和特异度

（六）经人工气道吸引物

经人工气道吸引分泌物（ETA）是指患者咳痰能力降低，无法有效排出气道内的痰液、血液、误吸的胃内容物等，应在外界吸引下排出，以保持气道的通畅。ETA是目前临床比较常用的微生物检验标本。

项目	内容
适应证	（1）患者出现氧饱和度下降、压力控制模式下潮气量下降或容量控制模式下气道峰压升高、呼气末二氧化碳升高等临床症状发生恶化，可考虑是气道分泌物增多所致 （2）人工气道出现可见的痰液 （3）双肺听诊出现大量的湿啰音，怀疑是气道分泌物增多引起 （4）呼吸机监测显示锯齿样的流速和/或压力波形，已除外管路积水和/或管路振动等原因
方法	（1）吸痰前注入生理盐水，稀释黏稠的痰液，增加排出痰量。选择吸痰管时，其管径不可超过人工气道内径的50%，有侧孔的吸痰管吸痰效果比无侧孔的效果好 （2）吸痰负压越大，吸痰效果越好，但易发生肺塌陷，气道损伤也越严重。通常吸痰负压选择控制在-120~-80mmHg，痰液黏稠者适当增加负压 （3）采用封闭式吸痰，吸痰时间通常控制在15秒内
质控	合格ETA标本应鳞状上皮细胞少于10个/低倍视野，白细胞多于25个/低倍视野，或白细胞/鳞状上皮细胞比值大于2.5
评价	ETA的细菌浓度≥10^5CFU/ml可考虑是感染病原菌，浓度≤10^4CFU/ml则考虑为污染菌，但前者下呼吸道细菌定植明显少于后者，行病原学诊断分析时应注意

（七）开胸肺活检组织标本

开胸肺活检（OLB）是最有效的且迅速诊断肺部感染的方法之一。主要特点为：①组织既可送病理学检查，还可行微生物学检验；②直视下在病灶组织处取样；③标本体积相对较大，允许进行多种检查；④可保证对大多数患者迅速做出诊断，避免了其他检查引起的诊断延误或无法诊断。

项目	内容
指征	（1）对于肺部感染患者，肺部感染非常严重，并危及生命，而其他的检查手段仍无法明确诊断病原体是实施OLB的最主要适应证 （2）OLB主要用于免疫缺陷患者，但对确诊免疫功能健全患者的肺部病变也有帮助，特别是慢性疾病或抗生素治疗无反应者 （3）大多数可疑感染患者接受了经验性抗生素治疗，虽然不属于OLB禁忌证，但应用抗生素会明显影响敏感病原体的检测
方法	（1）患者在全身麻醉下进行局部胸廓切开术 （2）术中可从肺组织受累区域切取3~4cm大小的标本 （3）手术持续约30分钟，术后还应在胸膜腔留置引流管，24小时后拆除
质控	严格无菌操作，标本质量高
评价	该方法的最大缺陷就是需要进行全身麻醉和实施胸廓切开术。接受OLB患者的病情一般是威胁生命的肺部疾病，所以其禁忌证通常是相对的

（八）胸腔积液

肺炎患者伴发胸腔积液比较常见，占10%~50%，但液量通常较少。虽然多数胸腔积液无法发现细菌，但由于胸腔积液是无污染的标本，如出现阳性培养结果即可对临床治疗有着非常重要的指导意义。

项目	内容
指征	（1）对于大多数伴有胸腔积液的肺炎，无论确诊与否，都应行胸腔穿刺术采集标本 （2）若胸腔积液量大，胸腔穿刺也是一种治疗手段 （3）对有明显出血倾向或凝血功能异常者禁用 （4）对肺功能储备差且无法耐受气胸的患者，术前最好准备胸腔闭式引流等抢救设备，以便在发生张力性气胸后能够及时救治
方法	（1）术前进行B超定位明确穿刺部位与深度 （2）患者一般取坐位，上身挺直，用双肘靠在一支撑物上，身体略微前倾 （3）对穿刺处皮肤消毒并行局部麻醉后，取一连接50ml无菌注射器的14号标准钢针刺入胸腔积液区域最低位肋骨的上缘 （4）抽取的液体量不定，通常送检的胸腔积液为10~40ml。胸腔积液可封闭在注射器中或注入厌氧容器并快速送到微生物实验室，同时提供相关信息 （5）胸腔积液或脓胸均应采用厌氧培养 （6）细胞分类计数和pH测定，腺苷脱氨酶（ADA）测定对鉴别结核胸膜炎的价值非常高
质控	严格无菌操作，无菌标本，质量较高
评价	胸腔穿刺液细菌培养的特异度高，但是敏感度低

第三节 实验室检测技术与病原学诊断

一、下呼吸道标本的显微镜检查

（一）常用染色镜检方法

项目	内容
革兰染色油镜检查	（1）油镜检查能够较清楚地观察细菌的形态，以便大致判断细菌种属 （2）判定形态学上具有一定特征性的病原体如肺炎链球菌、流感嗜血杆菌和卡他莫拉菌 （3）革兰染色镜检结果必须要立即向临床报告，特别是ICU患者的ETA标本
湿片检查	（1）可轻松识别皮炎芽生菌、粗球孢子菌及新型隐球菌，也可检出丝状菌。还可在湿片中发现有动力的病原体，如一种引起二重感染的粪小杆线虫 （2）荧光增白剂（Calcofluor）与KOH混合，能够提高临床标本中真菌的检出
分枝杆菌检查	抗酸染色主要用于结核分枝杆菌的检查，诺卡菌及放线菌也呈弱抗酸性。涂片染色用苯胺染料如苯酚品红。若有荧光显微镜，可用荧光染料如金胺O（加或不加罗丹明）

（二）免疫受损宿主肺部感染病原学诊断的特殊技术

项目	内容
肺活检	（1）实验室诊断耶氏肺孢子菌和机会性真菌肺炎的传统侵入性方法，是经支气管活检、经皮肺活检或开胸肺活检的组织病理学检查 （2）活检组织的印片和磨碎涂片，省略了组织固定、石蜡包埋及切片 （3）染色方法有六亚甲基四胺银（GMS）、吉姆萨、甲苯胺蓝O、革兰、苯酚品红或金胺O-罗丹明染色，结合相差显微镜的标本直接观察，可用于诊断绝大部分病原体 （4）印片可用GMS、吉姆萨或甲苯胺蓝O染色，而磨碎组织可用革兰染色及苯酚品红或金胺O-罗丹明染色，KOH（合用或不合用Calcofluor）湿片可用相差显微镜进行检测
肺肉芽肿病变的检查	（1）X线显示如硬币大小的肺结节病灶，冰冻切片经常显示为肉芽肿组织 （2）约半数肉芽肿病灶切片GMS染色可见真菌，但多数情况下病变组织的培养为阴性

二、下呼吸道标本的接种、培养与鉴定

项目	内容
痰标本的细胞学筛选	（1）痰涂片细胞学检查判断标本受污染程度是一种比较可靠的方法 （2）污染相对较少的"合格"标本接种培养标准：光镜直接检查痰涂片，每低倍视野鳞状上皮细胞少于10个、白细胞多于25个，或鳞状上皮细胞：白细胞比例小于1∶2.5
痰标本的消化与洗涤	（1）痰标本的消化：痰标本接种前的预处理非常重要，要求事先对痰标本用乙酰半胱氨酸等消化液进行痰液液化。液化剂多用蛋白水解酶和黏液溶解剂。痰液消化过程有助于痰核内部细菌的暴露，使痰标本培养的阳性检出率升高。有条件的单位，痰液在液化前进行洗涤，效果更好 （2）痰标本的洗涤：将挑取的痰液在含灭菌等渗氯化钠液的系列平皿内顺次漂洗后接种在培养皿内。洗涤可以使上呼吸道污染菌浓度减少100~1000倍，但仍无法减少污染菌出现的频率，应用时尚需结合定量培养

续表

项目	内容
培养基选择与标本接种、培养	（1）挑取标本的脓性部分行涂片革兰染色和培养接种 （2）建议所有呼吸道标本都在血平板和巧克力平板上接种 （3）平板放在3%~10% CO_2环境中35~37℃下孵育 （4）痰标本可进行定量或半定量培养
菌落观察与鉴定	（1）平板孵育过夜（18~24小时），观察并记录有几种不同的菌落类型 （2）鉴定直接采集的下呼吸道标本如PSB、BAL、TTA、TNA、胸腔穿刺液中生长的所有菌落类型 （3）若患者已接受抗生素治疗或革兰染色所见细菌未分离到，48小时后应再次观察平板

三、下呼吸道感染病原体的其他检测方法

项目	内容
免疫学方法	（1）血清学检查一般用于检测非典型病原体如肺炎支原体、肺炎衣原体、军团菌，以及巨细胞病毒、分枝杆菌，对普通细菌价值较小 （2）常用方法包括间接免疫荧光试验（IFA）、酶联免疫吸附试验（ELISA）、放射免疫法（RIA）、免疫电泳、凝集试验等 （3）直接免疫荧光抗体试验（DFA），从呼吸道标本中可直接检测军团菌抗原，数小时即可做出诊断，特异度可高达90%以上，但敏感度较低
组织病理学检查	（1）对无形态特征的普通细菌，可提供细菌的大致类别如革兰阳性球菌、革兰阴性杆菌，无法确立细菌种类，但如果见到假单胞菌血管炎则有病原学诊断意义。对结核及其他分枝杆菌、真菌、耶氏肺孢子菌、巨细胞病毒等特殊病原体能够明确诊断 （2）如果显示典型结核结节或干酪样坏死，则诊断为结核；仅见类上皮细胞、肉芽肿性坏死，如果抗酸染色阳性，也可诊断为结核 （3）如果肺组织内见菌丝和孢子等真菌结构，结合特殊染色，可确诊真菌感染 （4）耶氏肺孢子菌肺炎在HE染色组织切片上显示为肺泡腔内充满无结构泡沫状嗜伊红物质，借助哥氏银染色和吉姆萨染色可以明确诊断，常用念珠菌进行非常重要的银染质控
分子生物学技术	用于病原学检测的技术，主要为DNA探针和聚合酶链反应（PCR）技术，可迅速准确地检测出难以培养的病原体

四、特殊病原体的检测与鉴定

（一）结核分枝杆菌

项目	内容
分离培养	（1）结核菌检测的金标准 ①培养基以鸡蛋为基础，常用的是罗氏培养基。在37℃环境下进行培养，阳性率为36.5%~47.8%，但对分离其他的分枝杆菌可靠性不高 ②培养基以琼脂为基础，主要是米氏7H系列琼脂培养基，可用于药敏测试，但保存时间较短 ③选择性培养基，无法单独使用，应与非选择性培养基联合应用 ④液体培养基，米氏7H9和吐温–白蛋白–肉汤培养基常用于保存菌种、药敏试验及其他体外试验 （2）迅速培养检测系统，包括BACTEC AFB系统、分枝杆菌生长指示管、自动连续监测系统（BACTEC 9000 MB系统）
PCR技术	可用于结核病早期或少量结核分枝杆菌感染的检测以及对结核病暴发的检测

（二）诺卡菌

项目	内容
涂片	革兰染色为阳性，抗酸染色为弱阳性，在盐酸乙醇中较短时间即可完全脱色
分离培养	培养早期菌体裂解成多种球菌或杆菌状，晚期菌丝容易断裂，可见丰富菌丝体

（三）百日咳鲍特菌

项目	内容
咳碟法与拭子培养法	拭子培养法阳性率优于咳碟法，但总体阳性率较低
血清抗体检测	用ELISA方法检测百日咳菌的IgG和IgA抗体，以明确是否感染过百日咳菌
PCR技术	快速、敏感、具有特异性，阳性率高于培养法

（四）军团菌

项目	内容
细菌分离培养	（1）诊断军团菌病的金标准，特异度可达100%，但敏感度不高 （2）缺点：结果受标本采集质量、操作技术影响较大，检测阳性率偏低；培养时间较长，最少需要7天，价格较贵
细菌及其抗原成分的检测	（1）直接免疫荧光抗体法（DFA）：直接检测痰、支气管肺泡灌洗液、肺活检及胸腔积液等标本的军团菌抗原。目前仅能检测军团菌Ⅰ型 （2）核酸探针技术：原位杂交技术可利用特异性核酸作为探针对组织细胞进行杂交，以明确有无军团菌感染，对组织细胞中含量较低的军团菌靶序列的敏感度较高 （3）尿抗原检测：酶免疫测定（EIA）检测尿军团菌抗原，敏感度约77%，特异度高达100%，且迅速方便，可用于疾病的早期诊断
血清特异性抗体的检测	（1）IFA：双份血清检测时恢复期血清滴度比急性期升高4倍以上，并且效价≥128时，可确诊；单份血清测定时滴度≥256，怀疑可能有过军团菌感染，但需与临床相结合 （2）微量凝集试验（MAA）：以整个细菌为抗原，检测血清中的凝集抗体

（五）厌氧菌

项目	内容
涂片镜检	适用于下呼吸道标本检测，细菌形态特征、染色性、菌负荷多少等对判断是否为厌氧菌有一定价值，与普通培养结合使用更有价值
厌氧培养方法	（1）在培养基中加入还原剂，或用物理、化学方法去除环境中的游离氧，以降低氧化还原电势，如庖肉培养基、疏基乙酸钠培养基、牛心脑浸液培养基等 （2）厌氧培养的常用方法包括厌氧缸、厌氧袋、厌氧手套箱等 （3）经过2~3天的培养后，如厌氧培养显示有细菌生长而同时接种的需氧培养无菌生长，结合菌落涂片检查，提示为厌氧菌 （4）厌氧菌的鉴定 ①一级鉴定：根据耐氧试验结果、革兰染色反应、菌落特点，提供厌氧菌初步推断报告 ②二级鉴定：根据革兰染色、镜下形态、菌落特点以及传统生化反应初步鉴定到种 ③三级鉴定：采用国际公认的标准化鉴定系统，如API 20A、MICRO-OID、VITEK-ANI、气液色谱仪等设备进行鉴定

（六）肺炎支原体

项目	内容
支原体培养	金标准为细胞培养，一般将培养与PCR联合应用来检测、鉴定支原体
检测方法	（1）支原体特异性血清学检测方法：补体结合试验、酶联免疫吸附试验（ELISA）等最常用，急性期感染的诊断指标为IgM抗体阳性。IgG与IgM同时测定，可提高诊断率 （2）支原体的非特异性血清学检测方法：包括肺炎支原体冷凝集试验与MG链球菌凝集试验，对支原体肺炎具有辅助诊断的作用 （3）直接检测分泌物和体液中支原体抗原：包括酶联免疫吸附试验、荧光标记抗体、肺炎支原体膜蛋白单克隆抗体和反向间接血凝法，其特异度和灵敏度都较高
分子生物学技术	包括基因探针和PCR等方法

（七）肺炎衣原体

项目	内容
分离培养	分离衣原体的方法包括鸡胚卵黄囊接种和细胞培养
血清学检测	（1）抗体检测主要采用微量免疫荧光试验（MIF） （2）感染诊断标准：急性期IgM抗体 ≥ 1 ∶ 16，或IgG ≥ 1 ∶ 512；双份血清检查，恢复期（与急性期相隔4~6周）血清效价比急性期升高4倍以上；若IgG在1 ∶（16~512）也被认为从前有过感染 （3）补体结合试验也可检测衣原体抗体 （4）抗原检测包括直接和间接免疫荧光试验、酶免疫测定（EIA）等
PCR	（1）敏感度与特异度均明显高于细胞分离培养 （2）常用16S rRNA–OMP1基因或某一特异性肺炎衣原体的DNA片段为引物检测肺炎衣原体DNA （3）主要用于临床标本的急性感染诊断以及特殊人群如哮喘患者的流行病学调查

（八）肺孢子菌

最基础而重要的方法是涂片染色。推荐使用5分钟银染、六亚甲基四胺银（GMS）及瑞氏–吉姆萨染色。

（九）真菌

项目	内容
显微镜检查	包括最常用的革兰染色、氢氧化钾染色、印度墨汁染色及其他的染色例如PAS、GMS及HE染色
临床标本的真菌培养	（1）念珠菌比曲霉和毛霉生长速度快，体外培养1~2天即可产生明显菌落 （2）科玛嘉念珠菌显色培养基能解决绝大部分真菌的分离鉴定，可作为酵母菌类真菌的首选
血清学检测	（1）测定血液、支气管肺泡灌洗液中的葡聚糖可作为诊断真菌感染的一种方法 （2）曲霉感染的早期，用ELISA方法测定血液标本中的半乳甘露聚糖，敏感度为67%~100%，特异度可达81%~98% （3）用免疫学检测抗原的方法结合放射学检查，能够替代真菌培养法对早期的曲霉病进行诊断 （4）对新型隐球菌荚膜多糖抗原的免疫学检测，除可以辅助诊断隐球菌病外，还对判断药物疗效、监测病情转归和预后有提示作用 （5）利用不同致病真菌特殊抗原成分的单克隆抗体，可以对真菌进行血清型分型鉴定 （6）血清特异性抗体检测对某些地方性条件性真菌感染显示出良好的应用价值

项目	内容
分子生物学技术	（1）核酸探针：通过DNA-DNA杂交，可探查受检标本中有无某种真菌所特有的DNA片段，以得到病原学诊断 （2）PCR：扩增真菌的特异性rDNA片段，特异度达100%
真菌特异性代谢物的检测	D-阿拉伯醇和甘露聚醇分别用于念珠菌、曲霉和隐球菌感染的诊断

（十）病毒

项目	内容
标本采集、保存与送检	原则为力求早期、采集需用专业拭子、注意保存和及时处理、严防标本中的病毒播散
直接检查	（1）电镜：对病毒进行迅速筛选并发现未知病毒。一般做负性染色以供电镜检查，必要时可结合抗体或核酸探针做更特异的鉴定。主要缺点为仪器昂贵、需要专门的技术人员操作并判读结果及敏感度和特异度不高 （2）组织病理学：临床标本经染色可用常规光学显微镜直接看到病毒感染引起的细胞变化 （3）免疫荧光和免疫化学染色：常通过直接或间接免疫染色法确定病毒抗原 （4）固相免疫检测：用于检测标本中的抗原或抗体。固相膜酶免疫测定法最常见，其他还有乳胶凝集试验、微量板ELISA、荧光偏振免疫分析（FPIA）、化学发光免疫分析、放射免疫测定（RIA）及侧流免疫层析等
病毒培养与鉴定	（1）常规细胞培养：用于病毒分离。常规用于培养病毒的细胞为原代细胞、二倍体细胞和异倍体细胞。几种细胞组合可提高分离阳性率。细胞病变（CPE）常被用作初步判断的依据，血细胞吸附试验、干扰试验等可协助初步鉴定，进一步鉴定通常采用免疫荧光法 （2）离心小瓶培养法：将单层细胞在接种病毒后低速离心能够增强病毒的感染性 （3）基因工程细胞株：用于病毒检测，始见于单纯疱疹病毒（HSV）检测 （4）混合细胞培养：在离心小瓶培养法的基础上，采用两种以上的细胞做成混合细胞可对多种病毒敏感 （5）动物和鸡胚接种：传统的培养方法，已经完全被细胞培养法代替
核酸检测法	（1）包括竞争性PCR、RT-PCR、核酸序列扩增（NASBA）、转录合并扩增、分支DNA扩增（bDNA）等 （2）特别适用于一些无法进行细胞培养的病毒 （3）通常无需采集具有感染力的病毒，提取核酸通常也有商品化的试剂盒 （4）实时定量PCR技术是一种重要的适合临床实验室的分子检测手段，是巨细胞病毒确诊的"金标准"，优点为速度比常规PCR快，无需扩增后处理，减少产物污染的可能
血清学试验	（1）病毒感染过程中的体液免疫：主要表现为病毒特异性抗体的形成 （2）检测方法：免疫学技术中检测抗体的方法都适用 （3）血清学试验的结果解释：原发性病毒感染的依据，一是比较双份血清，特异性IgG抗体由阴性转变为阳性；二是病毒出现特异性IgM抗体
生物标志物检测	研究体系为基质辅助激光解析电离-飞行时间质谱（MALDI-TOF MS）和表面增强激光解析电离-飞行时间质谱（SELDI-TOF MS）
RTCA系统进行病毒感染的功能检测	可用于病毒诱导CPE的量化和病毒的特异性中和抗体的检测。已经用于甲型流感病毒的检测
非扩增核酸探针技术	（1）探针杂交技术用于鉴定和检测比常规培养方法具备更多的优点，可直接从标本中检测感染病原 （2）核酸杂交诊断检测方式：液相杂交、固相杂交和原位杂交

续表

项目	内容
探针扩增技术	（1）寡核苷酸探针可探测靶核苷酸，其灵敏度和准确度都较高 （2）优点为等温扩增，分为环化扩增技术、分支扩增技术、RNA信号介导扩增技术、侵入性检测技术、多重连接探针扩增（MLPA）技术和循环扩增技术
PCR扩增偶联质谱检测技术	（1）能检测可培养的微生物，以及检测不可培养或无法存活的微生物 （2）用于流感A、B、C三种亚型的检测和鉴别，还可同时鉴定经过培养的病毒株和未经培养的患者标本
微球悬浮阵列法	（1）ResPlex™ Ⅱ盘可检测呼吸道合胞病毒、甲型和乙型流感病毒、副流感病毒、人偏肺病毒、柯萨奇/埃可病毒、鼻病毒、腺病毒、冠状病毒和博卡病毒等18种呼吸道病毒 （2）xTAG呼吸道病毒群检测试剂盒的单个反应就可以鉴定所有主要的呼吸道病毒，包括甲型流感H1和H3亚型病毒，检测程序更简单，时间更快

第四节 抗菌药物敏感性试验

一、药敏试验的原理与方法

测定抗菌药物在体外对病原菌有无抑菌或杀菌作用的方法，称为抗菌药物敏感试验，简称药敏试验。评定药敏结果的方法分为两种：①以抑制细菌生长为标准，常用最低抑菌浓度（MIC）表示；②以杀灭细菌为标准（活菌减少99.9%以上），常用最低杀菌浓度（MBC）表示。

项目	内容
稀释法	能直接测定MIC。有多个敏感药物可供选择时，从临床微生物学的角度，应选择MIC值明显低于敏感度判定值的药物。具体方法见下表
琼脂扩散法（纸片法）	（1）将浸有抗菌药物的纸片贴在涂有细菌的琼脂平板上，过夜培养后形成的抑菌圈，其直径大小与药物浓度的对数呈线性关系，而与MIC的对数呈反比 （2）用稀释法和扩散法同时测试一定数量的菌株，可得到代表此种关系的回归线。任一用扩散法测试的菌株，根据这一回归线即可由抑菌圈直径大致推测抗菌药物对该菌的MIC，并由此推断出细菌对抗菌药物的敏感程度即敏感、中敏和耐药
Etest法	细菌在围绕高浓度端的Etest纸片条上形成泪滴状抑菌圈，其与纸片条交叉处所对应的数值，即为该种抗菌药物对受试细菌的MIC

稀释法的分类

项目	内容
试管稀释法	（1）在包含培养基和不同稀释倍数抗生素（一般为双倍递增）的一排试管内，分别加入等量的细菌，放在35℃环境中培养后观察细菌生长情况 （2）无细菌生长的含抗菌药物试管中所对应的最低药物浓度即为该抗菌药物对受试细菌的MIC （3）将肉眼观察无菌生长的各试管培养液分别移种到不含抗菌药物的培养皿，过夜培养后菌落数不超过5个所对应的最低药物浓度即为该抗菌药物对受试细菌的MBC

续表

项目	内容
琼脂稀释法	（1）采用琼脂平皿代替试管作为载体，以无菌落生长的平皿中所对应含抗菌药物的最低浓度判为MIC的方法 （2）重复性好，如配合多点接种器，可同时进行大量的菌株检测，此外还易于发现被污染的菌落，但无法测定MBC
微量稀释法	（1）药敏板试剂经低温真空干燥，运输、储存非常方便，使用时只要将稀释菌液直接加入含干燥培养基与不同浓度种类抗菌药物的药敏板内即可 （2）培养后观察各孔浊度变化即可同时确定十余种甚至更多的抗菌药物对细菌的MIC

二、药敏试验结果判定标准和临床意义

（一）药敏试验的作用与指征

项目	内容
目的	（1）了解病原菌耐药谱，对抗菌药物的临床应用效果进行预测，方便选择个体化的治疗方案，即选择最适宜的抗菌药物，提高细菌性感染的治愈率 （2）进行细菌耐药性监测和流行病学调查，了解细菌耐药性变迁，以便采取相应措施，防止或减缓耐药性的发展
指征	（1）对污染菌，即不是引起感染的真正病原菌，不应做药敏试验 （2）厌氧菌一般不进行常规药敏试验；而在厌氧菌引起严重感染如脑脓肿，或需长期用药者如骨髓炎等，以及进行厌氧菌耐药性监测时，则应行药敏试验

（二）药敏结果判定标准与临床意义

项目	内容
判定标准	（1）敏感（S）：表示当对感染部位使用推荐剂量时，该菌株一般会被抗菌药物浓度可达到的水平所抑制 （2）中介（I）：表示抗菌药物对该菌MIC接近于血液和组织中一般能够达到的水平，而抗菌药物治疗的反应率可能低于敏感株 （3）耐药（R）：指按常规剂量表，在抗菌药物一般可达到的浓度时，菌株无法被抑制；或说明抑菌圈直径缩小到菌株可能产生特殊的微生物耐药机制（如β-内酰胺酶）的范围内，使得临床使用该药物时疗效不可靠 （4）非敏感（NS）：适用于某些仅指定了敏感解释标准的细菌，因为缺乏或罕见耐药菌株，如果MIC高于敏感临界值或抑菌圈直径小于敏感临界值，则应报告为非敏感
临床意义	对于一些重要的药敏测试结果的含义，不仅要学会分析判断，还应了解耐药现状和动向，及时发现少见的耐药现象或错误的耐药报告

（三）改进工作模式，缩短报告时间

近年来国内对迅速药敏试验方法开始重视，但其准确性存在一定缺陷。

（四）定期总结和反馈药敏试验结果

该结果是微生物实验室对各类感染的常见病原菌、细菌总体耐药概率和发展趋势等能够提供的非常有价值的资料，是为经验性治疗安上"指南针"的良好举措。

三、药敏试验的抗菌药物选择

项目	内容
受试药物品种选择	将药物分配到特定的试验/报告组时应考虑临床疗效、耐药性的流行、尽量减少耐药性的出现、价格、管理部门批准药物临床应用指征、目前关于首选和次选药的一致推荐意见
抗菌药物分组与药敏结果报告	（1）A组：首选试验且需要常规报告的药物组合，以及一些对特定菌群进行常规试验报告 （2）B组：首选试验的药物，但只选择性地报告，如可用于当细菌对A组同类药物耐药时 （3）C组：包括替代性或补充性抗菌药物。可在如下情况进行试验：某些单位机构内存在对一种或数种基本药物（尤其是对同类的，如β–内酰胺类）耐药，局部流行或广泛流行的菌株；治疗对首选药物过敏的患者；治疗少见菌感染如氯霉素对肠道外感染沙门菌属分离株或某些对万古霉素耐药的肠球菌等；或有助于感染预防和控制的报告 （4）U组：某些仅用于治疗泌尿道感染的抗菌药物，例如呋喃妥因以及某些喹诺酮类药物。除泌尿道外，其他感染部位分离的病原菌不用此组药物进行试验

四、药敏试验的影响因素与质控

项目	内容
影响因素	培养基种类、pH和琼脂厚度、接种细菌浓度、结果观察时间等
质控	（1）临床细菌室应每周用标准敏感菌株对实验室进行质量控制 （2）定期药敏质控是避免错误药敏结果的有效方法

第三章　呼吸系统疾病临床生化检查

思维导图框架

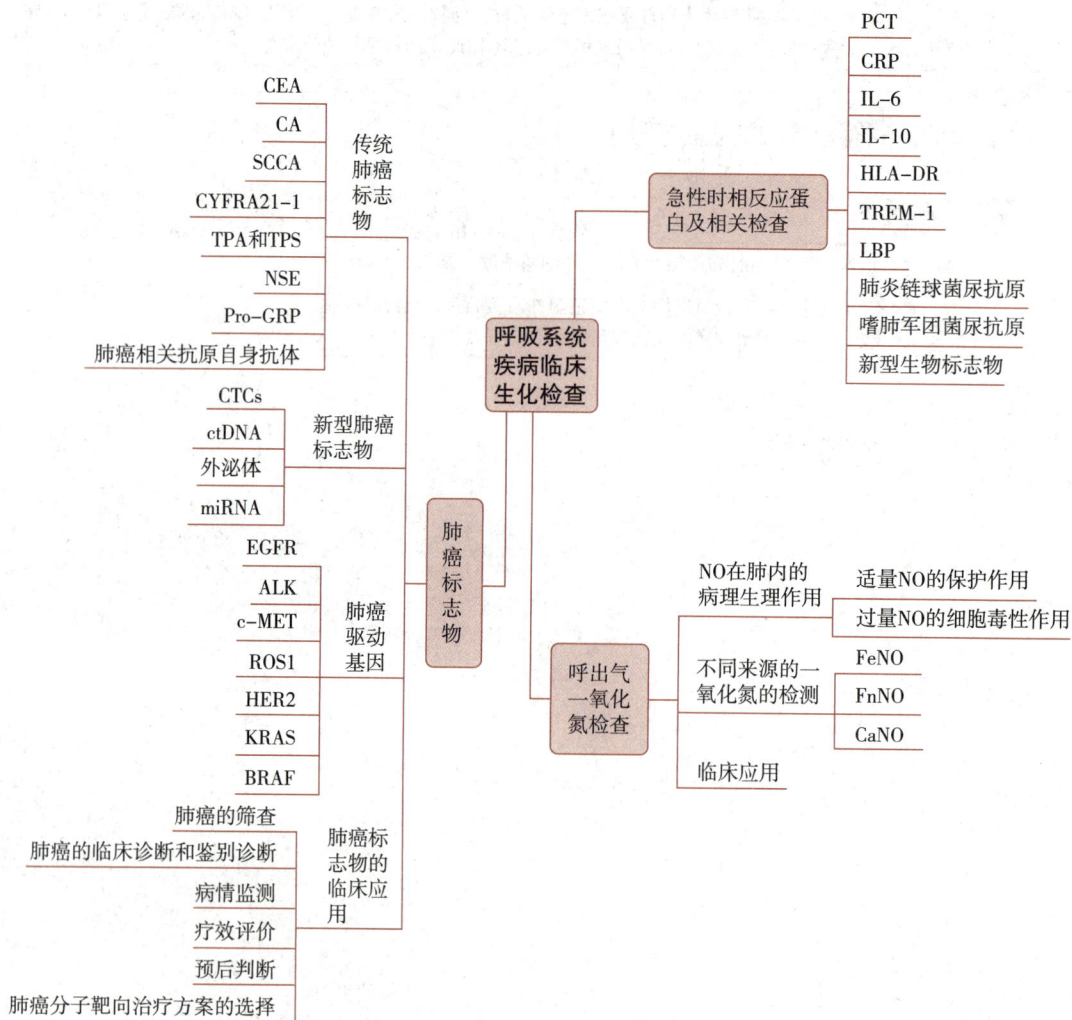

```
                                                                        ┌── PCT
                                                                        ├── CRP
                                                                        ├── IL-6
                                    CEA                                 ├── IL-10
                                    CA          传统                    急性时相反应蛋    ├── HLA-DR
                                    SCCA        肺癌         ──────────  白及相关检查  ──┤
                                    CYFRA21-1   标志                                   ├── TREM-1
                                    TPA和TPS    物                                    ├── LBP
                                    NSE                                               ├── 肺炎链球菌尿抗原
                                    Pro-GRP                                           ├── 嗜肺军团菌尿抗原
                                    肺癌相关抗原自身抗体                                 └── 新型生物标志物
                                    CTCs
                                    ctDNA       新型肺癌
                                    外泌体       标志物
                                    miRNA                  呼吸系统
                                                           疾病临床
                                    EGFR                   生化检查
                                    ALK
                                    c-MET       肺癌
                                    ROS1        驱动                    NO在肺内的        ┌── 适量NO的保护作用
                                    HER2        基因       肺癌         病理生理作用  ────┴── 过量NO的细胞毒性作用
                                    KRAS                   标志                          ┌── FeNO
                                    BRAF                   物           呼出气          不同来源的一   ├── FnNO
                                                                        一氧化          氧化氮的检测  └── CaNO
                                    肺癌的筛查                            氮检查
                                    肺癌的临床诊断和鉴别诊断   肺癌标       临床应用
                                    病情监测               志物的
                                    疗效评价               临床应用
                                    预后判断
                                    肺癌分子靶向治疗方案的选择
```

第一节 急性时相反应蛋白及相关检查

急性时相反应蛋白（APRP）是机体在发生炎症、感染、肿瘤及心肌梗死等情况下，血浆浓度发生显著变化的一类蛋白质，包括降钙素原、C反应蛋白、白介素等。

一、降钙素原（PCT）

PCT主要由甲状腺C细胞合成分泌，因此又被称为甲状腺降钙素。

项目	内容
检测方法	ELISA法
参考值范围	正常生理情况下，PCT产生后仅有少量进入外周血，在健康成年人外周血中的含量很低，少于0.05μg/L，几乎检测不到
临床意义	（1）早期诊断感染性疾病：PCT水平升高较早，可诊断脓毒症 （2）鉴别感染性疾病致病原体：细菌感染时PCT水平升高，病毒感染时不升高或略微升高 （3）疾病严重程度及预后评估：全身炎症反应综合征、脓毒症、严重脓毒症和脓毒症休克患者的PCT水平依次增高，与病情严重程度呈正相关，感染消失后恢复正常。PCT水平持续升高或居高不下者提示预后不良 （4）指导合理应用抗生素：PCT指导ICU患者的抗生素停用不仅能减少治疗时间和用药量，还能降低病死率 （5）免疫失衡预警：PCT是细胞的促炎调节剂，这些细胞被炎性因子或LPS诱导，使得PCT成为一个非常有吸引力的免疫调节靶点 （6）当有严重的非感染性炎症刺激时，如大面积烧伤、重度创伤、急性多器官衰竭和心脏手术等，PCT水平也会达2.0ng/ml以上，但一般在24~48小时后便开始下降
评价	（1）目前临床常用的细菌感染的生物标志物，对感染性疾病的早期诊断、病情严重程度及预后评估有辅助作用，还可指导抗生素降阶梯和停用，其动态变化趋势临床意义更具优势 （2）不能作为细菌感染的唯一判断标准

二、C反应蛋白（CRP）

CRP由肝细胞合成，通过结合在死亡细胞或微生物外膜上的磷酸胆碱，活化补体系统和促进粒细胞及巨噬细胞的吞噬作用，清除入侵机体的病原微生物和损伤、坏死、凋亡的组织细胞。

项目	内容
检测方法	ELISA法
参考值范围	血清0~0.8mg/L
临床意义	（1）早期诊断感染性疾病：CRP水平和持续时间与感染的程度呈正相关 （2）鉴别感染性疾病致病原体：细菌感染时，血清CRP水平在数小时内即可迅速升高，阳性率可达90%以上。而病毒感染时CRP水平大多正常或轻度升高 （3）疾病严重程度及预后评估：CRP水平越高疾病严重程度越高，CRP下降快预后较好 （4）鉴别风湿热活动期和稳定期：前者升高，后者不升高 （5）鉴别器质性和功能性疾病：前者升高，后者不升高。但孕妇含量较高

续表

项目	内容
评价	抗感染治疗过程中，动态监测CRP水平的变化可辅助判断疗效，疾病好转的指标之一是CRP下降到正常水平。但CRP并不是病死率的有效预测指标

三、白细胞介素 –6（IL–6）

白细胞介素 –6简称为白介素 –6，是由单核 –巨噬细胞、T淋巴细胞、B淋巴细胞、成纤维细胞、上皮细胞、角质细胞及多种瘤细胞产生的一种细胞因子。

项目	内容
检测方法	ELISA法
参考值范围	血清0~5.9pg/ml
临床意义	（1）早期诊断感染性疾病：细菌感染后IL-6水平快速升高，可在2小时达高峰，其升高水平与感染严重程度呈正相关，IL-6的升高早于其他细胞因子 （2）疾病严重程度及预后评估：IL-6在脓毒症中的临床作用主要是评估严重程度和判断预后，动态观察IL-6水平有助于了解感染性疾病的进展以及对治疗的反应 （3）免疫失衡预警：脓毒症早期免疫亢进和免疫抑制同时存在，但以免疫亢进（细胞因子风暴）占主导地位，给予激素治疗后促炎因子明显下降，患者症状迅速好转。在脓毒症休克合并MODS患者血清中促炎因子IL-6、TNF-α显著下降，患者预后较差
评价	IL-6是评价宿主免疫的重要指标之一，可以早期辅助诊断机体感染，对机体的免疫失衡预警作用非常重要

四、白细胞介素 –10（IL–10）

IL-10是目前公认的炎症与免疫抑制因子，在肿瘤、感染、器官移植、造血系统及心血管系统中发挥重要作用。

项目	内容
检测方法	ELISA法
参考值范围	血清0~9.1pg/ml
临床意义	（1）疾病严重程度及预后评估：抗炎因子IL-10在急性感染性疾病中具有相反的两种作用 ①IL-10可阻止过度保护性免疫反应，从而降低机体免疫病理损伤的发展 ②干扰先天和适应性保护性免疫的同时，使机体对细菌和病毒的清除能力下降，从而使细菌和病毒持续存在，阻碍感染的治疗和预后 （2）免疫失衡预警：免疫抑制及免疫麻痹时，血清IL-10显著升高
评价	在急性感染过程中，IL-10的升高比IL-1α、IL-1β、IL-6、IL-8、TNF-α和粒细胞集落刺激因子晚，主要用于病情严重程度及预后评估，IL-10动态变化可有效反映免疫失衡改变

五、人类白细胞 DR 抗原（HLA–DR）

HLA-DR的主要生物学作用为识别外源性抗原，提呈给CD4$^+$淋巴细胞，启动机体适应性免疫应答，清除细菌等致病原。

项目	内容
检测方法	流式细胞术
参考值范围	外周血CD3$^+$淋巴细胞表面HLA-DR表达率为4%~26%，单核细胞表面HLA-DR表达低于30%提示免疫抑制
临床意义	（1）脓毒症患者外周血单核细胞表达HLA-DR水平明显降低，且持续低水平表达HLA-DR与不良预后有关 （2）脓毒症休克患者外周血DC明显比健康者少，DC的抗原提呈能力下降 （3）重症监护病房脓毒症患者，单核细胞表面HLA-DR低表达者死亡率较高，发生二次感染的风险明显升高
评价	HLA-DR可以作为宿主免疫靶向免疫信号提呈的重要标志物，其表达水平降低说明有免疫抑制

六、可溶性髓样细胞表达触发受体-1（TREM-1）

TREM-1是与感染相关的免疫球蛋白超家族受体成员之一，sTREM-1是其可溶性形式。

项目	内容
检测方法	ELISA法
参考值范围	尚无确定折点
临床意义	（1）早期诊断感染性疾病：细菌性脑膜炎、细菌性胸腔积液、慢阻肺合并感染和脓毒症等患者可见sTREM-1增高；而在非感染性炎症疾病中很少表达甚至不表达 （2）疾病严重程度及预后评估 ①感染性休克患者血清sTREM-1水平明显高于无休克的脓毒症患者（P=0.002） ②感染患者中血sTREM-1水平升高者的病死率是未增高者的2.54倍 ③影响脓毒症急性肾损伤发生的独立危险因素是尿液sTREM-1 ④血和尿sTREM-1可提前24小时预警和诊断脓毒症患者继发急性肾损伤
评价	外周血sTREM-1在感染的诊断、预后判断及治疗指导方面可能具有潜在的重要价值，尿sTREM-1在早期预警感染继发急性肾损伤方面有一定价值

七、脂多糖结合蛋白（LBP）

项目	内容
检测方法	ELISA法
参考值范围	血浆5~10μg/ml
临床意义	（1）早期诊断感染性疾病：LBP可导致炎症反应失控及免疫防御功能下降，引起全身炎症反应综合征（SIRS）、脓毒症休克甚至多器官功能障碍综合征 （2）感染性疾病病原体的鉴别：细菌感染患者血清LBP水平显著高于病毒感染患者 （3）疾病严重程度评估：以20μg/ml为折点，鉴别脓毒症和严重脓毒症的敏感度为81.0%，特异度为68.4%，ROC值为0.597
评价	LBP在脓毒症诊断和预后预测的价值需进一步研究明确

八、肺炎链球菌尿抗原

项目	内容
检测方法	快速免疫层析检测法
评价	可用于肺炎链球菌肺炎的迅速辅助诊断，不适用于复发病例检测，也较难区分现症与既往感染

九、嗜肺军团菌尿抗原

项目	内容
检测方法	尿抗原检测法
评价	尿抗原检测可用于军团菌感染的迅速、早期诊断，但目前仅限于诊断LP1型军团菌。部分患者抗原转阴时间过长，无法确定是新近感染还是既往感染

十、新型生物标志物

血可溶性清道夫受体（sCD163）、miR-15a、miR-16、miR-574-5p、miR-193b、miR-483-5p、维生素D结合蛋白等是具有临床价值的新的生物标志物。

miR-223、miR-15a、miR-16、miR-122、miR-193和miR-483-5p六种miRNAs联合预测脓毒症患者28天病死率曲线下面积为0.969（95% CI为0.930~1.000），以0.714为折点，敏感度为100.0%，特异度为82.6%。

项目	内容
miR-574-5p和sCD163	（1）miR-574-5p预警死亡和sCD163在疾病动态评价方面优势显著 （2）血清miR-574-5p早期对重症患者死亡预后的评价甚至比目前评价价值最好的SOFA评分更高，特异度高达96.15%
miR-15a	血清miR-15a在鉴别脓毒症和SIRS方面，其ROC值为0.858，明显高于CRP（ROC值为0.572）和PCT（ROC值为0.605），以0.21为折点，其敏感度和特异度分别为68.3%和94.4%
miR-122	可以早期预警脓毒症继发凝血功能紊乱，可能与肝细胞损坏有关。与ARDS患者预后密切相关

第二节 肺癌标志物

一、传统肺癌标志物

项目	内容
癌胚抗原（CEA）	血清CEA升高可作为非小细胞肺癌的指标，是一种广谱性肿瘤标志物，可在多种肿瘤中表达，脏器特异性低，在临床上主要用于辅助恶性肿瘤的诊断、判断预后、监测疗效和肿瘤复发等，无法单独作为肺癌的特异性诊断指标
糖类抗原（CA）	（1）CA12-5水平与肺癌分期相一致，可作为肺癌诊断、预后判断的指标 （2）CA15-3可作为肺癌转移的一项重要标志物 （3）CA19-9与肺癌病情一致，治疗后部分肺癌患者CA19-9表达下降，可用于疗效监测

续表

项目	内容
鳞状细胞癌抗原（SCCA）	可作为辅助诊断肺鳞癌、监测疾病进展及判断肺鳞癌预后的指标
细胞角蛋白19片段抗原21-1（CYFRA21-1）	CYFRA21-1对非小细胞肺癌的早期诊断、疗效观察和预后判断具有重要意义，可作为非小细胞肺癌的标志物
组织多肽抗原（TPA）及组织多肽特异性抗原（TPS）	（1）肺癌患者血清中TPA检测的敏感度为30%~60%，特异度为65%~90%。TPA水平与临床治疗的疗效及肿瘤临床分期关系密切，TPA还能预测肺癌复发 （2）TPS检测肺癌的敏感度为36%，特异度为90%。TPS在伴有淋巴结转移的肺癌患者及在病情进展肺癌患者的血清中显著增高。TPS还是肺癌疗效评估及预后判断的指标之一
神经元特异性烯醇化酶（NSE）	（1）NSE是小细胞肺癌较为敏感及特异的肿瘤标志物 （2）NSE可用于小细胞肺癌的辅助诊断、病情监测及疗效评估
胃泌素释放肽前体（Pro-GRP）	Pro-GRP作为诊断小细胞肺癌的肿瘤标志物，可用于小细胞肺癌的早期诊断、病情监测及疗效观察等方面
肺癌相关抗原自身抗体	单独肺癌自身抗体的检测用于肺癌早期筛查的敏感度和特异度较低，多种肺癌自身抗体的联合检测目前正在研究

二、新型肺癌标志物

项目	内容
循环肿瘤细胞（CTCs）	CTCs可用于肿瘤的早期筛查，以及肿瘤基因检测、肿瘤进展评估、疗效评价及预后评估等
循环肿瘤DNA（ctDNA）	（1）通过ctDNA进行肿瘤的分期、疗效监测，以及预后评估 （2）ctDNA的检测方法：扩增受阻突变系统（ARMS）PCR、数字PCR、新一代测序（NGS）
外泌体	可用于肺癌的早期诊断、复发监测、预后预测
循环微小RNA（miRNA）	肺癌的发生、发展、预测、诊断、治疗及预后与miRNA相关，miRNA可作为肺癌诊断、疗效预测的潜在标志物，还是肺癌治疗的潜在靶点

三、肺癌驱动基因

项目	内容
表皮生长因子受体（EGFR）	（1）EGFR的过表达在细胞化生阶段即可检测到，可作为早期肺癌的特异性分子标志物 （2）EGFR突变检测已成为肺癌分子靶向治疗的常规检查项目
间变性淋巴瘤激酶（ALK）	（1）ALK的检测已经成为肺癌分子靶向治疗决策的常规检查 （2）针对ALK阳性的NSCLC治疗药物从第一代的克唑替尼发展至第二代和三代，使临床疗效与预后得到极大的改善
c-MET原癌基因（c-MET）	（1）c-MET在NSCLC的发生发展及EGFR-TKI耐药方面具有重要作用，可作为肺癌分子靶向治疗药物选择的依据 （2）克唑替尼可抑制c-MET激酶与ATP的结合，用于治疗c-MET扩增或c-MET 14号外显子变剪切突变的晚期NSCLC患者
c-ros原癌基因1（ROS1）	（1）ROS1的检测已成为肺癌分子靶向治疗的常规检查内容之一 （2）克唑替尼可用于治疗ROS1基因重排阳性的NSCLC患者

续表

项目	内容
人类表皮生长因子受体2（HER2）	（1）突变多见于女性、不吸烟者、腺癌患者 （2）EGFR-TKI耐药
鼠类肉瘤病毒癌基因（KRAS）	KRAS基因突变已成为EGFR-TKI原发性耐药的重要预测指标
鼠类肉瘤病毒癌基因同源物B（BRAF）	（1）BRAF基因突变常见于结直肠癌、黑色素瘤、甲状腺癌、肝癌、肺癌、胰腺癌等恶性肿瘤 （2）维莫非尼可用于治疗晚期黑色素瘤 （3）维莫非尼、达拉非尼等靶向治疗正在研究当中

四、肺癌标志物的临床应用

项目	内容
肺癌的筛查	肺癌标志物属于非侵袭性检查方法的一种，在肺癌发生的早期，当影像学检查未出现阳性结果时，肺癌标志物已有不同程度的升高，肺癌标志物的检测对肺癌的早期发现具有较高的应用价值
肺癌的临床诊断和鉴别诊断	（1）肺癌标志物可辅助诊断肺癌，并可用于患者出现肺癌相关症状或可疑肿物后的鉴别诊断 （2）当患者被怀疑患有肺癌时，肺癌标志物的检测有助于鉴别良性病变和恶性肿瘤，特别是动态变化更具有临床意义
病情监测	（1）肺癌标志物含量持续升高，表示肺癌进展，并有可能出现转移 （2）经治疗肺癌标志物含量明显降低后再次升高，怀疑有肺癌复发可能 （3）肺癌标志物具有无创、便捷等特点，可进行病情的实时动态监测
疗效评价	（1）肺癌标志物的升降和患者的疗效有良好的相关性 （2）在治疗后，肺癌标志物明显降低，则表示治疗有效。而治疗后，肺癌标志物继续升高，则表示疗效可能不佳，需结合影像检查结果考虑是否需要更换治疗方案 （3）驱动基因状态是靶向治疗疗效的重要预测因子
预后判断	肺癌标志物较低的患者生存期较长，肺癌转移及复发的可能性较小
肺癌分子靶向治疗方案的选择	（1）从狭义上，肺癌标志物不包括驱动基因，驱动基因是分子靶向治疗疗效预测与药物选择的根据，特别是液体活检技术的发展，为临床提供了极大的便利 （2）广义上可将驱动基因视为肺癌标志物

第三节　呼出气一氧化氮检查

一、NO 在肺内的病理生理作用

项目	内容
适量NO的保护作用	（1）催化cGMP生成，舒张血管平滑肌，维持肺血管舒张 （2）气道非胆碱能非肾上腺能神经递质之一，舒张气道平滑肌，扩张气道 （3）肺部宿主防御机制，内毒素或T细胞激活巨噬细胞后生成大量NO，起到杀伤细菌及肿瘤细胞的作用 （4）促纤维蛋白溶解，抑制血小板聚集，发挥抗凝作用 （5）抑制中性粒细胞聚集，减少黏附分子的表达，发挥抗炎作用 （6）介导炎症细胞凋亡和促炎细胞因子的产生，调节炎症反应

续表

项目	内容
过量NO的细胞毒性作用	（1）介导气道炎症，通过增加毛细血管通透性，造成渗出和组织水肿，诱发以嗜酸性粒细胞浸润和IgE增高为核心的Th2炎症反应 （2）损伤气道上皮，NO可通过细胞毒作用引起气道上皮的损伤，严重时发生急性肺损伤 （3）促肺纤维化，巨噬细胞释放过量的NO，从而促使肺成纤维细胞增殖和胶原分泌

二、不同来源的一氧化氮的检测

项目	内容
口呼出气一氧化氮（FeNO）	（1）主要反映以支气管为主的大气道炎症水平 （2）FeNO检测最好用电化学检测法 （3）受试者应避免接触过敏原，在检测前4小时内禁酒，2小时内禁食含硝酸盐食物，1小时内禁水、禁食、禁止吸烟、避免剧烈运动
鼻呼出气一氧化氮（FnNO）	（1）可用于检测过敏性鼻炎、鼻窦炎、鼻息肉与原发性纤毛运动不良症（PCD）等疾病 （2）采样方法：连续抽气采样和鼻呼气取样 （3）影响因素：包括吸入气NO含量、生理节律、体位、年龄、月经周期、妊娠、体表面积、运动、鼻腔体积、鼻部气体动力学、药物（减充血剂、鼻部激素、血管舒张剂）、L-精氨酸、NOS抑制剂等
肺泡一氧化氮（CaNO）	（1）主要反映肺泡及周边小气道的炎症水平 （2）评估多种类型的间质性肺疾病及相关的硬化症，如石棉沉着病等

三、临床应用

项目	内容
支气管哮喘	FeNO检测在哮喘临床中的意义见下表
慢性咳嗽	（1）慢性咳嗽患者FeNO增高提示极有可能为嗜酸性粒细胞性炎症或激素敏感性咳嗽 （2）咳嗽变异性哮喘（CVA）患者FeNO高于嗜酸性粒细胞性支气管炎（EB）患者，两者同时高于其他病因患者 （3）对非特异性慢性呼吸系统症状，FeNO水平越高，表明激素治疗有效的可能性越大 （4）FeNO在慢性咳嗽患者治疗前后的变化与LCQ评分变化相一致
COPD	（1）FeNO检测有助于对存在嗜酸性粒细胞性炎症的COPD患者进行鉴别 （2）COPD急性发作期FeNO水平较稳定期升高，治疗后降低
鼻部疾病	持续性变应性鼻炎（AR）越重的患者FeNO水平越高，在没有哮喘症状时FeNO已明显升高，慢性鼻窦炎和过敏性鼻炎患者的FeNO值比非过敏性鼻炎患者高，并且升高的FeNO与合并鼻息肉有关
原发性纤毛运动不良症（PCD）	PCD患者FeNO和FnNO水平低于其他疾病，同时检测FeNO和FnNO是临床中发现PCD患者的简便方法
肺囊性纤维化	肺囊性纤维化患者的FeNO降低
肺炎	肺炎患者FeNO水平升高，在治疗或痊愈后下降
肺癌	检测肺癌血清中NO的水平含量，可用于肺癌患者免疫功能及病情判断的监测指标

FeNO检测在哮喘临床中的意义

项目	内容
辅助哮喘的诊断和鉴别诊断	早年发病、具有特应质的个体，高水平的FeNO强烈怀疑为哮喘
区别哮喘气道炎症类型和评估气道炎症水平	（1）FeNO水平，成人<25ppb，儿童<20ppb，可初步排除嗜酸性粒细胞（Eos）性炎症，不建议使用糖皮质激素治疗（强烈推荐，证据质量中） （2）FeNO水平，成人>50ppb，儿童>35ppb，怀疑可能是Eos性炎症，建议有症状者予以糖皮质激素治疗（强烈推荐，证据质量中） （3）FeNO水平，成人25~50ppb，儿童20~35ppb，应考虑Eos性炎症，需进一步临床评估（强烈推荐，证据质量低）
判断吸入糖皮质激素（ICS）治疗的反应性	高水平FeNO通常提示其很有可能对ICS治疗有效，判断激素治疗有效的标准：①>50ppb时，比基础值下降>20%；②<50ppb时，比基础值下降>10ppb（弱推荐，证据质量低）
判断吸入糖皮质激素治疗的依从性	FeNO值的升高与依从性的降低相一致
评估哮喘控制水平和预测哮喘急性发作	（1）FeNO水平低的患者比FeNO高者肺功能更好，高水平的FeNO（成人>50ppb，儿童>35ppb）比缓解期的FeNO水平升高>40%，提示哮喘未被控制或嗜酸性气道炎症恶化 （2）FeNO水平高于正常预计值300%的儿童及成人过敏性哮喘患者，提示在未来1年中更多使用短效β_2受体激动剂及急性发作风险增高的可能
指导治疗方案调整	可显著降低急性发作次数和急性发作频率

第四章　血气分析、酸碱和电解质平衡

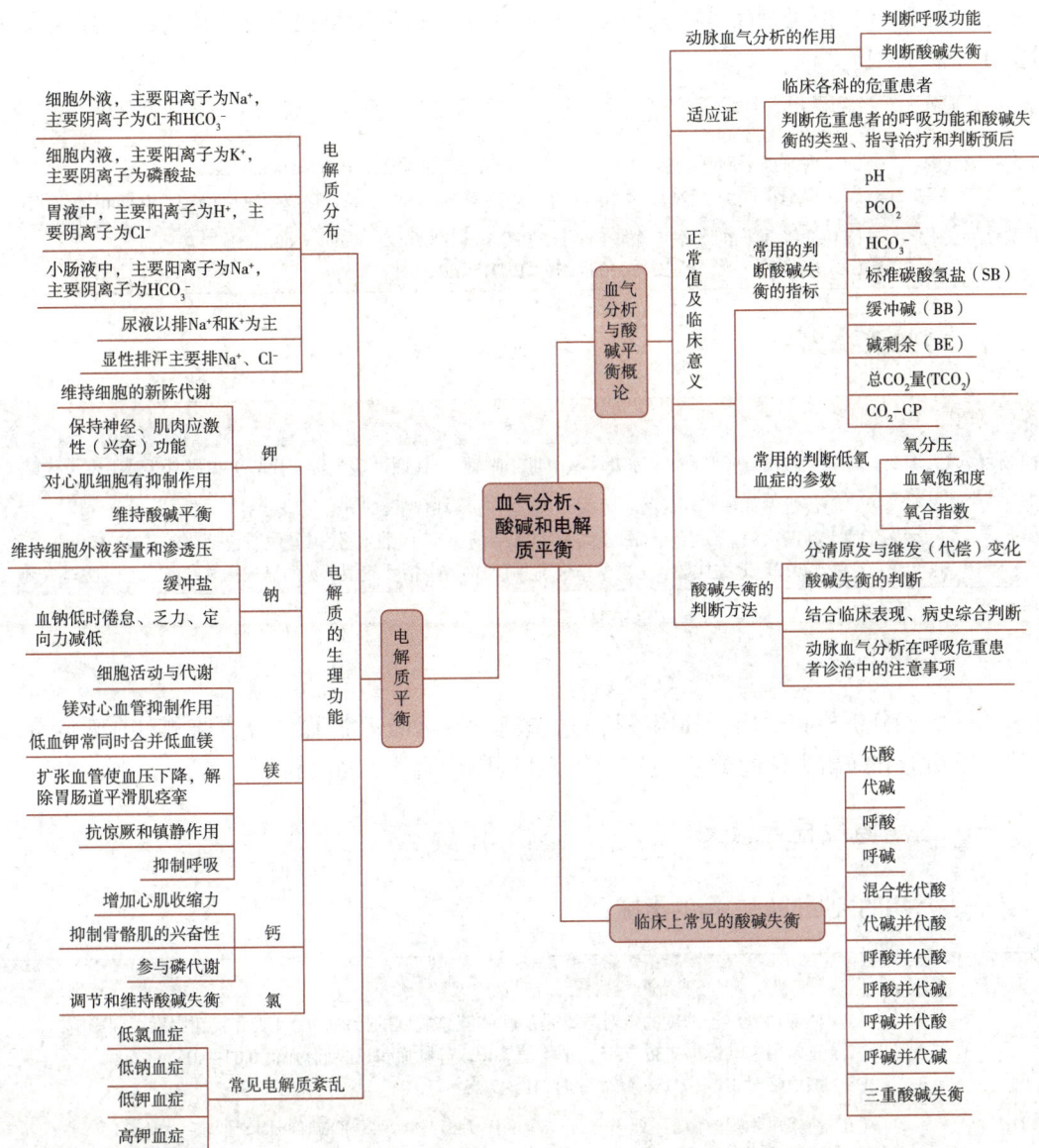

思维导图框架

细胞外液，主要阳离子为Na⁺，主要阴离子为Cl⁻和HCO₃⁻

细胞内液，主要阳离子为K⁺，主要阴离子为磷酸盐

胃液中，主要阳离子为H⁺，主要阴离子为Cl⁻

小肠液中，主要阳离子为Na⁺，主要阴离子为HCO₃⁻

尿液以排Na⁺和K⁺为主

显性排汗主要排Na⁺、Cl⁻

电解质分布

维持细胞的新陈代谢

保持神经、肌肉应激性（兴奋）功能

对心肌细胞有抑制作用

维持酸碱平衡

钾

维持细胞外液容量和渗透压

缓冲盐

血钠低时倦怠、乏力、定向力减低

钠

细胞活动与代谢

镁对心血管抑制作用

低血钾常同时合并低血镁

扩张血管使血压下降，解除胃肠道平滑肌痉挛

抗惊厥和镇静作用

抑制呼吸

镁

增加心肌收缩力

抑制骨骼肌的兴奋性

参与磷代谢

钙

调节和维持酸碱失衡

氯

电解质的生理功能

低氯血症

低钠血症

低钾血症

高钾血症

常见电解质紊乱

电解质平衡

血气分析、酸碱和电解质平衡

血气分析与酸碱平衡概论

动脉血气分析的作用

判断呼吸功能

判断酸碱失衡

适应证

临床各科的危重患者

判断危重患者的呼吸功能和酸碱失衡的类型、指导治疗和判断预后

正常值及临床意义

常用的判断酸碱失衡的指标

pH

PCO₂

HCO₃⁻

标准碳酸氢盐（SB）

缓冲碱（BB）

碱剩余（BE）

总CO₂量(TCO₂)

CO₂-CP

常用的判断低氧血症的参数

氧分压

血氧饱和度

氧合指数

酸碱失衡的判断方法

分清原发与继发（代偿）变化

酸碱失衡的判断

结合临床表现、病史综合判断

动脉血气分析在呼吸危重患者诊治中的注意事项

临床上常见的酸碱失衡

代酸

代碱

呼酸

呼碱

混合性代酸

代碱并代酸

呼酸并代酸

呼酸并代碱

呼碱并代酸

呼碱并代碱

三重酸碱失衡

| 113 |

高分考点精编

第一节 血气分析与酸碱平衡概论

一、动脉血气分析的作用

（一）判断呼吸功能

动脉血气分析值是判断呼吸衰竭最客观的指标。按照动脉血气分析值可以将呼吸衰竭分为Ⅰ型和Ⅱ型。

项目	内容
Ⅰ型呼吸衰竭	（1）海平面平静呼吸空气的条件下，$PaCO_2$ 正常或降低，$PaO_2 < 60mmHg$ （2）吸氧条件下，$PaCO_2 < 50mmHg$，$PaO_2 > 60mmHg$，氧合指数 $=PaO_2/FiO_2 < 300mmHg$
Ⅱ型呼吸衰竭	（1）海平面平静呼吸空气的条件下，$PaCO_2 > 50mmHg$，$PaO_2 < 60mmHg$ （2）吸氧条件下，$PaCO_2 > 50mmHg$，$PaO_2 > 60mmHg$

（二）判断酸碱失衡

项目	内容
单纯性酸碱失衡	呼吸性酸中毒（呼酸）、呼吸性碱中毒（呼碱）、代谢性酸中毒（代酸）和代谢性碱中毒（代碱）
混合型酸碱失衡	（1）传统型：呼酸并代酸、呼酸并代碱、呼碱并代酸和呼碱并代碱 （2）新的进展：混合性代酸（高AG代酸+高Cl^-性代酸）、代碱并代酸包括代碱并高AG代酸及代碱并高Cl^-性代酸、三重酸碱失衡（TABD）包括呼酸型三重酸碱失衡和呼碱型三重酸碱失衡

二、适应证

动脉血气分析检查适用于临床各科的危重患者。动态动脉血气分析监测对判断危重患者的呼吸功能和酸碱失衡的类型、指导治疗和判断预后均有重要价值。

三、正常值及临床意义

（一）常用的判断酸碱失衡的指标

项目	内容
pH	（1）体液内氢离子浓度的负对数，是反映体液总酸度的指标，受呼吸和代谢因素一同影响 （2）正常值：动脉血7.35~7.45，平均值7.40，静脉血pH比动脉血低0.03~0.05 （3）酸血症时 pH < 7.35；碱血症时 pH > 7.45
PCO_2	（1）血浆中物理溶解的CO_2分子所产生的压力，反映酸碱平衡呼吸因素的唯一指标 （2）正常值：动脉血35~45mmHg，平均值40mmHg，静脉血比动脉血高5~7mmHg （3）当$PCO_2 > 45mmHg$时，提示呼酸或代碱的呼吸代偿；当$PCO_2 < 35mmHg$时，提示呼碱或代酸的呼吸代偿

续表

项目	内容
HCO_3^-	（1）即实际碳酸氢盐（AB），是指隔绝空气的血液标本在实验条件下所测的血浆 HCO_3^- 值 （2）正常值22~27mmol/L，平均值为24mmol/L，动、静脉血 HCO_3^- 相近。是反映酸碱平衡代谢因素的指标 （3）$HCO_3^- < 22mmol/L$，主要见于代酸或呼碱代偿；$HCO_3^- > 27mmol/L$，主要见于代碱或呼酸代偿
标准碳酸氢盐（SB）	（1）在标准条件下（PCO_2 40mmHg、血红蛋白完全饱和、温度37℃）测得的 HCO_3^- 值 （2）反映酸碱平衡代谢因素的指标 （3）正常值22~27mmol/L，平均值24mmol/L （4）正常情况下 AB=SB；AB升高 > SB升高可见于代碱或呼酸代偿；AB降低 < SB降低可见于代酸或呼碱代偿
缓冲碱（BB）	（1）体液中所有缓冲阴离子总和，包括 HCO_3^-、蛋白质（Pr^-）、血红蛋白（Hb^-） （2）血浆缓冲碱（BBp）=HCO_3^-+Pr^-=24+17=41mmol/L，全血缓冲碱（BBb）=HCO_3^-+Pr^-+Hb^-=24+17+0.42×15=47.3mmol/L （3）仅BB一项降低时，提示为贫血（Hb低）
碱剩余（BE）	（1）表示血浆碱储量增加或减少的量，是反映酸碱平衡代谢性因素的指标 （2）全血BE正常值范围 ±3mmol/L，平均为0 （3）BE正值时表示缓冲碱增加；BE负值时表示缓冲碱减少或缺失（BD）
总 CO_2 量（TCO_2）	（1）反映化学结合的 CO_2 量（24mmol/L）与物理溶解的 CO_2 量（0.03×40=1.2mmol/L） （2）正常值=24+1.2=25.2mmol/L。意义同 HCO_3^- 值
CO_2–CP	血浆中呈化合状态的 CO_2 量，比 HCO_3^- 略高。意义同 HCO_3^- 值

（二）常用的判断低氧血症的参数

项目	内容
氧分压（PO_2）	（1）氧分压是指血浆中物理溶解的氧分子所产生的压力 （2）动脉血氧分压（PaO_2）正常值为80~100mmHg，随着年龄增长而降低，预计 PaO_2 值（mmHg）=100−0.33×年龄（岁）±5.0 （3）静脉血氧分压（PvO_2）正常值为40mmHg （4）在判断呼吸功能时，必须用动脉血氧分压，禁用静脉血氧分压替代。联合应用动脉血氧分压和动脉血二氧化碳分压可判断呼吸衰竭的类型
血氧饱和度（SO_2）	（1）血氧饱和度是指血红蛋白实际上所结合的氧含量占全部血红蛋白可结合的氧的百分率 （2）血氧饱和度的计算公式为：SaO_2=HbO_2/全部Hb×100%=血氧含量/血氧容量×100% （3）动脉血氧饱和度以 SaO_2 表示，正常范围为95%~99%，动脉血氧饱和度与动脉血氧分压间的关系可用氧解离曲线表示
氧合指数	氧合指数=PaO_2/FiO_2，也称通气/灌注指数，正常值为400~500mmHg。氧合指数小于300mmHg可判断为呼吸衰竭

（三）静脉血取代动脉血行血气分析的可行性

（1）临床上常可遇到患者动脉穿刺困难，尤其是婴幼儿，这时通常用静脉血取代动脉血测定。

（2）静脉血气分析只能用于判断酸碱失衡，无法用于判断呼吸功能。

（3）当微循环障碍时，血液在毛细血管停留时间延长，组织利用氧增加，回到静脉血 PO_2 可明显下降，这时可表现为动脉血 PO_2 正常，而静脉血 PO_2 下降显著。

四、酸碱失衡的判断方法

（一）分清原发与继发（代偿）变化

项目	内容
代偿规律	（1）原发失衡变化与代偿变化同向：原发 HCO_3^- 升高，代偿性 PCO_2 随之升高；原发 HCO_3^- 下降，代偿性 PCO_2 随之下降。反之亦同 （2）原发失衡变化一定大于代偿变化
结论	（1）原发失衡决定了 pH 是偏碱或偏酸 （2）HCO_3^- 和 PCO_2 呈相反变化，提示必有混合性酸碱失衡存在 （3）PCO_2 和 HCO_3^- 明显异常同时伴 pH 正常，怀疑有混合性酸碱失衡存在

（二）单纯性酸碱失衡的判断

项目	内容
代酸	$HCO_3^- < 24mmol/L$、$PaCO_2 < 40mmHg$ 和 $pH < 7.40$
代碱	$HCO_3^- > 24mmol/L$、$PaCO_2 > 40mmHg$ 和 $pH > 7.40$
呼碱	$HCO_3^- < 24mmol/L$、$PaCO_2 < 40mmHg$ 和 $pH > 7.40$
呼酸	$HCO_3^- > 24mmol/L$、$PaCO_2 > 40mmHg$ 和 $pH < 7.40$

（三）混合性酸碱失衡的判断

项目	内容
呼酸并代酸	$PaCO_2 > 40mmHg$ 同时伴 $HCO_3^- < 24mmol/L$
呼碱并代碱	$PaCO_2 < 40mmHg$ 同时伴 $HCO_3^- > 24mmol/L$
混合性酸碱失衡	用酸碱失衡预计代偿公式确定

（四）结合临床表现、病史综合判断

为使诊断符合患者的情况，必须结合临床表现、其他检查及多次动脉血气分析的动态监测一同分析。

（五）动脉血气分析在呼吸危重患者诊治中的注意事项

（1）允许性高碳酸血症策略对于减少机械通气相关性肺损伤是有效的，使用过程中应做到 $PaCO_2$ 适度及缓慢地升高，保证 $PaO_2 > 60mmHg$，$pH > 7.20\sim7.25$。此策略也可用于 COPD 合并慢性呼吸衰竭患者的救治，在保证 $PaO_2 > 60mmHg$ 基础上，升高的 $PaCO_2$ 可缓慢下降。

（2）严重 CO_2 潴留，尤其是急性 CO_2 潴留患者救治中应以通畅气道，合理地使用机械通气，降低升高的 $PaCO_2$ 为主，不宜大量补充碱性药物。

（3）经皮血氧饱和度监测无法替代动脉血气分析检查。经皮血氧饱和度无正常参考值，应动态监测。危重患者监测时 SO_2 变化不大，但病情明显恶化时怀疑 $PaCO_2$ 升高的可能，必须及时行动脉血气分析检查。

第二节 临床上常见的酸碱失衡

一、代酸

原发血浆中的 HCO_3^- 减少称为代酸。临床上常按 AG 将代酸分为高 AG 型和正常 AG 型（高氯性）。无论何型代酸，其机体代偿作用和动脉血气特点相同。其不同点为：高 AG 型代酸 HCO_3^- 下降一定有等量 AG 升高，即 $\Delta HCO_3^- = \Delta AG$；正常 AG 型代酸 HCO_3^- 下降一定有等量 Cl^- 升高，而 AG 不变，即 $\Delta HCO_3^- = \Delta Cl^-$。

项目	内容
病因	（1）高 AG 型代酸：特点为"固定酸产生过多"，临床常见于乳酸性酸中毒、糖尿病酮症酸中毒以及尿毒症患者硫酸盐和磷酸盐浓度升高引起的酸中毒 （2）正常 AG 型代酸：高氯性酸中毒。临床常见：①严重腹泻、肠道引流以及肾小管酸中毒或大量使用碳酸酐酶抑制剂导致 HCO_3^- 丢失；②外源性固定酸摄入过多
机体代偿作用	代酸时，H^+ 的升高可刺激中枢和外周化学感受器，造成代偿性通气增加，其结果 $PaCO_2$ 降低。这种代偿完全需 12~24 小时。代酸预计代偿公式为 $PaCO_2=1.5 \times HCO_3^- +8 \pm 2$。其代偿极限为 $PaCO_2$ 10mmHg
动脉血气和血电解质变化特点	（1）HCO_3^- 原发降低 （2）PCO_2 代偿性降低，且符合 $PCO_2=1.5 \times HCO_3^- +8 \pm 2$ （3）pH 降低 （4）血 K^+ 升高或正常 （5）血 Cl^-：高 AG 型代酸时血 Cl^- 正常，高 Cl^- 型代酸时血 Cl^- 升高 （6）血 Na^+ 降低或正常 （7）AG：高 Cl^- 型代酸时 AG 正常，高 AG 型代酸时 AG 升高 （8）PaO_2 常正常

二、代碱

原发的血浆 HCO_3^- 升高称为代碱。

项目	内容
病因	（1）H^+ 丢失 ①临床常见剧烈呕吐或胃液引流造成含 HCl 的胃液大量丢失 ②应用排 K^+ 利尿剂造成 H^+ 经肾大量丢失 ③盐皮质激素过多比如原发性醛固酮增多症 ④过量使用糖皮质激素 （2）过量使用 $NaHCO_3$ 和大量输入含枸橼酸钠抗凝剂的库存血 （3）低钾血症：因细胞外液 K^+ 下降，引起细胞内 K^+ 向细胞外转移，同时细胞外 H^+ 向细胞内移动，可发生代碱，同时可因细胞内 H^+ 上升，肾分泌 H^+ 增多，出现反常性酸性尿
机体代偿作用	代碱时，H^+ 下降，抑制了中枢和外周化学感受器，使通气减弱，$PaCO_2$ 升高。既往认为代碱的呼吸代偿无明显规律，尤其是低钾性碱中毒常见不到呼吸代偿。其预计代偿公式为：$\Delta PaCO_2=0.9 \times \Delta HCO_3^- +1.5$。其代偿完全时间为 12~24 小时，代偿极限为 $PaCO_2$ 55mmHg

续表

项目	内容
动脉血气和血电解质变化特点	（1）ΔHCO_3^- 原发升高 （2）PCO_2 代偿性升高，且符合 $PaCO_2 = $ 正常 $PaCO_2$ 平均值 $+0.9 \times \Delta HCO_3^- + 1.5$ （3）pH 升高 （4）血 K^+ 降低或正常 （5）血 Cl^- 降低 （6）血 Na^+ 降低或正常 （7）AG 正常或轻度升高 （8）PaO_2 多正常

三、呼酸

原发的 PCO_2 升高称为呼酸。

项目	内容
病因	（1）呼吸道阻塞：喉头痉挛和水肿、溺水、异物阻塞、气管和呼吸道烧伤可造成上呼吸道急性梗阻，是引起急性呼酸的常见原因；慢性阻塞性肺疾病等是引发慢性呼酸的常见原因 （2）呼吸中枢抑制：颅脑损伤、急性脑血管病、脑炎、呼吸中枢抑制剂及麻醉剂用量过多 （3）呼吸肌麻痹：急性脊髓灰质炎、吉兰-巴雷综合征、多发性肌炎、重症肌无力和周期性瘫痪 （4）胸廓病变：如胸部创伤、严重气胸、大量胸腔积液与胸廓畸形及广泛胸膜增厚等都能引起通气功能障碍而引起呼酸 （5）肺部疾病：急性呼吸窘迫综合征、重症肺炎、急性心源性肺水肿、严重弥漫性肺间质疾病也可因通气功能障碍而发生呼酸
机体代偿作用	（1）HCO_3^- 代偿性升高，HCO_3^-/PCO_2 比值必会下降（即比值 <0.6），pH <7.40 （2）按呼酸发生时间分类：呼酸 3 天以内为急性呼酸，3 天以上者为慢性呼酸 （3）国人慢性呼酸公式为：$\Delta HCO_3^- = 0.35 \times \Delta PCO_2 \pm 5.58$；其代偿极限为 HCO_3^- 42~45mmol/L。急性呼酸时最大代偿程度为 $\Delta HCO_3^- = 0.07 \times \Delta PCO_2 \pm 1.5$，$HCO_3^-$ 代偿极限为 30mmol/L
动脉血气和血电解质变化特点	（1）$PaCO_2$ 原发性升高 （2）HCO_3^- 代偿性升高，但慢性呼酸必须符合预计 $HCO_3^- = 24 + 0.35 \times \Delta PaCO_2 + 5.58$ 范围内，急性呼酸 $HCO_3^- < 30mmol/L$ （3）pH 降低 （4）血 K^+ 升高或正常 （5）血 Cl^- 降低 （6）血 Na^+ 降低或正常 （7）AG 正常 （8）PaO_2 降低，低于 60mmHg，严重时 $PaO_2 < 40mmHg$
临床注意事项	（1）处理原则是通畅气道，尽快解除 CO_2 潴留，随着 PCO_2 下降、pH 随之逐渐正常 （2）补碱性药物原则：pH <7.20 时，适当补充 5% $NaHCO_3$，一次量为 40~60ml。呼酸并代酸，pH <7.20 时，一次性补充 5% $NaHCO_3$ 的量控制在 80~100ml （3）纠正低氧血症：尽量将 PaO_2 升至 60mmHg 以上 （4）注意区分急、慢性呼酸和慢性呼酸急性加剧 （5）严防 CO_2 排出后碱中毒 （6）注意高血钾对心脏的损害

四、呼碱

原发的 PCO_2 下降称呼碱。

项目	内容
病因	（1）通气过度是各种原因引起呼碱的基本发生机制 （2）常见原因：①各种原因引起的低氧血症；②呼吸中枢受到直接刺激比如癔症发作时过度通气、脑血管疾病、脑外伤、脑炎和脑肿瘤等都能刺激呼吸中枢引起过度通气；③呼吸机使用不当，通气量过大
机体代偿作用	（1）机体通过缓冲对系统、细胞内外离子交换、肾脏代偿等机制使血 HCO_3^- 代偿性降低，其中肾脏减少 HCO_3^- 重吸收，增加尿液排 HCO_3^- 是主要的代偿机制 （2）代偿完全约需3天。故而呼碱3天以内者为急性呼碱，3天以上者为慢性呼碱 （3）国人慢性呼碱预计代偿公式为：$\Delta HCO_3^- = 0.49 \times \Delta PCO_2 \pm 1.72$，其代偿极限为 HCO_3^- 12~15mmol/L。急性呼碱预计代偿公式为：$\Delta HCO_3^- = 0.2 \times \Delta PCO_2 \pm 2.5$，其代偿极限为 18mmol/L
动脉血气和血电解质变化特点	（1）$PaCO_2$ 原发性降低 （2）HCO_3^- 代偿性降低，但慢性呼碱必须符合 $HCO_3^- = 24 + 0.49 \times \Delta PaCO_2 \pm 1.72$ 范围内，急性呼碱符合 $HCO_3^- = 24 + 0.2 \times \Delta PCO_2 \pm 2.5$ 范围内 （3）pH升高 （4）血 K^+ 降低或正常 （5）血 Cl^- 升高 （6）血 Na^+ 正常或下降 （7）AG正常或轻度升高 （8）PaO_2 降低，常低于 60mmHg
临床注意事项	（1）处理原则是治疗原发病，注意纠正缺氧，对于呼碱可不用特殊处理 （2）牢记"低钾碱中毒，碱中毒并低钾"的规律

五、混合性代酸

项目	内容
病因	失衡为高AG型代酸并高氯型代酸
动脉血气和血电解质变化特点	（1）动脉血气特点与单纯性代酸完全相同，pH下降、HCO_3^- 原发下降、PCO_2 代偿性下降，且符合 $PCO_2 = 1.5 \times HCO_3^- + 8 \pm 2$ （2）检测AG可提示此型酸碱失衡存在 （3）单纯性高 Cl^- 型代酸符合 Cl^- 升高数（ΔCl^-）$= HCO_3^-$ 下降数（ΔHCO_3^-），如果在此基础上再合并高AG型代酸，HCO_3^- 继续下降数（ΔHCO_3^-）$=$ AG升高数（ΔAG），其结果为 $\Delta HCO_3^- = \Delta Cl^- + \Delta AG$ （4）一旦出现AG升高时伴有 $\Delta HCO_3^- > \Delta Cl^-$ 或 $\Delta AG < \Delta HCO_3^-$，提示混合性代酸存在的可能

六、代碱并代酸

pH、HCO_3^-、PCO_2 都能表现为升高、正常或降低，主要取决于两种原发失衡的相对严重程度，按照AG正常与否，可分为AG升高型及AG正常型。

项目	内容
AG升高型	（1）失衡为代碱并高AG代酸 （2）高AG代酸时，$\Delta AG\uparrow=\Delta HCO_3^-\downarrow$，$Cl^-$不变。而代碱时，$\Delta HCO_3^-\uparrow=\Delta Cl^-\downarrow$，AG不变。当两者一同存在时，则$\Delta HCO_3^-=\Delta AG+\Delta Cl^-$；而潜在$HCO_3^-$=实测$HCO_3^-+\Delta AG$一定大于正常$HCO_3^-$（24mmol/L）；$\Delta HCO_3^-<\Delta AG$ （3）当代碱严重时，AG升高同时并不伴有HCO_3^-下降，HCO_3^-反而上升。相反，当高AG代酸严重时，HCO_3^-下降可与Cl^-下降一同存在
AG正常型	（1）失衡为代碱并高Cl^-型代酸 （2）pH、PCO_2和HCO_3^-都能在正常范围内 （3）临床识别依赖于详尽的病史和低钾血症

七、呼酸并代酸

急、慢性呼酸复合不适当HCO_3^-下降或者代酸复合不适当PCO_2升高，都能称为呼酸合并代酸。

项目	内容
动脉血气与血电解质变化特点	（1）$PaCO_2$原发升高 （2）HCO_3^-可升高、下降或正常，以下降或正常多见，但必须符合实测$HCO_3^-<24+0.35\times\Delta PaCO_2-5.58$ （3）pH极度下降 （4）血K^+升高 （5）血Cl^-可下降、正常或升高，但以正常或升高多见 （6）血Na^+正常或下降 （7）AG可升高或正常 （8）PaO_2降低，常低于60mmHg
常见组合形式	（1）PCO_2升高（>40mmHg），HCO_3^-降低（<24mmol/L），即所谓PCO_2升高同时伴HCO_3^-降低，为呼酸并代酸 （2）PCO_2升高伴HCO_3^-升高，但符合$HCO_3^-<$正常HCO_3^-（24mmol/L）$+0.35\times\Delta PCO_2-5.58$。这时需要结合临床综合判断，如果起病时间不到3天，怀疑为单纯呼酸；如果起病时间超过3天，怀疑为呼酸并相对代酸 （3）HCO_3^-下降伴PCO_2下降，但符合$PCO_2>1.5\times HCO_3^-+8+2$。即所谓代酸并相对呼酸，上述代酸如果是高AG代酸，则AG升高是提示并发代酸的重要指标
临床注意事项	（1）处理原则为积极治疗原发病，解除CO_2潴留和纠正缺氧的同时，适当加大碱性药物的补充 （2）在pH<7.20时，一次补5% $NaHCO_3$量控制在80~100ml （3）要及早消除严重酸血症对心脏、支气管、外周血管的损害作用

八、呼酸并代碱

急、慢性呼酸复合不适当升高的HCO_3^-或代碱复合不适当升高的PCO_2都能诊断呼酸并代碱。

项目	内容
动脉血气及血电解质变化特点	（1）$PaCO_2$原发升高 （2）HCO_3^-升高，且符合实测$HCO_3^- > 24+0.35 \times \Delta PaCO_2+5.58$。慢性呼酸最大代偿能力是$HCO_3^-$ 42~45mmol/L，因此当$HCO_3^- > 45$mmol/L时无论pH正常与否，都能诊断为慢性呼酸并代碱 （3）pH可升高、正常或下降，其pH正常与否只取决于两种酸碱失衡相对严重程度，但多见下降或正常 （4）血K^+下降或正常 （5）血Cl^-明显下降 （6）血Na^+下降或正常 （7）AG正常或轻度升高 （8）PaO_2下降
临床常见情况	（1）急性呼酸时，只要$HCO_3^- > 30$mmol/L，即可诊断为急性呼酸并代碱 （2）慢性呼酸并代碱，慢性呼酸为主时，PCO_2原发升高，HCO_3^-代偿升高，且符合$HCO_3^- > $正常$HCO_3^-$（24mmol/L）$+0.35 \times \Delta PCO_2+5.58$，或$HCO_3^- > 45$mmol/L，pH下降或正常 （3）代碱为主时，$HCO_3^-$原发升高，$PCO_2$代偿升高，且符合$PCO_2 > $正常$PCO_2$（40mmHg）$+0.9 \times \Delta HCO_3^-+5$或$PCO_2 > 55$mmHg，pH升高或正常
临床注意事项	（1）此型失衡中并发的代碱主要为医源性所致。因此在处理呼酸时注意CO_2排出不宜过快，补碱性药物不宜过量，合理使用肾上腺糖皮质激素以及排钾利尿药等 （2）对于呼酸患者注意常规补氯化钾，只要每天尿量在500ml以上，常规补氯化钾每天3~4.5g，预防呼酸纠正过程中的代碱发生

九、呼碱并代酸

呼碱伴有不适当下降的HCO_3^-或代酸伴有不适当下降的PCO_2，即可诊断为呼碱并代酸。

项目	内容
动脉血气特点	PCO_2下降，HCO_3^-下降，pH可下降、升高或正常。其pH主要取决于呼碱与代酸的相对严重程度
临床常见情况	（1）以呼碱为主的重度失衡。pH升高，PCO_2下降，HCO_3^-下降且符合：急性为$HCO_3^- > $正常$HCO_3^-$（24mmol/L）$+0.2 \times \Delta PCO_2-2.5$；慢性为$HCO_3^- > $正常$HCO_3^-$（24mmol/L）$+0.49 \times \Delta PCO_2-1.72$ （2）以呼碱为主的轻度失衡或代酸为主的失衡。pH正常或下降，HCO_3^-下降，PCO_2下降且符合$PCO_2 < 1.5 \times HCO_3^-+8-2$。此型失衡并发的代酸常为高AG型代酸，因此AG升高是提示并发高AG型代酸的重要指标

十、呼碱并代碱

呼碱伴有不适当的HCO_3^-变化，或代碱伴有不适当的PCO_2变化都能诊断呼碱并代碱，共存的呼碱和代碱可引起严重碱血症，预后较差。

项目	内容
病因	（1）临床常见为Ⅰ型呼吸衰竭患者在原有的呼碱基础上，不适当使用碱性药物、排钾利尿剂、肾上腺糖皮质激素和脱水剂等医源性因素，常可在缺氧伴有呼碱基础上并代碱 （2）少数患者也可见于Ⅱ型呼吸衰竭呼酸患者，因使用机械通气治疗排出CO_2过量、过快，或呼吸衰竭患者经有效治疗后CO_2排出而没有注意及时补钾，而引起呼碱或呼碱并代碱，即CO_2排出后碱中毒

续表

项目	内容
动脉血气和血电解质变化特点	（1）$PaCO_2$可降低、正常或升高，但多见下降或正常 （2）HCO_3^-可降低、正常或升高，但多见升高或正常 （3）pH明显升高 （4）血K^+降低 （5）血Cl^-降低或正常 （6）血Na^+降低或正常 （7）AG正常或轻度升高 （8）PaO_2降低，常低于60mmHg
临床常见情况	（1）PCO_2降低（<40mmHg），同时伴有HCO_3^-升高（>24mmol/L），肯定为呼碱并代碱 （2）PCO_2降低，HCO_3^-轻度下降或正常，且符合急性：$HCO_3^- >$正常HCO_3^-（24mmol/L）+0.2×ΔPCO_2+2.5；慢性：$HCO_3^- >$正常HCO_3^-（24mmol/L）+0.49×ΔPCO_2+1.72，即所谓呼碱并相对代碱 （3）HCO_3^-升高并PCO_2轻度升高或正常，且符合$PCO_2 <$正常PCO_2（40mmHg）+0.9×ΔHCO_3^-－5，即所谓代碱并相对呼碱
临床注意事项	（1）此型失衡因有呼碱和代碱的同时存在，可引起严重的碱血症，由于pH极度升高，常可引起氧解离曲线左移，使组织显著缺氧，以及出现严重的心律失常，而危及生命，常是患者致死的直接原因 （2）补酸性药物的原则：通常情况下，混合性酸碱失衡不必补酸性药物，即使是pH升高比较明显的呼碱并代碱。但应注意以下三点 ①对合并呼碱的混合性酸碱失衡中呼碱不需特殊处理，只要纠正原发疾病，呼碱即可好转 ②对混合性酸碱失衡中代碱处理应以预防为主，由于代碱绝大多数是由医源性引起的，因此应慎用碱性药物、排钾利尿药、肾上腺糖皮质激素，注意补钾 ③对于严重碱血症的混合性酸碱失衡，常见于呼碱并代碱，应及早将碱性pH降下来，可适当补盐酸精氨酸，一次以10~20g加入5%~10%葡萄糖液中滴注和使用乙酰唑胺每次0.25g，1~2次/天，连用2天即可

十一、三重酸碱失衡（TABD）

TABD是指同时混合存在三种原发失衡，即一种呼吸性酸碱失衡+代碱+高AG代酸。

项目	内容
类型	（1）呼酸型TABD：呼酸+代碱+高AG代酸。其动脉血气和血电解质特点为 ①pH常见下降、正常，少见升高 ②PCO_2升高 ③HCO_3^-升高或正常 ④AG升高，$\Delta AG \neq \Delta HCO_3^-$ ⑤潜在HCO_3^-=实测HCO_3^-+$\Delta AG >$正常HCO_3^-（24mmol/L）+0.35×ΔPCO_2+5.58 ⑥血K^+正常或升高 ⑦血Na^+正常或下降 ⑧血Cl^-正常或下降 ⑨PaO_2下降，常低于60mmHg

项目	内容
类型	（2）呼碱型TABD：呼碱+代碱+高AG代酸。其动脉血气和血电解质特点为 ①pH常见升高、正常，少见下降 ②PCO_2下降 ③HCO_3^-下降或正常 ④AG升高，$\Delta AG \neq \Delta HCO_3^-$ ⑤潜在HCO_3^-=实测HCO_3^-+ΔAG>正常HCO_3^-（24mmol/L）+0.49×ΔPCO_2+1.72 ⑥血K^+正常或下降 ⑦血Na^+正常或下降 ⑧血Cl^-升高、正常、下降均可 ⑨PaO_2下降，常低于60mmHg
判断	（1）首先要确定呼吸性酸碱失衡类型，选用呼酸或呼碱预计代偿公式，计算HCO_3^-代偿范围 （2）计算AG，确定是否并发高AG代酸，TABD中代酸必须为高AG代酸 （3）应用潜在HCO_3^-判断代碱，即将潜在HCO_3^-与呼酸或呼碱预计代偿公式计算所得HCO_3^-代偿范围相比较

第三节　电解质平衡

一、电解质分布与调节

（一）电解质分布

项目	内容
细胞内、外液	（1）细胞外液：主要阳离子为Na^+，约占体内总钠含量的90%；K^+、Ca^{2+}、Mg^{2+}等少量；主要阴离子为Cl^-和HCO_3^- （2）细胞内液：主要阳离子为K^+，约占体内总钾含量的98%，其余为Na^+、Mg^{2+}；主要阴离子为磷酸盐，以蛋白质为主，硫酸盐少量；只在少数组织细胞内可见微量Cl^-
组织间液	（1）电解质含量与细胞外液或血浆极为接近 （2）蛋白质含量为0.05%~0.35%
胃肠分泌液	（1）胃液中：主要阳离子为H^+，主要阴离子为Cl^-；K^+的浓度比血清高2~5倍 （2）小肠液中：主要阳离子为Na^+，主要阴离子为HCO_3^-；K^+的浓度则与血清相接近
尿液	以排Na^+和K^+为主，其中以排K^+为主
汗液	（1）非显性排汗：以排水为主，电解质含量极少，可忽略 （2）显性排汗：主要排Na^+、Cl^-，含少量K^+

（二）电解质的需要量与调节

项目	内容
钠	（1）正常血清Na^+为134~145mmol/L，平均为142mmol/L （2）正常人每天钠的需要量约为6.0g，从普通饮食中获得的钠足以维持 （3）Na^+主要从尿液中排出，由汗和粪便中排出较少

续表

项目	内容
钾	（1）正常血清 K^+ 为 3.5~5.5mmol/L，平均为 4.0~4.5mmol/L （2）正常人每天需要钾量为 80mmol，相当于 6g KCl （3）85%~90% 的 K^+ 由尿液中排出，其余由粪便排出，只有微量由汗排出
钙	（1）正常血清钙为 2.25~2.58mmol/L；当血清总钙浓度超过 3mmol/L 时所出现的极度消耗、代谢性脑病和胃肠道症状，称为高钙血症危象 （2）血清钙 50% 以游离状态存在，是维持生理作用的主要部分；其余 50% 与蛋白质结合 （3）500ml 牛奶中所含钙量即可满足正常人每日需钙量 （4）约 99% 的钙沉积在骨骼和牙齿内，1% 为细胞外液，细胞内液仅含少量钙 （5）影响钙吸收的因素：①食物中含钙量；②机体吸收、利用程度；③食物中钙、磷比例 （6）影响钙排泄的因素：①钙的摄入量；②肾脏的酸碱调节机制；③骨骼大小；④内分泌因素
镁	（1）正常血浆镁为 1.5~2.5mmol/L 或 1.6~2.1mmol/L （2）每天需要 0.3~0.35mmol，主要经由小肠吸收 （3）每天由饮食摄入镁 5~10mmol/L （4）人体中镁 53% 在骨骼中沉积，27% 存在肌肉，19% 存在于其他软组织中，红细胞中占 0.5% 左右，血浆镁占 0.3% 左右 （5）血浆中镁 65% 以游离形式存在，35% 与蛋白质相结合
氯	（1）人体内 Cl^- 主要位于细胞外液中，是细胞外液中的主要阴离子；少量存在于红细胞、肾小管细胞、胃肠黏膜细胞、性腺、皮肤等细胞内液中 （2）血清 Cl^- 为 98~108mmol/L，平均 103mmol/L （3）每天需 Cl^- 量为 3.5~5g （4）胃液大量丧失可导致 Cl^- 大量丢失
碳酸氢根	（1）HCO_3^-、Cl^- 都是细胞外液的主要阴离子 （2）正常血清 HCO_3^- 为 24mmol/L （3）血清 HCO_3^- 高低，直接反映机体酸碱情况

（三）调节机制

项目	内容
肾上腺皮质激素	（1）盐皮质激素：即醛固酮系统，主要通过对肾远曲小管和收集管对钠的重吸收增加和钾的分泌增加，促使钠的重吸收和钾的排出，发挥保钠排钾的作用。此作用并不局限于肾脏，在唾液、汗液及胃肠道液的分泌中也有作用 （2）糖皮质激素：也有与醛固酮的保钠排钾相似的作用，只是作用比醛固酮弱很多。该激素分泌受脑垂体促肾上腺皮质激素（ACTH）和丘脑下部调节的控制和影响
甲状旁腺	（1）可分泌降钙素，主要抑制肾小管和胃肠道对钙的重吸收，降低血钙 （2）在抑制肾小管对钙重吸收的同时，还抑制肾小管对磷、钠、钾的重吸收，增多这些离子在尿中的排泄。因此，甲状旁腺可调节多种血电解质水平

二、电解质的生理功能

（一）钾的生理功能

项目	内容
维持细胞的新陈代谢	糖原合成时，需要一定量的钾一同进入细胞内；血中糖和乳酸的消长与钾有平行趋势；蛋白质分解时，钾的排出增加；每克氮分解时，可释放出 2.7~3.0mmol 钾；钾：氮比例为（2.7~3）：1

续表

项目	内容
保持神经、肌肉应激性（兴奋）功能	钾浓度过高时，神经、肌肉兴奋性增高；反之则下降
对心肌的作用	钾对心肌细胞的抑制作用显著，血钾浓度过高可使心肌停止在舒张状态；相反，血钾过低时可造成心肌的兴奋性增加，心肌异位节律点兴奋性增加，可引起一系列不同类型的心律失常
维持酸碱平衡	血钾增高或降低能造成酸碱平衡失调，从而引起血清钾的改变，两者关系是酸中毒常合并高血钾，碱中毒合并低血钾，低血钾可导致碱中毒

（二）钠的生理功能

项目	内容
维持细胞外液容量和渗透压	血钠增高，血浆容量也增加，血浆渗透压也一同升高；反之则相反
缓冲盐	在维持机体酸碱平衡中起主要作用的血浆缓冲系统，如 HCO_3^-，常受钠离子增减的影响而消长
神经、肌肉应激性	血钠减低时，患者可出现倦怠、乏力、定向力减低等精神神经系统症状

（三）镁的生理功能

项目	内容
细胞活动与代谢	（1）镁是重要的辅酶。镁与ATP结合成复合物能激活很多重要的酶 （2）在细胞的代谢活动中，均需要镁的参与；很多酶的功能活动也需要镁的作用
镁对心血管的抑制作用	（1）低镁时可出现心动过速、心律失常等 （2）镁能通过激活与ATP代谢相关的酶，刺激心肌线粒体内氧化磷酸化的过程，并影响细胞膜的 Na^+–K^+–ATP酶，然后激活心肌中的腺苷酸环化酶 （3）镁可通过参与肌原纤维对ATP的水解和肌凝蛋白的凝固以及肌质网对钙离子的释放和结合，参与心肌的收缩过程
与钾代谢有关	低血钾常同时合并低血镁；有时低血镁未得到较好的纠正，低血钾也难以纠正
对血管和胃肠道平滑肌的作用	镁能扩张血管使血压下降，还能解除胃肠道平滑肌痉挛，利胆和导泻作用良好
中枢神经系统作用	镁有抗惊厥和镇静作用。低血镁时，患者可表现出激动、神经错乱及不安
抑制呼吸	镁过量或中毒能引起呼吸抑制，并造成呼吸衰竭

（四）钙的生理功能

项目	内容
对心肌作用	钙离子能增加心肌收缩力，提高心肌兴奋性，使用强心苷时禁止同时用钙剂
神经、肌肉应激性	钙离子抑制骨骼肌的兴奋性。当血钙降低时，患者可表现出手足搐搦、肌肉抖动或震颤等一系列神经、肌肉应激性增高的症状
参与磷代谢	钙、磷代谢关系密切，一起参与骨骼的发育和生长

（五）氯的生理功能

主要为调节和维持酸碱失衡方面。

三、常见电解质紊乱

（一）低氯血症

1.病因与发生机制

项目	内容
血 CO_2 潴留时的代偿作用	血 CO_2 潴留，机体可通过血液缓冲系统、细胞内外离子交换与肾脏代偿作用，使 HCO_3^- 代偿性升高同时伴有血 Cl^- 降低
氯摄入减少	纳差和长期低钠饮食是造成氯摄入减少的主要原因
利尿剂使用	排钾利尿剂同时排氯可出现原发性低血氯
呕吐	频繁或剧烈的呕吐可造成胃液大量丢失，而致低氯血症
大量出汗	从汗液中丢失大量的 Cl^- 和 Na^+，引起低氯血症

2.低氯血症的治疗

项目	内容
代偿性低氯血症	不应处理，反而应加以保护
原发性低氯血症	补氯

（二）低钠血症

1.病因与发病机制

项目	内容
缺钠性低钠血症	（1）长期使用利尿剂或大量多次应用，在短期内水肿快速消除，钠排出增多 （2）肺心病患者长期低钠饮食和纳差 （3）大量出汗伴有钠的丢失 （4）如果伴有呕吐、腹泻，常因丢失大量消化液而引起低钠血症 （5）肾上腺皮质功能减退，肾小管保钠排钾功能下降，而使尿钠排出增多 （6）肾功能不全可使肾小管泌氢功能减退，无法与肾小管腔中钠进行交换，造成钠排出增多
稀释性低钠血症	（1）心力衰竭引起稀释性低钠血症 （2）低氧、高碳酸血症和严重肺部感染，可产生抗利尿激素（ADH）分泌异常综合征 （3）无症状性低钠血症：主要是慢性营养不良和细胞分解代谢增加，蛋白质和钾离子释出细胞外而使细胞内蛋白质、磷脂含量和钾含量减少，导致细胞内渗透压降低，为了维持新的细胞内外渗透压平衡，细胞外渗透压必须降低

2.临床表现

项目	内容
消化道症状	主要表现为食欲不振、恶心、呕吐、腹胀及呃逆等
循环系统症状	表现为脉细而速，直立性低血压等循环衰竭症状。严重者产生体位性晕厥，在缺钠性低钠血症时比较常见
神经精神症状	通常有疲乏、表情淡漠无神、肌阵挛、肌肉痛性痉挛、腱反射减退或亢进，严重者可出现神志恍惚、嗜睡、谵语、幻觉，甚至半昏迷与昏迷

3.诊断依据

（1）血清钠低于130mmol/L，并按照血清钠水平分为轻、中、重度低钠血症，轻度低钠血症血钠为120~129mmol/L，中度低钠血症血钠为110~119mmol/L，重度低钠血症血钠低于110mmol/L。

（2）血清渗透压低于280mmol/L。

（3）具有低钠血症的病因和临床表现。

（4）可排除其他病因所引起的神经精神症状。

4.治疗

项目	内容
缺钠性低钠血症	（1）补钠的方法：轻症患者可以口服补充钠为主，如增加饮食中盐量或口服生理盐水，其他均尽可能进行静脉补液，可用0.9% NaCl溶液静脉滴注补充，但通常常用3% NaCl溶液静脉滴注 （2）补钠量计算：所需补钠的量（mmol）=（正常血Na^+−实测血Na^+）×0.6×体重（kg） （3）补钠原则：①分次补钠；②补钠量宁可不足，切忌过量；③补钠速度通常控制在每小时补3% NaCl 50ml以下；④经补钠后血清钠水平有所回升，症状缓解，则应及时改为口服；⑤及时处理低钠血症的病因；⑥补钠同时注意补钾
稀释性低钠血症	（1）严格限制水摄入量：一般每天可限制补液量500~700ml，同时限制补钠 （2）改善营养状况和心肺功能 （3）利尿：利尿剂主要为氢氯噻嗪、呋塞米或甘露醇 （4）肾上腺素糖皮质激素：促进水的排泄，对纠正低钠血症有帮助 （5）血Na^+纠正到120mmol/L
无症状低钠血症	治疗原发病并改善营养状况，通常不需要补钠，进水不宜过量

（三）低钾血症

1.病因与发病机制

项目	内容
钾的摄入量不足	进食少
钾的排出量增多	（1）常使用排钾利尿剂 ①可抑制水、钠和氯的重吸收 ②作用于髓袢，能够抑制该段肾小管对钾的再吸收 ③抑制髓袢上升支和远端肾小管对钠、氯的重吸收，促使远端肾小管分泌钾增多 （2）肾上腺糖皮质激素：有利于肾小管K^+−Na^+进行交换，易出现低钾血症 （3）呕吐、腹泻：大量钾发生丢失，引起低钾血症 （4）大量出汗：钾大量丢失
钾在体内分布异常	（1）碱中毒 ①细胞外液H^+浓度下降，H^+从细胞内外移，而K^+从细胞外移至细胞内，导致血钾降低 ②肾小管细胞分泌H^+减少，减少远端肾小管H^+−Na^+交换，促进K^+−Na^+交换增加，结果导致尿液中排钾增多 （2）高渗葡萄糖的应用：大量或多次静脉输注高渗葡萄糖，尤其是葡萄糖与胰岛素联合应用时，大量葡萄糖合成糖原时，随着糖原进入细胞内而促使血钾转入细胞内，如果未注意补钾，可引起低钾血症

2.临床表现

项目	内容
神经-肌肉系统症状	肌肉软弱无力、腱反射减退或消失、弛缓性瘫痪、呼吸肌麻痹等
胃肠系统症状	常见有食欲不振、腹胀，严重者可有恶心、呕吐、肠麻痹等症状
循环系统症状	（1）血钾降低可发生心悸、心律失常，主要发生房性及室性期前收缩 （2）肺心病急性发作时常有严重低氧及CO_2潴留。如果同时存在低钾血症，其心律失常比较严重
碱中毒	出现神经精神症状，多见为兴奋、烦躁，也可昏迷

3.诊断与治疗

项目	内容
诊断	当血钾浓度低于3.5mmol/L时，即可诊断为低钾血症
治疗	（1）积极治疗原发病 （2）除去引起低钾血症的因素，并尽快恢复患者的日常饮食 （3）补钾原则为"见尿补钾，多尿多补，少尿少补，无尿不补" （4）纠正低钾血症的同时，应注意低钾血症伴代碱的纠正。补充氯化钾，不但可以纠正低钾血症，还能补充氯，有助于纠正碱中毒 （5）对补钾效果不佳的顽固性低钾血症，应注意是否同时存在低镁血症。如存在低镁血症，单纯纠正低钾血症无效。同时注意补镁，低钾血症常可迅速纠正 （6）严重低钾血症应限制钠的入量，以免肾小管Na^+-K^+交换增加导致尿K^+排出增多。规律为"大量补钠，大量排钾" （7）补钾过程中应反复多次测定血K^+，并结合临床症状、失钾原因，必要时检查心电图、24小时尿钾，随时调整补钾量及补钾速度 （8）血钾恢复正常并非表示总体钾已恢复正常，因机体98%的钾存于细胞内。24小时尿钾测定对总体钾的估计有一定指导意义。通常情况下，纠正低钾血症需要5~7天或更长时间 （9）补钾方法：通常缺钾患者每天补KCl 3~6g，严重缺钾者每天补KCl 8~12g或以上。轻度缺钾且能耐受者可口服补钾。对于有恶心、呕吐、无法进食或严重缺钾者，应静脉补钾，每500ml静脉滴注液中加KCl 1.5g为宜

（四）高钾血症

1.病因与发病机制

项目	内容
进钾过量、排钾过少	肾功能减退基础上不适当补钾引起
酸中毒	（1）呼酸或呼酸并代酸时，pH下降，H^+浓度升高，$3K^+$从细胞内移到细胞外，同时$2Na^+$、$1H^+$从细胞外移至细胞内，导致血钾升高 （2）酸中毒时，远端肾小管H^+-Na^+交换增多，而K^+-Na^+交换减少，造成血钾升高，血钾浓度与pH呈负相关，pH每下降0.1，血钾浓度升高0.4~1.2mmol/L（平均0.6~0.7mmol/L）
缺氧	严重缺氧时，因细胞膜Na^+-K^+-ATP泵作用失调，K^+从细胞内逸出导致血钾升高。如果同时伴有肾功能减退和酸中毒，则可引起高钾血症
引起血钾升高的药物	盐酸精氨酸、保钾利尿剂、血管紧张素转换酶抑制剂
假性高钾	采血时上臂压迫时间过久（几分钟）；血管外溶血；白细胞增多症WBC $> 500 \times 10^9$/L，若标本放久后可因凝集而释放钾；血小板增多症PLT $> 600 \times 10^9$/L，因凝集而释放钾离子，进而引起假性高钾

2.临床表现

项目	内容
心血管系统症状	（1）血钾迅速增高时易出现室性心动过速、心室颤动 （2）血钾缓慢增高时易出现传导阻滞和心脏停搏
神经-肌肉症状	（1）早期常有肢体异常、麻木、乏力 （2）严重者可出现吞咽、发声及呼吸困难，甚至发生上行性麻痹、弛缓性四肢瘫痪 （3）中枢神经系统可表现为烦躁不安、昏厥和神志不清

3.诊断

项目	内容
诊断	血钾浓度测定（血钾高于5.5mmol/L）和心电图的改变（T波高耸、基底变宽、P波消失、QRS波群增宽）是诊断高钾血症的主要指标
引起假性血钾升高的因素	（1）抽血前前臂肌肉过度收缩或抽血时应用止血带使前臂组织淤血缺氧 （2）抽血操作不当导致红细胞破坏，细胞内钾移至血液中 （3）装血的试管不干燥，发生溶血

4.治疗

项目	内容
病因治疗	（1）危重患者高钾血症需慎用含钾食物和药物，同时注意纠正缺氧和酸中毒 （2）高血钾伴有心脏或神经系统毒性表现或血钾浓度高于7mmol/L时，应积极采取应对措施
钙盐	常用20~30ml的10%葡萄糖酸钙缓慢静脉推注，必要时1小时可重复静脉推注一次，或在首次静脉推注后，以10%葡萄糖酸盐20~40ml加入10%葡萄糖液250ml中进行静脉滴注
高渗碱性药物	急危重的高钾血症患者，可在5分钟内先静脉推注11.2%乳酸钠或5% $NaHCO_3$ 溶液60~100ml，通常数分钟后即可见效，必要时在10~15分钟后再重复一次，或在首次注射后以高渗碱性溶液100~200ml缓慢静脉滴注，15~30滴/分钟；可一开始即用高渗碱性溶液300~500ml静脉滴注，起初10分钟内滴入100ml，后来缓慢维持15~30滴/分钟
葡萄糖和胰岛素	25%葡萄糖液400ml加入胰岛素25U或10%葡萄糖液500ml加入胰岛素12U，静脉滴注
阿托品	对高钾血症所致的心脏传导阻滞可能有一定的作用和暂时性的缓解
利尿剂	呋塞米和氢氯噻嗪等
腹膜、血液透析和血液过滤	—

第五章 影像学检查与诊断

思维导图框架

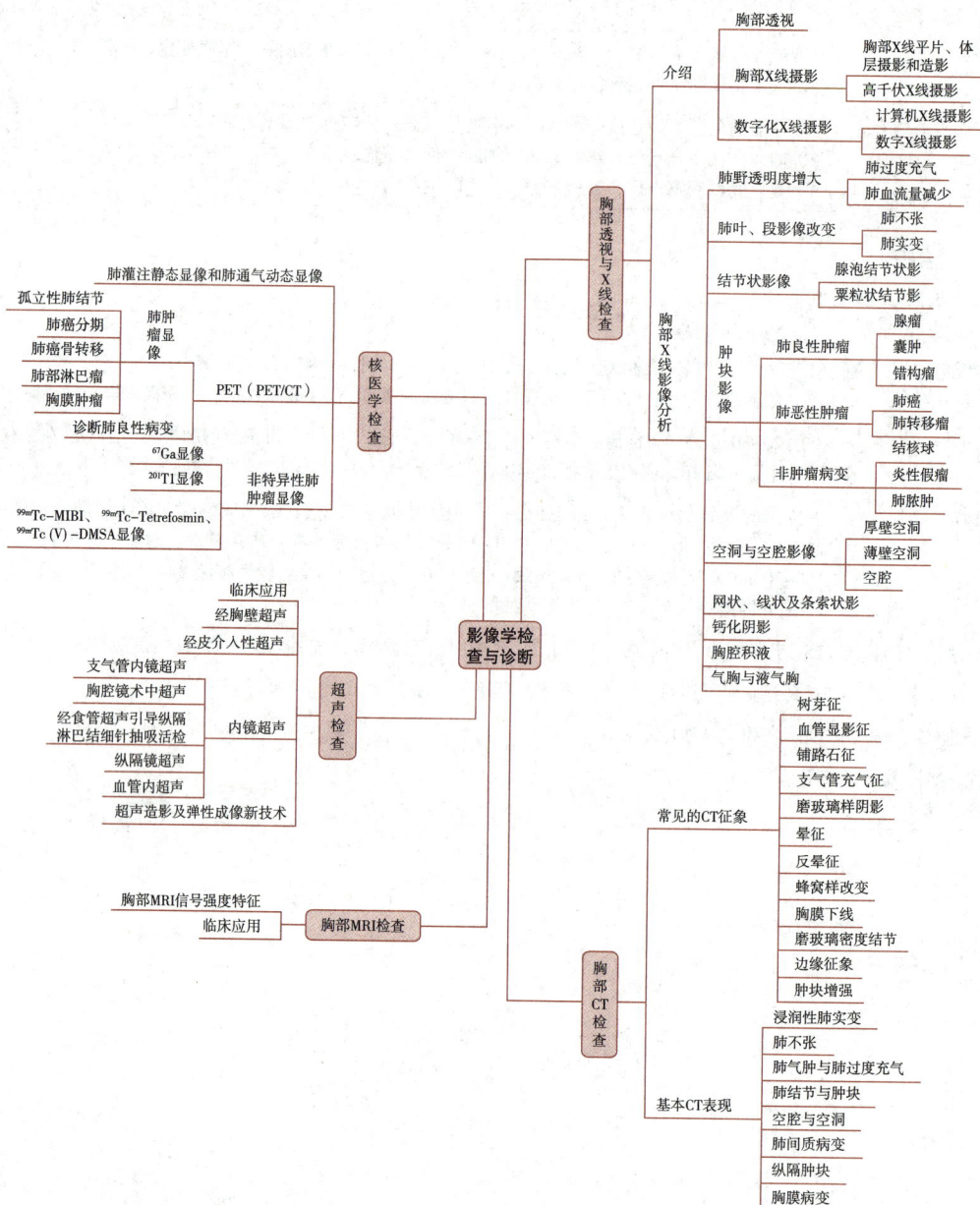

- 影像学检查与诊断
  - 胸部透视与X线检查
    - 介绍
      - 胸部透视
      - 胸部X线摄影
        - 胸部X线平片、体层摄影和造影
        - 高千伏X线摄影
      - 数字化X线摄影
        - 计算机X线摄影
        - 数字X线摄影
    - 胸部X线影像分析
      - 肺野透明度增大
        - 肺过度充气
        - 肺血流量减少
      - 肺叶、段影像改变
        - 肺不张
        - 肺实变
      - 结节状影像
        - 腺泡结节状影
        - 粟粒状结节影
      - 肿块影像
        - 肺良性肿瘤
          - 腺瘤
          - 囊肿
          - 错构瘤
        - 肺恶性肿瘤
          - 肺癌
          - 肺转移瘤
        - 非肿瘤病变
          - 结核球
          - 炎性假瘤
          - 肺脓肿
      - 空洞与空腔影像
        - 厚壁空洞
        - 薄壁空洞
        - 空腔
      - 网状、线状及条索状影
      - 钙化阴影
      - 胸腔积液
      - 气胸与液气胸
  - 核医学检查
    - 肺灌注静态显像和肺通气动态显像
    - 肺肿瘤显像
      - 孤立性肺结节
      - 肺癌分期
      - 肺癌骨转移
      - 肺部淋巴瘤
      - 胸膜肿瘤
      - 诊断肺良性病变
    - PET（PET/CT）
    - 非特异性肺肿瘤显像
      - ^{67}Ga显像
      - ^{201}Tl显像
      - $^{99m}Tc-MIBI$、$^{99m}Tc-Tetrefosmin$、$^{99m}Tc(V)-DMSA$显像
  - 超声检查
    - 临床应用
      - 经胸壁超声
      - 经皮介入性超声
    - 内镜超声
      - 支气管内镜超声
      - 胸腔镜术中超声
      - 经食管超声引导纵隔淋巴结细针抽吸活检
      - 纵隔镜超声
      - 血管内超声
      - 超声造影及弹性成像新技术
  - 胸部MRI检查
    - 胸部MRI信号强度特征
    - 临床应用
  - 胸部CT检查
    - 常见的CT征象
      - 树芽征
      - 血管显影征
      - 铺路石征
      - 支气管充气征
      - 磨玻璃样阴影
      - 晕征
      - 反晕征
      - 蜂窝样改变
      - 胸膜下线
      - 磨玻璃密度结节
      - 边缘征象
      - 肿块增强
    - 基本CT表现
      - 浸润性肺实变
      - 肺不张
      - 肺气肿与肺过度充气
      - 肺结节与肿块
      - 空腔与空洞
      - 肺间质病变
      - 纵隔肿块
      - 胸膜病变

![图标] **高分考点精编**

第一节　胸部透视与X线检查

一、胸部透视与X线介绍

项目	内容
胸部透视	将患者置于X线管与荧光屏之间的直接检查，对肺部、胸膜、纵隔及心脏进行全面动态的直接观察，有助于病灶的初步筛查
胸部X线摄影	（1）包括胸部X线平片、体层摄影和造影，可显示人体内部的细微结构，用于诊断疾病 （2）高千伏X线摄影临床主要用于气管、支气管、肺门部支气管及肺纹理的显影，还可评价尘肺
数字化X线摄影	（1）计算机X线摄影（CR）：肺野内的血管、支气管、纵隔内结构及横膈周围的隐蔽区都能清晰显示，多用于急诊、监护患者的床旁摄影 （2）数字X线摄影（DR）：成像大大优于传统的X线片

二、胸部X线影像分析

（一）肺野透明度增大

肺野透明度增大的疾病与X线变化

类型		病理改变	X线表现
肺过度充气	局限性阻塞性	通常为异物肿瘤炎性狭窄、分泌物淤积、水肿、血块等不完全阻塞支气管所致，也可由外在性压迫导致	肺局部透明度增大，肺血管纹理变细，透明度增加的范围取决于阻塞部位。可伴有胸廓及膈的改变。支气管异物阻塞者伴有纵隔摆动，呼气时纵隔移向健侧，吸气时正常
	弥漫性阻塞性	终末细支气管慢性炎症及狭窄导致的远端的肺泡过度充气并伴有肺泡壁破坏	双肺野透亮度增加，有肺大疱出现，胸廓前后径、左右径增大，肋间隙变宽，肋骨呈水平位，膈肌低平。中心肺动脉可增粗，肺纹理变细
	代偿性	肺切除或肺不张后胸负压增加，邻近或对侧肺过度充气以代偿失去的空间及功能	代偿部位的肺野透明度增加，肺纹理分散
	老年性	老年人常发生肺泡壁萎缩、松弛，肺泡被动性膨大	胸腔前后径增大，胸骨后间隙增宽，透亮度增加。肺纹理与膈肌位置及动度正常
肺血流量减少		主要由先天性肺动脉不发育或狭窄、肺血流减少的先天性心脏病及肺动脉大分支栓塞所致	肺门影像消失，肺野透明度增大，肺纹理稀疏、变细，当支气管动脉参与侧支循环时，表现为肺纹理紊乱，肋骨下缘可见切迹。先天性心脏病患者伴有心脏外形、大小改变

（二）肺叶、段影像改变

	类型	病理改变	X线表现
肺不张	一侧性肺不张	主要由主支气管阻塞引起	患侧肺野均匀致密，纵隔向患侧移位，肋间隙变窄，膈肌升高；健侧有代偿性过度充气影像学表现
	肺叶不张	叶支气管阻塞引起	肺叶缩小，密度均匀增高，叶间裂呈向心性移位。纵隔及肺门可不同程度向患侧移位，邻近肺叶有代偿性过度充气影像学表现
	肺段不张	段支气管阻塞引起，较少见	单纯肺段不张，后前位通常呈三角形致密影，基底向外，尖端指向肺门，肺段缩小
	小叶不张	多由于支气管肺炎、黏液等渗出物阻塞终末细支气管引起	多数小斑片灶状影，与肺炎不易区分
肺实变		肺泡内的气体被渗出的液体、蛋白、细胞所替代，形成实变	实变范围可大可小，连续的实变形成大的片状致密影，密度不高，但均匀。多处不连续的病变形成多个灶状影像，界限模糊。实变中心区密度较高，边缘区较淡。浆液渗出或水肿为主的实变密度较低，脓性实变密度较高，纤维素性实变密度最高。当实变扩大到肺门时，实变区可见支气管影像

（三）结节状影像

类型	病理改变	X线表现
腺泡结节状影	肉芽肿、肿瘤、血管炎及其周围炎引起的腺泡范围的实变，也可以是渗出、出血或水肿	（1）直径多为4~7mm，界限较清楚，呈梅花瓣状结节 （2）上、中肺野的病变多见于肺结核的增殖性病变及各种慢性炎症 （3）分布较弥散的病变见于细菌性或真菌性肺炎、肺泡蛋白沉积症、支原体肺炎、肺出血、肺水肿等
粟粒状结节影	为间质性病变引起，常见于粟粒性肺结核、癌性淋巴管炎、结节病、特发性肺含铁血黄素沉着症、急性支气管炎及组织细胞病	（1）多为直径小于4mm的小点状结节影，呈弥散性分布 （2）粟粒状影像短期内增多、增大多见于癌性 （3）粟粒性肺结核的结节大小相似、分布均匀 （4）癌性淋巴管炎形成的粟粒结节分布不均匀，多在肺纹理增粗的基础上沿肺纹理分布，常伴有肺门或纵隔淋巴结肿大

（四）肿块影像

类型	X线表现
肺良性肿瘤	（1）腺瘤：常单发，球形肿块，有包膜，边缘锐利光滑 （2）囊肿：单发或多发，与腺瘤类似，密度较淡，透视下囊肿可随深呼吸而有形态的改变 （3）错构瘤：常单发，肿块中心有"爆米花"样的钙化
肺恶性肿瘤	（1）肺癌：常单发，多无包膜，常呈分叶状或有脐样切迹，边缘不锐利，常有短细毛刺向周围伸出，接近胸膜时可有线状、幕状或星状影像与胸膜相连形成胸膜凹陷，较大的肿瘤中心容易发生坏死，形成厚壁空洞 （2）肺转移瘤：常多发，大小不一，以中下野较多，密度均匀，边缘整齐。短期复查可有明显增大

续表

类型	X线表现
非肿瘤病变	（1）结核球：常单发，为圆形，偶见分叶，中心可有点状钙化，有时存在小透光区，周围有卫星病灶 （2）炎性假瘤：常单发，多为5cm以下的类圆形肿块，有45%的病例肿块在上方或侧方有尖角状突起，病变近叶间胸膜或外围时可发现胸膜的粘连、增厚 （3）肺脓肿：单发或多发，为圆形块状影，常在1~2天内出现空洞

（五）空洞与空腔影像

类型	X线表现
厚壁空洞	（1）洞壁超过3mm，外缘与周围病变融合，仅见内壁 （2）在肺叶、段影像内 ①急性肺脓肿：洞腔较大，内壁光滑或略不光整，内有液平 ②干酪性肺炎：多发，腔径较小，少有液平，内壁不整齐 （3）存在于肿块内 ①癌性空洞：内壁不规则，可有壁结节，通常无液平，伴化脓性感染时可出现液平 ②结核性空洞：空洞较小，常位于结核球近心侧 ③坏死性肉芽肿：肺内多发，空洞位于中心，洞壁不规则，可有或无液平，激素治疗后可明显好转 ④血源性肺脓肿：肺内多发，空洞在中心，内多有小液平
薄壁空洞	（1）洞壁厚＜3mm （2）肺结核的慢性阶段：边界清晰，内壁光整的透明区，空洞内多无液平
空腔	（1）与薄壁空洞相似，但较空洞壁薄，腔内无液面，周围无实变 （2）囊状支气管扩张并发感染时可见液面，周围有炎性病变

（六）网状、线状及条索状影

项目	内容
病理	肺间质内异常积聚的渗出液或漏出液、炎症细胞浸润、纤维结缔组织增生、肉芽组织增生以及肿瘤细胞淋巴管浸润等
X线表现	（1）大支气管、血管周围间质性病变：肺纹理增粗、边缘模糊、支气管断面管壁增厚 （2）小支气管、血管周围间质间隙及小叶间隔、肺泡间隔内：条索状、网状及蜂窝状影像 （3）特发性肺纤维化、老年慢性支气管炎、癌性淋巴结炎、结节病、结缔组织病：弥漫性网、线、条状影像 （4）肺内病变沿肺间质向外扩散：肿块和肺门或胸膜之间的局限性细条状影像 （5）肺炎、肺脓肿、肺结核愈合后，如局部纤维化：不规则的索条状影，粗细不一、排列紊乱

（七）钙化阴影

项目	内容
病理	多见于肺或淋巴结干酪性结核灶的愈合阶段
X线表现	（1）肺错构瘤中心可见"爆米花"样的钙化 （2）肺内愈合的结核灶钙化多位于两肺上野，常伴有肺门淋巴结钙化 （3）肺组织胞浆菌病常在两肺野发现散在的小点状钙化 （4）肺尘埃沉着病时，肺门淋巴结可出现蛋壳样钙化 （5）肺囊肿或寄生虫囊肿可发生弧形钙化或沿囊肿壁分布的连续不断的色线样钙化

（八）胸腔积液

	类型	病理改变	X线表现
局限性积液	包裹性积液	胸膜炎时，脏、壁胸膜发生粘连，胸腔积液局限于胸腔某部	好发于侧后胸壁，表现为自胸壁向肺野突出的半圆形或梭状致密影，边缘光滑，密度均匀，上下缘与胸壁的夹角呈钝角；发生于纵隔旁者可局限在上部或下部，少量积液时呈纵隔旁三角形致密影，基底在下，量多时外缘呈弧形突出，侧位片表现为纵隔密度增高，界限不清楚
	肺下积液	积液聚积在肺底与膈肌之间	多为单侧，右侧常见。积液将肺下缘向上推移，上缘呈圆顶形。行卧位检查，液体可流至胸腔上部，膈肌位置正常
	叶间积液	积液局限在叶间裂	表现为叶间裂位置的梭形致密影，密度均匀，梭形影的两尖端与叶间裂相连。游离积液进入斜裂时，表现为斜裂下部尖端向内上的三角形致密影
游离性积液		少量积液聚积于后肋膈角；中量积液在重力作用下积聚于胸腔下部肺四周	液体量大于300ml时，表现为外侧肋膈角变钝，液体随呼吸上下移动；中量积液表现为下肺野呈均匀致密影，肋膈角完全消失，影像的上缘呈外高内低的斜形弧线；大量积液时，患侧呈均匀致密影，有时仅有肺尖部透明

（九）气胸与液气胸

项目	内容
气胸	（1）气体自外围将肺向肺门方向压缩，被压缩的肺边缘呈纤细的线状影，压缩的肺和胸壁之间出现透明的含气区，内无肺纹理的存在 （2）大量气胸可将肺完全压缩在肺门区呈均匀的软组织影，纵隔向健侧移位，患侧膈肌下降，肋间隙增宽
液气胸	横贯一侧胸腔的液面，上方为空气及被压缩的肺

第二节 胸部CT检查

一、临床应用

检查部位	临床意义
胸壁	（1）可发现胸片无法显示的石棉肺伴发胸膜增厚 （2）胸腔积液时，如果发现胸膜小结节或肿块，可帮助诊断转移瘤和间皮瘤 （3）依据胸膜肿块的CT值有助于鉴别包裹性积液、局限性间皮瘤及胸膜外脂肪瘤 （4）增强CT还可诊断胸壁血管瘤和肋骨肿瘤
肺	（1）可对周围型肺癌及早做出诊断 （2）发现主支气管、肺叶支气管及肺段支气管狭窄或截断时，有助于诊断中心型肺癌 （3）高分辨率CT扫描可显示弥漫性间质性病变的征象 （4）发现胸片上无法显示的肺大疱、支气管扩张及较小的结核空洞 （5）增强CT还可以评估占位与血管的位置，为进一步治疗提供基础

检查部位	临床意义
纵隔	（1）可发现胸片无法发现的增大淋巴结，并依据其CT值和部位对纵隔肿块做出定性诊断 （2）有助于脂肪性、囊性及实性肿块的鉴别 （3）增强扫描可诊断肺动脉瘤及主动脉瘤
CT血管成像（CTA）	CTA可显示扫描区域内动、静脉及软组织或病灶变化，从不同角度显示血管，不受吞咽、呼吸、蠕动、搏动等影响，可识别钙化斑块。可用于全身各部位的动、静脉血管造影检查，对手术前后患者的血管解剖结构迅速做出诊断及评价；特别适合创伤、急诊和无法接受常规血管造影的患者
CT仿真内镜（CTVE）	通过数据扫描与计算机图像重建结合模拟支气管内镜检查的全过程，是获取人体腔道内三维或动态三维解剖结构图像的新方法

二、CT 胸部影像分析

（一）常见的 CT 征象

CT 征象	内容
树芽征	（1）常见于活动性肺结核、支气管肺曲霉病、吸入性肺炎、细支气管炎等 （2）小叶中心边缘模糊结节与小叶内分枝影像相连接的征象
血管显影征	（1）可见于大叶性支气管肺泡癌、大叶性肺炎、肺淋巴瘤、肺梗死等 （2）肺实质内均匀实变区清楚可见的血管影像
铺路石征	（1）可见于急性呼吸窘迫综合征、心源性肺水肿、间质性肺炎等 （2）磨玻璃密度影内可见小叶间隔增厚
支气管充气征	（1）可见于支气管肺泡癌、淋巴瘤、机化性肺炎、支气管内膜结核等 （2）肺部肿块或大叶实变影像内可见支气管充气影像
磨玻璃样阴影	（1）可见于早期间质性病变、肺泡炎、肺水肿等 （2）病变影像内可见血管影
晕征	（1）可见于侵袭性肺曲霉病、肉芽肿性血管炎、结节病、淀粉样变性 （2）磨玻璃影围绕结节或肿块
反晕征	（1）可见于机化性肺炎、耶氏肺孢子菌肺炎（PJP）、肉芽肿性血管炎、类脂性肺炎、淋巴瘤样肉芽肿病、贴壁型肺腺癌 （2）病灶中心呈磨玻璃样密度影，周围表现为环状或新月形高密度条带
蜂窝样改变	（1）可见于间质性肺炎、结节病、硅沉着病等 （2）病变影像为集合的小囊腔
胸膜下线	（1）可见于特发性肺间质纤维化、类风湿关节炎、系统性播散性红斑狼疮、系统性硬皮病等 （2）胸膜下1cm以内与壁胸膜平行的线状影像
磨玻璃密度结节	见于周围型肺癌、腺瘤样增生
边缘征象	（1）见于各种良、恶性肺肿块 （2）表现为分叶、放射冠光滑、凹陷等征象
肿块增强	平扫与增强后测定CT值，炎症净增强值＞60HU，肺癌净增强值为20~60HU，结核净增强值≤60HU

（二）常见的基本CT表现

1.浸润性肺实变

相关疾病	内容
感染性肺实变	腺泡结节影、片状边缘模糊影、肺段、叶的形态均匀致密影、蝴蝶翼状分布的大片状影像、磨玻璃样影像及实变中出现的空气支气管影
急性大叶性肺炎	（1）通常为一个或数个相邻肺段的渗出性改变，病变中心密度较高，外围略不均匀，如以叶间裂为界则边缘清晰，如果是肺全叶实变则边缘模糊，近肺门侧可见实变区内含气支气管影 （2）鉴别：肺结核的大叶性干酪性肺炎可呈大叶性实变，但其密度高且不均匀，常见到小的不规则空洞，可有支气管播散灶
支气管肺炎	以小叶性实变为特征，表现为大小不等的1~2cm的小片状影或0.6~0.8cm的小结节影，多分布于两肺下叶
肺结核	多表现为腺泡结节、小叶中心或小叶范围的实变。多发生在两肺上叶的后部，单发或多发、边缘较为清楚的结节影，0.6~0.8cm或1~2.5cm的小片状影，也可表现为多处小片状影的融合
肺水肿	（1）表现为多数小叶性实变融合为较大的片状模糊影像，可呈中心性分布，围绕两侧肺门显著吸收呈蝶翼状影像，也可呈两肺弥漫性分布，中心区明显 （2）肺水肿纠正后24小时内可发生
肺出血	（1）与肺水肿类似 （2）CT值多＞40HU，也可在24小时内有明显吸收，常伴咯血
肺泡癌	（1）少数肺泡癌表现为肺段或叶的实变。图像一般为大片状致密影像，呈肺叶、段或跨叶段分布，近肺门处可见空气支气管征 （2）增强扫描可见实变区有血管影

2.肺不张

类型	CT表现
阻塞性肺不张	不张的肺组织密度增高，体积缩小，边缘清晰锐利。增强扫描时明显强化，邻近肺组织代偿性膨胀，纵隔可出现向患侧移位，如果范围较大，可出现膈肌升高、肋间隙变窄
压迫性肺不张	肺门部的均匀软组织影。中量胸腔积液可发生部分压迫性肺不张，表现为在积液前缘胸膜下，有弧形带状软组织密度影
圆形肺不张	表现为圆球形软组织密度影，与肿块类似，紧贴胸膜，多发生于外后方，全部伴有胸膜增厚，但与胸膜的夹角为锐角，在圆形肿块的肺门侧常可见支气管血管束与之相牵拉

3.肺气肿与肺过度充气　肺过度充气常见于代偿性肺气肿及局限性阻塞性肺气肿。

项目	内容
小叶中心型肺气肿	（1）小叶中心部分呼吸细支气管及壁上的肺泡扩张，而小叶周围的肺泡无扩张，早期于肺上部多见 （2）HRCT可见小叶中心部呈0.5~1cm的无壁透亮区。病情进展透亮区可增多，范围增加
全小叶型肺气肿	（1）病变侵犯整个肺小叶 （2）HRCT可见在两肺形成较大范围的无壁低密度区，中下叶好发，呈弥漫性分布。肺气肿区血管纹理显著减少，多合并肺大疱形成
间隔旁型肺气肿	（1）病变侵犯小叶边缘部分，多在胸膜下，沿胸膜、叶间裂及纵隔分布 （2）HRCT可见胸膜下的小气泡，同时伴有较大的胸膜下肺大疱
瘢痕旁型肺气肿	（1）病变多发生在肺内慢性炎症、结核或肺尘埃沉着病纤维化病变周围 （2）CT表现为局限的低密度区或伴有较小的肺大疱

4.肺结节与肿块 肺内单发的类圆形小于3cm的阴影称为肺结节，直径小于5mm的称为微小结节，大于3cm的称为肺肿块。

（1）肺内结节的CT表现

项目	良性	恶性
结节密度	密度中等偏高，均匀一致，不均匀结节内可见脂肪样低密度（如错构瘤）	密度均匀或不均匀，可由数个微小结节堆积而成
钙化	层状、斑点状或斑片状钙化，弥漫分布或中心分布。错构瘤钙化呈爆米花样	1%~14%的肺结节出现钙化，多呈偏心分布的细点状或沙粒状，少数呈不规则斑片状或结节状
空洞	新月形或裂隙性小空洞	洞壁薄厚不均，内壁形态不规则，可见壁内结节
边缘	边缘清楚，光滑锐利，少数可见切迹	结节边缘可有细小深分叶，呈棘状凹凸不平或锯齿状，还可见浓密的细短毛刺，"放射冠"为恶性结节征象
卫星病灶	肺野周围清楚，有卫星病灶	肺野周围清晰，无卫星病灶，部分结节的胸壁侧可见小片状浸润
其他	近胸膜处有粘连及胸膜增厚	结节内有小泡征、支气管充气征，结节周围有晕征、小血管集束征，结节与胸膜间有致密影与胸膜凹陷征
增强CT	通常只有轻度强化，多数结核瘤不强化，少数呈内缘规则的环形强化	呈中度均匀或不均匀强化，部分呈内缘不规则的环形强化

（2）肺内肿块的CT表现

项目	良性	恶性
形态	多在3cm以下，为圆形或椭圆形，少数可有分叶，边缘锐利，密度均匀	大小不定，多数肿块边缘有分叶或切迹，周围可有放射状、短而细的毛刺，密度均匀或不均匀
内部	肿块内出现爆米花样钙化或脂肪组织，为错构瘤；肿块内有细斑状钙化为结核球	肿块内可以发生偏心空洞，内壁不整齐并有壁结节，多见于鳞癌；肿块内有1~2mm的小泡征及支气管含气征，对诊断肺腺癌有重要意义
周围	肿块周围有卫星病灶，近胸膜处有胸膜粘连及胸膜增厚，密度高而不均匀	肿块边缘直达支气管，支气管呈截断或管壁增厚、变窄；近胸膜处可见脏胸膜向肿块凹陷，近肺门侧可见紊乱聚拢的血管纹理影。近胸壁者可累及胸壁软组织或破坏肋骨
周围淋巴结	纵隔淋巴结不肿大	可有明显的纵隔淋巴结肿大，一般超过10~15mm
增强CT	通常只有轻度强化，CT值增加多在20HU以下	呈中度均匀或不均匀强化

5.空腔与空洞

项目	内容
空洞	（1）蚕食样空洞：多见于干酪性肺炎、诺卡菌病。常多发，可见大片坏死组织内形成较小的形态各异的透光区，呈裂隙状，洞壁为坏死组织 （2）薄壁空洞：壁厚2~3mm，多见于结核空洞。纤维空洞是以纤维与肉芽组织为主，一般为圆形、椭圆形或不规则的环形，洞壁内外光整清楚，周围有斑片状浸润 （3）厚壁空洞：壁厚3mm以上，见于结核瘤、肺脓肿及周围型肺癌。有多发，可呈偏心性，球形灶内有新月形透光区者为结核瘤；空洞面积较大且有气液平面考虑为肺脓肿；壁厚且不均匀，病变内有透光区，壁内结节考虑为癌性空洞
空腔	壁厚1mm，见于囊状支气管扩张、肺囊肿、肺大疱。局限性透光区，往往较薄，囊性支气管扩张者壁较厚，有继发腔内感染者可见气液平面

6.肺间质病变

CT征象	CT表现
界面征	（1）不同的病理性组织在肺间质内聚集，导致间质增厚，与含气肺组织对比的界面表现称为界面征 （2）支气管血管束增粗、支气管壁增厚及血管断面增粗为支气管血管周围间质病变 （3）间质内病理组织为液体时，界面边缘光滑；为肿瘤或肉芽组织时表现为结节状界面
小叶间隔及小叶中心结构增厚	（1）胸膜下近膈肌处表现为通向胸膜的1~2cm的线状影或呈多角形相连的线状影，病变主要表现为多角形的网状影 （2）小叶中心结节增厚表现为中心血管影增大，直径大于2~3mm
胸膜下线	近胸膜面1cm以内纤细的弧形线影，与胸壁平行
长瘢痕线	长2~5cm的线状影，无逐渐变细及分支，不同于血管，走行方向不定，向胸膜下延伸
蜂窝样改变	表现为多个聚集的6~10mm的囊腔，壁厚0.8~1mm，多分布在胸膜下3~4cm范围内或近叶裂胸膜处，为纤维化的后期表现
结节影	（1）一般指2~5mm大小的结节，HRCT可识别间质结节及实质结节 （2）间质结节常分布于肺门周围支气管血管束、小叶间隔、胸膜下以及叶间裂处；实质结节多在小叶实质内，边界较模糊
肺结构扭曲变形及牵拉性支气管扩张	病变区内不规则的管状影像，代表牵拉性支气管扩张，为较广泛的纤维化牵拉肺组织产生的扭曲变形
磨玻璃样阴影	肺实质及肺间质病变都能发生。表现为肺实质内存在的片状略高密度影，似磨玻璃密度，肺血管纹理不被掩盖。肺纤维化基础上出现磨玻璃样改变代表有活动性肺泡炎

7.纵隔肿块　CT检查可清楚显示纵隔肿块的部位及其与心脏大血管的关系，并可分辨肿块内部组成成分，发现肿块是否坏死、出血及钙化。

8.胸膜病变

胸膜病变	CT表现
胸腔积液	（1）100ml以下的积液表现为胸腔下后部沿胸廓内缘走行的低密度区 （2）中量和大量积液时表现为侧后胸壁局限性梭形液性暗区，密度均匀；液体进入叶间裂表现为叶间裂走行区的梭形软组织密度影 （3）增强扫描可见胸膜强化，炎性病变多呈均匀一致的强化，恶性病变表现为胸膜厚薄不均或多结节
液气胸	胸腔内出现液气平面。包裹性液气胸多为梭形，与胸壁的夹角为钝角；肺脓肿多为圆形，与胸壁的夹角为锐角，且周围肺内常有渗出性炎症
气胸	依据气体量的多少，CT图像上可见肺外围宽窄不同的含气带，其中无肺纹理，内缘可见压缩的肺边缘。有胸膜粘连时，可见肺边缘有粘连带与胸壁相连。大量气胸或张力性气胸时可导致纵隔向健侧移位
胸膜肿块	（1）局限性肿块表现为胸腔周边孤立性实性肿块，多呈扁圆形或丘陵状，与胸壁钝角相交，边缘清楚，多见于胸膜原发或转移性肿瘤 （2）弥漫性肿块多伴有弥漫性胸膜增厚，以脏层为主，表面高低不平，呈结节状或波浪状，范围广者可侵犯整个一侧胸膜腔 （3）机化性脓胸或石棉肺斑块多同时伴有钙化 （4）强化扫描时肿块强化明显

第三节 胸部MRI检查

一、胸部 MRI 信号强度特征

组织类别	T1加权像	T2加权像	质子像
脂肪组织	白	灰白	灰白
肺、气道、流动的血液	黑	黑	黑
成人胸腺	白	灰白	灰白
纤维、肌肉	灰	灰黑	灰
骨骼、钙化	黑	黑	黑

二、临床应用

（一）颈、胸、臂交界区病变

项目	内容
颈、胸内甲状腺肿大	MRI图像特征为长T1（黑色）和较长T2（灰白色），肿块与气管的关系密切，可发生气管受压移位和变形，若肿块内有坏死、液化、钙化等，其信号强度不均匀
锁骨上窝区	MRI检查显示头臂静脉血栓形成、神经纤维瘤、脂肪瘤和淋巴结肿大等
乳腺癌	MRI检查可见锁骨上下及腋窝淋巴结转移
气管肿瘤	MRI可见肿瘤向气管管腔内外及沿管壁生长的状态

（二）纵隔肿瘤

项目	内容
纵隔脂肪瘤	在T1和T2加权像上都表现为白色的高信号影像，脂肪抑制后呈低信号。多位于前纵隔，若肿瘤内混有纤维组织及液化坏死，则信号强度不均匀
纵隔囊肿	纵隔囊肿的MRI信号强度取决于囊肿液的成分，如囊肿液为水样的信号特点是在T2加权像上为高强度的白色信号，在T1加权像上为低强度的黑色信号。畸胎类肿瘤由于还有多种组织成分，MRI信号强度表现为不均匀状态
胸腺瘤	前纵隔肿块，信号强度高于肌肉、低于脂肪，呈灰白色。瘤内有出血坏死、囊性变和钙化等，信号强度呈不均匀状态
神经源性肿瘤	MRI可显示肿瘤的位置、大小、形态及相邻组织器官的关系，肿瘤的信号强度在T1加权像上与脊髓的信号相近，在T2加权像上肿瘤信号比脊髓明显增高
支气管肺癌和肺门纵隔淋巴结肿大	常规MRI扫描加上胸部弥散加权成像（DWI）发现肺门、纵隔肿大淋巴结更敏感，有助于术前明确肺癌的分期
血管病变	对于碘对比剂过敏的患者，平扫MRI显示腔静脉栓塞与上腔静脉压迫综合征、动脉夹层、主肺动脉压迫与栓塞等大血管病变显著优于平扫CT，且可同时进行不用对比剂的MR血管成像（MRA）显示亚段的肺内血管

（三）胸膜、胸壁病变

项目	内容
胸腔积液	T1加权像信号强度比肌肉低，而T2加权像信号强度明显增高，甚至超过脂肪的信号强度
胸膜间皮瘤	存在胸腔积液的同时，还可见多发的胸膜结节，在T2加权像上胸膜结节的信号强度比积液低
胸壁肿瘤	MRI可显示胸壁的结构，因此能发现胸壁各种原因引起的肿块。肿块的周缘状态及信号强度的特征可提示肿瘤的初步定性诊断

第四节　超声检查

一、临床应用

B超检查的特点	临床意义
胸膜腔出现液性暗区或局限性半圆或扁平状液性暗区	考虑胸腔积液、积血、脓胸或包裹。估计积液量、确定积液部位、协助对胸水、脓胸、肺癌的定位穿刺引流置管或注入抗菌药物、抗癌药物治疗
肺组织表面出现周围强回声、内部低回声	考虑支气管囊肿、肺脓肿、肺棘球蚴囊肿的可能
胸壁、胸膜后方与肺组织出现不规则状低回声，边界不等，内部回声不均匀	考虑肺肿瘤、肺结核球、肺实变的可能
胸骨旁探查时发现低至中等回声实性肿块，呈圆球状或分叶状，内部回声均匀或不均	考虑胸内甲状腺瘤、畸胎瘤、胸腺瘤、恶性淋巴瘤等的可能

二、经胸壁超声

部位	探头	正常声像图	相关疾病	异常声像图
胸壁疾病	5~7.5MHz的高频线阵探头	可探及由皮肤、皮下脂肪、胸壁肌层等结构形成强–弱–等–弱–强的肌层回声	胸壁良性肿瘤	多表现为边界清晰、范围局限的囊性占位；神经来源的肿瘤多呈均匀的结节状低回声，脂肪瘤呈较均匀的强回声，纤维瘤多呈形态不规则的不均匀强回声
			胸壁恶性肿瘤	范围较广泛，形态极不规则；原发性肿瘤多呈不均匀的强或低回声，转移性肿瘤多呈局限性单发或多发不均匀结节样低回声
			胸部结核	胸壁破坏明显，累及肋骨时强回声线破坏不连续；较大病灶通常呈形态不规则的低回声，内部欠均匀；局限性可呈结节状低回声，内部较均匀；干酪样坏死时，病灶内可见无回声的液化区，伴有强回声钙化区

部位	探头	正常声像图	相关疾病	异常声像图
胸膜腔疾病	3~10MHz 的凸阵或线阵探头	通常无法探及明确的液性无回声、气体回声及其他的异常回声；胸膜与通气肺交界面处可见"彗星尾"征，随呼吸运动而上下滑动	胸膜增厚	胸壁与肺组织之间可见等回声或回声稍增强，肺及胸壁下方呈包膜样回声；伴有胸膜腔积液时，胸膜与肺间显示液性无回声区
			胸膜斑块	低位肋骨边缘的后侧部呈局限性强回声
			胸膜钙化	胸膜内部强回声区，后方伴有声影，可呈圆形、椭圆形、条状或斑片状
			局限性胸膜间皮瘤	与胸壁邻接的圆形或椭圆形中等回声区，边界清晰，似有包膜，内部回声均匀
			胸膜纤维瘤	呈软组织样强回声，边界较清晰，通常内部无钙化
			弥漫性间皮瘤	胸膜内部为不均匀的低或等回声，大多数合并胸腔积液，并多为透声欠佳的血性或脓性
			胸膜渗出	清亮无回声
肺部	5~10MHz 的高频线阵探头	含气的肺呈现强回声，随呼吸移动，脏层胸膜与壁层胸膜临界处呼吸时可见"彗星尾"样影像，肺深部结构无法显示	周围型肺肿瘤	胸膜后方与强回声肺组织之间的类圆形低回声区，形态不规则，有时边缘可呈虫蚀样改变。可对肿瘤是否浸润胸膜做出评价
			中心型肺肿瘤	当肿瘤压迫使肺局限性不张或阻塞性肺炎时，可形成较好的超声透声窗。瘤体位于呈楔形的实变肺尖部，较小的瘤体显示均匀的低回声区，大于5cm的瘤体内部回声不均匀，常有出血所致的斑点状、片状强回声，可有液性无回声
			肺脓肿	早期可见肺组织局部回声增强，不均匀，周边呈较弱低回声；脓肿完全液化时，呈类圆形低回声区，周边回声稍强；之后脓肿内可呈现液性暗区，平面上方可见气体强回声
			支气管囊肿	多位于肋下区，显示为无回声或弱强回声区，周围有规则包膜回声，远端回声增强

三、经皮介入性超声

对于一侧或双侧有胸腔积液的患者，需行穿刺抽液或引流时，可在超声引导下抽液并行细胞学检查；恶性肿瘤引起的胸腔积液还可超声引导下抽液后直接注入化学药物治疗。

分类依据		超声表现
形态学	（1）游离性：	少量时多位于肋膈角处，为细条样暗区；量较大时肋间扫查纵切呈上宽下窄的倒三角形，横切呈片状无回声区；大量时整个胸腔呈大片无回声区，膈肌回声向下位移
	（2）包裹性：	肺脏强回声与胸膜之间形态较规则的类圆形无回声区，无流动性，多伴局部胸膜增厚，内部回声欠均匀的局限性小包裹积液
化学构成	（1）渗出液：	清亮无回声区
	（2）漏出液：	情况复杂，无回声区内可见散在或弥漫的点状回声或有分隔，常伴胸膜增厚
性质	血性、脓性、乳糜性，均表现为液性无回声内部均匀地布满中等偏强的回声光点，并可有胸膜增厚	

四、内镜超声

项目	内容
支气管内镜超声	（1）纤维支气管镜对于中央型肺占位病变的确诊率为80%~97% （2）主要并发症为出血和气胸 （3）中央型及周围型病变多表现为低回声（与周围肺相比），有时由于病变周围气体及病变坏死出血的影响使病变回声表现为混合型 （4）除了发现病变，超声波还可测量病变（范围在2cm以内），最为重要的是超声波可以详细了解病变与周围支气管及血管的结构关系
胸腔镜术中超声	（1）主要应用于肺周围型病变，具有损伤小、术后恢复快等优点 （2）可方便、迅速地明确病变的大小、部位、数目、形态、轮廓等，可发现胸腔镜直视下难以发现的深部病变，还可观察病变内部的血流分布及其与周围血管的关系
经食管超声引导纵隔淋巴结细针抽吸活检	（1）适应证为病变位于食管周围后纵隔，经皮穿刺活检或其他方法无法获得满意结果时，其特点为经食管内镜超声可实时观察淋巴结的结构，避免CT的容积效应 （2）确认安全的活检入路，避开大血管和胸膜腔
纵隔镜超声	观察到位于表面以下的淋巴结，避免活检肿大淋巴结以外的区域，并且确认淋巴结和周围较大血管的关系
血管内超声	用于肺栓塞、中央型肺癌、纵隔淋巴结等的诊断

五、超声造影及弹性成像新技术

项目	内容
超声造影（CEUS）	诊断基于胸膜的多种肺部病变
超声弹性成像	诊断肺部病变

第五节　核医学检查

一、肺灌注静态显像和肺通气动态显像

项目	内容
肺灌注静态显像	将含直径＞10μm的大分子放射性颗粒物质的显像剂^{113m}In、^{99m}Tc标记的大颗粒聚合蛋白和白蛋白微球一同灌注入静脉后，随血流灌注到肺毛细血管，使得肺中小动脉和毛细血管床暂时阻塞，然后利用SPECT或γ照相机显像装置将肺门形态与血流分布显示出来
肺通气动态显像	（1）放射性气体如^{133}Xe或^{99m}Tc溶于生理盐水，迅速静脉注入后经右肺动脉通过肺组织进入肺毛细血管后，约95%进入肺泡，经气道呼出，用γ照相机连续动脉摄影可获得^{133}Xe或^{99m}Tc的肺毛细血管床、肺泡以及气道通过的多幅变化影像 （2）^{99m}Tc MDP全身骨显像已成为肺癌术前的常规检查，是判断有无骨转移和术后早期发现骨转移灶及疗效检测的重要方法

二、正电子发射断层显像（PET 及 PET/CT）

（一）PET（PET/CT）肺肿瘤显像

1.孤立性肺结节（SPN） CT结合^{18}F-FDG PET显像是评价肺部结节最可靠的无创性诊断方法。

2.肺癌分期

项目	内容
T分期	PET/CT按照CT的解剖信息评价肺癌对胸壁、周围血管、支气管及纵隔的受累，结合PET提供的生物学信息，提高了T分期的准确性
N分期	PET/CT既可发现异常的淋巴结又可精确定位淋巴结，此种精确定位可以提高对N1和N2的分辨力
M分期	PET/CT检查常规扫描范围包括全身，故而是评价肿瘤远处转移的最佳方法，既有功能显像又能提供精确的解剖结构

3.肺癌骨转移与其他肺部肿瘤

项目	内容
肺癌骨转移	^{99m}Tc标记的亚甲基二磷酸盐（^{99m}Tc-MDP）骨显像是临床诊断骨转移灶的常规方法，其灵敏度约为90%，但特异性不高，如外伤、代谢性骨病、骨质疏松、关节病等都能出现骨显像的假阳性
肺部淋巴瘤	（1）原发性淋巴瘤：PET上表现为团块状放射性摄取异常增高，分布均匀，边界清楚。CT表现为肺实质内肿块，其轮廓光整，密度均匀，病变可累及胸膜，跨叶间裂发展，但胸腔积液极少出现 （2）继发性淋巴瘤：以结节型最常见。PET上多表现为放射性摄取结节状异常增高
胸膜肿瘤	（1）胸膜间皮瘤：局限型胸膜瘤多为良性，表现为FDG无摄取。弥漫型间皮瘤多表现为胸膜面多发结节状放射性摄取异常增高，其邻近广泛增厚胸膜放射性摄取片状增高 （2）继发性胸膜肿瘤：PET通常表现为胸膜面多发的小结节影，部分FDG代谢异常增高，部分较小结节FDG可无代谢摄取

（二）PET（PET/CT）诊断肺良性病变

项目	内容
肺结核	结核病^{18}F-FDG摄取可作为结核活动性的标志
结节病	（1）胸部多个结节呈人形串珠状分布在双侧肺门及纵隔 （2）活动期SUV明显高于非活动期
老年性反应性肺门、纵隔淋巴结改变	（1）PET所见假阳性淋巴结，通常体积较大，巨噬细胞含量明显较高 （2）肿瘤转移和亚临床感染引起的肺门、纵隔淋巴结改变具有不同的形态学特征：前者为单个或多个出现，大小、形态不规则，常沿病灶侧肺门及纵隔呈纵向排列，与淋巴引流路径相同；而后者通常为两侧数个淋巴结的形态、大小相近，呈横向或弧形排列。前者SUV明显高于后者
肺内感染	（1）间质性肺炎、机化性肺炎、陈旧性肺结核等，CT表现多较典型，^{18}F-FDG浓聚轻微或不浓聚，SUV值在2.0以下 （2）放射性肺炎也可表现出^{18}F-FDG浓聚，且可持续相当长时间，但通常浓聚程度不高 （3）伴有剧烈的炎性反应时，^{18}F-FDG浓聚程度可以很高，尤其是有肉芽组织形成时，浓聚程度往往表现相当强烈 （4）肿瘤合并炎症时，形成以肿瘤为核心向肺外周弥散的"彗尾征"；炎性病变，PET呈现"提兜征"

三、非特异性肺肿瘤显像

项目	内容
^{67}Ga 显像	有助于肿瘤患者的分期、肿瘤复发和转移的诊断，预测患者对化疗或放疗的反应，并进行疗效评价
^{201}T1 显像	（1）进行亲肿瘤显像，鉴别治疗后残存的活性肿瘤组织、局部复发与坏死 （2）经常用作心肌灌注显像
^{99m}Tc–MIBI、^{99m}Tc–Tetrefosmin、^{99m}Tc（V）–DMSA 显像	^{99m}Tc–MIBI（甲氧基异丁基异腈）与 ^{99m}Tc–Tetrefosmin 是心肌灌注显像药物，临床上也作为亲肿瘤显像剂广泛应用

第六章 肺功能检查

思维导图框架

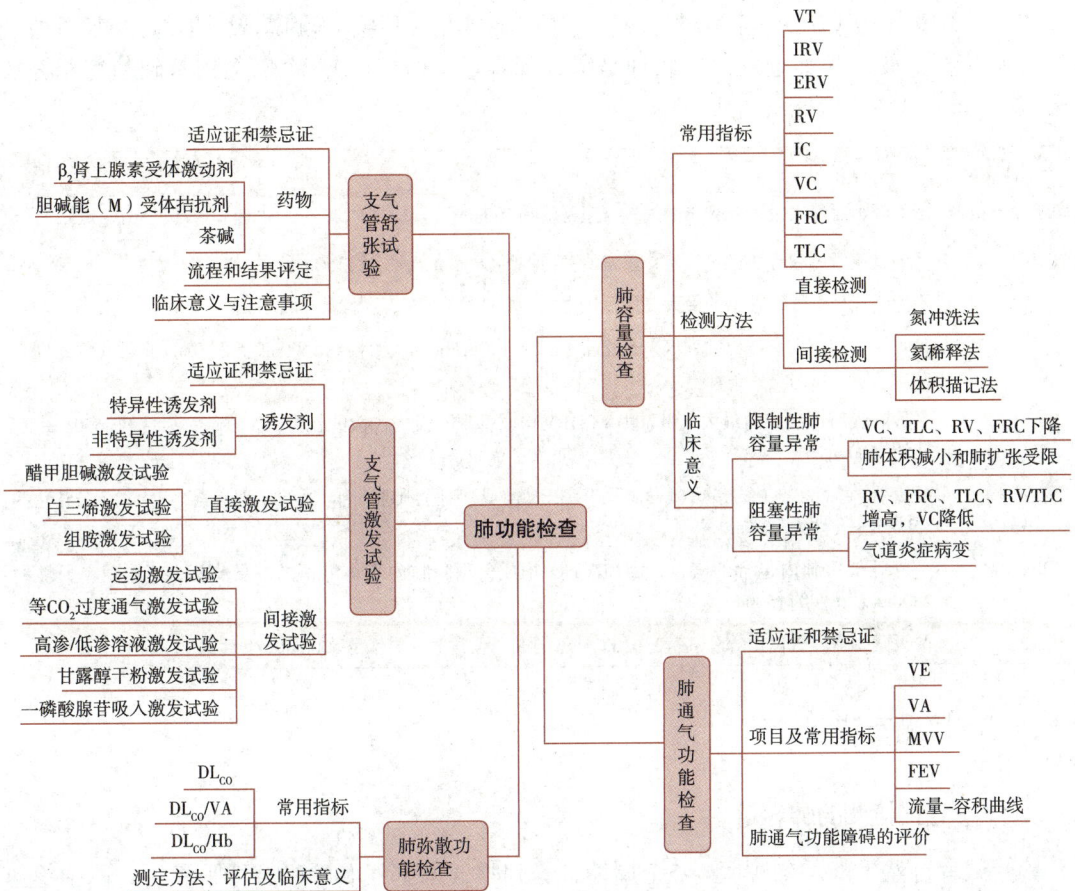

肺功能检查
- 支气管舒张试验
  - 适应证和禁忌证
  - 药物
    - β₂肾上腺素受体激动剂
    - 胆碱能（M）受体拮抗剂
    - 茶碱
  - 流程和结果评定
  - 临床意义与注意事项
- 支气管激发试验
  - 适应证和禁忌证
  - 诱发剂
    - 特异性诱发剂
    - 非特异性诱发剂
  - 直接激发试验
    - 醋甲胆碱激发试验
    - 白三烯激发试验
    - 组胺激发试验
  - 间接激发试验
    - 运动激发试验
    - 等CO_2过度通气激发试验
    - 高渗/低渗溶液激发试验
    - 甘露醇干粉激发试验
    - 一磷酸腺苷吸入激发试验
- 肺弥散功能检查
  - 常用指标
    - DL_{CO}
    - DL_{CO}/VA
    - DL_{CO}/Hb
  - 测定方法、评估及临床意义
- 肺容量检查
  - 常用指标
    - VT
    - IRV
    - ERV
    - RV
    - IC
    - VC
    - FRC
    - TLC
  - 检测方法
    - 直接检测
    - 间接检测
      - 氮冲洗法
      - 氦稀释法
      - 体积描记法
  - 临床意义
    - 限制性肺容量异常
      - VC、TLC、RV、FRC下降
      - 肺体积减小和肺扩张受限
    - 阻塞性肺容量异常
      - RV、FRC、TLC、RV/TLC增高，VC降低
      - 气道炎症病变
- 肺通气功能检查
  - 适应证和禁忌证
  - 项目及常用指标
    - VE
    - VA
    - MVV
    - FEV
    - 流量-容积曲线
  - 肺通气功能障碍的评价

📝 **高分考点精编**

第一节　肺容量检查

肺容量是指肺内（包括呼吸道与肺泡）气体的含量。

一、常用指标

肺容量的常用指标包括潮气量（VT）、补吸气量（IRV）、补呼气量（ERV）、残气量（RV）、深吸气量（IC）、肺活量（VC）、功能残气量（FRC）、肺总量（TLC）。前四种是基础肺容积，彼此互不重叠，后四种是组合肺容量，由2个或2个以上的基础肺容积叠加形成。

项目	内容
VT	平静呼吸时每次吸入或呼出的气量，正常值约500ml
IRV	平静吸气后可吸入的最大气量，正常值：男性约2000ml，女性约1500ml
ERV	平静呼气后可继续呼出的最大气量，正常值：男性约900ml，女性约560ml
RV	补呼气后肺内无法呼出的残气量，正常值：男性约1500ml，女性约1000ml，其与肺总量的比值是判断肺内气体潴留的主要指标
IC	平静呼气后可吸入的最大气量，由VT+IRV构成，判断吸气代偿的能力，正常值：男性约2600ml，女性约1600ml
VC	最大吸气后能呼出的最大气量，由IC+ERV构成，判断肺扩张能力的主要指标，正常值：男性约3500ml，女性约2500ml
FRC	平静呼气后肺内包含的气量，由ERV+RV构成，判断肺内气体潴留的主要指标，正常值：男性约2300ml，女性约1500ml
TLC	深吸气后肺内所包含的总气量，由VC+RV构成，正常值：男性约5000ml，女性约3500ml

二、检测方法

（一）直接检测的肺容量

受试者自然平静均匀呼吸4~5个周期，等到呼气末基线和呼吸节律平稳后，以中等速度做最大努力吸气和完全呼气。

项目	内容
呼气肺活量测定	受试者从TLC位开始，呼气至RV位所能呼出的气量，就是呼气肺活量（EVC）
吸气肺活量测定	测量方法与EVC相反，受试者从RV位开始，深吸气直到TLC位所能吸入的气量，即为吸气肺活量（IVC）
分段肺活量测定	将分别测定的IC和ERV相加即为分段肺活量

（二）间接检测的肺容量

项目	内容
氮冲洗法和氦稀释法	根据闭合回路中的物质不灭定律而设计 （1）氮冲洗法：需要有氮气浓度分析仪分析肺内经充分氧气吸入冲洗后剩余在肺内的氮气浓度 （2）氦稀释法：在呼吸定量氦气达到平衡后通过氦气浓度分析仪定量分析计算求得
体积描记法	依据Bohr定律，即密闭容器内压力与容积的乘积恒定，利用体积描记仪通过检测描记箱内压、经口压和经口呼吸流量计算所得

三、临床意义

肺容量的变化，可分为限制性和阻塞性，常可反映胸、肺部疾病或肺外因素引起的呼吸生理机制的改变。

项目	内容
限制性肺容量异常	（1）主要表现为VC、TLC、RV、FRC的下降。用力呼气流量–容积曲线可呈典型的限制性通气障碍变化，FVC下降 （2）常见病因为肺体积减小和肺扩张受限
阻塞性肺容量异常	（1）轻度阻塞时，通过呼吸代偿，肺容量指标VC、RV、FRC、TLC无显著变化 （2）中度阻塞时，RV、FRC、TLC轻度升高，由于呼气受限，RV、FRC的升高幅度比TLC更明显，相应的RV/TLC常显著增高，VC变化比RV变化发生更晚和稍轻 （3）严重阻塞时，RV、FRC、TLC、RV/TLC均明显增高，VC也相应降低 （4）常见病因：气道炎症病变，如慢性支气管炎、支气管哮喘等；肺弹性回缩力下降

第二节 肺通气功能检查

一、肺通气功能检查的适应证和禁忌证

（一）适应证

项目	内容
诊断	（1）鉴别呼吸困难的原因 （2）鉴别慢性咳嗽的原因 （3）诊断支气管哮喘、慢性阻塞性肺疾病等 （4）术前评估
监测	（1）监测药物和其他干预性治疗的反应 （2）评估胸部手术后肺功能的变化 （3）评估心肺疾病康复治疗的效果 （4）公共卫生流行病学调查 （5）运动、高原、航天及潜水等医学研究 （6）常规的健康检查

续表

项目	内容
损害/致残评价	（1）评价肺功能损害的性质和类型 （2）评价肺功能损害的严重程度，判断预后 （3）职业性肺疾病劳动力鉴定

（二）禁忌证

项目	内容
绝对禁忌证	（1）近3个月患心肌梗死、脑卒中、休克 （2）近4周发生严重心功能不全、严重心律失常、不稳定型心绞痛 （3）近4周出现过大咯血 （4）近1~3个月接受过心脏手术、眼部手术 （5）腹股沟疝、脐疝等疝环较松易嵌顿者 （6）视网膜脱离病史 （7）癫痫发作需要药物治疗 （8）未控制的高血压（收缩压＞200mmHg、舒张压＞100mmHg） （9）主动脉瘤 （10）严重的甲状腺功能亢进
相对禁忌证	（1）心率每分钟大于120次 （2）气胸、巨大肺大疱且不准备手术治疗者 （3）孕妇 （4）鼓膜穿孔（需先堵塞耳道后测定） （5）近4周内呼吸道感染 （6）免疫力低下 （7）其他：呼吸道传染性疾病（如活动性肺结核、流感等）

二、肺通气功能项目及常用指标

项目	内容
每分通气量（VE）	静息状态下每分钟所呼出的气量，即维持基础代谢所需的气量，正常值：男性约6700ml，女性约4200ml 每分通气量（VE）=潮气量（VT）×呼吸频率（RR）
肺泡通气量（VA）	（1）静息状态下每分钟吸入气能达到肺泡并进行气体交换的有效通气量，为潮气量（VT）与生理无效腔量（VD）的差，即VA=（VT-VD）×RR （2）临床上通过测定呼出气二氧化碳分压（P_ECO_2）及动脉血二氧化碳分压（$PaCO_2$）可间接求出无效腔气量，VD/VT=（$PaCO_2$-P_ECO_2）/$PaCO_2$ （3）肺泡通气量能明确反映出有效通气的增加或减少
最大自主通气量（MVV）	（1）在单位时间内以尽可能快的速度和尽量深的幅度重复最大自主努力呼吸所得的通气量，用以了解肺组织的弹性、气道阻力、胸廓的弹性和呼吸肌的力量。如果设定单位时间为1分钟，则称为最大分钟通气量 （2）通气储量百分比（VR%）通过最大自主通气量与静息每分通气量之间的关系计算，作为通气储备功能的指标，可反映通气功能的代偿能力，常用于胸腹部外科手术前的肺功能评价 （3）VR%正常值大于95%

项目	内容
用力呼气量（FEV）	用力呼气时容量随时间变化的关系 （1）用力肺活量（FVC）：指最大吸气至TLC位后以最大的努力、最快的速度呼气至RV位的呼出气量，正常情况下与肺活量相同 （2）第1秒用力呼气容积（FEV_1）：指最大吸气至TLC位后1秒内的最快速呼气量，简称为1秒量。FEV_1既是容量测定，也是1秒之内的平均流量测定，是肺通气功能的最主要指标之一 （3）1秒率：第1秒用力呼气容积与用力肺活量（FVC）或肺活量（VC）的比值（FEV_1/FVC或FEV_1/VC），常用百分数（%）表示，是判断气流受限的常用指标 （4）最大呼气中期流量（MMEF）：也称用力呼气中期流量（$FEF_{25\%\sim75\%}$），是指用力呼气25%~75%肺活量时的平均流量，是判断气流受限（特别是小气道病变）的主要指标
流量–容积曲线	（1）最高呼气流量（PEF）：用力呼气时的最高流量，是反映气道通畅性及呼吸肌肉力量的一个重要指标，与FEV_1呈高度直线相关 （2）用力呼气25%肺活量的瞬间流量（余75%肺活量）（$FEF_{25\%}$，V_{75}）：反映呼气早期的流量指标，胸内型上气道阻塞时该指标降低 （3）用力呼气50%肺活量的瞬间流量（余50%肺活量）（$FEF_{50\%}$，V_{50}）：反映呼气中期的流量指标，在气流受限或小气道病变时降低 （4）用力呼气75%肺活量的瞬间流量（余25%肺活量）（$FEF_{75\%}$，V_{25}）：反映呼气末期的流量指标，意义与$FEF_{50\%}$相同

三、肺通气功能障碍的评价

（一）通气功能障碍的类型

项目	内容
阻塞性通气功能障碍	由于气流受限导致的通气障碍 （1）主要表现为FEV_1及其与FVC的比值FEV_1/FVC的明显下降，MVV、MMEF、$FEF_{50\%}$等指标也明显下降，但FVC可在正常范围或只轻微下降 （2）RV、FRC、TLC和RV/TLC可增高，气速指数小于1，流量–容积曲线的特征性改变为呼气相降支向容量轴的凹陷，凹陷愈显著者气流受限愈重 （3）病因包括支气管哮喘发作期、COPD、气管–支气管疾患（如气管肿瘤、气管结核、气管淀粉样变、气管外伤狭窄等）、原因不明的如纤毛运动障碍等 （4）特殊类型的通气功能障碍：小气道病变、上气道阻塞、单侧（左或右）主支气管阻塞，具体见下表
限制性通气障碍	肺容量减少，扩张受限造成的通气障碍 （1）以TLC下降为主要指标，VC、RV减少，RV/TLC可以正常、增加或减少，气速指数>1，流量–容积曲线显示肺容量减少 （2）常见于肺病变、胸廓活动受限、腹部受压导致膈肌活动受限、呼吸肌无力以及单侧主支气管完全性阻塞
混合性通气障碍	（1）兼有阻塞性及限制性两种表现，主要表现为TLC、VC及FEV_1/FVC的下降，而FEV_1下降更显著 （2）流量–容积曲线显示肺容量减少及呼气相降支向容量轴的凹陷，气速指数则可正常，大于或小于1 （3）这时应与假性混合性通气功能障碍区别，后者的VC减少是由于肺内残气量增加引起，常见于慢阻肺及哮喘病者，行肺残气量测定或支气管舒张试验有助于鉴别 （4）见于慢性肉芽肿疾患如结节病、肺结核、肺囊性纤维化和支气管扩张、硅沉着病、煤肺尘埃沉着病以及充血性心力衰竭等疾病

特殊类型的阻塞性通气功能障碍

项目	内容
小气道病变	（1）早期发生病变时，临床上可无症状和体征，通气功能改变也不明显，但呼气时间容量曲线的 MMEF 及流量–容积曲线的 V_{50}、V_{25} 都可有显著下降 （2）反映该病对通气功能的影响主要是呼气中后期的流量受限，呼气流量的改变是目前小气道功能检测中最常用且简便的方法
上气道阻塞（UAO）	（1）气管异物、肿瘤、肉芽肿、淀粉样变、气管内膜结核、喉头水肿、声门狭窄等都能发生 UAO （2）可变胸内型 UAO：因吸气时胸膜腔内压下降，胸膜腔内压低于气道内压，肺因向外扩张而牵拉导致气道扩张。吸气相气流受限可能不甚明显，但呼气时胸膜腔内压增加高于气道内压，使气管趋向于陷闭，气道阻力增加因而阻塞加剧，表现为呼气流量受限，尤其是呼气早中期，$FEF_{200-1200}$、$FEV_{0.54}$ 等反映呼气早期的流量显著下降，流量–容积曲线表现为呼气相平台样改变 （3）可变胸外型 UAO：与可变胸内型 UAO 正好相反，由于阻塞发生在胸廓入口以外，吸气时气道内压下降低于大气压，使气管壁接近陷闭，吸气阻力增加，导致吸气流量明显受限，但呼气时由于气道内压高于大气压而使气道趋近扩张，因此气流受限可不明显，流量–容积曲线表现为吸气相平台样改变，FEV_{50}/FIF_{50} 比值>1 （4）固定型 UAO：当 UAO 病变部位较广泛或因病变部位比较僵硬，气流受限不受呼吸相的影响时，则为固定型 UAO，吸气、呼气流量均受限明显而呈平台样改变，FEF_{50}/FIF_{50} 比值接近1
单侧（左或右）主支气管阻塞	（1）单侧主支气管完全阻塞：肺功能检查表现可类似限制性通气障碍，肺容量指标 VC（FVC）、TLC、RV 等显著下降，应与引起限制性障碍的其他疾病进行鉴别 （2）单侧主支气管不完全阻塞：典型者流量–容积曲线表现为双蝶形改变。此类型患者的呼气相曲线易与一般的阻塞性通气障碍混淆，应结合吸气相的改变及临床资料分析

（二）通气功能障碍的程度

1.依照 FEV_1 的损害程度分类

项目	内容
轻度	FEV_1 低于正常预计值的95%可信限，但大于70%正常预计值
中度	在正常预计值的60%~69%区间
中重度	在正常预计值的50%~59%区间
重度	在正常预计值的35%~49%区间
极重度	低于正常预计值的35%

2.依照 FEV_1 分类

不完全可逆的气流受限定义为吸入支气管舒张药后 FEV_1/FVC 比值<0.7，在此基础上依 FEV_1 分为轻、中、重和极重度四级。

项目	内容
轻度	FEV_1 大于80%正常预计值
中度	在正常预计值的50%~79%区间
重度	在正常预计值的30%~49%区间
极重度	低于正常预计值的30%

3.依照FEV₁预计值分类

项目	内容
间歇发作和轻度持续哮喘	$FEV_1 > 80\%$ 预计值
中度哮喘	FEV_1 在 $60\% \sim 79\%$ 区间的正常预计值
重度哮喘	$FEV_1 < 60\%$ 预计值

第三节　肺弥散功能检查

一、常用指标

项目	内容
肺一氧化碳弥散量（DL_{CO}）	（1）指一氧化碳气体在单位时间（1分钟）及单位压力差（1mmHg=0.133kPa）条件下所能转移的量（ml），是反映弥散功能的主要指标 （2）弥散功能的改变主要要表现为弥散量降低，且均为病理性的改变
一氧化碳弥散量与肺泡通气量比值（DL_{CO}/VA）	因弥散量受肺泡通气量影响，肺泡通气量减少可引起 DL_{CO} 减少，所以临床上常以 DL_{CO}/VA 的比值做矫正，这有助于判断弥散量的减少是由于有效弥散面积减少或弥散距离增加所致
一氧化碳弥散量与血红蛋白的比值（DL_{CO}/Hb）	严重贫血时（Hb减少），CO从毛细血管壁到红细胞Hb间的弥散距离增加，Hb与CO的结合量减少，产生CO反馈压从而影响CO的继续弥散

二、测定方法、评估及临床意义

项目	内容
测定方法	弥散功能的测定方法包括一口气法、稳态法、重复呼吸法等，临床上大多采用一口气法
结果评估	（1）正常：DL_{CO}、$DL_{CO}/VA >$ 正常预计值的95%可信限（或 $> 80\%$ 预计值） （2）异常：①轻度损害：在 $60\% \sim 79\%$ 预计值；②中度损害：在 $40\% \sim 59\%$ 预计值；③重度损害：低于 40% 预计值
临床意义	引起弥散面积减少、弥散距离增加及通气–血流不均的疾病都能导致弥散能力下降，如肺切除或毁损肺、慢性阻塞性肺气肿、弥漫性肺间质纤维化、结节病、肺泡癌、肺栓塞、ARDS、严重贫血等

第四节　支气管激发试验

一、适应证和禁忌证

项目	内容
适应证	（1）无法解释的咳嗽、呼吸困难、喘鸣、胸闷或无法耐受运动等，为排除或明确哮喘的可能性 （2）因临床征象不典型或无法取得预期疗效的未被确诊的哮喘患者 （3）对临床诊断哮喘患者提供客观依据及做随访疗效的评价 （4）其他疑有气道高反应性的各种疾病，并为科研提供数据

续表

项目	内容
禁忌证	（1）对诱发剂吸入明确超敏 （2）肺通气功能损害严重（如$FEV_1/FVC < 50\%$、$FEV_1 < 1.5L$） （3）心功能不稳定 （4）有无法解释的荨麻疹或血管神经性水肿 （5）妊娠（妊娠者做支气管激发试验有可能引起早产或流产）

二、分类

分类依据	具体分类
诱发剂不同	（1）特异性诱发剂：变应原为醋甲胆碱、组胺、白三烯 （2）非特异性诱发剂：药物、物理刺激（运动、干冷空气、过度通气）等
激发方式	（1）直接激发试验：醋甲胆碱激发试验、白三烯激发试验、组胺激发试验等 （2）间接激发试验：通过活化细胞（特别是炎症细胞及神经细胞），使其释放细胞介素或细胞因子而引起继发性的气道平滑肌收缩。包括运动激发试验、等CO_2过度通气激发试验、高渗/低渗溶液激发试验等

三、激发试验原理与临床应用

	试验	试验原理	临床应用	判定标准	优、缺点
直接激发试验	醋甲胆碱激发试验	吸入后直接与平滑肌细胞上的乙酰胆碱受体结合，使平滑肌收缩	可协助诊断哮喘	阳性：FEV_1下降≥20%的基础值	安全，特异性差，非哮喘所特有
	白三烯激发试验	吸入后即可直接引起平滑肌收缩	可评价白三烯受体拮抗剂的治疗疗效	—	特异性、安全性高，易引起全身反应
	组胺激发试验	吸入后即可直接引起平滑肌收缩，同时刺激胆碱能神经末梢，反射性地引起平滑肌收缩	可协助诊断哮喘	—	重复性差，易引起全身反应
间接激发试验	运动激发试验	运动后由于通气量增大，呼吸道表面水分蒸发而使呼吸道表面温度、渗透压改变，引起一系列复杂的细胞生化变化，刺激细胞介质的释放，引起呼吸道收缩	运动性哮喘的首选方法；用于哮喘的流行病学调查；抗感染治疗的长期疗效评估	运动停止后1、5、10、15和20分钟测定FEV_1下降≥10%为阳性，≥15%有诊断意义	特异性高、仪器昂贵且体积大；敏感性低；运动量高，参与人群受限
	等CO_2过度通气激发试验	过度通气可使气道黏膜降温、水分丢失，从而刺激气道平滑肌收缩，哮喘患者对此刺激更敏感	患者深吸气引起的通气障碍与哮喘严重程度有关	阳性：通气后FEV_1下降≥10%的基础值	特异性、敏感性均高；费用高、设备复杂
	高渗/低渗溶液激发试验	气道内黏膜表面液体渗透压的改变会引起血管通透性增加、炎症介质释放、神经-体液相互作用而导致气管收缩	适用于实验研究及儿童哮喘的流行病学调查	吸入后FEV_1下降≥20%的基础值为阳性	简单、安全、有效；敏感性差

试验		试验原理	临床应用	判定标准	优、缺点
间接激发试验	甘露醇干粉激发试验	吸入甘露醇干粉后可引起呼吸道细胞炎症介质释放，导致平滑肌收缩	阳性：哮喘发作或潜在性运动性哮喘 阴性：哮喘控制良好，指导激素剂量的调整	根据累计量分度：轻度＞155mg；中度≤155mg；重度≤35mg	方法简单方便，敏感性好并可以标准化，易绘制量效曲线
	一磷酸腺苷吸入激发试验	一磷酸腺苷吸入后脱磷酸成为腺苷，使肥大细胞脱颗粒并释放组胺和白三烯，引起支气管收缩	用于哮喘的诊断与鉴别诊断；评估严重程度与控制情况	吸入后FEV_1下降≥20%的基础值为阳性	敏感性、特异性、准确度高，安全性良好

四、流程

（1）肺功能测定（基础值）。

（2）吸入稀释液（常用生理盐水），测定肺功能（对照值）。

（3）观察稀释液是否对肺通气功能有所影响，如果对照值与基础值变异低于5%者，取其最大值为基础参考值；否则以对照值作为参考值，先吸入起始浓度的激发剂，然后再测定肺功能。

（4）吸入下一浓度的激发剂和测定肺功能，直到肺功能指标达到阳性标准或出现明显的临床不适，或吸入最高浓度的激发剂仍呈阴性反应时，停止激发剂吸入。

（5）激发试验阳性且伴明显气促、喘息，应给予支气管扩张药吸入以缓解患者的症状。

五、结果评估

（一）常用的肺功能评估指标

项目	内容
评估指标	（1）FEV_1通过肺量计测定，重复性好，在医院检查中最常用 （2）sGaw通过体积描记仪测定，敏感性较高 （3）PEF常通过简易呼气峰流量仪测定，操作简便，特别适用于流调现场调查和患者在家中自我监测随访
肺功能指标改变率的计算	$$改变率 = \frac{基础值 - 测定值}{基础值} \times 100\%$$

（二）结果评定

项目	内容
定性判断	（1）阳性：吸入激发剂后FEV_1下降20%或以上 （2）阴性：达不到上述指标。当FEV_1下降15%~20%，无气促、喘息发作，诊断为可疑阳性，在2~3周后复查，必要时2个月后再次复查；当FEV_1下降小于15%判断为阴性，应排除影响气道反应性测定及评估的因素（如吸入方法、使用药物、过敏原接触、呼吸道感染等）

续表

项目	内容
定量判断	（1）通过累积激发剂量（PD）或激发浓度（PC）可定量测定气道反应性。PD_{20}-FEV_1 是使 FEV_1 下降20%时累积吸入刺激物的剂量 （2）气道高反应性根据 PD_{20}-FEV_1（组胺）可分为四级： ①重度：＜0.1μmol（0.03mg） ②中度：0.1~0.8μmol（0.03~0.24mg） ③轻度：0.9~3.2μmol（0.25~0.98mg） ④极轻度：3.3~7.8μmol（0.99~2.20mg）

（三）阴性结果原因分析

项目	内容
药物干预	受试者曾使用降低气道反应性的药物且停药时间不足
激发剂气溶胶输出不足	受试者吸入的激发剂的量不够
受试者配合不佳	受试者吸气与雾化给药不同步，激发剂吸入量不足
激发剂质量问题	激发药过期或未能低温避光保存
对激发剂的个体反应差异	（1）偶有哮喘患者对组胺、醋甲胆碱等吸入性支气管激发试验不敏感，但对过度通气激发试验、冷空气激发试验或运动激发试验等表现为阳性 （2）少数职业性哮喘的患者，只对单一的抗原或化学致敏药有反应，可能只能用特定的过敏原刺激方可激发出阳性反应
季节和环境因素	对于季节性过敏原或职业性过敏原暴露引起的哮喘患者，在非过敏原接触季节、症状完全缓解的受试者，支气管激发试验可能为阴性

六、临床意义与注意事项

项目	内容
临床意义	（1）气道高反应性（BHR）是确诊支气管哮喘的重要指标之一，特别是对隐匿型哮喘患者的诊断 （2）BHR的严重程度与哮喘的严重程度一致：重度BHR者往往其症状较明显，且极易出现严重的喘息发作；轻度BHR哮喘者病情比较稳定；濒临死亡的患者有严重的气道反应性升高 （3）评价疾病的治疗效果 （4）研究哮喘的发病机制和流行病学
注意事项	（1）测试前受试者至少休息15分钟，详细了解病史，排除禁忌证 （2）吸入短效 β_2 受体激动剂或抗胆碱能药物应在测试前4~6小时停用；口服短效 β_2 受体激动剂或茶碱类药物应在测试8小时前停用；长效或缓释制剂、口服糖皮质激素停用24小时后测试；吸入糖皮质激素在测试前12小时停用；抗组胺药、β受体拮抗剂、巴比妥类药物、苯二氮䓬类药物等在测定前48小时停用 （3）测定前6小时禁止饮用咖啡、浓茶以及含乙醇的饮料，测定前2小时避免剧烈运动和冷空气吸入 （4）重复测定应选择每天相同的时间段进行，如果同一天需重复测定，则两次间隔至少6小时 （5）支气管激发试验具有一定的危险性。试验时吸入激发物的浓度需从小剂量开始，逐渐增加剂量。应备有急救器械和药物，并需有经验的临床医师在场，及时发现并处理可能出现的危险

第五节 支气管舒张试验

通过给予支气管舒张药物的治疗，观察阻塞气道舒缓反应的方法，称为支气管舒张试验，又称支气管扩张试验。

一、适应证和禁忌证

项目	内容
适应证	（1）有合并气道阻塞的疾病，如支气管哮喘、慢阻肺、过敏性肺泡炎、闭塞性细支气管炎、弥漫性泛细支气管炎等 （2）有气道阻塞征象，应排除不可逆性气道阻塞，如上气道阻塞
禁忌证	（1）对已知支气管舒张剂过敏者，禁用此类舒张剂 （2）有严重心功能不全者应慎用 β_2 肾上腺素受体激动剂；有青光眼、前列腺肥大排尿困难者慎用 M 受体拮抗剂 （3）有肺通气功能检查禁忌证者

二、常用的舒张支气管平滑肌的药物及给药方法

常用药物有 β_2 肾上腺素受体激动剂、胆碱能（M）受体拮抗剂、茶碱等；给药方式包括吸入性给药和非吸入性给药（如口服、静脉给药等），但以吸入性支气管舒张试验较为常用。

项目	内容
吸入方式	定量气雾剂（MDI）吸入、MDI+储雾罐吸入、干粉吸入、雾化吸入等
常用的吸入性支气管舒张药物	β_2 激动剂如沙丁胺醇 MDI 400μg 吸入，沙丁胺醇溶液 1000μg 稀释后雾化吸入，特布他林 MDI 500μg 吸入，M 受体拮抗剂如异丙托溴铵 MDI 80μg 吸入等

三、流程

受试者先测定基础肺通气功能，然后吸入支气管舒张剂。若吸入沙丁胺醇，应在吸入药物 15~30 分钟内重复肺通气功能检查；若吸入的是异丙托溴铵，则在吸入 30~60 分钟内重复检查。其他途径给药者，按照药物性质及生理反应特点选择复查的时间。

四、结果评定

项目	内容
评定指标	（1）肺功能指标变化率

$$肺功能指标变化率（\%）=\frac{用药后肺功能值-用药前肺功能值}{用药前肺功能值}\times100\%$$

（2）绝对值改变：绝对值改变=用药后肺功能值-用药前肺功能值

续表

项目	内容
舒张试验判断标准	（1）阳性：FEV_1增加率≥12%，绝对值增加≥0.2L （2）阴性：达不到上述标准
阴性结果分析	（1）轻度气道缩窄者，由于其肺功能接近正常，用药后气道舒张的程度较小 （2）狭窄的气道内有大量分泌物堵塞气道，如重症哮喘患者支气管腔内常有大量黏液栓，影响吸入药物在气道的沉积和作用 （3）药物吸入方法不当，导致药物作用不佳，为保证药物的吸入，可采用雾化吸入方法 （4）使用药物剂量不足，因此有时为明确了解支气管的可舒张性，常用较大剂量，如MDI或干粉吸入400μg沙丁胺醇 （5）缩窄的气道对该种支气管舒张药不敏感，但并不代表对所有的支气管舒张药都不敏感，这时应考虑改用别的支气管舒张药再做检查，如由沙丁胺醇转为异丙托品 （6）在做支气管舒张试验前数小时内已经使用了舒张药，气道反应已达到极限，因此这时再应用舒张药效果不佳，但并不等于气道对该舒张药不起反应 （7）狭窄的气道无可舒张性，做此结论应排除上述6点因素

五、临床意义与注意事项

项目	内容
临床意义	舒张试验阳性表明气流受限是因气道痉挛所致，经用舒张药物治疗可以缓解，且对所用药物敏感
注意事项	（1）试验前需详细了解受试者病史，特别是过敏史 （2）测定前停用支气管扩张剂，口服$β_2$受体激动剂或氨茶碱者需停用12小时以上，短效$β_2$受体激动剂气雾吸入需停用4~6小时吸入支气管扩张剂后肺功能可逆性越大，疗效越好，支气管哮喘的改善率均在25%以上 （3）长效或缓释制剂则应停用24~48小时

第七章 介入诊断技术

思维导图框架

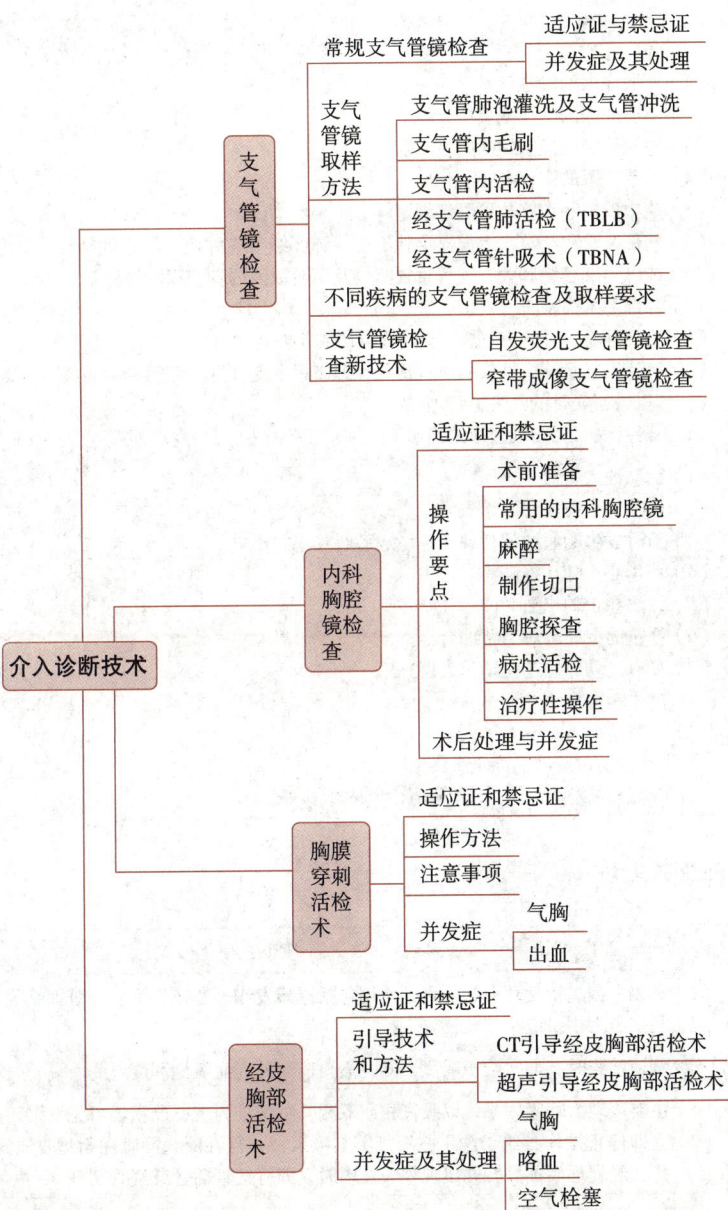

介入诊断技术
- 支气管镜检查
  - 常规支气管镜检查
    - 适应证与禁忌证
    - 并发症及其处理
  - 支气管镜取样方法
    - 支气管肺泡灌洗及支气管冲洗
    - 支气管内毛刷
    - 支气管内活检
    - 经支气管肺活检（TBLB）
    - 经支气管针吸术（TBNA）
  - 不同疾病的支气管镜检查及取样要求
  - 支气管镜检查新技术
    - 自发荧光支气管镜检查
    - 窄带成像支气管镜检查
- 内科胸腔镜检查
  - 适应证和禁忌证
  - 操作要点
    - 术前准备
    - 常用的内科胸腔镜
    - 麻醉
    - 制作切口
    - 胸腔探查
    - 病灶活检
    - 治疗性操作
  - 术后处理与并发症
- 胸膜穿刺活检术
  - 适应证和禁忌证
  - 操作方法
  - 注意事项
  - 并发症
    - 气胸
    - 出血
- 经皮胸部活检术
  - 适应证和禁忌证
  - 引导技术和方法
    - CT引导经皮胸部活检术
    - 超声引导经皮胸部活检术
  - 并发症及其处理
    - 气胸
    - 咯血
    - 空气栓塞

📝 **高分考点精编**

第一节 支气管镜检查

一、常规支气管镜检查

（一）适应证与禁忌证

项目	内容
适应证	（1）不明原因的慢性咳嗽 （2）不明原因的咯血或痰中带血 （3）不明原因的局限性哮鸣音 （4）不明原因的声音嘶哑 （5）痰中发现癌细胞或可疑癌细胞 （6）胸部X线和/或CT检查提示肺不张、肺部结节或肿块、阻塞性肺炎、炎症不吸收、肺门和/或纵隔淋巴结肿大、支气管狭窄以及不明原因的胸腔积液等异常 （7）肺部手术前检查 （8）胸部外伤、怀疑有气管–支气管裂伤或断裂 （9）肺或支气管感染性疾病（包括免疫抑制患者支气管肺部感染）的病因学诊断 （10）机械通气时的呼吸道管理 （11）疑有气管、支气管瘘的确诊
禁忌证	（1）活动性大咯血 （2）严重的高血压和心律失常 （3）新近发生的心肌梗死或有不稳定型心绞痛发作史 （4）严重心、肺功能障碍 （5）无法纠正的出血倾向 （6）严重的上腔静脉阻塞综合征 （7）疑有主动脉瘤、主动脉夹层 （8）严重精神疾病 （9）全身情况极度衰竭 （10）确诊及可疑颅内高压患者 （11）麻醉药物过敏无法用其他药物代替者

（二）并发症及其处理

项目	内容
麻醉相关并发症	（1）利多卡因过量使用引起的毒副作用包括癫痫发作、心律失常、心脏抑制等 （2）利多卡因用量应小于8mg/kg
缺氧	支气管镜检查时，通常给予吸氧，同时需要监测外周血氧饱和度
喉、支气管痉挛	（1）主要表现为呼吸困难，以吸气相或双相呼吸困难为主，严重者可见发绀 （2）立即停止操作，给予沙丁胺醇气雾剂吸入，并行补液、静脉注射糖皮质激素、氨茶碱等治疗，经处理后无好转并出现呼吸衰竭时立即行气管插管或气管切开

项目	内容
心血管方面	（1）心率加快、血压升高等，甚至有可能发生心律失常甚至心搏骤停、心功能不全等 （2）进行心电监护，必要时使用药物治疗
出血	（1）活检最常见的并发症 （2）轻、中度，可予以冰生理盐水、局部滴入1：10000的肾上腺素等处理，如出血仍较多时给予静脉止血药，必要时给予垂体后叶素，同时予球囊止血等处理 （3）严重出血、致命性大出血时，应迅速行气管插管（选择较大口径），甚至把气管导管插到对侧主支气管。同时经由气管导管清理血块，保持气道通畅。仍无法控制者，应考虑血管介入栓塞或外科手术
感染、发热	（1）必要时给予抗生素治疗 （2）急性感染性疾病支气管镜检查时，先检查健侧的支气管，然后检查病变侧支气管，尽可能地避免支气管肺泡灌洗
气道损伤	应规范操作以避免不必要的并发症
气胸	术前应做好麻醉，操作过程中动作应轻柔，操作时间不应太长，减少咳嗽发生，对于高风险患者，需延长术后观察时间，出现呼吸困难、胸痛等不适时应行胸部X线检查
恶心、呕吐	（1）大多与局麻药物和操作对咽喉部的刺激有关，如出现这类症状可对症治疗 （2）对既往有胃溃疡病史者，应给予胃黏膜保护剂
失声	（1）插镜动作应轻柔 （2）声带损伤后可给予皮质类固醇雾化吸入或全身应用，严重者请耳鼻喉科医师及时治疗

二、支气管镜取样方法

（一）支气管肺泡灌洗及支气管冲洗

项目	内容
支气管肺泡灌洗（BAL）	（1）通过支气管镜向支气管肺泡内注入生理盐水并进行抽吸，收集肺泡表面液体及清除充填于肺泡内的物质，进行炎症与免疫细胞及可溶性物质的检查 （2）适应证：肺部不明原因的阴影；肺部感染的病原体诊断 （3）BALF可进行病原学检查，包括显微镜检查、细菌、真菌和特殊病原菌培养、核酸检测以及真菌抗原检测如GM试验
支气管冲洗	（1）通过支气管镜向支气管内注入少量生理盐水并进行抽吸，收集呼吸道表面液体 （2）对肿瘤性、感染性疾病有诊断价值，尤其适用于存在高出血风险病变、肺功能差及ICU患者

（二）支气管内毛刷

项目	内容
支气管内毛刷（EB）	常用于肺部恶性肿瘤的诊断和肺部感染性疾病的病原学诊断
防污染保护性毛刷（PSB）	主要用于重症难治性肺部感染的病原学诊断

（三）支气管内活检

项目	内容
适应证	（1）主要用于支气管镜下可见的呼吸道异常，在黏膜异常或病变最明显处活检 （2）怀疑结节病的患者可增加诊断率
注意事项	（1）需谨慎活检的病变：表面光滑的结节需警惕支气管Dieulafoy病，此疾病活检后可能导致致命性大出血 （2）活检时避开镜下可见的小血管、溃疡底部；避开血凝块及坏死部位，尽可能采取新鲜的组织 （3）多个部位活检时，根据病变的位置和特点安排活检顺序 （4）更换活检部位时需彻底清洁活检钳，以免组织碎屑残留导致标本污染，从而影响诊断 （5）取样后应立即将标本投入10%中性缓冲福尔马林固定液中固定，以便保留最佳的组织形态及结构特征 （6）重视第一次活检，特别是较小和血供丰富病灶的取样

（四）经支气管肺活检（TBLB）

项目	内容
适应证	肺外周肿块、结节、浸润病灶；肺部弥漫性病变性质未明者
并发症	（1）出血：术中出血时应给予1∶10000肾上腺素局部气道内注入，并通过支气管镜在活检部位行压迫止血处理，必要时使用静脉止血药物进行止血，在大出血时应及时进行气管插管，或者封堵球囊止血，及时行血管介入或者外科止血处理 （2）气胸：行胸部X线片明确诊断，通常少量的气胸能够自行吸收，患者呼吸困难等症状改善不佳时需及时予以胸腔穿刺引流处理

（五）经支气管针吸术（TBNA）

项目	内容
适应证	（1）主要适应证：对纵隔或肺门淋巴结取样、对已知或怀疑肺癌进行分期、对气管外病变对气管的外压病灶、黏膜下病变、肺周围性结节进行诊断 （2）次要适应证：对气道内坏死肿瘤、出血性肿瘤病变进行诊断，预测外科切除线，追踪小细胞肿瘤，对纵隔囊肿及脓肿进行诊断和引流 （3）治疗：对管腔内外的肿瘤进行注射治疗、对管腔外肿瘤性病变进行放射粒子治疗
禁忌证	（1）肺功能严重损害，无法耐受检查者 （2）心功能不全、严重高血压或心律失常者 （3）全身状态或其他器官极度衰竭者 （4）主动脉瘤 （5）出、凝血机制严重障碍者 （6）哮喘发作或大咯血 （7）麻醉药过敏、无法用其他药物代替者
穿刺方法	（1）突刺法较适用于腔内病变 （2）如突刺法不成功转为推送法、金属环贴近气管壁法转推送法等
注意事项	（1）避免内镜损伤 （2）穿刺针避开软骨环，尽可能沿垂直方向刺入 （3）穿刺抽吸时注意观察，如抽吸注射器内有血，可能刺入了血管，这时应将穿刺针拔出，重新选择穿刺点 （4）若穿刺为肺部淋巴结分期，同时还进行呼吸道内病变的诊断取样，应先行TBNA，再行毛刷及活检，避免标本交叉污染，造成分期不准确；多组淋巴结穿刺时，应遵循N3→N2→N1的检查顺序

三、不同疾病的支气管镜检查及取样要求

（一）肺癌与间质性肺疾病

项目	内容
肺癌	（1）镜下可见的支气管内肿瘤，诊断率至少要达到85% （2）最大限度地增加诊断阳性率，以及标本体积需足够进行肿瘤分类与基因检测，对于镜下可见的支气管内肿瘤，要求最少采取5块标本 （3）镜下可见的支气管内肿瘤，在活检的基础上联合使用刷检和灌洗/冲洗可提高诊断率
间质性肺疾病	（1）怀疑结节病的患者，即使黏膜未见异常，也应考虑行支气管内活检以提高诊断率，特别是有肺实质病变的患者 （2）推荐TBLB用于诊断Ⅱ~Ⅳ期结节病 （3）对于弥漫性实质性肺疾病（ILD）的患者，TBLB应采集5~6块标本 （4）局限的或局灶的肺实质性疾病，应考虑透视下进行TBLB

（二）感染性疾病

项目	内容
免疫功能正常的患者	（1）对不吸收或吸收缓慢的肺炎患者，特别是年龄超过50岁、吸烟或既往吸烟的患者，应考虑行支气管镜检查 （2）若支气管镜检查用于社区获得性肺炎，BAL标本应送军团菌PCR检测及非典型病原体检测 （3）怀疑肺结核、痰涂片阴性的患者，可考虑行支气管镜检查 （4）怀疑肺结核的病例，BALF、支气管吸出物及支气管镜检查后痰液检测可互补，均应进行分析 （5）结核病中等及高流行地区的患者，由于其他适应证接受支气管镜检查时，标本应常规送结核分枝杆菌培养
免疫功能低下的患者	（1）肺部有浸润性病变的免疫功能低下的患者，如诊断不考虑结核，一般仅行BAL就足以获得诊断；在结核病高流行地区和人群中，可以考虑进行TBLB （2）免疫功能低下的肺炎患者，BAL或支气管冲洗液应送抗酸杆菌镜检以及分枝杆菌培养 （3）怀疑患有结核病的免疫功能低下的患者，作为补充诊断方法可收集支气管镜检查后的痰液进行检查 （4）怀疑侵袭性曲霉病的患者，BALF应进行显微镜检查找菌丝和真菌培养；为进一步提高诊断率，应考虑BALF做半乳甘露聚糖检测（GM试验） （5）因BALF GM试验对侵袭性曲霉病具有高敏感性和特异性，以及活检固有的风险，若BALF行GM试验，则避免行TBLB和EB

四、支气管镜检查新技术

（一）自发荧光支气管镜检查

项目	内容
适应证	（1）怀疑为不典型增生或原位癌的患者 （2）影像学或临床怀疑有支气管肺癌的患者 （3）支气管肺癌手术后随访 （4）确定中心型肺癌的浸润范围，对肺癌分期诊断 （5）对肺癌高危人群，如重度吸烟者、长期粉尘接触者等进行肺癌的筛查 （6）对肺癌筛查试验中的X线检查阴性而痰细胞学检查异常的人群进行肺癌早期定位诊断

续表

项目	内容
镜下表现	正常组织自发荧光显绿色，随着组织学向肿瘤的进展，细胞从正常、增生、化生、轻度不典型增生、中度不典型增生、重度不典型增生、原位癌直至浸润癌的出现，绿色荧光波谱范围荧光强度逐渐变弱，最终表现为棕色或棕红色荧光
造成假阳性结果的原因	瘢痕组织、镜检时摩擦和吸引导致的管壁创伤、部分炎症反应、口服抗凝药物、3个月内服用视黄酸和致光敏药物、6个月内接受过细胞毒性剂的化疗和胸部放疗等

（二）窄带成像支气管镜检查

项目	内容
原理	窄带成像（NBI）的原理是通过使用特定的红、绿、蓝滤光片，只让特定波长的光线穿透出来。波长愈长，穿透力愈佳。红光（600nm）可以穿透到最深层，显示出深色的较大的血管；蓝光（415nm）则在最浅处，显现出红色的微血管；绿光（540nm）则显示红蓝之间的颜色，由此可以清晰地显示上皮下血管的增生情况
适应证	（1）提高早期发现癌症的检出率，更有效地进行针对性活检，使标本阳性率提高，也可近距离或在放大情况下检测黏膜微细形态与毛细血管的形态，明确病变性质 （2）适用于痰细胞学可疑阳性或长期咳嗽、咳痰的吸烟者，可早期发现癌前病变 （3）痰细胞学检查发现癌细胞，而影像学检查无异常发现，该类肺癌在临床上称为隐匿型肺癌，通过窄带成像支气管镜检查，观察支气管内的黏膜、毛细血管细微异常征象，再结合活检和刷检技术，提高诊断率 （4）了解病变的血管情况，尤其是活检前观察血管的多少及分布 （5）操作时，以白光支气管镜进行常规检查，明确异常部位，切换到NBI系统观察气道微血管和黏膜变化，依据检查的情况决定是否进一步活检、刷检、灌洗等
镜下表现	（1）正常支气管上皮有较少的微血管，支气管炎可见整齐的血管网，在鳞状不典型增生中可见增多的复杂的血管网及各种大小的扭曲血管 （2）应用NBI技术能发现支气管鳞状不典型增生中增加的复杂血管网，窄带成像支气管镜可以发现血管源性鳞状不典型增生的毛细血管袢 （3）在肺癌高危人群中发现鳞状不典型增生的毛细血管袢有助于肺癌早期诊断

第二节　内科胸腔镜检查

一、适应证和禁忌证

项目	内容
适应证	（1）无法明确病因的胸腔积液诊断 （2）肺癌或胸膜间皮瘤的分期 （3）弥漫性肺疾病活检 （4）对胸腔积液行胸膜固定治疗 （5）自发性气胸局部治疗 （6）其他如膈肌、纵隔及心包活检等

项目	内容
禁忌证	（1）胸腔闭锁，如胸膜广泛胼胝样粘连 （2）凝血功能障碍 （3）低氧血症 （4）严重心血管疾病，如急性心肌梗死和/或有严重心律失常等 （5）严重的肺动脉高压 （6）持续的无法控制的咳嗽

二、操作要点

项目	内容
术前准备	（1）术晨禁食 （2）术前1天或数小时建立人工气胸 （3）术前1小时口服可待因，术前30分钟肌注10mg地西泮（安定）
常用的内科胸腔镜	（1）0°镜更符合手术者的观察习惯，初学者更容易掌握 （2）30°镜可观察到胸膜顶、肋膈角等隐蔽区域，适合熟练运用者 （3）70°镜或90°镜主要用于观察0°或30°镜无法观察到的部位，如肺尖及入镜点周围
麻醉	一般采用局部浸润麻醉，可结合静脉镇静药物
制作切口	（1）侧卧位者一般在腋前线与腋中线之间的第3~5肋间做1个1cm的切口 （2）仰卧位时，选择锁骨中线第1~3肋间作为入镜部位 （3）俯卧位时多选用肩胛线紧邻肩胛骨的第6~7肋间
胸腔探查	依次观察胸膜腔的壁层胸膜、脏层胸膜、膈肌胸膜、纵隔胸膜及心包膜
病灶活检	分为壁层胸膜活检、肺（脏层胸膜）活检、膈面活检及纵隔活检
治疗性操作	（1）气胸患者发现其胸膜破裂口，可采用镜下喷洒生物胶封堵 （2）对需要施行胸膜固定术的患者，可在胸腔镜直视下对胸腔均匀喷洒硬化剂，如滑石粉

三、术后处理与并发症

项目	内容
术后处理	（1）术后常规放置胸腔闭式引流管 （2）指导患者自行咳嗽、咳痰，或刺激气管诱发患者咳嗽、咳痰 （3）多进行几次深呼吸及吹气球等锻炼有助于肺膨胀
并发症	（1）出血、胸膜粘连、术后疼痛等 （2）手术结束时可行各切口的肋间及上下肋间神经封闭，缓解患者手术后的疼痛，方便患者咳嗽、咳痰

第三节　胸膜穿刺活检术

胸膜活检术主要用于检查原因不明的胸膜疾病。

项目	内容
适应证	（1）经胸壁穿刺胸膜活检术适用于各种原因不明的胸膜疾病和胸腔积液患者 （2）胸膜穿刺活检可得到小片胸膜组织，进行组织病理学和微生物学检查，对渗出性胸腔积液的病因诊断意义非常大。对于恶性肿瘤和感染性疾病，胸腔穿刺联合胸膜活检，诊断价值明显高于单独胸腔穿刺抽液检查 （3）胸膜增厚明显而病因不明时，即使无胸腔积液也应考虑胸膜活检 （4）漏出性胸腔积液，若已确诊由心力衰竭、肝硬化和肾功能不全等引起者，因胸膜无特异性病变，可不进行胸膜活检
禁忌证	（1）出、凝血功能障碍：应用抗凝剂、出血时间延长、凝血酶原时间延长或凝血机制障碍者，禁止做胸膜活检。血小板 $\leqslant 50 \times 10^9$/L且无法用常规的治疗方法纠正者，也不宜行胸膜活检 （2）脓胸或穿刺部位胸部皮肤有化脓性感染者 （3）可疑血管病变者 （4）严重心律失常、新近发生心肌梗死者 （5）无法合作或精神病患者 （6）呼吸功能不全、肺动脉高压及心肺功能储备低下者是胸膜穿刺活检的相对禁忌证 （7）对于肺大疱、胸膜下大疱及肺囊肿合并胸膜疾病患者，选择穿刺部位时应避开上述病变
操作方法	经胸壁穿刺胸膜活检术通常与胸膜腔穿刺术同时进行，通常先进行胸膜活检，然后再进行抽液。尽可能同时进行超声引导经胸壁切割胸膜活检术（US-CNB）和经胸壁穿刺标准胸膜活检术（SPB），能够提高胸膜活检的成功率
注意事项	进行胸膜穿刺活检术时要特别注意严格掌握适应证；注意沿着肋骨上缘进针以避开血管；认真、熟练、细心地操作，能够减少套管针漏气；对胸腔积液量大、胸腔压力高的患者，活检后必须加压包扎或延长压迫时间，以免胸腔积液外漏；术中、术后密切观察等可有效预防和减少并发症的发生
并发症	（1）气胸：胸膜穿刺活检气胸的发生率通常为1.1%~6.4%。在活检时空气可经活检针进入胸膜腔，特别是在更换针芯时更容易发生，或由于穿刺过深，伤及肺组织。少量气胸多可自行吸收，无需特殊处理；如果漏气较多，导致肺压缩20%以上者，应给予吸氧以加速吸收，可考虑抽气治疗或行胸腔闭式引流治疗 （2）出血：如在活检过程中伤及肋间血管可造成出血，形成胸部血肿或血胸，如出血量大需行止血治疗及抽出胸腔内积血；刺伤肺组织可发生咯血，通常小量咯血能够自行停止，较大量咯血应按照咯血治疗。若定位错误，可能会误伤肝、脾及肾脏，严重者可发生出血性休克，因此穿刺时应准确定位，细心操作

第四节　经皮胸部活检术

经皮胸部活检术（PTNB）是利用活检针经过皮肤和胸壁到达肺部病灶进行抽吸或切割取得组织标本进行病理学和微生物学检查的一种技术，目前主要用于诊断肺部疾病、胸膜疾病和纵隔疾病。

一、适应证和禁忌证

项目	内容
适应证	（1）肺部孤立性占位病变 （2）双肺弥漫性、多发性病变 （3）胸膜肥厚性病变 （4）肺部恶性病变放、化疗前的病理学诊断 （5）肺部感染性病变的微生物学诊断
禁忌证	（1）有出血倾向疾病或凝血功能障碍者、血小板计数小于 $50 \times 10^9/L$ 者、正在接受抗凝治疗者 （2）怀疑肺血管性疾病者如动静脉畸形、动脉瘤、血管性肿瘤等 （3）严重肺功能不全者 （4）需要或正在接受正压机械通气者 （5）既往做过一侧全肺切除手术或无功能肺的单肺患者 （6）严重心功能不全、心肌梗死、严重心律失常等心脏疾病患者 （7）穿刺路径存在肺大疱者 （8）怀疑肺棘球蚴病（包虫病）时应避免穿刺活检，以免棘球蚴扩散 （9）穿刺点局部皮肤化脓性感染或带状疱疹需治愈后才能穿刺 （10）体质虚弱、恶病质、全身状况差、无法配合检查及有不可控制的剧烈咳嗽者

二、引导技术和方法

（一）CT引导经皮胸部活检术

项目	内容
术前准备	（1）常规进行凝血功能指标检查，并向患者简单介绍手术的必要性、一般过程和注意事项 （2）若患者剧烈咳嗽，必要时术前30分钟口服可待因30mg，情绪紧张者在术前30分钟口服地西泮（安定）2.5mg
体位	（1）上叶、中叶、肺门病变多采用仰卧位 （2）左上叶尖后段、下叶基底段和上段病变大多采取俯卧位
方法	（1）抽吸法：采用细针或穿刺针 （2）切割法：采用粗针或切割针
术后	再进行一次CT扫描，观察有无气胸、出血等并发症

（二）超声引导经皮胸部活检术

项目	内容
适应证	贴近胸壁的肺部实质性病变和胸膜病变
术前准备	（1）首先必须进行胸部CT增强扫描，认真了解病灶位置、大小、血运情况、病灶与周围血管和脏器的关系 （2）超声探头和引导支架必须无菌消毒
体位	坐位、反骑坐位、侧躺、平躺等
方法	抽吸法和切割法

三、并发症及其处理

项目	内容
气胸	（1）发生率最高 （2）危险因素包括：以往存在的肺部疾病、病变与胸壁的距离、病变的大小、患者的年龄、穿刺针管径大小、进针的次数等 （3）术后患者需要密切观察数小时，若患者出现咳嗽、气促等症状需要立即行床旁X线胸片 （4）气胸肺压缩30%以上、出现临床症状加剧或经观察气胸进行性加重者，需要立即行胸腔穿刺抽气或行胸腔闭式引流
咯血	（1）最危险的并发症 （2）出血发生率与穿刺的方法、病变的部位、病变的性质、穿刺针的大小有密切关系 （3）病灶距离胸壁长度在3.0cm以上者不宜用粗针进行活检 （4）少量咯血通常不需要特殊处理，必要时可予以止血药物；中度咯血可采取内科保守治疗，如肌内或静脉注射止血药、静脉滴注垂体后叶素等；大咯血或咯血量持续增多，出现症状严重，应考虑大血管损伤，则必须在积极保守治疗的基础上，紧急进行介入手术止血，甚至外科手术止血
空气栓塞	（1）最严重的致命性并发症，可使患者发生死亡 （2）当活检针在胸内时应避免与大气相通，患者不可用力呼吸和咳嗽 （3）立即给予纯氧吸入，并使患者采取左侧卧位，头部放低，及时转入高压氧舱治疗

第八章　呼吸科其他诊断操作

思维导图框架

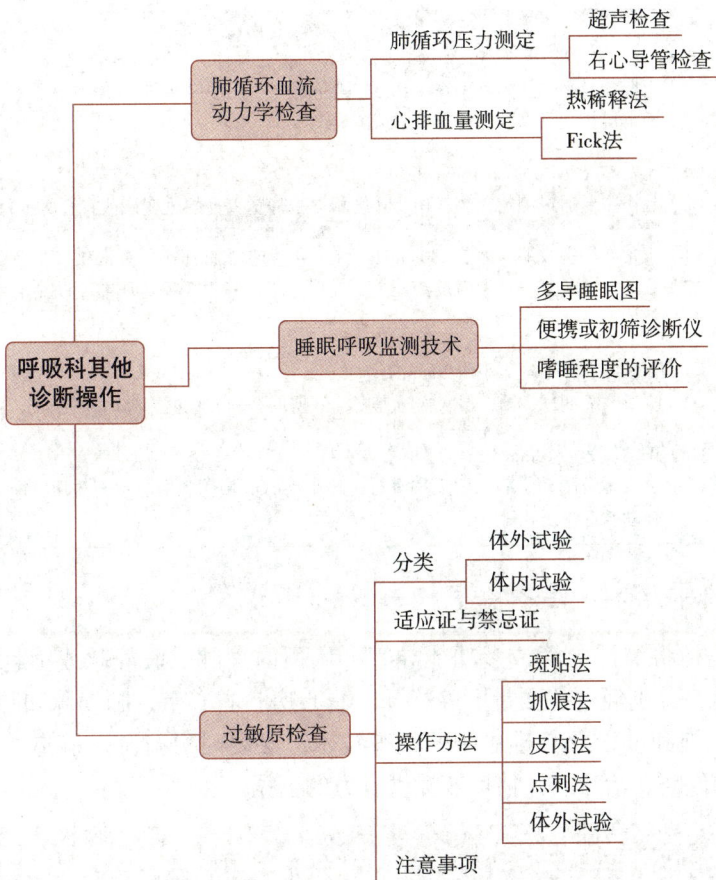

呼吸科其他诊断操作
- 肺循环血流动力学检查
  - 肺循环压力测定
    - 超声检查
    - 右心导管检查
  - 心排血量测定
    - 热稀释法
    - Fick法
- 睡眠呼吸监测技术
  - 多导睡眠图
  - 便携或初筛诊断仪
  - 嗜睡程度的评价
- 过敏原检查
  - 分类
    - 体外试验
    - 体内试验
  - 适应证与禁忌证
  - 操作方法
    - 斑贴法
    - 抓痕法
    - 皮内法
    - 点刺法
    - 体外试验
  - 注意事项

📝 **高分考点精编**

第一节 肺循环血流动力学检查

一、肺循环压力测定

（一）肺循环压力的超声检查

项目	内容
腔静脉压力	（1）上腔静脉平均压力是3~6mmHg，下腔静脉平均压力是5~7mmHg （2）腔静脉压力升高表明静脉血回流障碍
右心房压力	（1）正常右心房压力为1~6mmHg （2）超声主要通过测定在吸气相及呼气相下腔静脉直径的改变评估右心房压力
右心室压力	（1）正常右心室收缩压为20~30mmHg，右心室舒张末期压小于5mmHg （2）右心室收缩压=三尖瓣反流压差+右心房压，三尖瓣反流压差反映右心室和右心房的压力差值
肺动脉压力	（1）正常肺动脉平均压小于20mmHg （2）测量收缩期三尖瓣的最大血流速度，依据伯努利方程估测肺动脉收缩压
肺小动脉嵌顿压	（1）正常值为4~12mmHg （2）二尖瓣及肺动、静脉瓣无狭窄时，肺小动脉嵌顿压和左心室充盈压、左心室舒张末期压及肺动脉舒张压相等

（二）肺循环压力的右心导管检查

右心导管是指将漂浮导管或多功能导管，从颈内静脉、股静脉或锁骨下静脉沿血管路径送入肺动脉，分别经过并测量上腔静脉、右心房、右心室、肺动脉和肺动脉远端的压力，并测量血氧饱和度以及心排血量的检查技术，必要时可行肺动脉造影以明确血管情况，从而为协助诊断、治疗或评估疗效提供有力的证据。

项目	内容
适应证	（1）明确诊断肺动脉高压、心内结构异常的先天性心脏病患者 （2）术前评估，有助于了解肺动脉压力、肺血管阻力及心功能状况等心肺血流动力学的变化及严重程度，判断先天性心脏病能否手术治疗，同时为术后评估疗效提供诊断依据 （3）确诊肺血栓栓塞性疾病，判断有无手术指征并估计手术风险及预后 （4）心内膜心肌活检或心脏电生理检查的手段之一
禁忌证	（1）电解质紊乱者 （2）严重心律失常特别是室性心律失常患者 （3）严重感染性疾病患者 （4）凝血功能异常、高热、严重心衰患者 （5）严重低氧血症及肾功能不全患者

续表

项目	内容
手术过程	（1）深静脉穿刺：通常情况下可选择颈内静脉或股静脉穿刺 （2）股静脉穿刺：腹股沟韧带下方1~3cm处（肥胖者略下移1~2cm），常在触摸股动脉搏动内侧约0.5cm处进行穿刺 （3）压力的测量 ①记录压力时需测量各部位的收缩压、舒张压及平均压 ②记录压力时应记录压力波形曲线稳定时的数值 ③上腔静脉采血点应为左、右锁骨下静脉与颈内静脉汇集点，在上腔静脉和右心房连接处之间；下腔静脉采血点在肝静脉到下腔静脉右心房连接处之间 ④测定肺小动脉嵌顿压时，叮嘱患者呼气末屏气数秒后记录

二、心排血量测定

体–肺无分流患者常选择热稀释法，体肺分流患者常选择Fick法。

（一）热稀释法

项目	内容
标准热稀释法	（1）又称温度稀释法，借助特殊的气囊漂浮导管，应用指示剂稀释原理，通过温度变化作为指示剂，将已知温度的溶液迅速注入导管的近端孔，溶液与血液混合并沿着血流方向流经导管远端热敏电阻处，通过热敏电阻测量溶液的温度变化，记录温度随时间变化的曲线，采用公式计算心排血量 （2）临床上可直接在心排机上读取数据，至少取三次测量数值的平均值
连续热稀释法	（1）依据热量守恒定律，利用六腔漂浮导管内置的热敏电阻导丝连续向血液内发放小的脉冲能量，结合血温变化发放的能量曲线和血温变化波形获得冲刷曲线–稀释曲线，可测出连续心排血量、连续混合静脉血氧饱和度及连续心室舒张末期容量 （2）临床操作中不需要向心腔内注射溶液，操作方便

（二）Fick法

通过上腔静脉、下腔静脉、肺动脉、肺静脉和体动脉血氧饱和度计算。

第二节　睡眠呼吸监测技术

一、多导睡眠图

多导睡眠图（PSG）也称睡眠脑电图，主要用于睡眠和梦境研究以及抑郁症和睡眠呼吸暂停综合征的诊断。

项目	内容
适应证	（1）客观评价睡眠质量，包括睡眠潜伏期、进程、睡眠周期、睡眠结构、睡眠维持率及睡眠效率等 （2）鉴别、评估主观性失眠或客观性失眠 （3）了解影响睡眠障碍的其他因素，如不宁腿综合征、周期性下肢抽动症等 （4）伴有严重失眠的抑郁症、精神分裂症、强迫症等 （5）睡眠呼吸暂停综合征的诊断及分型诊断 （6）梦游或睡眠中伴有异常行为活动 （7）伴有失眠的内科疾患等
禁忌证	急性呼吸衰竭、心力衰竭、恶性心律失常、急性心肌梗死及急性脑卒中等患者应待病情稳定后再进行睡眠呼吸监测
监测指标	脑电图、眼动电图、肌电图、心电图、PaO_2、$PaCO_2$等
结果判读	PSG监测提示每夜7小时睡眠中呼吸暂停低通气指数（AHI）在30次以上，或AHI≥5次/小时，可确定阻塞性睡眠呼吸暂停低通气综合征（OSAHS）诊断。OSAHS的病情分级见下表
临床意义	（1）记录和分析睡眠，正确评估和诊断失眠 （2）发现睡眠呼吸障碍 （3）确诊某些神经系统病变：睡行症、睡惊症、夜间惊恐发作、伴随梦境的粗暴动作等 （4）确诊隐匿性抑郁症

OSAHS的病情分级

主要指标	轻度	中度	重度
AHI（次/小时）	5~15	16~30	＞30
夜间最低SaO_2（%）	85~90	80~84	＜80

二、便携或初筛诊断仪

项目	内容
优点	对OSAHS的诊断具有良好的敏感性和特异性，还可保证患者睡眠质量、提高诊断速度和节约医疗开支
适应证	基层或初步筛查OSAHS患者，治疗前后对比及患者随访
禁忌证	有严重心肺疾病、神经系统疾病、使用阿片类药物或怀疑合并其他严重睡眠障碍的受试者
监测指标	口/鼻呼吸气流、指尖血氧饱和度和胸腹呼吸运动

三、嗜睡程度的评价

　　日间嗜睡的评估多用Epworth嗜睡评分表，总分为0~24分，0~9分为正常，超过9分为异常，分数越高嗜睡越严重。阻塞性睡眠呼吸暂停低通气综合征诊治指南规定Epworth嗜睡评分＞9分是诊断OSAHS的必备条件。

　　Epworth嗜睡评分：评估以下情况打瞌睡的可能：①坐着阅读时；②看电视时；③在公共场所坐着不活动时（如开会）；④坐车时间超过1小时；⑤坐着与人谈话时；⑥饭后休息时；⑦开车等信号灯时；⑧下午经过休息时。

　　评分标准为：从不（0分），很少（1分），有时（2分），经常（3分）。

第三节　过敏原检查

一、分类

项目	内容
体外试验	检测外周血总IgE和过敏原特异性IgE
体内试验	（1）皮肤点刺试验、皮内试验反映Ⅰ型速发型变态反应，主要针对大分子过敏原 （2）斑贴试验反映Ⅳ型迟发型变态反应，主要针对小分子过敏原

二、适应证与禁忌证

项目	内容
适应证	（1）过敏性哮喘患者 （2）过敏性鼻炎患者 （3）其他过敏性疾病患者
禁忌证	（1）皮肤划痕症阳性者 （2）广泛皮肤疾病患者 （3）皮肤无反应者

三、操作方法

（一）斑贴法

项目	内容
操作方法	（1）取少量可疑过敏原置于受试患者的前臂屈侧皮肤上，滴上1滴0.1mol/L NaOH、生理盐水或人造汗液拌匀 （2）覆盖一层塑料薄膜，再用纱布包扎 （3）24~48小时后观察结果，若出现红肿、皮疹或水疱，即判定为结果阳性
优、缺点	操作简便、安全，但每次试验的品种有限，观察时间较长，有较多假阳性和假阴性结果

（二）抓痕法

项目	内容
操作方法	（1）用消毒后的粗针（或三棱针）将试验局部皮肤划痕（以不出血为度） （2）每一痕长0.5cm，相邻两条痕间隔约3cm，然后依次滴上不同种类的待测过敏原或对照液1滴，15分钟后查看结果 （3）划痕部位隆起并绕有红晕者为阳性
优、缺点	试验较为简便、安全。试验时基本上不痛、不出血。结果比斑贴法准确，较适合儿童，但结果不如皮内法和点刺法可靠

（三）皮内法

项目	内容
操作方法	（1）通常选择上臂外侧皮肤为受试区 （2）局部用酒精（酒精过敏者使用生理盐水）消毒后，用1ml注射器（做结核菌素试验用蓝色注射器）和5号针头，刺入表皮浅层后进针2~3mm，依次把待测过敏原皮试液（1：100稀释液0.01~0.02ml；个别效价较强的抗原可用1：1000或更低浓度）注入皮内 （3）相邻皮丘的间距为2.5~5cm，15分钟后查看皮试结果，丘疹直径>3mm并绕以红晕者判为结果阳性
优、缺点	（1）在我国应用较为广泛，结果比较准确、可靠 （2）注入空气后会引起假阳性。少数高敏状态的患者可能引起严重的哮喘发作或过敏性休克。儿童常因恐惧而无法配合。每次试验需要很多清洁、消毒的注射器和针头

（四）点刺法

项目	内容
操作方法	（1）通常选择前臂外侧皮肤为受试区 （2）先在皮试部位滴上一滴待测过敏原稀释液（浓度通常为皮内试验浓度的10~20倍），然后用特制的点刺针在滴有过敏原稀释液的皮肤中央轻轻点刺一下，将针头刺入皮内即可，以不出血为度，间距在2cm以上，依次点刺完所有的过敏原后用一次性吸水纸吸去皮肤表面多余的液体，15分钟后观察并记录点刺部位皮肤的丘疹和红晕 （3）阳性反应表现为风团和红晕，其中，风团的直径=（最小横径d+最大横径D）/2，d与D相互垂直 （4）皮肤指数（SI）=风团直径/组胺直径
结果判断	"−"表示无丘疹、无红晕；"+"表示有轻微丘疹，红晕直径不超过3mm；"++"表示丘疹直径不超过3mm，红晕直径不超过5mm；"+++"表示丘疹直径3~5mm，有红晕；"++++"表示丘疹直径>5mm，有明显的红晕 过敏原皮试阳性判断标准见下表
注意事项	进行皮肤点刺和皮内试验，患者应留观15~20分钟，观察有无唇麻、掌痒、全身瘙痒、皮色潮红、咳嗽、喘息、胸闷、脉搏细速等反应

过敏原皮试阳性判断标准

结果	SI	皮内试验
−	无反应	皮肤丘疹直径在3mm以下，周围无红斑形成，或仅有轻微红斑反应
+	SI<0.5	皮肤丘疹直径在3~10mm之间，周围有轻微红斑反应
++	0.5≤SI<1.0	皮肤丘疹直径在10~15mm之间，周围有宽度在10mm以上的红斑反应带
+++	1.0≤SI<2.0	皮肤丘疹直径在15mm以上或丘疹不规则，出现伪足，周围有宽度在10mm以上的红斑反应带
++++	SI≥2.0	皮肤丘疹直径在15mm以上或丘疹不规则，出现伪足，且同时出现全身反应，如皮痒、皮疹、皮肤潮红、胸闷气紧乃至喘息发作等症状

（五）体外试验

项目	内容
过敏原特异性IgE（sIgE）检测	（1）适应证：尤其适用于严重皮炎无法做皮试者、皮肤划痕症患者、皮肤反应差的老年人及3岁以下儿童、有用药影响、哮喘急性发作期和严重未控制哮喘、畏惧皮试者，以及需要评估过敏严重度和拟行特异性免疫治疗者 （2）sIgE测定结果 ①＜0.35kU/L为阴性结果 ②＞0.35kU/L为阳性结果：Ⅰ级：0.35~0.70kU/L；Ⅱ级：0.70~3.5kU/L；Ⅲ级：3.5~17.5kU/L；Ⅳ级：17.5~50kU/L；Ⅴ级：50~100kU/L；Ⅵ级：＞100kU/L
总IgE	新生儿的总IgE低，随年龄增长而升高，10~15岁达顶峰，以后又逐步下降。总IgE升高提示存在过敏的可能性

四、注意事项

（1）为避免或减少假阳性和假阴性的结果，每次试验均应同时行阳性对照和阴性对照。

（2）应由有经验的专业医技人员操作。

（3）应注意无菌操作，每一个过敏原使用独立的刺针，避免交叉使用。

（4）试验场所应备有肾上腺素等必要的急救药品。

（5）试验结束后应让受试者继续观察15~20分钟后才能离开。

（6）应采用合格的（标准化的）过敏原皮试液。

（7）若是血清体外检测应避免样品的反复冻融。

第三篇

呼吸系统疾病治疗学

第一章　药物治疗

思维导图框架

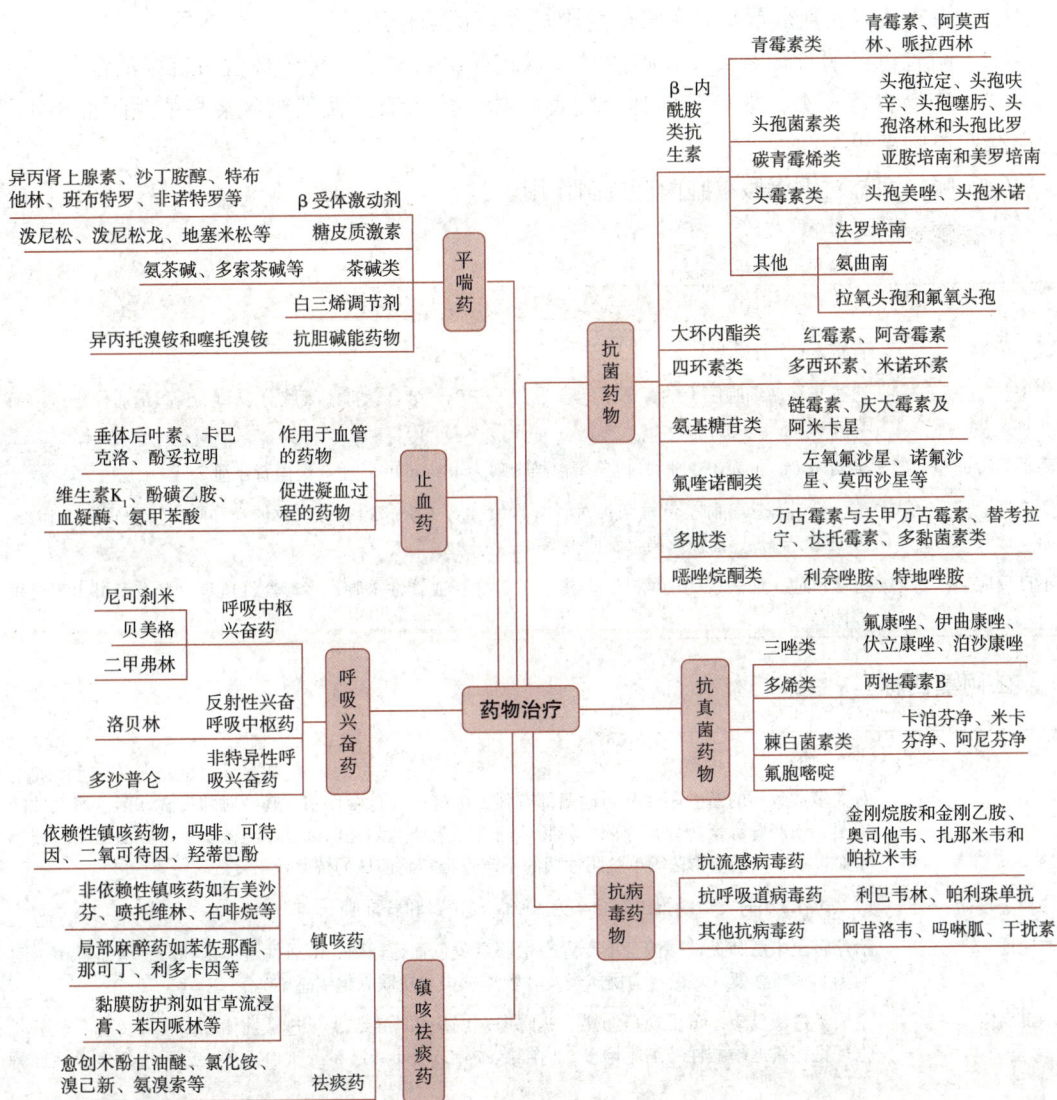

平喘药
- β受体激动剂：异丙肾上腺素、沙丁胺醇、特布他林、班布特罗、非诺特罗等
- 糖皮质激素：泼尼松、泼尼松龙、地塞米松等
- 茶碱类：氨茶碱、多索茶碱等
- 白三烯调节剂
- 抗胆碱能药物：异丙托溴铵和噻托溴铵

止血药
- 作用于血管的药物：垂体后叶素、卡巴克洛、酚妥拉明
- 促进凝血过程的药物：维生素K₁、酚磺乙胺、血凝酶、氨甲苯酸

呼吸兴奋药
- 呼吸中枢兴奋药：尼可刹米、贝美格、二甲弗林
- 反射性兴奋呼吸中枢药：洛贝林
- 非特异性呼吸兴奋药：多沙普仑

镇咳祛痰药
- 镇咳药
  - 依赖性镇咳药物，吗啡、可待因、二氢可待因、羟蒂巴酚
  - 非依赖性镇咳药如右美沙芬、喷托维林、右啡烷等
  - 局部麻醉药如苯佐那酯、那可丁、利多卡因等
  - 黏膜防护剂如甘草流浸膏、苯丙哌林等
- 祛痰药：愈创木酚甘油醚、氯化铵、溴己新、氨溴索等

药物治疗

抗菌药物
- β-内酰胺类抗生素
  - 青霉素类：青霉素、阿莫西林、哌拉西林
  - 头孢菌素类：头孢拉定、头孢呋辛、头孢噻肟、头孢洛林和头孢比罗
  - 碳青霉烯类：亚胺培南和美罗培南
  - 头霉素类：头孢美唑、头孢米诺
  - 其他
    - 法罗培南
    - 氨曲南
    - 拉氧头孢和氟氧头孢
- 大环内酯类：红霉素、阿奇霉素
- 四环素类：多西环素、米诺环素
- 氨基糖苷类：链霉素、庆大霉素及阿米卡星
- 氟喹诺酮类：左氧氟沙星、诺氟沙星、莫西沙星等
- 多肽类：万古霉素与去甲万古霉素、替考拉宁、达托霉素、多黏菌素类
- 噁唑烷酮类：利奈唑胺、特地唑胺

抗真菌药物
- 三唑类：氟康唑、伊曲康唑、伏立康唑、泊沙康唑
- 多烯类：两性霉素B
- 棘白菌素类：卡泊芬净、米卡芬净、阿尼芬净
- 氟胞嘧啶

抗病毒药物
- 抗流感病毒药：金刚烷胺和金刚乙胺、奥司他韦、扎那米韦和帕拉米韦
- 抗呼吸道病毒药：利巴韦林、帕利珠单抗
- 其他抗病毒药：阿昔洛韦、吗啉胍、干扰素

高分考点精编

第一节 抗菌药物

一、β-内酰胺类抗生素

(一) 青霉素类

(1) 青霉素G、青霉素V对需氧革兰阳性菌有抗菌作用。

(2) 耐青霉素酶青霉素类：苯唑西林、氯唑西林，对产酶葡萄球菌有抗菌活性。

(3) 广谱青霉素类：如氨苄西林、阿莫西林，抗菌谱扩大到包含某些革兰阴性菌（不含铜绿假单胞菌等）。

(4) 哌拉西林对铜绿假单胞菌有抗菌作用。

1.青霉素

项目	内容
代表药物	青霉素G、青霉素V
作用	通过与细菌细胞膜上的青霉素结合蛋白（PBPs）结合，抑制细胞分裂和生长，最后使细菌溶解和死亡
药动学特征	半衰期（$t_{1/2}$）为0.5小时，血浆蛋白结合率为46%~67%，主要经由肾排泄
适应证	溶血性链球菌、肺炎链球菌（对青霉素敏感者）引起的急性扁桃体炎和咽炎、中耳炎、肺炎、猩红热、丹毒、血流感染、脑膜炎等
不良反应	过敏反应一般表现为药物热、药疹、关节痛、血管性水肿、多形性红斑等。严重者可出现过敏性休克

2.阿莫西林

项目	内容
作用	对大多数致病的革兰阳性和阴性菌都有强大的抑菌及杀菌作用，其中对肺炎链球菌、溶血性链球菌、不产青霉素酶葡萄球菌、粪肠球菌等需氧革兰阳性球菌，沙门菌属、奇异变形菌、流感嗜血杆菌、大肠埃希菌等革兰阴性菌的不产青霉素酶菌株的抗菌效果良好
药动学特征	$t_{1/2}$为1~1.3小时，血浆蛋白结合率为20%，经由肾和肝排泄
适应证	治疗轻至中度肺炎链球菌、不产青霉素酶金黄色葡萄球菌、溶血性链球菌和流感嗜血杆菌引起的鼻、咽喉感染、咽炎、扁桃体炎及呼吸道感染和皮肤软组织感染
不良反应	主要为过敏反应，可出现药物热、荨麻疹、皮疹和哮喘，少见过敏性休克；腹泻、恶心、呕吐也可见；偶见嗜酸性粒细胞增多，白细胞减少，血小板减少或贫血；皮肤斑丘疹，多形性红斑等偶见

3.哌拉西林

项目	内容
作用	半合成青霉素类抗生素，具有广谱抗菌作用
药动学特征	肌肉注射0.7小时到达血药峰浓度，$t_{1/2}$为0.6~1.2小时，血浆蛋白结合率为17%~22%，经由肾和肝排泄
适应证	敏感肠杆菌科细菌、铜绿假单胞菌、不动杆菌属所致的败血症、尿路感染、呼吸道感染、胆道感染、腹腔感染、盆腔感染以及软组织感染

（二）头孢菌素类

1.头孢拉定

项目	内容
作用	第一代半合成头孢菌素，耐酸，可以口服，吸收好，血药浓度较高，特点是耐β-内酰胺酶，对耐药性金黄色葡萄球菌及其他多种对广谱抗生素耐药的杆菌等有快速而可靠的杀菌作用，主要以原型经尿排泄，尿中浓度较高
药动学特征	口服1小时到达血药峰浓度，$t_{1/2}$为1小时，血浆蛋白结合率为6%~10%，主要经由肾排泄
适应证	敏感菌所致的急性咽炎、扁桃体炎、支气管炎和肺炎等呼吸道感染、泌尿生殖道感染及皮肤软组织感染等，为口服制剂，不宜用于严重感染
不良反应	（1）和青霉素有部分交叉过敏性，对青霉素过敏者或过敏体质者慎用 （2）偶有胃肠道功能紊乱，如恶心、呕吐、腹泻以及皮疹、荨麻疹等 （3）不宜空腹服用

2.头孢呋辛

项目	内容
作用	第二代头孢菌素。对β-内酰胺酶稳定，不易产生耐药性，具有广谱抗菌作用，适用范围广
药动学特征	口服2.5~3小时到达血药峰浓度，$t_{1/2}$为1.2~1.6小时，血浆蛋白结合率为31%~41%，主要经由肾排泄
适应证	（1）下呼吸道感染、肺炎，慢性支气管炎急性发作，急性支气管炎，肺脓肿和其他肺部感染 （2）败血症、脑膜炎、骨、关节、皮肤和软组织感染 （3）泌尿系统感染等其他感染
不良反应	（1）包括皮疹、药物热和十分罕见的过敏性反应 （2）对有青霉素过敏史的患者应加以注意

3.头孢噻肟

项目	内容
作用	第三代头孢菌素。本品对革兰阳性菌除肠球菌外都有一定的抗菌活性，但比第一代差，对革兰阴性菌除铜绿假单胞菌外，有较强的抗菌活性
药动学特征	静脉注射45分钟到达血药峰浓度，$t_{1/2}$为1.2小时，血浆蛋白结合率为30%~50%，主要经由肾排泄
适应证	敏感细菌感染所致的各种感染，包括化脓性脑膜炎
注意事项	对青霉素过敏者慎用。老年人伴肾功能不全者宜减量使用

4.对耐甲氧西林金黄色葡萄球菌（MRSA）具抗菌活性的新头孢菌素类

项目	内容
头孢洛林	适用于由肺炎链球菌（包括合并血流感染者）、甲氧西林敏感金黄色葡萄球菌（MSSA）、流感嗜血杆菌等敏感菌株引起的社区获得性细菌性肺炎
头孢比罗	适用于医院获得性肺炎（HAP），不含呼吸机相关性肺炎；社区获得性肺炎（CAP）

（三）碳青霉烯类

项目	内容
作用	（1）广谱抗菌活性，对需氧革兰阴性菌，如肠杆菌目细菌具有强大抗菌作用 （2）对不动杆菌属、铜绿假单胞菌等糖非发酵菌具有良好抗菌作用
药动学特征	（1）亚胺培南：静脉注射20分钟到达血药峰浓度，$t_{1/2}$为1小时，血浆蛋白结合率为20%，主要经由肾排泄 （2）美罗培南：静脉滴注30分钟到达血药峰浓度，$t_{1/2}$为1小时，血浆蛋白结合率为2%，主要经由肾排泄
适应证	（1）对其敏感的多重耐药需氧革兰阴性杆菌引起的重症感染 （2）需氧菌与厌氧菌混合感染的重症患者，如化脓性腹膜炎等 （3）尚未查明病原菌的免疫缺陷患者中、重度感染的经验治疗
不良反应	亚胺培南可能引起抽搐等中枢神经系统不良反应

（四）头霉素类

项目	内容
代表药物	头孢美唑、头孢西丁、头孢替坦、头孢拉宗和头孢米诺
药动学特征	（1）头孢美唑：静脉注射10分钟到达血药峰浓度，$t_{1/2}$为1小时，血浆蛋白结合率为84%，主要经由肾排泄 （2）头孢米诺：肌肉注射1.2小时到达血药峰浓度，$t_{1/2}$为2.5小时，主要经由肾排泄
作用	抗菌谱、抗菌活性与第二代或第三代头孢菌素类药物类似，对多数β–内酰胺酶稳定包括ESBL，对脆弱拟杆菌等厌氧菌起到良好抗菌作用
适应证	敏感菌引起的呼吸道、尿路感染；需氧菌与厌氧菌的混合感染如腹腔感染；腹腔或盆腔手术的预防用药

（五）其他β–内酰胺类

1.法罗培南

项目	内容
作用	青霉烯类，对肺炎链球菌如PRSP及PISP、化脓性链球菌、MSSA均具有高度抗菌活性；对大部分肠杆菌目细菌和厌氧菌具有良好抗菌作用，但对铜绿假单胞菌等非发酵菌、MRSA作用不理想
适应证	口服制剂，用于敏感菌引起的轻、中度呼吸道、尿路、皮肤等感染

2.氨曲南

项目	内容
作用	单环β–内酰胺类，抗菌谱窄，对需氧革兰阴性杆菌包括铜绿假单胞菌具有良好抗菌作用，对需氧革兰阳性菌、厌氧菌无抗菌作用
药动学特征	肌肉注射0.6~1.3小时到达血药峰浓度，$t_{1/2}$为1.4~2.2小时，血浆蛋白结合率为56%~60%，主要经由肾排泄
适应证	与青霉素类、头孢菌素类药物间的交叉过敏反应发生率低，适用于对其敏感的需氧革兰阴性菌导致的中、重度感染

3.氧头孢烯类

项目	内容
代表药物	拉氧头孢和氟氧头孢
作用	对产酶菌株具有良好抗菌作用，对铜绿假单胞菌具有抗菌活性
药动学特征	拉氧头孢肌肉注射1小时到达血药峰浓度，$t_{1/2}$为1.5~2.5时，血浆蛋白结合率为52%，经由肾和肝代谢
适应证	敏感菌所致下呼吸道感染、腹腔感染、盆腔感染、肾盂肾炎等
不良反应	拉氧头孢可能引起凝血功能障碍

二、大环内酯类

（一）红霉素

项目	内容
作用	对溶血性链球菌、肺炎链球菌、甲氧西林敏感金葡菌、白喉棒状杆菌等革兰阳性菌具有良好抗菌作用，对李斯特菌、军团菌、支原体属、衣原体属等病原体具有抗微生物活性
药动学特征	2~3小时到达血药峰浓度，$t_{1/2}$为1.4~2小时，口服生物利用度为30%~50%，血浆蛋白结合率为70%~90%，经由肝代谢，胆汁排泄
适应证	上述病原所致的社区获得性上、下呼吸道感染、皮肤软组织感染等
不良反应	肝损害、恶心、呕吐等

（二）阿奇霉素

项目	内容
作用	抑制多种革兰阳性球菌、支原体、衣原体及嗜肺军团菌，特别是对一些重要的革兰阴性杆菌如流感嗜血杆菌等具有良好的抗菌活性
药动学特征	2.5小时左右到达血药峰浓度，$t_{1/2}$为35~48小时，口服生物利用为37%，超过50%的药物以原型经胆管排出
适应证	敏感细菌所致的上呼吸道感染、支气管炎及肺炎等下呼吸道感染、皮肤和软组织感染、沙眼衣原体所致的生殖器感染等
不良反应	（1）胃肠道反应：腹泻、恶心、腹痛、稀便、呕吐等 （2）局部反应：注射部位疼痛、局部炎症等 （3）皮肤反应：皮疹、瘙痒等 （4）其他反应：厌食、头晕、嗜睡或呼吸困难，支气管痉挛，味觉异常和肝功能受损等

三、四环素类

项目	内容
代表药物	多西环素、米诺环素
作用	对大多数革兰阳性菌和阴性菌具有一定的抗菌作用，对厌氧菌、衣原体、支原体、立克次体、螺旋体和某些原虫也同样作用良好
药动学特征	（1）多西环素：$t_{1/2}$为18~24小时，血浆蛋白结合率为80%~93%，经由肝代谢，肾小球滤过排泄，24小时排出给药量的35%~40% （2）米诺环素：$t_{1/2}$为14~18小时，血浆蛋白结合率为76%~83%，34%的给药量经肠–肝循环由粪便排出；尿液排出量仅为5%~10%
适应证	支原体及衣原体感染、立克次体病、布鲁菌病、霍乱、回归热等
不良反应	主要有胃肠道反应、肝毒性、对骨骼及牙齿生长的影响等

四、氨基糖苷类

项目	内容
代表药物	链霉素、庆大霉素及阿米卡星等
作用	水溶性好，性质稳定，抗菌谱广，对葡萄球菌属、需氧革兰阴性杆菌具有良好的抗菌活性，某些品种对结核分枝杆菌及其他分枝杆菌属同样有作用
机制	抑制细菌蛋白质合成，并能破坏细菌胞浆膜的完整性
药动学特征	（1）链霉素：肌内注射后1~1.5小时到达血药峰浓度，$t_{1/2}$为2.4~2.7小时，肾衰竭时可达50~110小时。蛋白结合率为20%~30%。经由肾小球过滤排出，24小时排出80%~98% （2）阿米卡星：0.75~1.5小时到达血药峰浓度，$t_{1/2}$为2~2.5小时。蛋白结合率为4%。24小时尿排出率为94%~98%
适应证	常与其他类别抗菌药物如β–内酰胺类药物联合使用，治疗多重耐药细菌所致的各类重症感染
不良反应	主要为耳、肾毒性和神经–肌肉阻断作用

五、氟喹诺酮类

项目	内容
代表药物	左氧氟沙星、莫西沙星、环丙沙星、诺氟沙星、加替沙星等
作用	对各种革兰阴性杆菌包括铜绿假单胞菌、不动杆菌等非发酵菌及大肠埃希菌、肺炎克雷伯菌等肠杆菌科细菌具有强大的抗菌作用，而且对包括MRSA、MRSE的革兰阳性菌，以及衣原体、支原体、结核分枝杆菌、麻风杆菌等细胞内病原体均具有较好的杀菌作用
药动学特征	诺氟沙星、左氧氟沙星、莫西沙星的药动学特征见下表
适应证	（1）需氧革兰阴性菌引起的各类感染如尿路感染、腹腔感染 （2）呼吸氟喹诺酮类可用于社区获得性上、下呼吸道感染，如社区获得性肺炎，也可用于多重耐药结核或非结核分枝杆菌感染的联合治疗
不良反应	胃肠道反应和失眠等中枢神经系统反应，注意光毒性、肌腱炎症、QT间期延长等严重不良反应

诺氟沙星、左氧氟沙星、莫西沙星的药动学特征（单次口服）

药物	剂量（mg）	C_{max}（mg/L）	$t_{1/2}$（h）	AUC（mg·h/L）	生物利用度（%）	总清除率（L/h）	尿累积排出率（%）
诺氟沙星	400	1.58	3~4	5.7	33~45	51.6	25~30
左氧氟沙星	200	3.06	5.1~7.1	19.9	100	8.51	80~86
莫西沙星	400+	3.1	12	48	91	12	20

注：C_{max} 是最高血药浓度；$t_{1/2}$ 是半衰期；AUC 是药时曲线下面积

六、多肽类

（一）万古霉素与去甲万古霉素

项目	内容
作用	对金葡菌（包括MRSA）、肺炎链球菌（包括PRSP）、草绿色链球菌、肠球菌等需氧革兰阳性菌和艰难梭菌等厌氧菌具有良好抗菌作用
药动学特征	万古霉素 $t_{1/2}$ 为4~11小时；去甲万古霉素 $t_{1/2}$ 为6~8小时；蛋白结合率为55%。主要经由肝代谢，80%~90%经肾以原型排泄（24小时）
适应证	可用于上述敏感菌引起的血流感染、心内膜炎、骨髓炎、化脓性关节炎、肺炎、皮肤软组织感染等，治疗上述重症感染时常需与磷霉素钠或利福平联合使用
不良反应	肾、耳毒性，少数患者可出现类过敏反应

（二）替考拉宁

项目	内容
作用	与万古霉素抗菌谱相近，但对溶血性葡萄球菌和部分表皮葡萄球菌等凝固酶阴性葡萄球菌的作用比万古霉素差
药动学特征	消除半衰期长达47~100小时，血清蛋白结合率达90%以上，主要由肾排泄
适应证	临床用于葡萄球菌、肠球菌等引起的肺炎、血流感染、皮肤软组织感染、尿路感染和骨髓炎等
不良反应	肾、耳毒性比万古霉素少见

（三）达托霉素

项目	内容
作用	环脂肽类抗生素，对金葡菌（包括MRSA）、肠球菌（包括VRE）和肺炎链球菌（包括PRSP）等具有良好抗菌活性。对MRSA的抗菌作用强，具有迅速杀菌的作用，对生物膜具有抑制作用
适应证	（1）金葡菌（包括MRSA）引起的血流感染包括右心心内膜炎 （2）敏感菌引起的复杂性皮肤和皮肤结构感染
不良反应	少数患者可出现一过性肌无力或肌痛伴肌酸激酶（CK）升高

（四）多黏菌素类

项目	内容
代表药物	多黏菌素B和多黏菌素E
作用	对铜绿假单胞菌、鲍曼不动杆菌、克雷伯菌属等革兰阴性杆菌有良好的抗菌作用
适应证	常需与其他抗生素联合用于广泛耐药鲍曼不动杆菌、铜绿假单胞菌、肺炎克雷伯菌引起的重症感染患者
不良反应	肾毒性和神经毒性

七、噁唑烷酮类

（一）利奈唑胺

项目	内容
作用	对包括MRS、VRE、PISP、PRSP等多重耐药菌在内的革兰阳性菌具有良好抗菌作用，对肠球菌的作用较万古霉素强
药动学特征	口服吸收迅速且完全，生物利用度可达100%，血药峰浓度出现在1~1.5小时，蛋白结合率为31%。成人和3个月~16岁儿童的消除半衰期分别为5小时和2.7小时
适应证	（1）万古霉素耐药屎肠球菌感染，包括同时有菌血症者 （2）医院获得性肺炎 （3）复杂性皮肤和皮肤结构感染，包括糖尿病足感染（不伴骨髓炎者） （4）非复杂性皮肤和皮肤结构感染 （5）社区获得性肺炎
不良反应	腹泻、恶心、头痛、血小板减少、白细胞减少和贫血等

（二）特地唑胺

项目	内容
作用	与利奈唑胺相仿
适应证	敏感菌引起的成人急性细菌性皮肤和皮肤结构感染
不良反应	恶心、腹泻、头痛等

第二节　抗真菌药物

分类依据	内容
分子结构	三唑类、多烯类、棘白菌素类和氟胞嘧啶
作用机制	（1）三唑类、多烯类：作用于细胞膜的抗真菌药物 （2）棘白菌素类：作用于细胞壁的抗真菌药物 （3）氟胞嘧啶：作用于核酸合成的抗真菌药物

一、三唑类

（一）氟康唑

项目	内容
作用机制	（1）高度选择性干扰真菌的羊毛甾醇 14α–去甲基化酶（CYP51，属细胞色素 P450 家族）活性，造成麦角固醇的生物合成受阻及 14α–甲基化固醇的蓄积，使真菌细胞膜的流动性降低及通透性增加，最终使真菌的生长和复制受到抑制 （2）多数念珠菌和新型隐球菌、荚膜组织胞浆菌、巴西副球孢子菌、皮炎芽生菌和粗球孢子菌等对氟康唑较为敏感 （3）光滑念珠菌对氟康唑呈剂量依赖性敏感，MIC 高达 16mg/L，体内难以达到有效杀菌浓度；克柔念珠菌对氟康唑天然耐药，白念珠菌可产生获得性耐药
药动学特征	口服吸收良好，食物不影响吸收，口服及静脉给药生物利用度接近（超过90%），分布快而广泛，能透过血脑屏障。蛋白结合率约10%，消除半衰期约为30小时，80%以上由肾脏排出
适应证	（1）主要用于念珠菌感染的治疗及高危人群的预防，隐球菌病的治疗和隐球菌脑膜炎的维持治疗 （2）可用于粗球孢子菌、皮炎芽生菌、组织胞浆菌等感染的治疗
不良反应	可出现胃肠道反应、头痛及一过性血清氨基转移酶升高、皮疹等

（二）伊曲康唑

项目	内容
作用机制	与氟康唑相同，可高度选择性作用于真菌的羊毛甾醇 14α–去甲基化酶，造成 14α–甲基化固醇蓄积，抑制麦角固醇合成，从而发挥抑制和杀死真菌的作用
药动学特征	（1）口服吸收差，生物利用度约36%，与食物同时服用可增加药物吸收，质子泵抑制剂可使其吸收下降。口服混悬液采用羟丙基–β–环糊精作为增溶剂，生物利用度约55%，空腹服用吸收率高，不受质子泵抑制剂影响 （2）亲脂性强，组织分布广泛，血浆蛋白结合率高达99.8%，在肺组织内浓度为血药浓度的2~3倍，脑脊液内浓度低 （3）单次给药后消除半衰期为15~20小时，多次给药后半衰期可延长到30~40小时 （4）主要在肝内经 CYP3A4 酶代谢，主要代谢产物羟基伊曲康唑的血药浓度是原药的两倍，其抗真菌活性与伊曲康唑类似，约40%无活性代谢产物和不到1%的药物以原型从尿中排泄，3%~18%的药量以原型经粪便排泄
适应证	用于治疗深部真菌病，包括曲霉属、念珠菌属、新型隐球菌、皮炎芽生菌、球孢子菌、组织胞浆菌、巴西副球孢子菌等
不良反应	（1）胃肠道反应、头痛、皮疹、肝酶升高等 （2）长期用药可有低血钾、水肿、肝炎和脱发等症状

（三）伏立康唑

项目	内容
作用机制	特异性结合羊毛甾醇 14α–去甲基化酶，阻断麦角固醇的合成，影响细胞膜的组成和功能，抑制敏感真菌的生长和繁殖
药动学特征	（1）口服后吸收快速，1~2小时达血药浓度峰值，生物利用度高约90% （2）血浆蛋白结合率约为58%，在组织中分布广泛，脑脊液中浓度与血药浓度类似，半衰期约6小时 （3）主要通过肝脏细胞色素 P450 同工酶（CYP2C19、CYP2C9 和 CYP3A4）代谢，多数为无抗真菌活性的 N–氧化代谢产物，不到2%的药物以原型从尿液中排出

续表

项目	内容
适应证	对酵母菌和霉菌都具有强大的抗真菌活性；对念珠菌属（包括克柔念珠菌、光滑念珠菌和白念珠菌耐药株）、曲霉属（包括对两性霉素B天然耐药的土曲霉菌）、放线菌属及镰刀菌属有效
不良反应	视觉障碍、肝脏不良事件和皮肤反应

（四）泊沙康唑

项目	内容
作用机制	与伊曲康唑相比，其抑制羊毛甾醇14α-去甲基化酶的作用更强，对丝状真菌作用最强
药动学特征	（1）分次口服混悬剂（每12小时或6小时一次）可明显提高生物利用度，蛋白结合率98%~99% （2）较好地透过血脑屏障，半衰期约为25小时，主要通过肝脏代谢
适应证	用于曲霉、接合菌病及镰刀菌病的治疗，也可用于部分氟康唑耐药的念珠菌属感染的治疗
不良反应	胆红素血症、转氨酶升高、肝细胞损害及恶心和呕吐

二、多烯类

项目	内容
代表药物	两性霉素B
作用机制	包含一系列共轭双键，与真菌细胞膜上的麦角固醇结合，使细胞膜上形成微孔，从而造成细胞内成分外渗，导致真菌死亡
药动学特征	（1）半衰期长，约24小时，可每天单次给药，蛋白结合率大于90%，血药浓度相对较低，脑脊液浓度极低 （2）在体内经肾缓慢排出，每天有给药量的2%~5%以药物的活性形式排出，7天内自尿中约排出给药量的40%，停药后药物自尿中排泄至少持续7周
适应证	（1）对隐球菌、念珠菌、芽生菌、球孢子菌、荚膜组织胞浆菌、孢子丝菌、曲霉、毛霉等引起的内脏或全身感染疗效显著 （2）脂质剂型可用于两性霉素B无效或需要加大剂量的真菌感染、肾功能下降或贫血的患者
不良反应	发热，静脉炎，肝、肾、血液、心脏毒性和低钾等

三、棘白菌素类

项目	内容
代表药物	卡泊芬净、米卡芬净、阿尼芬净
作用机制	通过非竞争性抑制β（1,3）-D-葡聚糖合成酶的活性，抑制真菌细胞壁的葡聚糖的合成，引起真菌细胞壁的裂解，造成真菌死亡
药动学特征	（1）蛋白结合率高，为97%~100%，极少透过血脑屏障。半衰期长，可一日给药一次 （2）卡泊芬净和米卡芬净主要经由肝脏代谢，从粪和尿中排泄 （3）阿尼芬净不在肝内进行代谢，生理状态下在体内缓慢化学降解成无活性的开环肽，从粪中排泄约30%，尿中排泄低于1%
适应证	具有较强的抗曲霉属、念珠菌属与丝状真菌活性

四、氟胞嘧啶

项目	内容
作用机制	在真菌细胞内代谢为氟尿嘧啶，是取代尿嘧啶进入真菌的 RNA，从而抑制 DNA 和 RNA 的合成，造成真菌死亡
药动学特征	口服吸收良好，生物利用度78%~90%，达峰时间为2小时，半衰期为2.4~4.8小时，约有90%的药物以原型由肾小球滤过从尿中排出。血浆蛋白结合率2%~4%
适应证	（1）常联合其他药物用于隐球菌脑膜炎的治疗 （2）对隐球菌、念珠菌（白念珠菌与非白念珠菌）有较高的抗真菌活性
不良反应	过敏反应、骨髓抑制和肝酶升高

第三节　抗病毒药物

一、抗流感病毒药

（一）金刚烷胺和金刚乙胺

项目	内容
作用机制	对甲型流感病毒有抑制作用
药动学特征	（1）金刚烷胺：2~4小时达血药浓度峰值，半衰期为11~15小时，在体内不代谢，90%以原型经肾排泄 （2）金刚乙胺：2~6小时达血药浓度峰值，半衰期为27~36小时，大部分在肝代谢，主要（92%）经肾脏随尿液排泄
适应证	作为流感流行期间高危人群的预防用药
不良反应	厌食、恶心、焦虑、失眠和精神集中困难

（二）奥司他韦、扎那米韦和帕拉米韦

项目	内容
药动学特征	（1）磷酸奥司他韦：2~3小时达血药浓度峰值，半衰期为6~10小时，在肝及肠代谢，主要随尿液排泄 （2）扎那米韦：1~2小时达血药浓度峰值，半衰期为1.6~5.1小时，极少在体内代谢，肾脏清除率为2.5~10.9L/小时，鼻腔给药的肾脏排泄率为4%~17%
适应证	乙型流感病毒
不良反应	主要是胃肠道反应

二、抗呼吸道病毒药

项目	内容
代表药物	利巴韦林、帕利珠单抗
作用机制	在体内对多种 DNA 和 RNA 病毒具有抑制作用
适应证	（1）呼吸道合胞病毒感染、带状疱疹及小儿腺病毒肺炎等选用利巴韦林 （2）RSV 感染严重的患儿选用帕利珠单抗

三、其他抗病毒药

项目	内容
阿昔洛韦	治疗单纯疱疹病毒的首选药
吗啉胍	临床主要用于防治流感、流行性腮腺炎、病毒性支气管炎、水痘、疱疹、麻疹、红眼病等
干扰素	重组 α 干扰素可有效预防鼻病毒感冒

第四节　平喘药

一、β 受体激动剂

（一）异丙肾上腺素

项目	内容
作用机制	平喘作用强而快速，可使肺通气功能快速改善；具有增强心肌收缩力，加快脉搏，升高血压和兴奋窦房结、房室结，纠正心脏传导阻滞作用
药动学特征	舌下含服后 30~60 秒起效，作用维持 1 小时左右。口服无效
适应证	治疗支气管哮喘急性发作
禁忌证	高血压、冠心病和甲状腺功能亢进者禁用
不良反应	（1）可出现心动过速、心律失常，甚至心室颤动；可表现为头痛、恶心和口干等血管扩张症状 （2）使无通气功能的肺组织血管扩张，发生"盗血"现象，加重患者的通气血流比例失调，引起低氧血症

（二）沙丁胺醇

项目	内容
作用机制	高选择性、强效 β_2 受体激动剂，对 β_2 受体的选择性是异丙肾上腺素的 288 倍
药动学特征	（1）吸入 0.2mg 时，血药峰浓度为 295mmol/L 和 357mmol/L；吸入 0.4mg 时，血药峰浓度为 441mmol/L 和 569mmol/L （2）口服通常在 15 分钟起效，1~3 小时达最大效应，作用可维持 4~6 小时。消除半衰期为 27~50 小时。经肝脏灭活，代谢物由尿液排出 （3）静脉注射立即起效，5 分钟时达峰值，作用维持 2 小时以上
适应证	治疗支气管哮喘或喘息性支气管炎等伴有支气管痉挛的呼吸道疾病
禁忌证	（1）禁用于对本品或其他肾上腺素受体激动剂过敏者 （2）高血压、糖尿病、冠心病、心功能不全、甲状腺功能亢进患者及妊娠早期妇女慎用
不良反应	（1）大剂量时可引起肌肉和手指震颤、心悸、头痛、恶心、失眠等症状 （2）可能出现低血钾

（三）特布他林

项目	内容
作用机制	（1）高选择性β₂受体激动剂，对支气管β₂受体的选择性与沙丁胺醇类似，对心脏的兴奋作用仅为沙丁胺醇的1/10 （2）除了舒张支气管平滑肌外，还可增加纤毛–黏液毯廓清能力，促进痰液排出，缓解咳嗽症状
药动学特征	（1）口服生物利用度为15%±6%，30分钟后起效，作用可维持5~8小时。血浆蛋白结合率为25%。2~4小时作用达峰值 （2）气雾剂吸入后5~15分钟起效，作用持续4小时左右 （3）皮下注射后5~15分钟起效，0.5~1小时作用达峰值，持续1.5~4小时
适应证	治疗支气管哮喘或喘息性支气管炎等伴有支气管痉挛的呼吸道疾病
禁忌证	（1）禁用于对本品或其他肾上腺素受体激动剂过敏者 （2）高血压、冠心病、糖尿病、心功能不全、甲状腺功能亢进患者及妊娠早期妇女慎用
不良反应	（1）大剂量时可产生肌肉和手指震颤、心悸、头痛、恶心、失眠等症状 （2）可能发生低血钾

（四）班布特罗

项目	内容
作用机制	进入体内被水解为有活性的特布他林，作用机制与特布他林类似
药动学特征	（1）口服剂量的10%转化成特布他林，2~6小时达血药峰浓度，有效作用可维持24小时。连续服药4~5天后达到血浆稳态浓度 （2）本品血浆消除半衰期为13小时。活性代谢产物特布他林的血浆消除半衰期为17小时 （3）本品及特布他林主要经肾脏排泄
适应证	支气管哮喘、喘息性支气管炎的治疗，尤其适用于夜间哮喘的预防和治疗
不良反应	治疗初期可能产生手指震颤、头痛、心悸等症状

（五）非诺特罗

项目	内容
作用机制	强效β₂受体激动剂，对β₂受体的选择性较好
药动学特征	（1）口服吸收快速，2小时后达血药峰浓度，作用可维持6~8小时 （2）气雾剂吸入3分钟即可起效，1~2小时达最大效应，作用至少维持4~5小时
适应证	治疗支气管哮喘、喘息性支气管炎
不良反应	与沙丁胺醇相似，可引起低钾血症

（六）吡布特罗

项目	内容
作用机制	高选择性β₂受体激动剂，对β₂受体的选择性是沙丁胺醇的7倍，对心血管系统的影响较小
药动学特征	口服吸收良好，用药后0.5~1小时出现支气管舒张作用，作用可持续7~8小时
适应证	治疗支气管哮喘、喘息性支气管炎
不良反应	口干、头痛及肌肉震颤

（七）妥洛特罗

项目	内容
作用机制	（1）高选择性β_2受体激动剂。对支气管平滑肌具有较强且持久的舒张作用，其作用强度与沙丁胺醇类似，而对心脏的影响较小，仅为沙丁胺醇的1/100 （2）有一定的抗过敏、促进支气管纤毛运动和镇咳作用，中枢抑制作用轻微
药动学特征	口服后胃肠道吸收良好且快速。在体内主要分布于肝、肾、消化器官和呼吸系统器官。代谢速度相对缓慢。口服后5~10分钟起效，1小时达最大效应，平喘作用维持8~10小时，40小时后自体内完全排泄
适应证	治疗支气管哮喘、喘息性支气管炎
不良反应	与沙丁胺醇相似。偶有过敏反应

（八）丙卡特罗

项目	内容
作用机制	高选择性β_2受体激动剂。舒张支气管的作用维持时间较长；有抗过敏作用；有促进气道上皮纤毛摆动的作用
药动学特征	（1）口服吸收良好，1~2小时在血浆、组织及主要器官内达到最高浓度。在体内分布广泛，药物浓度在肝、肾等主要代谢器官内最高，在肺脏、支气管等靶器官内的浓度也非常高。肺内药物浓度是血药浓度的2~3倍。在中枢神经系统内浓度非常低 （2）成人口服本品100μg后，衰减模式呈二相性：第一相半衰期为3小时，第二相半衰期为84小时 （3）本品主要于肝脏和小肠内代谢，由粪便和尿液排出，约10%从尿中排出
适应证	治疗支气管哮喘或喘息性支气管炎等伴有支气管痉挛的呼吸道疾病，可用于防治夜间哮喘
不良反应	与沙丁胺醇相似。偶见心悸、心律失常、头痛、眩晕、耳鸣、面部潮红、恶心、胃部不适、口干、鼻塞和皮疹等

（九）沙美特罗

项目	内容
作用机制	（1）高选择性、长效β_2受体激动剂 （2）对β_2受体的作用是β_1受体的5万倍，因此对心血管系统的影响非常小 （3）不仅能激动β_2受体，使支气管平滑肌持续、强力舒张支气管，还有抑制炎症细胞（肥大细胞、嗜酸性粒细胞等）和炎性递质的作用
药动学特征	（1）单次吸入本品气雾剂50μg或400μg后5~15分钟达血药峰浓度（分别为0.1~0.2μg/L和1~2μg/L） （2）在体内本品经水解后快速代谢，绝大部分在72小时内消除，其中23%从尿液排出，57%从粪便中排出，完全排出的时间长达168小时
适应证	各型支气管哮喘
不良反应	头痛、震颤、心悸、咽部不适、刺激感等

（十）福莫特罗

项目	内容
作用机制	新型长效、高选择性 β_2 受体激动剂，与沙美特罗类似
药动学特征	（1）成人吸入该药后 2~5 分钟起效。口服后 0.5~1 小时达血药峰浓度。平喘作用可维持 12 小时 （2）口服本品 40μg 或吸入 24μg，24 小时分别从尿中排出 96% 和 24% （3）在体内浓度最高的是肾脏，胆汁排泄物可再吸收
适应证	各型支气管哮喘

（十一）马来酸茚达特罗

项目	内容
作用机制	超长效 β_2 受体激动剂，可改善中度至重度慢阻肺患者的肺功能
药动学特征	（1）吸入后绝对生物利用度是 43%，吸入后 15 分钟血浆浓度达到峰值，连续使用本品 12~14 天，达到稳态血药浓度 （2）本品在体内分布广泛，在体外人血清与血浆蛋白的结合率为 94%~96% （3）主要代谢产物为羟基化衍生物，羟基化的主要同工酶为 CYP3A4。酚 O- 葡糖醛酸苷和羟基化茚达特罗为其进一步的代谢产物，最终以原型（54%）和羟基化代谢产物（23%）从粪便排泄，由尿液排出的原型药不足 2% （4）本品的清除半衰期为 45.5~126 小时，有效半衰期为 40~49 小时
不良反应	慢阻肺急性加重、鼻咽炎、上呼吸道感染、咳嗽、头痛和肌肉痉挛

二、糖皮质激素

项目	内容
代表药物	泼尼松、泼尼松龙、地塞米松等
作用机制	主要具有抗炎、抗过敏、抗休克和抑制免疫反应等多种药理作用
药动学特征	具体见下表
适应证	用于治疗肺部自身免疫性疾病和过敏性疾病、肺间质病、支气管哮喘和慢阻肺、器官移植后排斥反应以及抗休克治疗、抗炎治疗
禁忌证	严重精神病和癫痫、角膜溃疡、活动性消化性溃疡病、糖尿病、新近胃肠吻合术、骨折、外伤修复期、肾上腺皮质功能亢进、严重高血压、孕妇
不良反应	可出现消化系统并发症、诱发或加重感染、医源性肾上腺皮质功能亢进、心血管系统并发症、糖尿病、骨质疏松、肌肉萎缩、伤口愈合迟缓等

常用糖皮质激素药物的药动学特征

药物	$t_{1/2}$（h）	作用持续时间（h）
氢化可的松	1.5	8~12
可的松	0.5	8~12
泼尼松	1	12~36
泼尼松龙	3.3	12~36

续表

药物	$t_{1/2}$（h）	作用持续时间（h）
甲泼尼龙	3	12~36
曲安西龙	> 3.3	12~36
地塞米松	1.7~5	36~54
倍他米松	1.7~5	36~54

三、茶碱类药物

项目	内容
代表药物	氨茶碱、多索茶碱，胆茶碱、二羟丙茶碱、茶碱乙醇胺、恩丙茶碱、茶碱缓释制剂或选择性磷酸二酯酶（PDE）抑制剂
作用机制	具有强心、利尿、扩张冠状动脉、松弛支气管平滑肌及兴奋中枢神经系统等作用
药动学特征	（1）口服吸收迅速而完全，用药后2小时可达峰值，分布容积为0.5L/kg，血清蛋白结合率约60%，生物利用度为75%~80%。缓释型茶碱的生物利用度更高，可达80%~89% （2）茶碱的半衰期个体间有很大差异，成人平均5~6小时，小儿约3.5小时，而在老年人可达15小时
适应证	治疗支气管哮喘、肺气肿、慢性阻塞性肺疾病、心脏性呼吸困难等疾病
禁忌证	对茶碱过敏的患者；低血压和休克患者；心动过速及心律失常的患者；急性心肌梗死患者；甲亢、胃溃疡及癫痫患者
不良反应	中枢神经和心脏的兴奋作用，如焦虑、震颤、烦躁不安、头痛以及心悸、多尿、低钾血症、心律失常等表现

四、白三烯调节剂

项目	内容
作用机制	缓解哮喘症状、改善肺功能、减少哮喘的恶化
适应证	（1）通常作为联合治疗中的一种药物，与其他药物协同作用，使中度至重度哮喘患者吸入糖皮质激素的剂量减少，提高吸入糖皮质激素治疗的临床疗效 （2）特别适用于阿司匹林过敏性哮喘患者的治疗

五、抗胆碱能药物

项目	内容
代表药物	异丙托溴铵和噻托溴铵
作用机制	主要具有阻断气道的胆碱能受体（M受体）、扩张支气管平滑肌和抑制黏液高分泌的作用
药动学特征	（1）异丙托溴铵：吸入5~10分钟即可起效，30~60分钟达到血药峰浓度，可维持4~6小时，半衰期为1.6小时，60%经由肝代谢，大部分经肾排泄 （2）噻托溴铵：吸入5分钟即可达到最高血药浓度，可维持24小时，半衰期为5~6天
适应证	治疗慢阻肺、支气管哮喘等
不良反应	口干，对已有尿道梗阻的患者其尿潴留风险增高

第五节　镇咳祛痰药

一、镇咳药

根据药物在咳嗽反射弧上的不同作用位点，镇咳药物可分为中枢性镇咳药和周围性镇咳药。

项目	内容
中枢性镇咳药	（1）依赖性镇咳药是指吗啡类生物碱及其衍生物，如吗啡、可待因、二氧可待因、羟蒂巴酚，是力度最强的镇咳药物 （2）非依赖性镇咳药如右美沙芬、喷托维林、右啡烷等
周围性镇咳药	（1）局部麻醉药如苯佐那酯、那可丁、利多卡因等 （2）黏膜防护剂如甘草流浸膏、苯丙哌林等

（一）可待因

项目	内容
作用机制	直接抑制延髓咳嗽中枢，止咳作用强而快速，同时具有镇痛和镇静作用
药动学特征	服用后30分钟左右起效，维持4~6小时，约1小时血药浓度达高峰，半衰期为3~4小时
适应证	各种原因引起的剧烈干咳和刺激性咳嗽，特别是伴有胸痛的干咳
禁忌证	（1）呼吸困难、昏迷、痰多患者禁用 （2）严重肝、肾损害患者禁用 （3）支气管哮喘、慢性阻塞性肺疾病患者慎用 （4）妊娠期和哺乳期妇女慎用
不良反应	成瘾性，可出现眩晕、恶心、便秘等

（二）右美沙芬

项目	内容
作用机制	镇咳效果与可待因类似
药动学特征	口服吸收好，15~30分钟起效，作用可维持3~6小时，半衰期为5小时
适应证	用于干咳对症治疗
禁忌证	妊娠期妇女、肝功能不良者慎用，痰多患者慎用或与祛痰药合用
不良反应	偶有头晕、头痛、嗜睡、口干、食欲缺乏、便秘等

（三）喷托维林

项目	内容
作用机制	作用强度为可待因的1/3，同时具有抗惊厥和解痉作用
药动学特征	20~30分钟起效，作用可维持3~6小时
适应证	用于干咳对症治疗
禁忌证	青光眼及心功能不全者应慎用。孕妇及哺乳期妇女慎用
不良反应	口干、头晕、恶心

（四）苯佐那酯

项目	内容
作用机制	丁卡因的衍生物，具有较强的局部麻醉作用。抑制咳嗽反射的传入冲动
药动学特征	10~20分钟起效，作用可维持2~8小时
适应证	用于急性支气管炎、支气管哮喘、肺癌及肺炎所致的刺激性干咳、阵咳
不良反应	恶心、眩晕、皮疹等

二、祛痰药

（一）愈创木酚甘油醚

项目	内容
作用机制	刺激胃黏膜，反射性引起气道分泌物增多，并降低黏滞度，具有一定的舒张支气管作用，达到增强黏液排出的效果
适应证	用于支气管炎、慢性化脓性气管炎、肺脓肿、支气管扩张等多痰、咳嗽
禁忌证	咯血、急性肠胃炎患者和肾炎患者禁用
不良反应	恶心、呕吐甚至形成尿路结石

（二）氯化铵

项目	内容
作用机制	化学性刺激胃黏膜，反射性引起呼吸道黏液分泌增多，使黏痰变稀而容易咳出
适应证	干咳以及黏痰不易咳出者
禁忌证	溃疡患者、肾功能不全患者慎用，肝功能不全患者禁用
不良反应	恶心、呕吐、胃刺激症状

（三）舍雷肽酶

项目	内容
作用机制	通过降解和液化分泌物及纤维凝块，加速痰液排出，还可增强抗生素的组织穿透能力，增加其在感染病灶中的浓度
药动学特征	口服肠道吸收量较小，1小时后达到血药峰浓度，作用可维持4~5小时
适应证	治疗由支气管炎、肺炎、支气管哮喘、支气管扩张等引起的痰液黏稠、咯痰困难
禁忌证	凝血功能异常及严重肝肾功能不全者禁用
不良反应	皮疹及消化道反应，偶见鼻出血和血痰

（四）溴己新

项目	内容
作用机制	黏液调节剂，有较强的溶解黏痰作用，稀化痰液，减低痰黏度，便于咳出
药动学特征	口服吸收迅速，1小时起效，4~5小时后达到血药峰浓度，作用可维持6~8小时，半衰期为6.5小时，在肝代谢，经尿排泄（24小时）
适应证	慢性支气管炎、哮喘等痰液黏稠不易咳出的患者
禁忌证	溃疡患者慎用
不良反应	偶见恶心、胃部不适

（五）氨溴索

项目	内容
作用机制	黏液调节剂，是溴己新在体内的代谢产物，破坏类黏蛋白的酸性黏多糖结构，使分泌物黏滞度下降，还可促进纤毛运动和增加抗生素在呼吸道的浓度
药动学特征	30分钟起效，0.5~3小时后达到血药峰浓度，作用可维持3~6小时，半衰期为7小时，在肝代谢，90%经肾脏排泄
适应证	慢性支气管炎、哮喘等痰液黏稠不易咳出的患者
不良反应	偶见皮疹、腹痛、腹泻

（六）乙酰半胱氨酸

项目	内容
作用机制	可使黏液糖蛋白多肽链的二硫键断裂，降低痰液的黏滞度
药动学特征	1~2小时后达到血药峰浓度，半衰期为2小时，在肠道和肝代谢，30%经肾脏消除，近70%经非肾途径排泄，仅3%的原药经粪便排泄
适应证	用于COPD及慢性肺间质疾病等痰液黏稠不易咳出的患者
禁忌证	支气管哮喘患者慎用
不良反应	偶可引起咳嗽、支气管痉挛、呕吐、恶心、胃炎等

（七）羧甲司坦

项目	内容
作用机制	可使黏蛋白的二硫键断裂，降低分泌物黏滞度，使痰易于咳出
药动学特征	口服吸收迅速，4小时后起效，以原型和代谢产物的形式经尿液排出
适应证	用于慢性支气管炎、支气管哮喘等引起的咳嗽、咳痰，特别是痰液黏稠咳出困难者
禁忌证	妊娠期、哺乳期妇女及有出血倾向的胃和十二指肠溃疡患者应慎用
不良反应	偶见轻度头晕、恶心、胃部不适、腹泻、胃肠道出血、皮疹等

第六节　呼吸兴奋药

一、呼吸中枢兴奋药

（一）尼可刹米

项目	内容
作用机制	大剂量直接兴奋延髓呼吸中枢，小剂量则通过刺激颈动脉体和主动脉体化学感受器反射性兴奋呼吸中枢
药动学特征	在体内易吸收，作用时间短暂，一次静脉注射只维持5~10分钟，在体内代谢为烟酰胺，经甲基化后随尿排出
适应证	用于中枢性呼吸抑制及各种原因引起的呼吸抑制
禁忌证	抽搐和惊厥患者禁用
不良反应	常见面部刺激征、烦躁不安、肌肉抽搐、恶心、呕吐，大剂量时可出现多汗、恶心、血压升高、心动过速、心律失常、肌肉震颤、僵直甚至惊厥

（二）贝美格

项目	内容
作用机制	主要兴奋脑干，对呼吸中枢的兴奋强且快速，维持时间较短
适应证	主要用于巴比妥类药物及其他催眠药的药物中毒
禁忌证	吗啡中毒者和急性卟啉病者禁用
不良反应	低血压、意识混乱，还可引起卟啉病急性发作

（三）二甲弗林

项目	内容
作用机制	对呼吸中枢有较强的直接兴奋作用，其效力远强于尼可刹米、贝美格，注射后显著增加肺换气量，降低动脉血二氧化碳分压，提高血氧饱和度，继而改善呼吸功能
药动学特征	用药后起效快速，但维持时间短
适应证	适用于各种原因引起的中枢性呼吸衰竭

续表

项目	内容
禁忌证	有惊厥或痉挛史、吗啡中毒和肝肾功能不全者禁用
不良反应	恶心、呕吐、皮肤烧灼感等

二、反射性兴奋呼吸中枢药

项目	内容
代表药物	洛贝林
作用机制	对呼吸中枢无直接兴奋作用，作用为通过刺激颈动脉体和主动脉体的胆碱受体，反射性地兴奋呼吸中枢
药动学特征	起效迅速，作用维持时间仅有20分钟
适应证	用于吸入麻醉药及其他中枢神经抑制药（如吗啡、巴比妥类药物）中毒，以及肺炎等造成的呼吸衰竭
不良反应	恶心、呕吐、呛咳、头痛、心悸等，剂量较大时可出现心动过速、传导阻滞、呼吸抑制等

三、非特异性呼吸兴奋药

项目	内容
代表药物	多沙普仑
作用机制	小剂量静脉注射（0.25mg/kg）可刺激颈动脉体化学感受器反射性兴奋呼吸中枢，大剂量（1mg/kg）静脉注射可直接兴奋延髓呼吸中枢，使潮气量加大，呼吸频率加快
药动学特征	静脉给药1~2分钟达最大效应，药效持续5~12分钟，半衰期为3.4小时，由肝代谢，经肾排泄
适应证	常用于解救麻醉药、中枢抑制药引起的中枢抑制
不良反应	剂量过大时，可出现心血管反应如血压升高、心率加快甚至出现心律失常

第七节　止血药

一、作用于血管的药物

（一）垂体后叶素

项目	内容
作用机制	含催产素和升压素，能收缩肺动脉血管平滑肌（对小动脉、小静脉及毛细血管有显著作用），减少肺血流量，降低肺循环压力，促进血管破裂处血栓形成
药动学特征	肌内注射3~5分钟即可达到血药峰浓度，作用可持续20~30分钟，半衰期为20分钟
适应证	肺咯血、食管及胃底静脉曲张破裂出血等
禁忌证	高血压、冠心病、肺心病以及妊娠患者慎用或禁用
不良反应	面色苍白、胸闷、腹痛、胃肠道反应、心悸等

（二）卡巴克洛

项目	内容
作用机制	能降低毛细血管通透性，增强其抗损伤能力，有助于毛细血管断裂端回缩
适应证	毛细血管通透性增加引起的出血性疾病
禁忌证	（1）有癫痫史和精神病史者慎用 （2）水杨酸过敏者禁用
不良反应	头痛、头晕、视力下降等

（三）酚妥拉明

项目	内容
作用机制	通过降低右心室及肺血管阻力，降低肺动脉、肺静脉压力，缓解淤血而发挥止血作用
药动学特征	（1）口服30分钟后起效，作用可持续3~6小时 （2）肌肉注射20分钟起效，作用可持续30~45分钟 （3）静脉注射2分钟起效，作用可持续15~30分钟，半衰期为19分钟
适应证	用于治疗血管痉挛性疾病
禁忌证	低血压、严重动脉硬化、心绞痛、心肌梗死、肝肾功能不全、胃溃疡患者禁用
不良反应	面色潮红、头晕、乏力、胸闷等

二、促进凝血过程的药物

（一）维生素 K_1

项目	内容
作用机制	促进凝血酶原合成与释放
药动学特征	肌内注射3~6小时达到血药峰浓度，作用可持续12~24小时，在肝代谢，经肾及胆管排泄
适应证	因维生素K缺乏或活力降低引起的凝血因子缺乏和合成障碍导致的出血性疾病
禁忌证	临产孕妇慎用
不良反应	可出现面部潮红、出汗、支气管痉挛、心动过速以及低血压等。偶可发生过敏反应

（二）酚磺乙胺

项目	内容
作用机制	增加血小板生成，增强其聚集性和黏附性，促进凝血活性物质释放，缩短凝血时间；还可增强毛细血管抵抗力，降低毛细血管通透性
药动学特征	静脉注射1小时达到血药峰浓度，作用可持续4~6小时，半衰期为1.9小时，血浆蛋白结合率为90%。80%以原型经肾排泄，小部分经胆汁随粪便排出
适应证	防治手术前后出血及多种内脏出血
禁忌证	有血栓形成史者应慎用
不良反应	头痛、皮疹、恶心等，偶可出现暂时性低血压、过敏性休克

（三）血凝酶

项目	内容
作用机制	不仅可在出血部位促进血小板凝聚，促进白色血栓形成，还能使纤维蛋白原降解成可溶性的纤维蛋白A，后者在出血部位的凝血酶和F Ⅷ的联合作用下，快速形成稳定的纤维蛋白凝块，从而使其止血功效显著
药动学特征	（1）静脉注射5~10分钟达到血药峰浓度，作用可持续24小时 （2）肌内注射和皮下注射20分钟达到血药峰浓度，作用可持续48小时 （3）降解产物随尿排出体外
适应证	用于需减少流血或止血的各种情况
禁忌证	有血栓、栓塞病史及DIC引起出血者禁用

（四）氨甲苯酸

项目	内容
作用机制	（1）抑制纤溶酶原在纤维蛋白上的吸附，避免其激活，保护纤维蛋白不被纤溶酶降解及溶解，从而达到止血目的 （2）对渗血有强大的止血效果，对创伤、癌症大出血无效
药动学特征	口服3小时达到血药峰浓度，静脉注射作用可持续3~5小时，在肝代谢，口服以原型随尿液排出
适应证	主要用于纤溶亢进引起的出血
禁忌证	（1）DIC激发的纤溶性出血不可单独使用 （2）有血栓形成倾向和心肌梗死倾向的患者应慎用 （3）大量血尿及泌尿道手术患者应慎用或禁用 （4）慢性肾衰竭患者应酌情减量

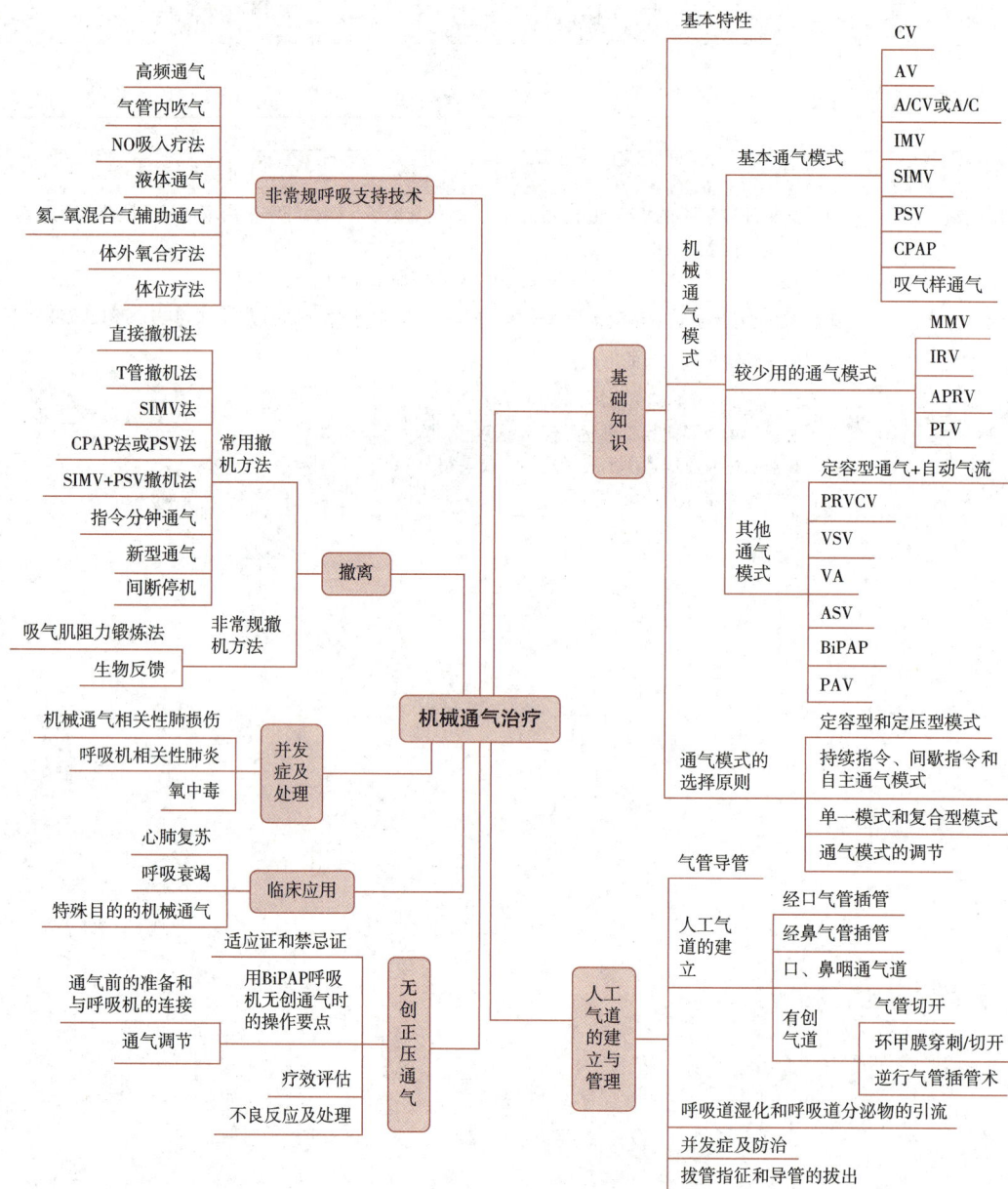

第二章 机械通气治疗

```
机械通气治疗
├── 基础知识
│   ├── 基本特性
│   ├── 机械通气模式
│   │   ├── 基本通气模式
│   │   │   ├── CV
│   │   │   ├── AV
│   │   │   ├── A/CV或A/C
│   │   │   ├── IMV
│   │   │   ├── SIMV
│   │   │   ├── PSV
│   │   │   ├── CPAP
│   │   │   └── 叹气样通气
│   │   ├── 较少用的通气模式
│   │   │   ├── MMV
│   │   │   ├── IRV
│   │   │   ├── APRV
│   │   │   └── PLV
│   │   └── 其他通气模式
│   │       ├── 定容型通气+自动气流
│   │       ├── PRVCV
│   │       ├── VSV
│   │       ├── VA
│   │       ├── ASV
│   │       ├── BiPAP
│   │       └── PAV
│   └── 通气模式的选择原则
│       ├── 定容型和定压型模式
│       ├── 持续指令、间歇指令和自主通气模式
│       ├── 单一模式和复合型模式
│       └── 通气模式的调节
├── 非常规呼吸支持技术
│   ├── 高频通气
│   ├── 气管内吹气
│   ├── NO吸入疗法
│   ├── 液体通气
│   ├── 氦-氧混合气辅助通气
│   ├── 体外氧合疗法
│   └── 体位疗法
├── 撤离
│   ├── 常用撤机方法
│   │   ├── 直接撤机法
│   │   ├── T管撤机法
│   │   ├── SIMV法
│   │   ├── CPAP法或PSV法
│   │   ├── SIMV+PSV撤机法
│   │   ├── 指令分钟通气
│   │   ├── 新型通气
│   │   └── 间断停机
│   └── 非常规撤机方法
│       ├── 吸气肌阻力锻炼法
│       └── 生物反馈
├── 并发症及处理
│   ├── 机械通气相关性肺损伤
│   ├── 呼吸机相关性肺炎
│   └── 氧中毒
├── 临床应用
│   ├── 心肺复苏
│   ├── 呼吸衰竭
│   └── 特殊目的的机械通气
├── 无创正压通气
│   ├── 适应证和禁忌证
│   ├── 用BiPAP呼吸机无创通气时的操作要点
│   │   ├── 通气前的准备和与呼吸机的连接
│   │   └── 通气调节
│   ├── 疗效评估
│   └── 不良反应及处理
└── 人工气道的建立与管理
    ├── 气管导管
    ├── 人工气道的建立
    │   ├── 经口气管插管
    │   ├── 经鼻气管插管
    │   ├── 口、鼻咽通气道
    │   └── 有创气道
    │       ├── 气管切开
    │       ├── 环甲膜穿刺/切开
    │       └── 逆行气管插管术
    ├── 呼吸道湿化和呼吸道分泌物的引流
    ├── 并发症及防治
    └── 拔管指征和导管的拔出
```

高分考点精编

第一节　机械通气的基础知识

一、机械通气的基本特性

机械通气（MV）是利用呼吸机的机械装置产生气流和提供不同浓度氧，建立气道口与肺泡间的压力差，增加通气量、改善换气和减少呼吸功，最终改善或纠正低氧血症、二氧化碳潴留和酸碱失衡。

（一）机械通气的基本压力

项目	内容
间歇正压通气（IPPV）	MV的直接动力，其特点为吸气期正压，呼气期压力逐渐降到零，从而造成肺泡的周期性扩张和回缩，产生吸气与呼气。压力变化的最高值称为峰压（P_{peak}）
呼气末正压（PEEP）	（1）指MV时呼气末气道压力大于零，与IPPV组成持续正压通气（CPAP），存在于整个呼吸周期 （2）作用为扩张气道、打开并维持陷闭气道或肺泡的开放、改善肺水肿、增加功能残气量（FRC）等
吸气末正压	（1）又称平台压（P_{plat}），指吸气达峰压后，维持肺泡充盈的压力，吸气末屏气时气流可能消失，流量转换模式时气流也可能存在 （2）肺泡承受的最高压力，是造成气压伤和血流动力学异常的直接原因 （3）不超过压力–容积（P–V）曲线的高位拐点（UIP），时间在呼吸周期中占5%~10%，通常不超过15%

（二）吸气向呼气的转换

项目	内容
压力转换	（1）气道压力达预设值转换成呼气 （2）具有气道压力恒定的特点；但潮气量（VT）随通气阻力变化，吸气压力呈三角形，肺泡内气压和气体分布不均，现已基本淘汰
容量转换	（1）VT达预设值转换成呼气 （2）具有VT稳定的特点，但气压和气体分布不均，气道压力随通气阻力发生改变。该转换方式也明显减少
时间转换	MV的基本转换方式，特点为压力达预设值，送气气流逐渐降低（定压型）或VT达预设值（定容型），然后送气气流终止（屏气），吸气时间（Ti）达到预设值转为呼气，气压和容量在肺内皆分布较均匀，对改善气体交换和防止气压伤有帮助
流速转换	吸气流速降至峰流速的一定比例（多为25%）或一定流速值转为呼气
复合转换	以上述某一种方式为主，联合其他保护性措施

（三）呼气向吸气的转换

项目	内容
时间转换	由预设的 Ti 和呼气时间（Te）决定，是控制通气的转换方式
自主转换	（1）自主呼吸触发呼吸机送气 （2）触发水平一般可自主调节，偶有固定 （3）通常是压力触发，但流量触发稳定，敏感度高，应用逐渐增多 （4）现代呼吸机出现容量、形态等其他转换方式
自动转换	见于触发水平设置不当、管路积水或抖动等情况，结果造成气道压力降至一定水平提前触发呼吸机送气，是导致人机不同步的常见原因

（四）流速形态

流速形态可分为方波、递减波、递增波、正弦波等，前两者常用。

项目	内容
方波	吸气时维持高流量，故吸气时间短，峰压高，平均气道压（P_{mean}）低，适用于循环功能障碍或低血压的患者
递减波	Ti 长，P_{mean} 高，峰压低，适用于有气压伤的患者
递增波	不符合自然呼吸和 MV 的要求
正弦波	健康人平静呼吸时的流速波形

二、机械通气的模式和应用原则

（一）机械通气模式

1.基本通气模式

项目	内容
控制通气（CV）	呼吸机可决定通气量和通气方式，与自主呼吸无关，主要模式如下： （1）容量控制通气（VCV 或 CV）：VT、呼吸频率（RR）、吸呼气时间比（I：E）完全由呼吸机控制。现在常加用吸气末屏气 （2）压力控制通气（PCV）：分为压力转换与时间转换两种基本类型。后者压力为梯形波或方波，流量为递减波。前者已基本被其取代
辅助通气（AV）	呼吸机可决定 VT（定容型）或压力（定压型），但通常由自主呼吸触发；RR 和 I：E 随自主呼吸变化，实质是控制模式同步化，又分为容量辅助通气（VAV 或 AV）和压力辅助通气（PAV）
辅助/控制通气（A/CV 或 A/C）	（1）分定容型和定压型，特点是辅助通气的自主呼吸能力超过预设 RR，反之为控制通气。预设 RR 具有"安全阀"的作用，现代呼吸机用此方式替代单纯 CV 和 AV （2）也称为持续指令通气（CMV），定压型模式又称为 P-CMV；有自主呼吸触发时又称为同步持续指令通气（SCMV），定压型模式又称为 P-SCMV
间歇指令通气（IMV）	（1）与 CMV 不同，IMV 的特点为呼吸机间断发挥通气作用，每两次 MV 之间可以自主呼吸，这时呼吸机仅提供气源 （2）IMV 又分定容型间歇指令通气（V-IMV 或 IMV）和定压型间歇指令通气（P-IMV）

项目	内容
同步间歇指令通气（SIMV）	（1）即IMV同步化，特点为呼吸机皆设定触发窗，通常为呼吸周期的后25% （2）在这段时间内，自主吸气动能能够触发呼吸机送气；如果无自主呼吸，在下一呼吸周期开始时，呼吸机按照IMV的设置要求送气 （3）现代呼吸机的IMV和SIMV具有相同的含义
压力支持通气（PSV）	（1）自主呼吸触发及维持吸气过程，并间接影响吸呼气的转换以及呼气的完成，呼吸机可辅助给予一定的压力 （2）压力为方波，流量为递减波，流速转换 （3）吸气流速、VT、RR由自主呼吸能力、通气压力和通气阻力一起决定
持续气道内正压（CPAP）	（1）呼吸机仅提供恒定压力，整个通气过程由自主呼吸完成 （2）以零压为基线的自主呼吸基线上移 （3）基本作用与PEEP类似，主要用于轻、中度低氧血症及阻塞性睡眠呼吸暂停低通气综合征（OSAHS）的治疗
叹气样通气	（1）VT大小增加0.5~1.5倍，具有扩张陷闭肺泡的作用，其本身不是独立通气模式，可在各种定容型模式下发挥作用 （2）主要用于外科术后、神经-肌肉疾病等引起的呼吸衰竭，避免肺泡陷闭，改善肺泡引流和肺顺应性

2.较少用的通气模式

项目	内容
指令分钟通气（MMV）	（1）呼吸机按照预设每分通气量（VE）送气，如果自主VE低于预设值，则由呼吸机补足；如果无自主呼吸，则VE完全取决于预设值；如果自主VE已大于或等于预设值，则呼吸机停止呼吸辅助 （2）可用各种正压通气形式提供MMV的通气辅助，现PSV较为常见
反比通气（IRV）	（1）常规通气和自然呼吸时，Ti<Te；如果设置Ti/Te≥1即为IRV （2）由于背离自然呼吸的特点，因此需在CMV或IMV实施，并使用镇静-肌松药适度或完全抑制自主呼吸 （3）分为定压型（P-IRV）和定容型（V-IRV或IRV）两种形式，多用P-IRV （4）曾用于重症ARDS的治疗 （5）因其与自主呼吸无法协调，需药物抑制自主呼吸，使其对心血管功能的抑制加剧，已基本淘汰
气道压力释放通气（APRV）	（1）APRV是肺组织从高容积降至低容积产生VT，实质是CPAP（或PEEP）的周期性降低 （2）如果无自主呼吸，通气方式完全与PCV和P-IRV相同 （3）如果压力释放与自主呼吸同步，则通气方式与SAPRV相同 （4）如果压力释放按指令间歇进行，则为间歇指令压力释放通气（IM-PRV） （5）主要应用于多发性损伤的连枷胸患者，对逆转胸壁的部分矛盾运动有帮助 （6）因其在PEEP的基础上进行，所以对心血管系统影响大；同步性能较差，逐渐被BiPAP代替
压力限制通气（PLV）	本质是定容型通气，但吸气峰压达预设值后，呼吸机自动减缓送气流速，在Ti内将预设VT的剩余部分缓慢输送完毕，故压力相对恒定。现逐渐淘汰

3.其他通气模式

项目	内容
定容型通气+自动气流	（1）本质是定容型模式，但在患者吸气气流不足的情况下，呼吸机自动进行一定程度的气流补偿，增强人机配合；VT增大，压力变成方波 （2）主要用于高碳酸血症患者

续表

项目	内容
压力调节容积控制通气（PRVCV）	（1）首先预设VT与最高压力上限，用PCV通气，通过微电脑自动测定顺应性和自动调节压力，用尽量小的压力获得预设VT，并减少高压损伤的几率，因此兼有定容型模式的优点 （2）可用于各种呼吸衰竭，尤其是无自主呼吸的患者
容积支持通气（VSV）	（1）首先预设VT和最高压力上限。用PSV通气，由微电脑自动测定顺应性以及自动调整PS水平，以保障最低VT，因此兼有定容型模式的优点 （2）适用于有一定自主呼吸功能的患者 （3）随着自主呼吸增强，PS自动下降，直至转换为自然呼吸；如果自主呼吸减弱，呼吸暂停时间超过一定数值即可转换为PRVCV
压力增强（VA）	（1）又称容积保障压力支持通气（VAPS），其特点为预设支持压力和VT （2）首先用PSV通气，通气过程中流量降至一定程度发生吸呼气转换，如果转换时的流速仍高于预设值，而VT已经达到或超过预设值，则为PSV；如果流速下降至预设值后VT还未达到预设值，则为定容型模式补充，按照预设流速送气，直至达到预设VT，因此兼有定压和定容的特点
自适应支持通气（ASV）	（1）属于定压型通气模式，依照患者的胸肺顺应性、气道阻力以及呼吸功，设置适合的初始通气参数 （2）通气过程中，呼吸机自动测定上述阻力和呼吸功的变化，同时自动调节通气参数 （3）如果病情加剧，逐渐切换成以PCV为主；反之逐渐转为PSV为主，直至撤机
双相气道正压（BiPAP）	（1）分为高压、低压两个水平，且两个压力的调节互不影响。设定P_1、T_1为高压和高压时间，P_2、T_2为低压和低压时间 （2）无自主呼吸时，如果$T_1 < T_2$，为PCV或PCV+PEEP；如果$P_2=0$、$T_1 \geqslant T_2$，为P–IRV或P–IRV+PEEP （3）有自主呼吸时，如果T_2较短，为APRV；$P_1=P_2$，为CPAP。其主要特点是允许自主呼吸在两个压力水平上间断随意发生，从而克服了传统MV时自主呼吸和控制通气无法并存的缺点，改善人机配合的程度 （4）容易与无创通气的BiPAP混淆
成比例通气（PAV）	（1）上述模式的基本特点为呼吸机控制人为主，被通气者只能进行有限的调节；PAV是被通气者完全控制呼吸机，且呼吸机对人的呼吸能力进行不同比例的放大 （2）PAV 1:1是指一半的吸气气道压由呼吸肌收缩产生，另一半由呼吸机给予，因此无论何种通气水平，患者和呼吸机各分担1/2的呼吸功 （3）患者通过调整自主呼吸的用力程度改变呼吸机提供的通气量，而呼吸功比例保持不变 （4）理论上PAV完全符合呼吸生理的变化，同步性及生理学效应最好

（二）通气模式的选择原则

项目	内容
定容型和定压型模式	（1）VA/CV、V–IMV的基本特征是VT为预设值，气道压力随通气阻力发生改变，因此称为定容型通气模式，比较适合气道阻塞性疾病，如COPD （2）P–A/C、P–SIMV、APRV、BiPAP、ASV、PSV的基本特性为预设参数为压力，VT随通气阻力变化，称为定压型通气模式，非常适合肺组织病，如急性肺损伤（ALI）、ARDS （3）根据MV的四大效应：改善通气与换气、机械通气相关性肺损伤（VALI）、抑制循环功能等综合比较，定容型模式的优势是保障通气量，而定压型模式在后三种效应上都优于定容型模式 （4）改善通气较为容易，而后三个方面很难取得较好的效应；且强调保护性通气，故而定压型模式的应用逐渐增多 （5）PRVCV、VSV、VA等定压型模式兼有定容型模式的优点，而定容型模式+自动气流则兼有定压型模式的优点，应用逐渐广泛

项目	内容
持续指令、间歇指令和自主通气模式	（1）各种CMV模式的共同特点是MV对于患者的每一次呼吸具有强制作用，而自主呼吸可能只影响通气初期（触发），因此主要用于自主呼吸消失或比较弱，或需镇静－肌松药抑制自主呼吸的患者 （2）在各种IMV中，主要用于有一定自主呼吸能力或准备撤机的患者 （3）PSV、CPAP、PAV等S模式的主要特点为自主呼吸对整个通气过程都有一定程度的影响，适用于有一定自主呼吸能力和准备撤机的患者 （4）IMV与S模式常联合应用
单一模式和复合型模式	（1）VCV、PCV、PSV等模式和被通气者都有固定的关系，称为单一模式 （2）单一模式仅适用于没有自主呼吸或非常弱的患者，一旦自主呼吸能力恢复明显，需改用IMV或S模式 （3）BiPAP和ASV通过调整通气参数，可设计出从PCV到P-SIMV和CPAP的多种模式，称为复合型模式或万能通气模式 （4）复合型模式适用于各种病理状态，以及从上机、治疗到撤机的全过程
通气模式的调节	（1）大部分模式，如VCV、PSV、BiPAP等，都包括单一模式和复合型模式，通气参数需操作者严格按照病情调节，称为人为调节型模式 （2）少部分模式，如PRVCV、VSV、ASV等，通气参数是由电脑自动调节，直至撤机，称为电脑调节模式或智能模式 （3）智能模式是人为调节型模式的完善和发展，适合从上机、治疗到撤机的全过程，应用逐渐增多

第二节　人工气道的建立与管理

人工气道是将气管导管直接放入气管或经上呼吸道插入气管所建立的气体通道，主要包括气管插管和气管切开，目的是进行MV以及改善呼吸道的引流。

一、气管导管

气管导管是一个微弯的管子。远端开口呈45°斜面，带有可充气的气囊，气囊充气后阻塞导管与气管壁之间的间隙，保证MV的密闭性。

（一）分类

项目	内容
按照导管材料分类	（1）橡胶导管：质地硬，可塑性差，气道容易受损，更重要的是组织相容性差，易刺激黏膜充血、水肿、坏死。适合短期经口插管使用，但总体上逐渐淘汰 （2）塑料导管：组织相容性好，受热软化后比较容易通过弯曲的上呼吸道，既可用于经口插管，也可用于经鼻插管和气管切开，是目前最常用的导管 （3）硅胶导管：组织相容性更好，可高压消毒，但价格昂贵
按照气囊特点分类	（1）高压低容的乳胶气囊：弹性回缩力较大，密封气道的充气压力往往大于100~150mmHg （2）低压高容气囊：弹性回缩力小，所需充气压力较低，通常小于25mmHg （3）"无压高容"气囊：属于含泡沫塑料的气囊，气囊与空气相通，泡沫塑料自动扩张阻塞导管和气管壁的空隙，气囊内压更低，仅为10~15mmHg

（二）导管选择

项目	内容
经鼻气管插管	男性通常用7.5~8.5号，女性用7~8号
经口插管和气管切开	可用内外径较大的导管，通常男性为8~9号，女性为7.5~8.5号

二、人工气道的建立

（一）气管插管的指征及手术前的准备

项目	内容
气管插管的指征	经内科非手术治疗、无创正压通气（NPPV）无效、NPPV不适用而又具备气管插管指征者，应尽早插管
手术前的准备	有条件时，插管前可予以高浓度吸氧，静脉应用5%碳酸氢钠50~100ml，地塞米松5~10mg或甲泼尼龙40~80mg，用2%利多卡因与0.3%麻黄碱混合溶液喷入或注入鼻腔和口咽部充分麻醉黏膜和收缩血管，并做好心电监测和心脏复苏准备

（二）人工气道建立的方法及适应证

1.经口/经鼻气管插管

项目	内容
经口气管插管	（1）操作容易，插管的管径相对较大，方便清除气道内分泌物，但影响会厌功能，患者耐受性较差。暴露声门是经口气管插管的关键，在声门无法暴露的情况下，容易失败或出现并发症。尤其适用于需要抢救迅速建立人工气道的患者 （2）适应证 ①严重低氧血症和/或高碳酸血症，或由于其他原因需机械通气者 ②无法自主清除上呼吸道分泌物、胃内反流物或出血，存在误吸风险 ③下呼吸道分泌物过多或出血，且清除能力较差 ④上呼吸道损伤、狭窄、阻塞、气管食管瘘等严重影响正常呼吸者 ⑤患者突然发生呼吸停止，需立即建立人工气道进行机械通气 （3）禁忌证或相对禁忌证 ①张口困难或口腔空间小，无法经口插管 ②无法后仰（如疑为颈椎骨折或损伤）
经鼻气管插管	（1）容易固定，舒适性优于经口气管插管，患者容易耐受，但管径较小，使得呼吸功增加，不利于气道和鼻窦分泌物的引流 （2）适应证：可参考经口气管插管。对抢救存在插管困难的患者也适用 （3）禁忌证或相对禁忌证 ①严重鼻、颌面或颅底骨折 ②鼻或鼻咽部梗阻，包括鼻中隔偏曲、息肉、囊肿、脓肿、水肿、异物、血肿等 ③凝血功能障碍
口、鼻咽通气道	适用于舌后坠引起的上呼吸道梗阻

2.有创气道

项目	内容
气管切开	（1）适应证 ①需要较长时间机械通气治疗 ②因喉部疾病造成狭窄或阻塞无法气管插管 ③反复误吸或下呼吸道分泌物较多，患者气道清除能力下降 ④减少通气无效腔，方便机械通气支持 ⑤上呼吸道梗阻引起呼吸困难，如双侧声带麻痹、有颈部手术史、颈部放疗史 ⑥头颈部大手术或严重创伤需行预防性气管切开，以保证呼吸道通畅 ⑦高位颈椎损伤 （2）慎用情况 ①切开部位感染或化脓 ②切开部位有巨大甲状腺肿、气管肿瘤等肿物 ③严重凝血功能障碍，如弥散性血管内凝血等
环甲膜穿刺/切开	（1）适应证：①异物阻塞；②喉外伤；③上呼吸道吸入性损伤、热损伤或腐蚀性损伤；④各种原因引起喉头水肿（如过敏、会厌炎等）；⑤上呼吸道出血；⑥其他经口插管失败的紧急情况 （2）禁忌证：①无法识别解剖标志；②凝血功能相对障碍；③喉气管断裂并且远端气管收缩到纵隔；④未满8岁的儿童；⑤喉部病变，如狭窄、癌症、感染等；⑥技术不纯熟
逆行气管插管术	（1）先行环甲膜穿刺，送入导丝，将导丝经喉送到口咽部，由口腔或鼻腔引出，然后将气管导管沿导丝插入气管 （2）适应证：因上呼吸道解剖因素或在病理条件下，很难看到声带甚至会厌，无法完成经口或鼻气管插管 （3）禁忌证：①甲亢或甲状腺癌等甲状腺肿大；②无法张口；③穿刺点肿瘤或感染；④严重凝血功能障碍；⑤不合作者

三、呼吸道湿化和呼吸道分泌物的引流

项目	内容
呼吸道湿化	每天湿化液的需要量为350~500ml，湿化温度为32~35℃
呼吸道分泌物的引流	（1）有痰即吸，痰量不多时可2~3小时吸痰一次 （2）吸痰前应先吸数分钟高浓度氧，吸痰管插入时阻断负压，并越过导管远端，刺激呼吸道黏膜，让患者将痰咳至气管，释放负压，左右旋转吸痰管，并逐渐拔出 （3）吸痰时观察患者的面色、心率及血氧饱和度，吸痰时间通常不超过15秒

四、人工气道的并发症及防治

项目	内容
建立人工气道时的并发症及其处理	（1）口腔插管时，直接喉镜使用不当，技术不熟练，造成口、舌、咽、喉部损伤或牙齿松动脱落 （2）经鼻插管损伤鼻腔黏膜发生出血。减少损伤的措施为插管前应用麻黄碱局部喷入或滴注，塑料导管用热水软化，并在外壁涂搽液状石蜡，用引导管或纤维支气管镜引导插管 （3）导管插入过深时可进入右侧主支气管或进入食管，因此听诊应与操作一同进行，按压简易呼吸器或呼吸机通气时，注意听诊上腹部有无气过水声及双肺部呼吸音是否对称，必要时拍摄X线片或使用支气管镜检查

续表

项目	内容
留置导管期间的并发症	（1）经鼻气管插管压迫或反复与鼻前庭黏膜摩擦，可造成鼻黏膜的损伤 （2）局部明显疼痛时，涂搽凡士林等可减少摩擦或疼痛 （3）阻塞鼻旁窦开口，可引起鼻旁窦炎 （4）阻塞咽鼓管口可使听力迟钝 （5）使用组织相容性差的导管和高压低容气囊导管，或尽管用高容低压气囊导管，但与气管内径不匹配，气囊压力过大，都能引起鼻、会厌、声带、气管黏膜的糜烂、溃疡、出血、肉芽组织的形成及气管食管瘘等
人工气道的阻塞	（1）常见于湿化不良或吸痰不及时造成的分泌物干结，也可由于导管远端斜面与隆突或气管壁紧贴所致 （2）早期的高压低容气囊可造成气管壁软化 （3）与气管导管不是一体的乳胶气囊脱落到气管内，封闭远端管口，成为活瓣阻塞或完全阻塞 （4）防治措施：应加强湿化吸痰，采用性能优良的导管
拔管及拔管后的并发症	（1）常有不同程度的咽喉疼痛和声音嘶哑，通常数天到1周可消失，与留置导管期间声门和喉返神经的损伤有关 （2）拔管后发生喉水肿，现已不常见，但可引起吸气性呼吸困难 （3）拔管后数日，声门或声门下坏死组织形成的喉气管膜，覆盖在声带或声门下管腔可造成气管阻塞，不常见 （4）吸入腐蚀性气体可引起气道组织的坏死，拔管时脱落引起窒息。拔管后气管局部坏死、瘢痕收缩或肉芽组织增生，造成气管狭窄，气管切开后常见 （5）拔管及拔管后并发症的发生与气管导管材料及使用方法（气囊对气管壁的压力）有关 （6）由于导管性能明显提高，并发症的发生主要取决于导管与气管的匹配程度以及气囊压力

五、拔管指征和导管的拔出

项目	内容
拔管指征	（1）吸气肌力量能够克服气道和胸肺的阻力（如最大吸气压≤−25cmH$_2$O） （2）有一定储备肺功能（如VT大于5ml/kg，肺活量大于15ml/kg） （3）最大咳嗽流速或峰流速不低于3L/min （4）经鼻导管低流量吸氧的情况下，动脉血pH＞7.3，PaO$_2$＞60mmHg
导管拔出	（1）拔管前30分钟至1小时静脉使用地塞米松5mg （2）充分清除口咽部及气管内的分泌物，吸高浓度氧气数分钟，在吸气期拔出导管 （3）拔出导管时可放置吸痰管方便拔管后吸痰，或急救时引导导管重新插入 （4）吸痰管的放置时间通常不超过24小时 （5）在患者能发声，会厌功能恢复后拔出胃管，一般为24~48小时 （6）气管切开导管拔出后，用蝶形胶布固定，无须缝合，数日后创口即可愈合

第三节　无创正压通气

无创正压通气（NPPV）是指无须建立人工气道（气管插管等）的机械通气方法，包括气道内正压通气和胸外负压通气等。

一、无创正压通气的适应证和禁忌证

项目	内容
适应证	主要用于OSAHS、神经–肌肉疾病、COPD、慢性呼吸衰竭以及急、慢性心功能不全患者，ARDS、术后肺功能较差者、肺炎、肺囊性纤维化合并呼吸衰竭患者也适用
禁忌证	（1）绝对禁忌证： ①心跳或呼吸停止；自主呼吸微弱、昏迷 ②误吸危险性高及无法清除口咽和上呼吸道分泌物，呼吸道保护能力差 ③颈部、面部创伤、烧伤及畸形 ④上呼吸道梗阻 （2）相对禁忌证： ①合并其他器官功能衰竭（血流动力学不稳定、心律失常、消化道大出血/穿孔、严重脑部疾病等） ②明显不合作或极度紧张 ③近期面部、颈部、口腔、咽腔、食管及胃部手术 ④气胸未引流 ⑤严重感染 ⑥严重低氧血症（$PaO_2 < 45mmHg$）、严重酸中毒（$pH \leq 7.20$）属于相对禁忌证，对此类患者需认真权衡NPPV的利弊后决策 ⑦气道分泌物多或排痰障碍

二、用 BiPAP 呼吸机无创通气时的操作要点

项目	内容
通气前的准备和与呼吸机的连接	（1）准备：检查呼吸机是否能正常运转。更换滤网。检查连接管，防止漏气。长时间使用需对机器的内部结构进行维修保养 （2）调整呼吸机：初始通气者，很难耐受高流量的通气。首选S键（PSV模式）或S/T键（PSV/PCV模式），EPAP在最低位置（通常为2~4cmH₂O），IPAP在8~12cmH₂O，但避免IPAP–EPAP低于4cmH₂O，否则应改用CPAP。RR 10~14次/分钟，吸气时间约占总呼吸周期的30% （3）连接氧气：氧流量为5~10L/min，连接面罩接头。氧流量较高，可快速改善低氧血症 （4）固定面罩：将面罩固定于面部，并使患者感觉舒适 （5）连接呼吸机：连接管路与面罩。如果治疗过程中需暂停通气，应先断开呼吸机与面罩之间的连接，然后松开固定带，再移走面罩 （6）连接接头的选择：各类接头虽性能有所不同，但功能基本类似，连接时应避免方向颠倒，更不能同时使用两种或多种接头
通气调节	（1）参数的调节：原则上是使呼吸形式符合呼吸生理。IPAP逐渐增加，每次增加1~3cmH₂O，2~6分钟增加1次，起初较快，然后逐渐放缓，直至呼吸平稳。如果需增加EPAP，则需同步增加IPAP，以维持通气压力的恒定 （2）氧流量的调节：根据SaO_2或PaO_2调节，达90%以上或60mmHg以上即可。排除疾病本身的因素和其他意外因素，SaO_2无法改善多见于漏气量过大或通气压力（包括IPAP和EPAP）过高，通气压力增高会造成漏气量增加，FiO_2降低，导致低氧血症进一步加剧 （3）注意事项：不能强制要求患者闭嘴呼吸 （4）如果需FiO_2过高（>60%），通气量或通气阻力过大需及早建立人工气道，否则应换为BiPAP Vision或其他大型呼吸机 （5）MV时间：除日常护理外，初始通气时间应尽量延长；患者病情明显改善后应逐渐缩短通气时间，使通气压力下降，直至撤机

三、疗效评估

项目	内容
通气改善的判断标准	（1）气促改善，无辅助呼吸肌动用和反常呼吸，呼吸频率、血氧饱和度和心率改善等 （2）$PaCO_2$、pH及动脉血氧分压（PaO_2）改善
转换为有创通气的指征	（1）神志不清或烦躁不安 （2）无法清除分泌物 （3）连接方法无法耐受 （4）血流动力学不稳定 （5）氧合功能下降 （6）CO_2潴留加剧 （7）治疗1~4小时后无改善
对预后或总体结局的评估	通常用气管插管率和病死率进行最终评估

四、不良反应及处理

不良反应	应对措施
漏气	调整头带压力，更换鼻/面罩类型
口咽干燥	间歇喝水或使用加温湿化器
人机不同步	（1）检查漏气水平 （2）检查通气参数，特别是时间参数 （3）若压力支持水平过高，可降低压力水平
持续低氧血症	（1）增加通气压力 （2）增加氧流量，通常大于4L/min （3）换成带有供氧混合器的呼吸机
低碳酸血症/呼吸性碱中毒	降低通气压力水平
精神错乱/易激	密切监测下使用镇静剂
鼻炎/鼻出血/鼻塞	（1）加湿 （2）鼻部应用表面激素 （3）使用短效局部减充血剂
胃胀气	（1）检查人机同步性 （2）降低IPAP水平 （3）考虑粗口径鼻胃管
排痰障碍	主动咳嗽排痰，必要时经鼻导管吸痰
睡眠上气道阻塞	侧卧位或增加PEEP水平

第四节　机械通气的临床应用

一、目的

项目	内容
维持适当的通气量	使肺泡通气量满足机体需求
改善气体交换功能	维持有效的气体交换
减少呼吸肌的做功	—
预防性机械通气	用于开胸术后或败血症、休克、严重创伤情况下的呼吸衰竭预防性治疗

二、禁忌证

项目	内容
禁用	无绝对禁忌证
慎用	大咯血急性期、未经适当处理前的多发性肋骨骨折、气胸、张力性肺大疱
严格控制通气方式	未经适当处理前的低血容量性休克或有脑损伤、颅内高压的患者
注意通气策略	双侧肺的呼吸动力学参数严重不均者

三、应用范围

项目	内容
心肺复苏	（1）各种原因造成的急性呼吸、心搏骤停，如窒息、电击、溺水、急性心肌梗死、心室颤动或扑动，经过短时人工呼吸和心脏按压急救后，根据条件快速进行MV （2）首选经口气管插管 （3）如果短时间内无条件建立人工气道，应快速用简易呼吸器经面罩通气过渡
呼吸衰竭	凡是能引起呼吸动力不足或通气阻力增加的疾病皆可引起呼吸衰竭，经非手术治疗无效后，应及早进行MV
特殊目的的机械通气	（1）预防性机械通气：呼吸功能减退的患者行胸部、心脏或腹部手术，严重感染或创伤，慢性肺功能损害并发急性感染，估计短时内可能出现呼吸衰竭，可预防性地应用NPPV。若手术后需保障呼吸道引流通畅，应建立人工气道 （2）康复治疗：COPD等慢性呼吸病、慢性心功能不全、慢性神经-肌肉功能障碍性疾病患者首选NPPV （3）分侧肺通气：用于双肺病变严重不均，造成双侧肺呼吸动力学明显不一致的患者

第五节 机械通气的并发症及处理

一、机械通气相关性肺损伤（VALI）

（一）类型

项目	内容
气压伤	需有明确的肺泡外积气的放射学证据，包括肺间质气肿、肺实质气囊肿、纵隔气肿、心包积气、皮下气肿、腹膜后积气、气腹、气胸
系统性气栓塞	机械通气者如果同时或先后发生多个脏器栓塞症状难以解释时，也可能（虽无法证实）与系统性气体栓塞相关
弥漫性肺损伤	—

（二）病因及发病机制

项目	内容
外因	（1）高吸气压或大潮气量通气造成局部或普遍的肺泡过度扩张，称为气压伤或容积伤；用平台压表示高吸气压比气道峰压表示更准确；气道峰压包括两部分的压力，即用于扩张肺泡的压力（约等于平台压）和用于扩张气道的压力。临床上将平台压≤30cmH$_2$O作为避免肺损伤的安全界限指标 （2）萎陷肺泡的反复开放与闭合，引起肺泡壁的反复牵拉和组织接合处局部形成高剪切力，并造成这些不稳定肺单位的表面活性物质丧失。剪切力损伤和表面活性物质丧失所致的肺损伤称为"肺萎陷伤" （3）不同机制形成的肺泡损伤最后都诱发细胞介导的局部炎症反应，释放的多种炎症介质和细胞因子可进入体循环，影响远端器官，引起多器官功能障碍，称为生物伤
内因	患者肺的原有结构及功能改变，如已经有肺损伤（急性呼吸窘迫综合征）、肺大疱、肺气肿、坏死性肺炎等均可对通气引起的肺损伤产生很大影响

（三）应对措施

"肺保护策略"：小潮气量（5~8ml/kg），适当PEEP水平，尽可能使萎陷的肺泡复张，并保持呼气末肺单位的开放。

二、呼吸机相关性肺炎（VAP）

项目	内容
概念	气管插管或气管切开患者在接受机械通气48小时后发生的肺炎，以及撤机、拔管48小时内发生的肺炎，以细菌性肺炎为主
感染途径	口咽部或胃内菌丛的定植并吸入到无菌的肺，还可见其他部位的感染引起菌血症经血源播散到肺以及雾化液被病原菌污染后雾化吸入到肺
应对措施	病原学未明确前，经验性应用抗菌药物，经过各种检查，明确VAP的致病原后，即可有针对性地调整和使用相应抗菌药物

三、氧中毒

$FiO_2 < 0.5$持续较长时间，不会出现氧中毒，而$FiO_2 > 0.6$具有氧毒性，应尽可能避免$FiO_2 > 0.8$。

第六节　机械通气的撤离

一、常用撤机方法

项目	内容
直接撤机法	（1）患者不经过任何器械或撤机方法，直接撤离机械通气的过程 （2）适用于短期机械通气尤其是不存在心肺基础疾病的患者，其中外科术后患者，非常容易直接撤机和拔管成功
T管撤机法	（1）患者脱离呼吸机支持，在气管插管或气管切开套管上接T型塑料管呼吸湿化的气体 （2）时间为30~120分钟，若患者在这个过程中情况稳定，可考虑撤机；若失败，重新接回呼吸机按照之前的参数设置进行呼吸支持
同步间歇指令通气（SIMV）法	指患者在撤机过程中，气管插管或气管切开套管始终和呼吸机连接，通气模式为SIMV［加或不加压力支持通气（PSV）］，并逐渐降低SIMV的呼吸频率，当SIMV的呼吸频率保持在4~6次/分钟，经过30~120分钟，患者指标始终保持稳定，即可考虑撤机。否则重新调回之前的呼吸支持力度
持续气道正压（CPAP）法或PSV法	（1）指患者在撤机过程中，患者气管插管或气管切开套管始终连接呼吸机，通气模式为CPAP或PSV，CPAP或PSV时的正压值通常选用较低水平（如CPAP为5cmH$_2$O或PSV为5~8cmH$_2$O），患者可控制整个呼吸过程中的呼吸频率、吸气时间、吸气流速 （2）经过30~120分钟，患者指标始终维持稳定，可以考虑撤机。否则重新调回之前的呼吸支持力度 （3）因在CPAP或PSV模式时患者可以控制呼吸的深度、长度、流速波型，所以患者使用CPAP或PSV模式在撤机过程中可比其他常规通气模式更舒适 （4）PSV能对抗机械通气时内源性气管插管和呼吸管路所增加的呼吸功，这有助于撤机成功，但若PSV水平设置过高，有可能掩盖患者自身呼吸做功不足的情况，造成提示患者可以撤机的假象
SIMV+PSV撤机法	（1）各种适合SIMV或PSV的患者均可用，但主要用于代替单纯SIMV模式或单纯PSV模式通气时有一定呼吸肌疲劳的患者 （2）调节原则：初始通气以SIMV为主，随着患者自主呼吸能力的增强，慢慢降低f$_{IMV}$，直至过渡到单纯PSV模式，再继续降低支持压力至撤机
指令分钟通气	尤其适用于有一定自主呼吸能力，但呼吸节律异常的患者。MMV需预置一定"VE"作为最低通气量
新型通气	包括VSV、PRVCV、ASV、BiPAP、PAV
间断停机	（1）开始白天间断停机，夜间通气；初始停机时间可为10~15分钟，避免患者产生明显的呼吸困难；然后逐渐延长停机时间；等到患者能自主呼吸2小时，且动脉血气稳定时再撤机 （2）无基础肺疾病且短期MV的患者，可直接停机观察2小时

二、非常规撤机方法

项目	内容
吸气肌阻力锻炼法	主要用于长期接受 MV 的患者。患者使用吸气肌阻力调节器进行自主呼吸，可以达到锻炼呼吸肌耐力的目的
生物反馈	（1）将一些患者无法感知或不注意的生物功能反馈传送给患者，有助于患者撤机 （2）床边显示器可显示患者的肺活量、VT 等参数，鼓励患者积极参与撤机过程，目的是锻炼呼吸并增强患者撤机的信心和能力

第七节　非常规呼吸支持技术

项目	内容
高频通气（HFV）	（1）指 RR 高于正常值 4 倍以上，而 VT 接近或低于解剖无效腔量的 MV 方式，主要包括高频正压通气（HFPPV）、高频喷射通气（HFJV）和高频振荡通气（HFOV），其主要特点为 ①通过多种气体流动方式完成通气与改善气体交换 ②在非密闭气路条件下工作，低 VT、低气道压力，降低肺损伤；低胸腔内压，对循环系统影响小 ③反射性抑制自主呼吸 （2）HFOV 呼吸机结构复杂，价格不菲，需要气管插管，通常只用于常规 MV 无效或有禁忌的呼吸衰竭患者 （3）高频胸壁振荡（HFCWO）属于特殊的高频通气方式，其主要特点是无创性
气管内吹气（TGI）	（1）通过在气管或主支气管内放置的细导管连续或定时（吸气或呼气时相）向气管内吹入新鲜气体，达到通气或辅助通气的作用 （2）TGI 的作用 ①直接增加肺泡通气量（VA），降低 $PaCO_2$ 同时升高 PaO_2 ②减少无效腔，间接增加 VA ③提高气管内氧浓度，尤其是呼气期气管内吹气，升高 PaO_2 ④吸气期气管内吹气可增加 VT，呼气期气管内吹气可增大 PEEP。只可用于 ARDS 患者肺动脉高压危象的辅助治疗
一氧化氮（NO）吸入疗法	（1）主要作用机制为：适当吸入 NO 可选择性地经过通气功能良好的肺泡弥散到肺血管导致肺血管扩张，降低 PVR 和肺动脉压，增加有通气肺区的血流，使相应病变区血流量减少，从而改善肺内 V/Q 失调，纠正氧合；进入血液中的 NO 迅速与血红蛋白结合而灭活，对体循环无影响；NO 还可抑制中性粒细胞等炎症细胞而起到抗炎作用 （2）主要用于 ALI、ARDS 和肺动脉高压相关的疾病，尤其适用于小儿
液体通气（LV）	（1）分为全液体通气（TLV，简称 LV）和部分液体通气（PLV） （2）作用机制：①提高 O_2 和 CO_2 溶解度；②降低肺泡表面张力；③使病变肺泡复张，恢复 FRC；④调节肺内血流分布；⑤局部抗炎作用；⑥加速分泌物排出 （3）主要用于治疗 ARDS

项目	内容
氦–氧混合气辅助通气	（1）氦气是一种低密度惰性气体，氦氧混合气的低密度特性可使阻塞气道湍流强度降低，甚至将湍流变为层流，减小气流阻力，从而导致FRC下降，缓解过度充气并降低PEEPi，并进一步导致呼吸功降低、改善人机配合 （2）气流阻力的降低，氦气与氧及CO_2弥散性的共同增强还可以调节肺内气体分布，增加气体的弥散，升高PaO_2，有利于CO_2排出 （3）主要作为危重支气管哮喘和部分手术后患者的短期应用
体外氧合疗法	（1）体外膜氧合器又称膜肺（ECMO） （2）ECMO可用于治疗可逆性、严重呼吸衰竭 （3）ECMO仅能延长患者的生存时间，为原发病的治疗创造条件，因此当估计病变不可逆时，ECMO不再适用 （4）ECMO属于高技术且复杂的治疗手段，资源消耗巨大，应加强监测和检查，一旦病情缓解，应尽早撤机
体位疗法	（1）主要用于重度ARDS的辅助治疗，与其他治疗手段联合使用，具有协同或叠加效应 （2）改善氧合的主要机制：俯卧位时胸膜腔压力梯度的"逆转"导致陷闭肺泡开放，肺内气体重新分布，血流量无明显变化，致使分流量减少，V/Q改善。与PEEP改善氧合的作用类似 （3）其他机制，如分泌物引流的改善等也可能参与氧合的改善

第三章 吸入疗法与氧气疗法

思维导图框架

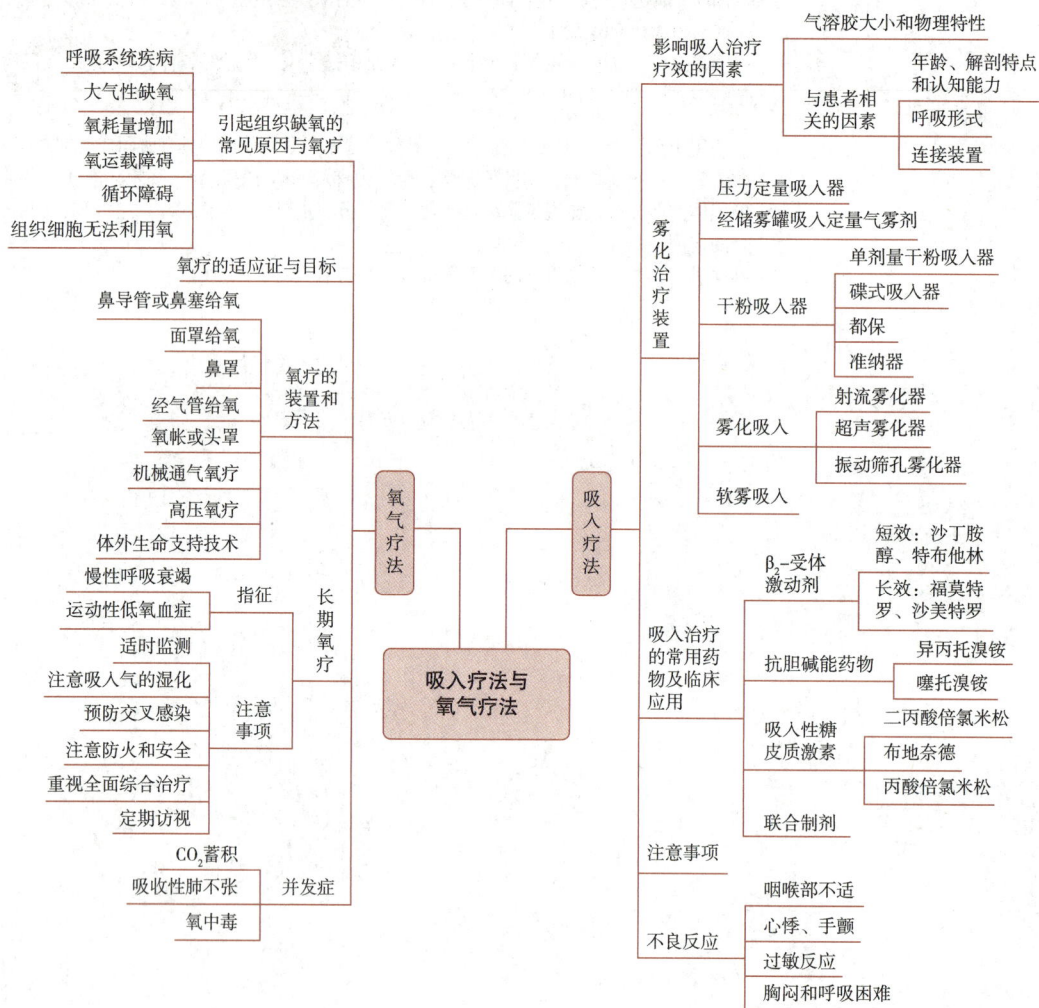

吸入疗法与氧气疗法

氧气疗法

- 引起组织缺氧的常见原因与氧疗
  - 呼吸系统疾病
  - 大气性缺氧
  - 氧耗量增加
  - 氧运载障碍
  - 循环障碍
  - 组织细胞无法利用氧
- 氧疗的适应证与目标
- 氧疗的装置和方法
  - 鼻导管或鼻塞给氧
  - 面罩给氧
  - 鼻罩
  - 经气管给氧
  - 氧帐或头罩
  - 机械通气氧疗
  - 高压氧疗
  - 体外生命支持技术
- 长期氧疗
  - 指征
    - 慢性呼吸衰竭
    - 运动性低氧血症
  - 注意事项
    - 适时监测
    - 注意吸入气的湿化
    - 预防交叉感染
    - 注意防火和安全
    - 重视全面综合治疗
    - 定期访视
  - 并发症
    - CO_2蓄积
    - 吸收性肺不张
    - 氧中毒

吸入疗法

- 影响吸入治疗疗效的因素
  - 气溶胶大小和物理特性
  - 与患者相关的因素
    - 年龄、解剖特点和认知能力
    - 呼吸形式
    - 连接装置
- 雾化治疗装置
  - 压力定量吸入器
  - 经储雾罐吸入定量气雾剂
  - 干粉吸入器
    - 单剂量干粉吸入器
    - 碟式吸入器
    - 都保
    - 准纳器
  - 雾化吸入
    - 射流雾化器
    - 超声雾化器
    - 振动筛孔雾化器
  - 软雾吸入
- 吸入治疗的常用药物及临床应用
  - β_2-受体激动剂
    - 短效：沙丁胺醇、特布他林
    - 长效：福莫特罗、沙美特罗
  - 抗胆碱能药物
    - 异丙托溴铵
    - 噻托溴铵
  - 吸入性糖皮质激素
    - 二丙酸倍氯米松
    - 布地奈德
    - 丙酸倍氯米松
  - 联合制剂
- 注意事项
- 不良反应
  - 咽喉部不适
  - 心悸、手颤
  - 过敏反应
  - 胸闷和呼吸困难

📝 **高分考点精编**

第一节 吸入疗法

吸入治疗是将干粉剂或转化为气溶胶的药物，经吸入途径直接吸至下气道和肺达到治疗目的的一种治疗方法。

一、影响吸入治疗疗效的因素

项目	内容
气溶胶大小和物理特性	气溶胶由于碰撞、重力沉降和弥散而在气道沉积 （1）直径较大的气溶胶（MMAD＞10μm）因惯性碰撞一般在上呼吸道或鼻咽部过滤 （2）直径5~10μm大小的气溶胶可至下呼吸道近端 （3）直径1~5μm的气溶胶经由气道传输至周围气道及肺泡，其中直径3~5μm的气溶胶通常沉积在支气管或传导性气道 （4）直径不足1μm的气溶胶可通过布朗运动弥散至气管壁或肺泡后沉积，但大部分会随呼出气呼出
与患者相关的因素	（1）年龄、解剖特点和认知能力：患者无法理解并配合吸入装置的正确使用，建议选择无需患者配合的吸入器。当患者吸气无力或面部肌肉和唇部肌肉功能障碍，如帕金森病患者伴有面具脸和肌肉震颤、脑卒中患者伴有唇部肌肉力量下降时，可能无法包含雾化喷嘴，此时应使用面罩雾化，最好不要选择DPI装置。上气道或下气道狭窄、分泌物较多或支气管痉挛等吸入治疗前需充分清除气道分泌物。急危重症、老年人等虚弱患者往往主动参与配合度差，建议选择雾化吸入 （2）呼吸形式：包括吸气流速、屏气能力、气流形式、呼吸频率、吸气容积、吸呼比（I：E）等 （3）连接装置：选择恰当的喷嘴、面罩、头罩

二、雾化治疗装置

（一）压力定量吸入器（pMDI）

项目	内容
优点	轻便、使用快捷、每次剂量准确、价廉、无交叉感染。部分新产品具有吸气同步始动功能
缺点	需要协调同步吸气及揿压、使用的错误率较高、口咽部沉积率高、剩余剂量很难确定、包含氟利昂或其他推进剂、对敏感患者的气道有一定的刺激性
临床选用	（1）7岁以上能掌握吸入技术者 （2）可用于：①长期控制治疗；②轻、中度急性发作的应急治疗（对重症急性发作效果不理想）
使用方法	（1）摇：上下振荡摇匀储药罐内药物 （2）开：打开瓶盖，将气雾罐竖起，喷嘴在下 （3）张：张口 （4）呼：呼气至功能残气位与残气位之间 （5）置：将pMDI喷嘴放置在口前1~2cm处（也可以用嘴唇轻轻含住喷嘴，但需要留有缝隙，方便吸入气体通过） （6）吸：10~30L/min，深吸气的速度应比正常吸气速度稍快 （7）喷：在吸气的同时按压储药罐喷出药物 （8）屏：持续吸气到肺总量位后，屏气10秒左右，然后恢复自然呼吸 根据需要30秒后可重复上述步骤

（二）经储雾罐吸入定量气雾剂

项目	内容
优点	对吸气流速的要求较低、使用的错误率较低、容易配合、口咽部的药物沉积和相应的不良反应明显减少、肺部沉积率高于pMDI、提高临床疗效
缺点	携带不方便、操作步骤较多、部分储雾罐内表面对药物具有一定的吸附作用、需要定期清洗、部分储雾罐有可能改变气雾的特性、增加购买储雾罐的费用
临床选用	（1）适用于任何年龄（5岁以下一般需要与面罩配合使用） （2）可用于：①长期规范治疗；②轻、中度急性发作的应急治疗（对重症急性发作有一定的效果）
使用方法	基本方法参见pMDI，不同点在于将pMDI连接在储雾罐的pMDI接口，患者口含喷嘴或通过面罩（儿童）吸入。每次喷药后，立即深吸气至肺总量位，然后屏气。若吸气容量小和屏气时间短，可呼气后再重复吸入一次

（三）干粉吸入器（DPI）

项目	内容
优点	吸气为动力，无需同步揿压，掌握相对容易，操作协调性要求较低、轻便、使用快捷、不含抛射剂等（降低对气道的刺激），部分产品有剂量计数
缺点	吸气流量较高、口咽部沉积量较大、价格相对昂贵、无法与储雾罐联合使用，不适用于紧急情况，复合设计，可能导致患者困惑
临床选用	适用于4或5岁以上可以掌握干粉吸入技术者（其余与定量气雾剂类似）
使用方法	具体见下表

常用的干粉吸入装置的结构和使用方法

项目	内容
单剂量干粉吸入器	一般将药物和乳糖混合，预装在胶囊中。使用时通过扎针或转动将胶囊打开，然后口含吸嘴吸入
碟式吸入器	每个药碟包含4~8个剂量的预装在箔片包封的泡囊中的药物。药碟放入碟式吸入器的滑盘中，使用时用穿刺针穿破泡囊，然后口含吸嘴吸入。推拉滑盘可更换新的药物泡囊
都保	（1）将吸入器保持基本垂直状态，通过转动操作座将定量取药孔转至药物储存室的底部，借助重力作用使药物充满定量孔，然后将操作座转回吸入通道 （2）转回的过程中刮板将过多的药物刮回储存室，确保定量的准确性 （3）吸入气流带动药物输出，随着吸气气流进入肺内
准纳器	（1）用双层箔片将预定量的药物与乳糖的混合物密封在泡囊内 （2）每一条药物箔条包含28~60个剂量的药物 （3）使用时通过拨动滑动杆将2层箔片撕开，让药物在吸嘴处暴露，通过吸气流量将药物吸入肺内

（四）雾化吸入

1.射流雾化器

项目	内容
优点	对吸气流速无依赖性、不需要特别的呼吸配合、容易调整剂量、可以同时给予多种药物（若配伍允许）、可以同时给氧、不包含氟利昂或其他推进剂
缺点	需要压缩气体或压缩泵、携带不便、治疗时间较长、需要清洗雾化器且存在交叉感染的风险、肺内沉积量相对较低（10%或以下）、给药剂量较大、价格相对昂贵
临床选用	适用于任何年龄的患者，特别是严重哮喘发作、有呼吸困难或用其他吸入方法效果欠佳以及无法使用其他吸入方法者
使用方法	（1）打开已经清洗消毒好的雾化器的储液罐，注入药物后盖好 （2）连接驱动气源（压缩氧气或气体压缩泵） （3）调节驱动气流的流量（压缩泵一般无需调节），使雾化器喷嘴有明显的气雾输出，一般流速为4~8L/min （4）让患者自然呼吸或深慢吸气和自然呼气 （5）当气雾停止输出（伴有雾化的声音变化），即药物雾化完成后，先关掉驱动气源，再将雾化器清洗消毒

2.超声雾化器

项目	内容
优点	与射流雾化器相仿，雾化的速度较快，新的产品小型便携
缺点	与射流雾化器相仿，需要电源，对混悬液雾化效果较差，对气道可能有一定的刺激性，部分药物被超声降解
临床选用	作为射流雾化的一种补充；需要雾化的药液容量较大时可用
使用方法	与射流雾化器相仿

3.振动筛孔雾化器

项目	内容
优点	与射流雾化器相似，雾粒均匀、雾化器体积小、便携、可以电池驱动，是较为理想的雾化吸入装置
缺点	仅有个别企业可以生产这类雾化器，技术不成熟，反复应用存在感染控制的问题
临床选用	作为新型的雾化器，有可能代替射流雾化器，成为主流的雾化吸入装置
使用方法	与射流雾化器相仿

（五）软雾吸入

项目	内容
优点	每次喷出的药量精准稳定，无需推进剂，不依靠吸气流量驱动气雾的输出，雾滴微细、喷射速度慢且持续时间长，药物在肺部的沉积率较高和口咽部的碰撞沉积量较少
缺点	价格较贵，此剂型药物很少见
临床选用	尤其适用于产生吸气流量能力较低的患者；可作为家庭雾化治疗的替代方法

续表

项目	内容
使用方法	（1）将透明底座依照标签红色箭头指示方向旋转半周直至听到咔嗒声 （2）防尘帽完全打开 （3）深呼气直至功能残气位与残气位之间 （4）手持装置，嘴唇轻轻含住吸嘴 （5）深慢吸气同时按压给药按钮，吸气至肺总量位 （6）屏气10秒左右 （7）缓慢呼气，同时关闭防尘帽

三、吸入治疗的常用药物及临床应用

（一）β-受体激动剂

项目	内容
短效	（1）沙丁胺醇、特布他林 （2）具有心血管系统不良反应较少发生，稳定性良好，作用维持时间长，给药途径多等优点 （3）剂型分为雾化吸入剂、雾化溶液和干粉剂
长效	（1）作用持续12小时以上 （2）福莫特罗吸入后1~3分钟起效，常用剂量为4.5~9μg，2次/天 （3）沙美特罗30分钟起效，推荐剂量为50μg，2次/天

（二）抗胆碱能药物

项目	内容
异丙托溴铵	（1）雾化吸入后直接进入气道，对胆碱能的节后神经节发生作用，吸入后5~10分钟起效，30~60分钟达到最大效应，可维持4~6小时 （2）雾化剂常用剂量为20~40μg，3~4次/天；雾化溶液经雾化泵吸入，常用剂量为0.5~1mg，3~4次/天，主要用于治疗支气管哮喘、COPD。在COPD急性加重及哮喘持续发作时一次最大剂量可为500μg，3~4次/天
噻托溴铵	（1）长效抗胆碱能药，作用长达24小时以上，为干粉剂，吸入剂量为18μg，1次/天 （2）长期吸入可增加深吸气量（IC），降低呼气末肺容积（EELV），进而纠正呼吸困难，提高运动耐力和生活质量，也可减少急性加重频率

（三）吸入性糖皮质激素（ICS）

项目	内容
适应证	多用于气道炎症性疾病，如过敏性鼻炎、慢性阻塞性肺疾病及支气管哮喘等
代表药物	二丙酸倍氯米松、布地奈德、丙酸倍氯米松等
剂型	定量雾化吸入、干粉吸入及雾化溶液吸入
用量	布地奈德雾化溶液，每次2~4mg，2次/天，用于哮喘急性发作和COPD急性加重，也可用于儿童和老人无法配合MDI吸入时

（四）联合制剂

常用联合制剂为激素/长效β-受体激动剂（LABA）、异丙托溴铵/沙丁胺醇。激素和

LABA两者具有抗炎及平喘协同作用。联合应用效果更好。

四、雾化吸入治疗的注意事项

（1）指导患者配合治疗，确保吸入治疗效果。
（2）溶液雾化吸入过程中，严密观察不良反应，保持呼吸道通畅。
（3）凡吸入激素者，应及时漱口，避免口咽部念珠菌感染和不适。

五、雾化吸入治疗的不良反应

（一）与使用药物有关的不良反应

项目	内容
ICS	咽喉部不适、口咽炎、口咽念珠菌感染、声音嘶哑等
吸入β_2受体激动剂	心悸、手颤等
蛋白酶	对气道刺激作用显著和可能导致过敏反应，哮喘患者不宜使用

（二）与吸入方法本身有关的不良反应

（1）吸入药物对气道的直接刺激症状偶见于pMDI和含有乳糖的干粉吸入剂型。
（2）超声雾化吸入对气道也有一定的刺激作用，患者可出现胸闷和呼吸困难。

第二节　氧气疗法

氧气疗法（简称氧疗）是一种通过增加吸入不同的氧浓度（FiO_2），提高肺泡氧分压（P_AO_2），加大呼吸膜两侧氧分压差，促进氧弥散，提高动脉血氧分压（PaO_2）及血氧饱和度（SaO_2），用于纠正缺氧的治疗方法。

一、引起组织缺氧的常见原因与氧疗

项目	内容
呼吸系统疾病	（1）肺泡通气不足：因气道疾病、神经-肌肉和胸廓疾病引起的急、慢性肺泡通气不足，可造成P_AO_2下降和肺泡二氧化碳分压（P_ACO_2）升高。氧疗虽可明显提高P_AO_2，但于CO_2排出无用。人工或机械通气可有效提高V_A，以纠正缺氧 （2）通气与血流比例失调：因吸入气体或血流在肺内分布不匀会引起通气与血流比例失调，当$V_A/Q_A < 0.8$时可发生不同程度的右向左分流，产生低氧血症；如果$V_A/Q_A > 0.8$，会使生理无效腔增加。氧疗可提高通气不足的肺泡氧分压，升高PaO_2 （3）右至左的分流增多（即静脉血掺杂，Q_S/Q_T增加）：少量分流不会引起低氧血症。氧疗无法提高分流的静脉血的氧分压，如果分流量（Q_S/Q_T）大于35%，则吸纯氧很难纠正低氧血症 （4）弥散功能障碍：呼吸面积减少、弥散膜增厚、弥散距离增加，都能影响弥散功能，导致低氧血症。通常弥散障碍引起的低氧血症，吸中等浓度氧（0.35~0.45），可缓解缺氧 上述原因引起的低氧血症，多无CO_2潴留。因缺氧刺激化学感受器造成通气过度，使动脉二氧化碳分压（$PaCO_2$）反而偏低，重者可出现呼吸性碱中毒

续表

项目	内容
大气性缺氧	由于高原、高空的大气压过低，或其他因素如谷仓因湿热促使稻谷代谢增加，消耗空气中的氧，使空气中氧含量降低，从而造成缺氧，这些都能通过氧疗加以纠正
氧耗量增加	（1）由于发热、寒战、抽搐等使机体耗氧量增加，使患者缺氧加重 （2）在氧耗量增加的情况下，要保持P_AO_2正常，必须增加肺泡通气量 （3）有通气功能障碍的患者，肺泡通气量无法增加，则发生低氧血症 （4）氧疗可提高P_AO_2，改善缺氧
氧运载障碍	（1）严重贫血引起组织缺氧，由于PaO_2和SaO_2都正常，氧疗无效，只有输血或治疗贫血才能改善组织缺氧 （2）CO中毒时因生成HbCO，使HbO_2减少，且结合成的HbCO的离解又较HbO_2离解慢很多，还会影响HbO_2释放氧，造成组织细胞缺氧 （3）PaO_2正常或偏低，只有高压氧疗，在2~3个大气压下吸纯氧，方可满足组织需要，并可加快HbCO的离解，促进CO清除
循环障碍	心功能不全、血容量不足、休克等引起微循环障碍导致组织缺氧。氧疗有一定的帮助作用
组织细胞无法利用氧	（1）一些物质中毒，如氰化物中毒阻断了细胞氧化过程中的电子传递，使组织细胞无法结合氧 （2）吸高浓度氧使PaO_2升高，提高组织细胞对氧的摄取能力，并对失活的细胞呼吸酶发挥启动作用

二、氧疗的适应证与目标

项目	内容
低氧血症性组织缺氧	（1）单纯性低氧血症（Ⅰ型呼吸衰竭） ①吸入较高浓度氧（FiO_2 0.35~0.50）或高浓度的氧（$FiO_2 > 0.50$）可快速提高PaO_2，增加氧弥散量，改善低氧血症，缓解通气过度，且不会发生CO_2潴留 ②氧疗最初可调节FiO_2接近0.40，之后根据动脉血气分析结果调整吸氧浓度 ③PaO_2的目标值通常定为60~80mmHg （2）低氧血症伴高碳酸血症（Ⅱ型呼吸衰竭） ①给氧后由于PaO_2升高而又有抑制呼吸中枢的危险，应采用控制性氧疗 ②具体方法：先吸入25%~29%的氧，然后复查PaO_2，并观察患者的神志，如果PaO_2轻度升高，$PaCO_2 \leq 10mmHg$，患者神志依旧清醒，可适当提高氧浓度，但不大于35%；2小时持续给氧；长期氧疗，通常不少于3~4周，根据病情需要，可采取长程氧疗 ③目标值为PaO_2超过60mmHg且PCO_2的上升不超过20mmHg
血氧正常的氧疗	（1）出现组织缺氧而未见低氧血症或仅有轻度低氧血症的情况包括心排血量减少、急性心肌梗死、CO中毒、贫血、血红蛋白–氧饱和度动力学的急性紊乱与急性高代谢状态 （2）临床上大多在明确上述疾病后，无论PaO_2是否处于需要氧疗的水平，均进行氧疗 （3）对于这种类型的缺氧，氧疗仅作为短期的支持过渡手段，组织缺氧需要对因治疗
机械通气时的氧疗	（1）吸入器氧浓度的调节：呼吸节律可通过机械通气进行控制，Ⅱ型呼吸衰竭患者，可将PaO_2的目标设定在60mmHg左右。在疾病早期可予以高浓度氧甚至纯氧，以达到快速逆转机体缺氧状态的目的，维持PaO_2在65~80mmHg水平。之后根据患者病情变化、血气监测以及高浓度氧使用时间逐渐调低FiO_2 （2）影响PaO_2的其他参数和措施：呼气末正压PEEP、吸呼比、潮气量、气道压等参数均可影响PaO_2。机械通气可为气道通畅、通气支持和适当的镇静提供条件，同时又使呼吸功和氧耗量降低，改善PaO_2及全身氧合

三、氧疗的装置和方法

项目	内容
鼻导管或鼻塞给氧	（1）优点为简单、方便、价廉、舒适等，对患者咳嗽、咳痰、进食以及说话不影响，轻、中度低氧血症的治疗工具最常用 （2）鼻导管为顶端和侧面开孔的橡胶、塑料导管，使用时需要插入鼻腔到达软腭水平 （3）鼻塞由塑料或有机玻璃制成球形或椭圆状，大小以能塞入鼻孔为宜，氧疗时置于鼻前庭部分，与前庭壁基本密接 （4）吸氧浓度与氧流量的关系的经验公式为：FiO_2（%）=21+4×吸氧流量（L/min） （5）吸氧流量在5L/min以上时，对局部有刺激作用，干燥氧气致鼻黏膜及痰液干燥；如果吸氧流量在7L/min以上，患者无法忍受，因此通常吸入氧浓度不超过50%
面罩给氧	适用于需氧浓度较高的患者。主要缺点是使用时无法咳痰、进食和说话 常用面罩见下表
鼻罩	（1）主要用于轻、中度呼吸衰竭以及机械通气脱机或睡眠呼吸暂停综合征患者 （2）鼻罩要求密封性能要好，患者应用时需要用鼻子呼吸
经气管给氧	（1）主要用于慢性阻塞性肺疾病长期慢性缺氧的患者 （2）优点是呼气时氧气损失少，故氧流量可比鼻导管法减少一半，且可提高血氧的效果 （3）缺点是需每天冲洗导管2~3次，应用不便，且可产生局部皮下气肿、皮肤感染、出血、肺部感染等并发症
氧帐或头罩	（1）主要用于儿童或重症疾病无法合作的患者 （2）通常头罩内的氧浓度、气体的湿度和温度都能控制，并根据需要调整，附有射流氧稀释装置，可避免重复呼吸 （3）患者通常较舒适，且吸入氧浓度比较恒定，但耗氧量较大，有的设备较复杂 （4）在夏季，密闭的头罩内温度和湿度都会较室内略高
机械通气氧疗	机械通气本身可通过改善肺泡通气和换气以及降低呼吸功、减少氧耗量等作用，纠正低氧血症；可根据患者的需要供给不等的氧浓度来纠正缺氧。还能通过一些机械通气模式，如呼气末正压通气（PEEP）或BiCPAP，使陷闭小气道和肺泡复张，增加功能残气，改善通气与血流失调和减少肺内分流，减轻肺水肿，使PaO_2上升，降低吸氧浓度，减少氧中毒的发生
高压氧疗	（1）通常将患者放入高压氧舱，在1.2~3.0atm下给氧 （2）主要应用于CO中毒、各种有害气体和毒物的中毒、各种原因造成的脑缺氧与脑水肿以及烧伤、植皮和断肢（指）再植术后等 （3）主要的并发症及副作用有：①如应用不当可引起氧中毒；②可降低化学感受器对呼吸的兴奋作用，使肺换气量减少和$PaCO_2$升高；③出现气压伤
体外生命支持技术（ECLS）	（1）指当机体出现心肺功能衰竭等待器官功能恢复或者等待器官移植的过程中，使用机械设备短暂（数天至数月）支持心肺功能（部分或者全部）的一种技术 （2）适应证主要是：重症急性呼吸衰竭和严重心功能衰竭的患者，包括肺炎、ARDS、哮喘持续状态、误吸、肺栓塞、心脏术后心功能衰竭、急性心肌炎等 （3）禁忌证包括：不可治疾病（包括癌症等）、活动性出血、严重的意识障碍

常用面罩

项目	内容
简单面罩	（1）无储气囊、无活瓣的开放式面罩，面罩两侧有气孔 （2）通常用塑料或橡胶制作，面罩需要紧贴患者的口、鼻周围，用绑带固定于患者头面部，应松紧合适而不漏气 （3）盖住患者口鼻以后，通常FiO_2能达0.4以上 （4）通常给氧流量需大于5L/min （5）适用于无CO_2潴留的明显低氧血症的患者

续表

项目	内容
可调节氧气面罩 （也称Venturi面罩）	（1）氧气经过狭窄的孔道进入面罩时在喷射气流的周围产生负压，将恒量的空气从面罩的孔吸入，以稀释氧气所需的浓度 （2）不受患者通气量变化的影响，耗氧量少，吸入氧浓度恒定，不受张口呼吸的影响 （3）控制吸入氧浓度在0.25~0.50范围内 （4）适用于需要固定FiO_2的患者，24%和28%的Venturi面罩尤其适用于有CO_2潴留风险的患者
附贮袋的面罩	（1）部分重复呼吸面罩：面罩和贮袋间无单向活瓣，即呼出的气体部分能进入储气囊，与囊内氧气混合再重复吸入呼吸道。该面罩在提供高浓度氧的同时，又可以吸入一定浓度的CO_2，适用于严重低氧血症伴过度通气呼吸性碱中毒的患者 （2）无重复呼吸面罩：面罩和储气袋之间有单向活瓣，即患者只能从储气袋吸入气体，呼气时气体从气孔溢出，无法再进入储气袋

四、长期氧疗

（一）长期氧疗及长期家庭氧疗的定义

项目	内容
长期氧疗（LTOT）	（1）给慢性低氧血症（包括睡眠性和运动性低氧血症）患者每天吸氧，并持续较长时期 （2）氧疗时间至少应达到6个月以上 （3）每天吸氧至少15小时，使PaO_2至少达到60mmHg，方可获得较好的氧疗效果
长期家庭氧疗（LTDOT）	患者脱离医院环境后返回小区或家庭而施行的长期氧疗
持续氧疗	每天吸氧18小时以上
夜间氧疗	每天仅在夜间（包括睡眠时间）吸氧12小时

（二）长期氧疗的指征

项目	内容
慢性呼吸衰竭	（1）稳定期的COPD患者，休息状态下存在动脉低氧血症，即呼吸室内空气时，其$PaO_2 < 55$mmHg或$SaO_2 < 88\%$。这是长期氧疗最主要的适应证 （2）慢性阻塞性肺疾病患者其PaO_2为55~65mmHg，伴有以下情况之一者，也应进行长期氧疗：①继发性红细胞增多症（血细胞比容 > 0.55）；②肺心病的临床表现；③肺动脉高压
运动性低氧血症	运动可使低氧血症加剧，缺氧反过来又限制活动。氧疗可提高肺心病患者的运动耐受性。目前认为仅在运动时出现低氧血症，而在休息状态时消失的患者，进行运动试验如6分钟行走距离（6MD）测验结果发现吸氧比呼吸空气效果好，则只在运动时给予氧疗即可

五、氧疗的注意事项

项目	内容
适时监测	监测动脉血气分析，包括PaO_2，$PaCO_2$和pH
注意吸入气的湿化	低流量给氧通常采用鼓泡式湿化瓶，高流量给氧宜用加热湿化器
预防交叉感染	一切氧疗用品均应注意定期消毒，通常专人使用。更换给别的患者应用时，要严格消毒

项目	内容
注意防火和安全	（1）氧是助燃剂，严禁将火源带入氧疗病区，也禁止在氧疗患者附近打火和吸烟 （2）氧气钢瓶内系高压，为防止高压气体伤人，安装氧气表时必须将螺母妥善拧紧后再开放钢瓶阀门；卸下氧气表时必须先将钢瓶阀门关紧 （3）氧气钢瓶的放置要妥当，以防倾倒
重视全面综合治疗	对于导致缺氧的基础疾病，必须针对病因采取各种综合性措施，如维持患者的水、电解质平衡及控制感染、消除气道的痉挛等
长期氧疗者需要定期访视	根据医疗条件嘱咐患者每月或3个月到门诊随诊1次，观察症状、体征、血红蛋白含量、红细胞计数、血细胞比容以及肺功能检查和血气分析等

六、并发症

（一）一般并发症

项目	内容
CO_2 蓄积	（1）常见于 COPD 及慢性低氧血症患者 （2）吸氧虽有潜在危险，但并不是氧疗禁忌证，只是吸氧浓度应予以控制
吸收性肺不张	（1）见于呼吸道不完全梗阻患者 （2）吸氧浓度尽量不超过60%；如果施行通气治疗，可用呼气末正压通气；鼓励患者咳嗽

（二）氧中毒

氧中毒是指机体吸入高于一定浓度或压力的氧气一定时间后，引起某些系统或器官功能与结构的病理变化和临床病症，严重时可在数分钟内引起脑细胞变性坏死，导致抽搐、昏迷，甚至死亡。

项目	内容
发生机制	氧中毒造成的特殊细胞损害主要由细胞内产生的氧自由基或其他有化学活性的氧代谢产物以及超氧化物的作用引起
临床表现	（1）眼型氧中毒：晶状体后纤维组织形成，常见于新生儿持续吸氧3天以上，$PaO_2 > 13.33kPa$ 时发生率最高，可造成不可逆改变，双目失明。成人通常不易发生 （2）肺型氧中毒：早期表现为肺充血、肺水肿、肺泡出血及透明膜变，如及时治疗可以痊愈；晚期发生不可逆肺泡及叶间隔纤维化、肺泡细胞增殖及成纤维细胞增生等
防治	（1）长期氧疗时，吸氧不要超过50%；如果吸入氧浓度高，使用时间不宜过长，通常控制在24小时以内 （2）严重低氧血症时，为较快纠正低氧血症，短期内可给予60%以上氧浓度，同时积极改善肺泡气体交换条件或采用呼气末正压通气；如 PaO_2 仍在8.0kPa以下，此时宜用更高浓度的氧

第四章　胸腔抽气术与胸腔闭式引流术

思维导图框架

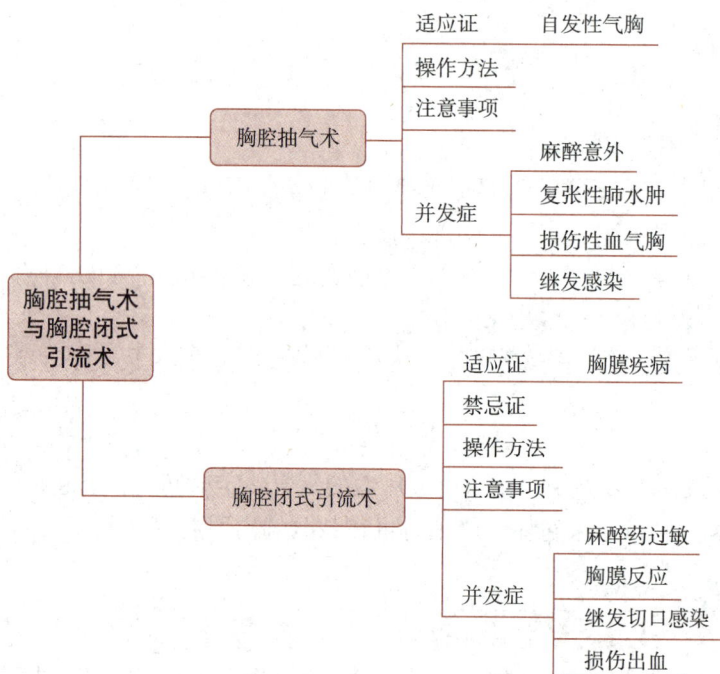

```
                                    适应证 ──── 自发性气胸
                                    操作方法
                         胸腔抽气术 ── 注意事项
                                                 麻醉意外
                                                 复张性肺水肿
                                    并发症 ──── 损伤性血气胸
                                                 继发感染
胸腔抽气术
与胸腔闭式
引流术
                                    适应证 ──── 胸膜疾病
                                    禁忌证
                         胸腔闭式   操作方法
                         引流术 ──── 注意事项
                                                 麻醉药过敏
                                                 胸膜反应
                                    并发症 ──── 继发切口感染
                                                 损伤出血
```

高分考点精编

第一节　胸腔抽气术

胸腔抽气术是自发性气胸的有效治疗手段，是促进肺尽早复张紧急处理的关键措施。

项目	内容
适应证	（1）肺压缩＜20%的闭合性气胸；虽然气胸量不到20%，但患者呼吸困难症状明显，或经休息和观察气胸延迟吸收，都需考虑抽气减压 （2）张力性气胸和开放性气胸也应积极抽气减压

项目	内容
操作方法	（1）取坐位，面向术者，双臂下垂，胸部充分暴露 （2）通常选择患侧胸部锁骨中线第2肋间为穿刺点，局限性气胸应在积气最多处进行穿刺进针 （3）在提前选择的穿刺点处的肋骨上缘，用1%普鲁卡因或2%利多卡因自表皮至胸膜壁层进行局部逐层浸润性麻醉 （4）抽气方法有简易法和气胸箱抽气法
注意事项	通常初次抽气量少于1000ml，然后测量胸腔内压，并观察5~10分钟
并发症	（1）麻醉意外：患者对麻醉药物过敏可出现休克甚至心搏骤停 （2）复张性肺水肿：患者肺复张后出现持续性咳嗽、气短、呼吸困难，咳泡沫痰或泡沫血痰，双肺闻及湿性啰音或哮鸣音等，类似于急性左心衰竭的症状 （3）损伤性血气胸 （4）继发感染

第二节　胸腔闭式引流术

　　胸腔闭式引流术是胸膜疾病常用的治疗措施。通过水封瓶虹吸作用，使胸膜腔内气体或液体及时引流排出，避免外界空气和液体进入胸腔，从而维持胸膜腔内负压，促进肺膨胀，并有助于控制胸膜腔感染，预防胸膜粘连。

项目	内容
适应证	（1）自发性气胸、大量胸腔积液，经反复穿刺抽吸气体或液体疗效不佳者 （2）支气管胸膜瘘、食管吻合口瘘、食管破裂者 （3）胸腔积血较多，难以通过穿刺抽吸解除者 （4）脓胸积液量较多且黏稠者，或早期脓胸，胸膜、纵隔尚未固定者 （5）开放性胸外伤、开胸术后或胸腔镜术后需常规引流者
禁忌证	非胸腔内积气、积液，如肺大疱、肺囊肿等
操作方法	（1）采取坐位或半坐位，头略转向对侧，上肢抬高抱头或放在胸前 （2）通常情况下，引流气体时，切口宜选择在锁骨中线外侧第2肋间；引流脓胸、血胸、乳糜胸等积液的液体时，切口常选择腋中线或腋后线6~8肋间 （3）插管方法：可选用肋间切开插管法、套管针插管法、肋骨切除插管法
注意事项	（1）分离肋间组织时，血管钳要紧贴肋骨上缘，避免损伤肋骨下缘的肋间血管和神经 （2）放置引流管时，引流管侧孔深入胸腔内2~3cm，易导致引流管脱出，引起开放性气胸或皮下气肿 （3）留置在胸膜腔内的引流管长度通常应控制在5cm左右，不宜插入过深 （4）缝皮肤固定线时，进针要深，直至肌肉层，关闭肌肉与皮下之间的间隙，皮肤缝合不宜太严密 （5）水封瓶内玻璃管下段在水平面下2~3cm为宜，若过深，胸内气体不易逸出 （6）引流起初时须控制放出气体、液体的速度，尤其是对于肺压缩严重且萎陷时间长者，以防止发生复张性肺水肿 （7）注意观察引流瓶中气液面的波动情况，经常挤捏引流管，不要使之受压、扭曲，确保引流管通畅 （8）移动患者或患者行走时，要用血管钳夹住近端引流管，防止水封瓶的液体倒流入胸腔或引流管脱落 （9）拔除引流管时，要嘱患者深吸气后屏气，用凡士林纱布盖住引流口，快速拔管，压紧纱布避免空气进入胸腔
并发症	（1）麻醉药过敏：严重时可引起休克 （2）胸膜反应：严重时可引起休克 （3）继发切口感染：可导致胸腔感染 （4）损伤出血：可导致血气胸

第五章 康复治疗与营养支持治疗

思维导图框架

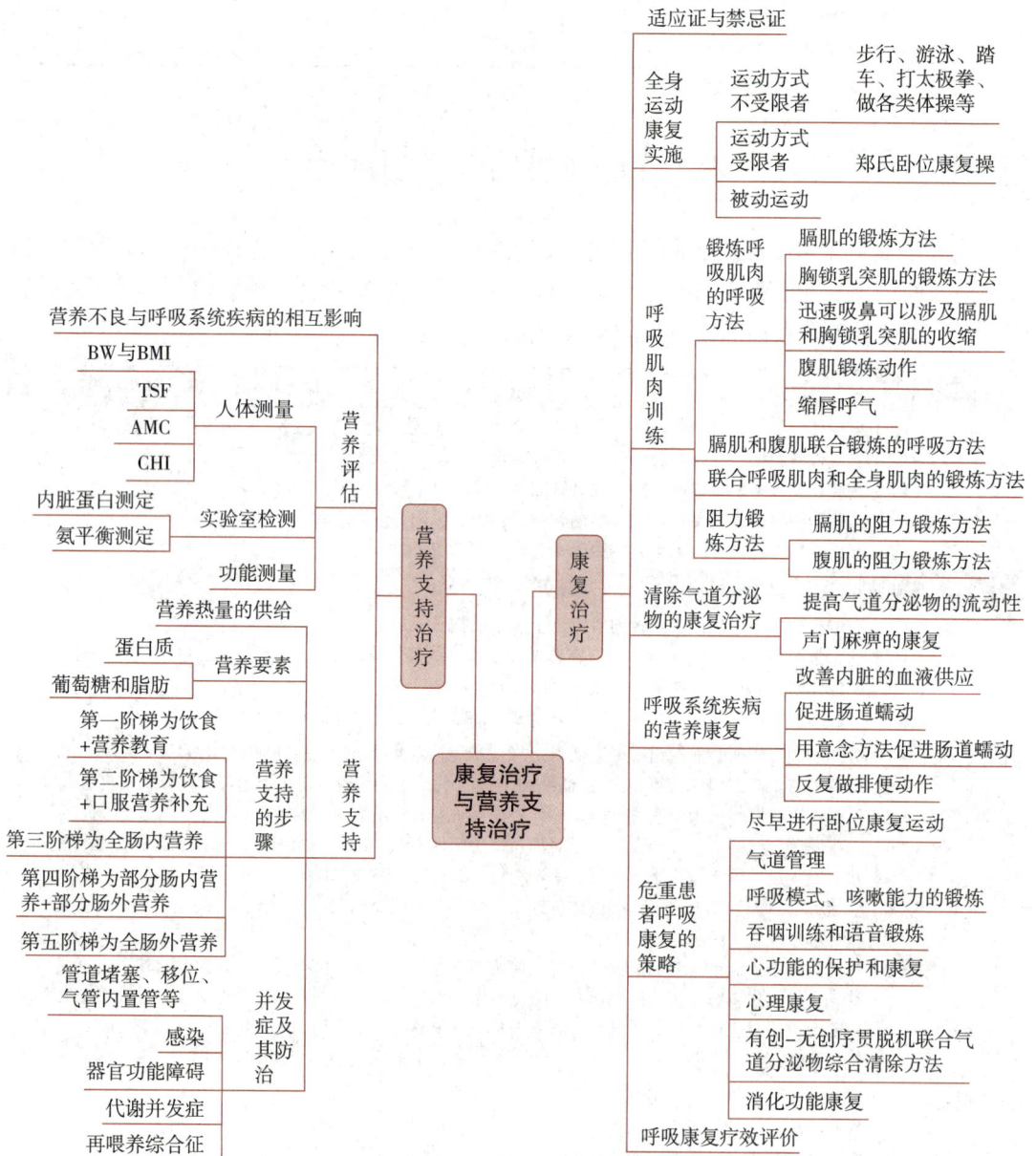

康复治疗与营养支持治疗

营养支持治疗

营养评估

- 营养不良与呼吸系统疾病的相互影响
- 人体测量
  - BW与BMI
  - TSF
  - AMC
  - CHI
- 实验室检测
  - 内脏蛋白测定
  - 氮平衡测定
- 功能测量

营养支持

- 营养要素
  - 营养热量的供给
  - 蛋白质
  - 葡萄糖和脂肪
- 营养支持的步骤
  - 第一阶梯为饮食+营养教育
  - 第二阶梯为饮食+口服营养补充
  - 第三阶梯为全肠内营养
  - 第四阶梯为部分肠内营养+部分肠外营养
  - 第五阶梯为全肠外营养
- 并发症及其防治
  - 管道堵塞、移位、气管内置管等
  - 感染
  - 器官功能障碍
  - 代谢并发症
  - 再喂养综合征

康复治疗

全身运动康复实施

- 适应证与禁忌证
- 运动方式不受限者：步行、游泳、踏车、打太极拳、做各类体操等
- 运动方式受限者：郑氏卧位康复操
- 被动运动

呼吸肌肉训练

- 锻炼呼吸肌肉的呼吸方法
  - 膈肌的锻炼方法
  - 胸锁乳突肌的锻炼方法
  - 迅速吸鼻可以涉及膈肌和胸锁乳突肌的收缩
  - 腹肌锻炼动作
  - 缩唇呼气
- 膈肌和腹肌联合锻炼的呼吸方法
- 联合呼吸肌肉和全身肌肉的锻炼方法
- 阻力锻炼方法
  - 膈肌的阻力锻炼方法
  - 腹肌的阻力锻炼方法

清除气道分泌物的康复治疗

- 提高气道分泌物的流动性
- 声门麻痹的康复

呼吸系统疾病的营养康复

- 改善内脏的血液供应
- 促进肠道蠕动
- 用意念方法促进肠道蠕动
- 反复做排便动作

危重患者呼吸康复的策略

- 尽早进行卧位康复运动
- 气道管理
- 呼吸模式、咳嗽能力的锻炼
- 吞咽训练和语音锻炼
- 心功能的保护和康复
- 心理康复
- 有创-无创序贯脱机联合气道分泌物综合清除方法
- 消化功能康复

呼吸康复疗效评价

高分考点精编

第一节　康复治疗

一、适应证与禁忌证

项目	内容
适应证	凡存在能导致或表现有呼吸系统症状的病理状态，如呼吸衰竭、心功能不全、神经脊髓疾病、运动受限、误吸、慢性气道疾病、心理障碍和围手术期等
禁忌证	（1）没有绝对禁忌证，只要保证外周血氧饱和度不低于90%和/或心率不高于130次/分，就可以进行 （2）患者无法主动运动的，可以被动运动康复

二、全身运动康复实施

（一）运动方式不受限制的患者

项目	内容
呼吸困难分级量表（mMRC）评级	1~3级，即剧烈活动后呼吸困难、平地急行或上坡呼吸困难、平地可长距离行走10分钟以上但因气促而速度慢或需要停下来休息的患者
运动方式	步行、游泳、踏车、打太极拳、做各类体操等
运动强度	可以做次极量运动，但为了保证安全，运动期间保证外周血氧饱和度不低于90%和/或心率不高于130次/分，为了提高运动强度，出现低氧血症的患者可以在吸氧下和或无创通气下进行运动
运动频率	每周至少2次；每次30~60分钟

（二）运动方式受限的患者

项目	内容
mMRC评级	4级，慢性呼吸衰竭和危重患者
运动方式	郑氏卧位康复操 （1）拉伸起坐：患者双手拉住床边，利用上肢力量将上半身拉起至坐直后维持5秒，然后再次躺平，再次重复 （2）桥式运动：患者取仰卧位，膝关节屈曲，双足底平踏在床面上，用力使臀部抬离床面10~15cm，再次重复 （3）空中踩车：患者取平卧位，屈膝抬高双腿，上半身保持不动，两小腿在空中交替做空踩自行车的动作，直至做到脚踩不动

续表

项目	内容
运动强度	（1）拉伸起坐：可以先进行无负荷的活动，活动指关节、腕关节、肘关节、肩关节，然后再进行有负荷的活动，患者双手拉住床沿，从仅能让上肢肌肉收缩，到能利用上肢力量将双侧肩关节或背部或腰部离开床面，最后锻炼至能坐直 （2）桥式运动：患者取仰卧位，膝关节屈曲，双足底平踏在床面上，起初力量不足时，仅需要做使臀部离开床面的动作，逐渐过渡到使臀部离开床面10~15cm （3）空中踩车：患者取平卧位，初始力量不足时，可以先进行没有负荷的活动：活动下肢拇趾头、下肢踝关节，逐渐过渡到有负荷的活动，用前脚底踩踏软垫、屈膝以及伸直下肢动作、直腿抬高、屈膝抬高小腿做空踩自行车的动作——顺势落床，最后两小腿在空中交替做空踩自行车动作
运动频率和持续时间	每天3次，每次每个动作进行15~20次，完成时间不限，中间可休息

（三）被动运动

无法主动运动者，可以做上、下肢的推拿、按摩、针灸及神经–肌肉电刺激等被动运动；在做被动运动期间，患者同步用意念做肢体活动。

三、呼吸肌肉训练

（一）呼吸肌肉分类

项目	内容
吸气肌肉	主要的吸气肌肉为膈肌，负责约70%的吸气功能，辅助吸气肌肉有胸锁乳突肌
呼气肌肉	主要的呼气肌肉是腹部肌肉，其中最重要的是腹横肌

（二）呼吸肌肉锻炼的注意事项

项目	内容
等长收缩和等张收缩都要兼顾	（1）等长收缩锻炼肌肉的肌力，等张收缩锻炼肌肉的耐力 （2）吸气或呼气末维持吸气肌肉或呼气肌肉的收缩状态片刻后，再进行下一次的呼吸锻炼
吸气、呼气时间的支配	尽量缩短吸气时间，延长呼气时间
锻炼呼吸肌肉的呼吸方法	（1）膈肌的锻炼方法：从呼气末起初用力鼓腹、并维持鼓腹状态片刻 （2）胸锁乳突肌的锻炼方法：在保持鼓腹状态下，迅速吸鼻和耸肩 （3）迅速吸鼻可以涉及膈肌和胸锁乳突肌的收缩：当吸鼻同时有耸肩动作时，主要是胸锁乳突肌收缩；当吸鼻同时有鼓腹动作时，主要是膈肌收缩 （4）腹肌锻炼动作：从吸气末主动收缩腹肌，并维持收缩腹肌状态片刻 （5）缩唇呼气：可以提高呼气阻力，产生外源性呼气相正压，利于对抗慢阻肺的内源性呼气末正压，帮助肺泡气体的彻底呼出，延长呼气时间，提高下一次呼吸的深吸气量。当缩唇并用力呼气时，呼气阻力增加，可以锻炼腹肌
膈肌和腹肌联合锻炼的呼吸方法	同时迅速吸鼻联合鼓腹吸气，吸气末维持鼓腹片刻后，主动缩腹联合缩唇呼气，呼气末维持缩腹片刻

项目	内容
联合呼吸肌肉和全身肌肉的锻炼方法	锻炼者一边步行，一边做联合呼吸肌肉锻炼的呼吸；在呼气的期间，同时做弯腰动作，在吸气的期间，同时做挺胸动作
阻力锻炼方法	（1）膈肌的阻力锻炼方法：在脐周放置一定重量的重物，然后用力鼓腹，并维持鼓腹状态片刻，重物一般在2.5kg到5.0kg不等，可以根据锻炼者的肌力进行个体化设置，保证每次能做15~20个阻力锻炼 （2）腹肌的阻力锻炼方法：包括吹纸条和呼气阻力阀 ①吹纸条方法：用一张1cm宽、10cm长的纸条放在锻炼者口腔前端5cm处，锻炼时，用力吸气后，进行主动缩唇呼气，将纸条吹动，尽可能延长每次吹气持续时间 ②呼气阻力阀方法：可用郑氏多功能呼吸康复排痰阀，该阀的阻力可调，范围为1~30cmH₂O，起初时将阀的阻力设置在最小，让锻炼者经阀进行吸气和呼气，然后逐渐增加该阀的阻力，最后达到最大阻力 （3）机械通气患者的呼吸肌肉锻炼 ①膈肌锻炼：同上述膈肌阻力锻炼方法 ②腹肌锻炼：用郑氏多功能呼吸康复排痰阀进行

四、清除气道分泌物的康复治疗

项目	内容
提高气道分泌物流动性的方法	（1）提高气道分泌物的稀释度：通过药物分解痰液的成分以及促进气道黏膜腺体的分泌、补充体内液体量、直接往气道灌注生理盐水和吸入相对湿度100%和温度37℃的气体 （2）诱发分泌物的自身振荡位移：采用郑氏多功能呼吸康复排痰阀 （3）恢复或改善气道黏膜纤毛运动能力：进入外周气道的气体理想状态为湿度100%和温度37℃ （4）扩张支气管：使用支气管扩张剂以及通过增加胸腔负压和提高小气道内正压的方式进行康复
声门麻痹的康复方法	（1）用耳塞塞住两侧外耳道，深吸气后，紧闭嘴巴，做剧烈咳嗽动作，此时嘴巴被动开放时，就出现咳嗽效果 （2）为提高咳嗽效果，双手手指交叉，贴紧脐周，做咳嗽动作，同时双手向后突然挤压腹部

五、呼吸系统疾病的营养康复

项目	内容
改善内脏的血液供应	（1）吸氧以减少低氧血症引起的内脏血管收缩 （2）腹部红外线或微波照射提高血管的血液循环 （3）同时提肛和收缩腹肌后放松等
促进肠道蠕动	多进食富含纤维素的食物
用意念方法促进肠道蠕动	—
反复做排便动作	—

六、危重患者呼吸康复的策略

项目	内容
尽早进行卧位康复运动	郑氏卧位康复操可锻炼上肢、下肢、躯干和呼吸肌肉，适用于重症患者在机械通气下进行康复运动
气道管理	（1）痰池管理：根据痰池的量设定个体化的痰池清除间隔时间 （2）气管插管或气管套管气囊的定期放气 （3）气道分泌物的管理：建议使用能提供100%相对湿度和37℃温度的理想气体的湿化系统 （4）清除机械通气气道分泌物过程中保持气道压力稳定
呼吸模式、咳嗽能力的锻炼	（1）呼吸模式：人工气道吸气，经连接在气管插管的呼吸康复排痰阀缓慢呼气和吹气 （2）锻炼咳嗽能力：人工气道吸气，经连接在气管插管的呼吸康复排痰阀用力吹气
吞咽训练和语音锻炼	讲话有助于吞咽功能的恢复
心功能的保护和康复	积极利尿降低心脏的前负荷；严格控制血压，减少心脏的后负荷；控制心率低于100次/分；利尿出现口干者，注意充分湿化气道
心理康复	家属参与其中，鼓励患者坚持治疗，减轻压力
有创－无创序贯脱机联合气道分泌物综合清除方法	脱机后，积极气道湿化提高气道分泌物的流动性，鼓励患者咳嗽排痰，当患者咳嗽能力较差时，可在无创通气下，用纤维支气管镜吸痰，有利于患者清除气道分泌物
消化功能康复	参见"呼吸系统疾病的营养康复"

七、呼吸康复疗效评价

（一）呼吸肌肉的康复锻炼效果评价

1.呼吸肌肉力量的指标

项目	内容
最大吸气压	（1）在功能残气位或残气位，气道阻断状态下，用最大努力吸气测得的最大并维持至少1秒的口腔压 （2）提示全部吸气肌的收缩能力
最大呼气压	（1）在肺总量位，气道阻断条件下，用最大力呼气所得的最大并维持至少1秒的口腔压 （2）提示全部呼气肌的收缩能力
跨膈压（Pdi）	（1）腹内压和胸膜腔内压的差值 （2）腹内压是指胃内压，胸膜腔内压是指食管压 （3）表示膈肌收缩时产生的压力变化，一般取其在吸气末的最大值 （4）正常情况下，吸气时食管内压力为负值，而胃内压力为正值，Pdi实际是胃内压与食管压两个压力的绝对值之和
膈神经刺激诱发的跨膈压（Pdi, tw）	（1）测定肌肉力量时，其数值在一定程度上受到受试者的努力程度及用力方式的影响，变异程度通常较大 （2）用电、磁刺激运动神经能使其支配的肌肉收缩，测定肌肉收缩所产生的力量，可避免主观用力程度不足的影响

2.呼吸肌肉耐力的指标

项目	内容
膈肌张力时间指数（TTdi）	（1）提示膈肌收缩强度与膈肌收缩持续时间的综合指标 （2）采用实测的 Pdi 和 Pdi_{max} 的比值表示膈肌的收缩强度；吸气时间（Ti）与呼吸周期总时间（Ttot）的比值则表示膈肌收缩持续时间，两者乘积为 TTdi，表示膈肌负荷指标
膈肌耐受时间（Tlim）	呼吸肌肉在特定强度的负荷（吸气阻力或特定 TTdi）下可维持收缩而不产生疲劳的时间

（二）清除气道分泌物的康复效果评估

项目	内容
痰液形状的康复效果评估	0分：纯净透明、非黏稠痰 1分：少量脓性透明痰 2分：脓性黏痰（脓性＜2/3） 3分：脓性黏痰（脓性≥2/3）
咳痰难度评估	0分：无痰 1分：痰易咳出 2分：痰较难咳出 3分：痰难以咳出
痰黏稠度评估	1度：痰液黏附于杯壁无法下滑 2度：痰液在重力的作用下缓慢下滑 3度：痰液在重力的作用下大块下滑 4度：痰液很容易倾倒出来并且有稀薄少量黏液附着残留 5度：痰液倾倒出来后，没有痰液残留
呼吸困难、咳嗽与咳痰量表（BCSS）	以5级刻度法对呼吸困难、咳嗽和排痰进行评估，患者从0分（无症状）到4分（症状严重）进行评分

（三）全身运动康复效果评价

项目	内容
运动耐力	6分钟步行距离
乳酸阈	最大功率运动后的血乳酸水平
呼吸困难评分	Borg 评分
症状评分	CAT 评分
生活质量评分	圣乔治呼吸问卷
中枢驱动评分	口腔阻断压（P0.1）、平均吸气流速（Vt/Ti）、膈肌肌电图（EMGdi）

（四）营养康复效果评价

（1）体重指数：体重/身高^2。

（2）去脂肪体重指数。

（3）血白蛋白、前白蛋白。

（4）NRS 2002 评分。

（五）心理康复效果评价

焦虑与抑郁的汉密尔顿评估量表。

第二节 营养支持治疗

一、营养不良与呼吸系统疾病的相互影响

（一）呼吸系统疾病引起营养不良的原因

项目	内容
摄入不足	食欲不振，食量下降
胃肠道功能紊乱	胃肠道黏膜损伤、胃容量减少和腹内压增高等所致
能量需要增加	呼吸的能量消耗增多，引起营养供给的相对不足
应激反应	加强了体内的分解代谢，使营养不良加重
药物的不良反应	影响患者进食以及营养物质的吸收

（二）营养不良对生理功能的影响

项目	内容
对呼吸系统的影响	（1）呼吸肌的代谢和形态的变化：肌纤维数量减少，长度缩短，面积缩小，整个膈肌变薄且重量减轻。最后引起收缩力降低，耐力减退，并容易发生疲劳 （2）肺功能的改变：通气功能明显降低；影响通气驱动力，使呼吸中枢对氧的反应下降
对免疫系统的影响	细胞免疫低下，分泌型IgA下降，降低补体系统活性，中性粒细胞杀菌力减弱和肺泡巨噬细胞功能减弱

（三）营养不良对呼吸系统疾病的影响

项目	内容
COPD	较差的营养状况会造成患者膈肌以及呼吸肌的功能性丧失，还可能导致免疫功能下降，使患者稳定病情的能力降低，最终引发其他的并发症，甚至引发严重的呼吸功能衰竭
ARDS	（1）诱发低蛋白血症，增加组织渗出，加快组织蛋白分解，呼吸肌储备下降，诱发呼吸肌疲劳，导致机械通气时间延长 （2）过长时间的机械通气可诱发患者出现呼吸机相关性膈肌功能障碍、呼吸机相关性肺炎（VAP）等影响患者预后的并发症 （3）早期给予肠内营养支持（48小时内）可有效避免肠源性内毒素血症的发生，阻断对肠黏膜的继发性损害，避免全身炎症反应综合征（SIRS）和MODS的发生
重症肺炎	营养不良会导致呼吸肌萎缩，影响呼吸功能的恢复及呼吸机的有效撤离
肺结核	对肺结核患者给予营养辅助治疗提高体内白蛋白水平和促进淋巴细胞增殖，有望提高其临床治愈率
肿瘤性疾病	营养支持治疗有利于改善患者的预后

二、营养评估

（一）人体测量

项目	内容
体重（BW）与体重指数（BMI）	（1）BMI＜18kg/m²：营养不良 （2）18≤BMI＜20kg/m²：潜在营养不良 （3）20≤BMI＜25kg/m²：正常 （4）25≤BMI＜30kg/m²：超重 （5）BMI≥30kg/m²：肥胖
肱三头肌皮褶厚度（TSF）	（1）表示机体脂肪储存的指标，可应用卡尺或千分卡尺测量 （2）测量部位选择背侧肩胛骨峰和尺骨鹰嘴中点上方1~2cm处，左右臂都可以，上肢自然放松下垂，检测者用拇指和示指捏起皮肤和皮下组织，用卡尺进行测量 （3）正常参考值男性为8.3mm，女性为15.3mm。达到90%以上为正常，80%~90%为轻度降低，60%~80%为中度降低，低于60%为重度降低
上臂中点肌肉周径（AMC）	（1）表示骨骼肌储存的情况，上臂中点肌肉周径是指肩峰和尺骨鹰嘴中点的臂围，测量简单 （2）AMC=上臂中点周径AC（cm）−0.34×TSF（cm） （3）正常参考值：男性为24.8cm，女性为21.0cm，达到90%以上为正常，80%~90%为轻度降低，60%~80%为中度降低，低于60%为重度降低
肌酐–身高指数（CHI）	（1）收集24小时尿液可测定尿液中的肌酐值，再除以身高相应的理想肌酐值而求出CHI （2）指数达到90%以上为正常，80%~90%为LBM轻度缺乏；60%~80%为LBM中度缺乏；低于60%为LBM重度缺乏

（二）实验室检测

项目	内容
内脏蛋白测定	内脏蛋白包括白蛋白、转铁蛋白及前白蛋白等，测定值见下表
氮平衡测定	（1）判断患者蛋白质代谢的常用重要指标之一，也表示营养补充是否充足 （2）氮平衡=24小时总入氮量−总出氮量［尿氮＋（3~4）］

内脏蛋白测定

蛋白质	正常	轻度营养不良	中度营养不良	重度营养不良
白蛋白（g·L⁻¹）	35~50	28~34	21~27	＜20
转铁蛋白（g·L⁻¹）	2~4	1.5~1.9	1~1.4	＜1
前白蛋白（mg·L⁻¹）	200~400	100~199	50~99	＜50

（三）功能测量

项目	内容
握力	与机体营养状况有关，表示肌肉体积与功能（肌力）的有效且实用的指标，也可表示疾病的状态
肌电刺激检测	客观评价肌肉功能
呼吸功能测定	通过呼吸肌功能的指标表示患者的肌肉功能状态
免疫功能测定	淋巴细胞计数、外周血T淋巴细胞计数、HLA–DR等

三、营养支持

（一）营养热量的供给

项目	内容
男性	（1）基础能量需求（BEE）=66.473+13.7516×体重（kg）+5.0033×身高（cm）−4.6756×年龄 （2）COPD呼吸衰竭者应乘以校正系数C，C为1.16
女性	（1）BEE=665.095+9.5634×体重（kg）+1.896×身高（cm）−4.6756×年龄 （2）COPD呼吸衰竭者应乘以校正系数C，C为1.19

（二）营养要素的组成

项目	内容
蛋白质	目标需要量通常可按1~1.2g/（kg·d）计算，严重营养不良者可按1.2~2g/（kg·d）给予
葡萄糖和脂肪	（1）葡萄糖的补充量通常占非蛋白质热量的50%~60% （2）葡萄糖：脂肪比例保持在60：40~50：50

（三）营养支持的步骤

参照ESPEN指南，分为五个阶梯：第一阶梯为饮食+营养教育，第二阶梯为饮食+口服营养补充（ONS）、第三阶梯为全肠内营养（TEN）、第四阶梯为部分肠内营养（PEN）+部分肠外营养（PPN）、第五阶梯为全肠外营养（TPN）。当下一阶梯无法满足60%目标能量需求3~5天时，应选择上一阶梯。

项目	内容
第一阶梯	营养教育包括营养咨询、饮食指导及饮食调整 （1）评估营养不良严重程度 （2）判断营养不良类型：包括能量缺乏型（marasmus综合征）、蛋白质缺乏型（kwashiorkor综合征）、蛋白质–能量混合缺乏型（marasmic kwashiorkor综合征，或PEM） （3）分析营养不良的原因 （4）对个体化饮食提供指导 （5）讨论或处理营养不良的非饮食原因
第二阶梯	补充性经口摄入特殊医学用途（配方）食品（FSMP），补充日常饮食的不足
第三阶梯	（1）TEN特指在完全没有进食的条件下，所有的营养素均由肠内营养制剂（FSMP）提供 （2）TEN的实施，大多需要管饲，常用的喂养途径包括鼻胃管、鼻肠管、胃造瘘、空肠造瘘。TEN的输注方法包括连续输注及周期输注两种，可根据病情和胃肠的耐受性选择输注的方式、速度及量
第四阶梯	在肠内营养的基础上补充性增加肠外营养
第五阶梯	TPN是维持患者生存的唯一营养来源

四、营养支持的并发症及其防治

项目	内容
营养治疗的管路并发症	（1）管道堵塞、移位、气管内置管等 （2）深静脉置管不适用于输血及其他用药
感染	（1）以吸入性肺炎为主 （2）胃残余容积（GRV）超过500ml时应停止胃内置管营养或改用空肠置管营养。GRV为250~500ml时应采取措施，抬高头部至30°~45°，幽门后置管营养或应用胃动力药物 （3）必要时可拔除中心静脉插管以减少感染源
器官功能障碍	（1）胃肠道并发症：主要为胃肠道不耐受，包括恶心、呕吐、反流、胃排空延迟、腹胀、腹痛、腹泻、便秘、肠道出血等。应针对不同的原因进行不同的处理 （2）肝衰竭：降低能量和脂肪摄入，可适当输注芳香族氨基酸 （3）肾衰竭：提供必需氨基酸与组氨酸 （4）神经精神症状：监测血钠、钾、磷等电解质和血糖，并补充缺失的电解质以及施行控制血糖疗法
代谢并发症	（1）糖、氨基酸、脂肪代谢紊乱及电解质、微量元素缺乏等 （2）呼吸性酸中毒：调整机械通气的通气量，可用脂肪代替部分碳水化合物［2~5g/（kg·d）］来提供热量 （3）高血糖：重症患者血糖水平控制在8~10mmol/L
再喂养综合征	（1）尽量精确每个患者的营养需求 （2）第1周人工喂养液体摄入800ml/d （3）每天热量的摄入应限制在15~20kcal/kg，大约含100g糖类，1~1.5g/kg蛋白质，钠应当限制在每天3.0g （4）肾功能正常者应补充丰富的钾、镁、磷离子 （5）前3~7天，应每天监测患者体重、摄入量、尿量、血糖和血电解质的变化，特别是钾、镁和磷的数值变化

第四篇

呼吸系统疾病

第一章 呼吸系统感染性疾病

思维导图框架

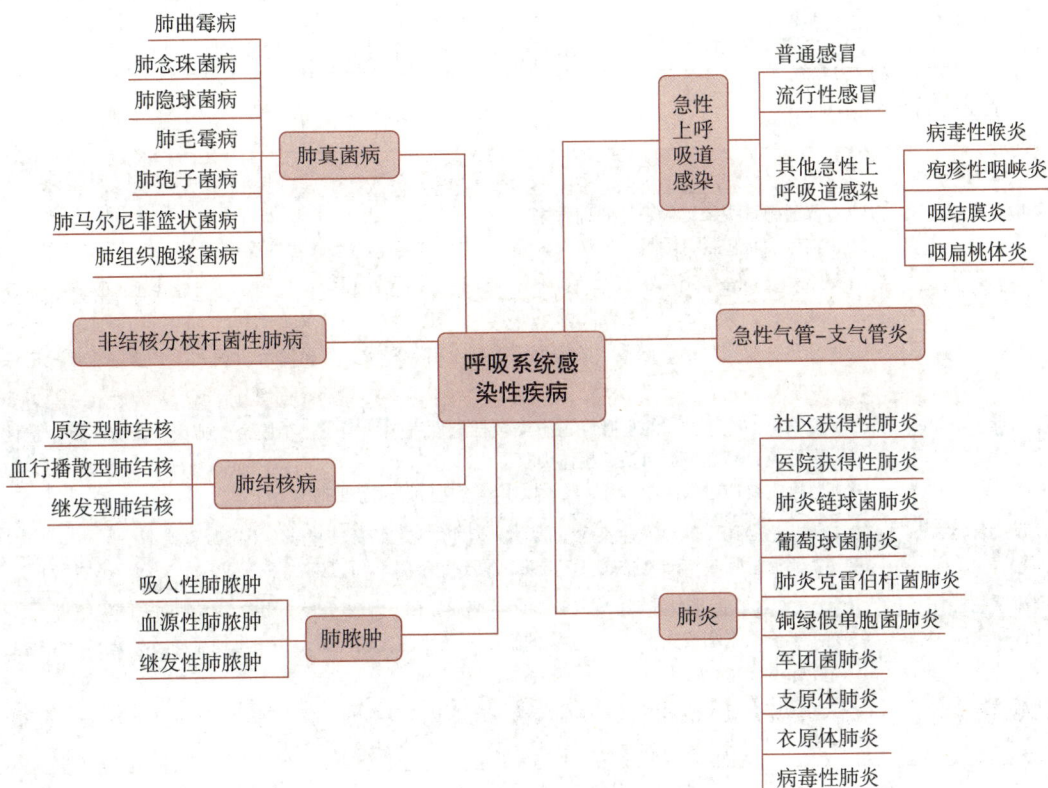

```
肺曲霉病
肺念珠菌病
肺隐球菌病
肺毛霉病 ──────── 肺真菌病 ───┐
肺孢子菌病
肺马尔尼菲篮状菌病
肺组织胞浆菌病

非结核分枝杆菌性肺病 ──────────┐
                          ├── 呼吸系统感
原发型肺结核                  │   染性疾病
血行播散型肺结核 ── 肺结核病 ───┤
继发型肺结核                  │
                          │
吸入性肺脓肿                  │
血源性肺脓肿 ── 肺脓肿 ────────┘
继发性肺脓肿

                    普通感冒
          急性    ┌ 流行性感冒
          上呼              病毒性喉炎
          吸道            ┌ 疱疹性咽峡炎
          感染   其他急性上 ┤
                呼吸道感染  │ 咽结膜炎
                          └ 咽扁桃体炎

          急性气管-支气管炎

                社区获得性肺炎
                医院获得性肺炎
                肺炎链球菌肺炎
                葡萄球菌肺炎
          肺炎 ── 肺炎克雷伯杆菌肺炎
                铜绿假单胞菌肺炎
                军团菌肺炎
                支原体肺炎
                衣原体肺炎
                病毒性肺炎
```

高分考点精编

第一节 急性上呼吸道感染

一、普通感冒

感冒是急性上呼吸道病毒感染中最常见的一种疾病，多呈自限性，但发生率高。

（一）病因、发病机制及病理变化

项目	内容
病因	鼻病毒、冠状病毒、腺病毒、呼吸道合胞病毒、副流感病毒、呼肠病毒、柯萨奇病毒及单纯疱疹病毒和EB病毒等感染，具体见下表
发病机制	（1）当有受凉、淋雨、过度疲劳等诱发因素，全身或呼吸道局部防御功能降低时，原已存在于上呼吸道或从外界侵入的病毒或细菌可快速繁殖，引起发病 （2）主要通过患者的喷嚏和含有病毒的飞沫经空气传播，或经污染的手和用具传播 （3）由于病毒的类型较多，人体对各种病毒感染后产生的免疫力较弱且短暂，并无交叉免疫，同时健康人群中有病毒携带者，故可反复发病
病理变化	（1）炎症反应：呼吸道黏膜水肿、充血，渗液（漏出或渗出），多形核白细胞在感染早期即可浸润鼻黏膜上皮 （2）当感染严重时，鼻窦、咽鼓管和中耳道可能发生阻塞，造成继发感染

普通感冒的病因

项目	内容
鼻病毒	（1）普通感冒中最具代表性的病原体 （2）临床症状包括打喷嚏、流涕、鼻塞、咳嗽、头痛、喉咙疼痛或瘙痒、全身乏力、发热等
冠状病毒（CoV）	（1）HCoV-229E和HCoV-OC43株，分别为1组和2组的代表株，这两种冠状病毒主要造成普通感冒 （2）发热、肌肉疼痛、咳嗽、呼吸困难，甚至引起肺炎，严重时可出现人类严重急性呼吸道综合征
腺病毒	（1）腺病毒1~7型引起的上呼吸道感染包括急性发热性咽炎、结膜炎、肺炎、普通感冒、急性中耳炎、高热惊厥以及扁桃体炎 （2）感染主要通过气溶胶、粪-口、饮水等直接接触途径传播
呼吸道合胞病毒（RSV）	（1）婴儿感染RSV的特征性疾病包括毛细支气管炎、肺炎、哮喘、上呼吸道感染 （2）主要通过呼吸道分泌物或飞沫与鼻黏膜或眼接触从而感染宿主
副流感病毒（PIV）	（1）1、2、3型是儿童气管-支气管炎的主要病原体，主要表现为发热、声嘶和犬吠样咳嗽 （2）在年长儿童和成人中，PIV感染的临床表现往往比较轻微，一般出现流涕、鼻塞和声嘶等上呼吸道症状
其他病毒	感冒的病原体较少见肠道病毒中的柯萨奇病毒、埃可病毒、呼肠病毒、单纯疱疹病毒1型和EB病毒等

（二）临床表现

项目	内容
时限	潜伏期为1~3天，成年患者病程的中位期约为7天，大约有1/4的患者持续2周
症状	（1）鼻和喉部灼热感，鼻黏膜变红、水肿、鼻塞、打喷嚏、流涕、全身不适以及肌肉酸痛 （2）一般不发热或仅有低热 （3）眼结膜充血、流泪、畏光、眼睑肿胀、咽喉黏膜水肿，咳嗽频繁且常为阵发性或持续性 （4）鼻腔分泌物起初为大量水样清涕，以后变为黏液性或脓性 （5）咳嗽一般不剧烈，持续时间可达2周 （6）小儿感冒时，比成人的临床表现严重，发热可达39℃以上，表现出某些下呼吸道和消化道症状
并发症	鼻旁窦和中耳的继发细菌感染，还可见哮喘、慢性支气管炎、COPD的急性加重
伴发症状	鼻窦黏膜增厚或鼻窦渗出物，急性鼻窦炎表现罕见

（三）诊断

依据临床表现、流行情况，尤其是患者的鼻咽部症状和体征可做出诊断。

（四）鉴别诊断

鉴别疾病	临床类似症状	鉴别要点
过敏性鼻炎	起病急骤，鼻塞、喷嚏、流清水样鼻涕	（1）鼻腔发痒、频繁喷嚏；发作与环境或气温突变有关，可对异常气味敏感，数分钟至1~2小时痊愈 （2）检查：鼻黏膜苍白、水肿，鼻分泌物涂片可见嗜酸性粒细胞增多
流行性感冒	起病急，咽干、咽痒、咳嗽、喷嚏、鼻塞	（1）常有明显的流行病学史。全身症状较重，高热、全身酸痛、眼结膜炎症状明显，鼻咽部症状较轻 （2）取鼻洗液中黏膜上皮细胞的涂片标本，用荧光标记的流感病毒免疫血清染色，置荧光显微镜下检查，有利于早期诊断，病毒分离或血清学诊断也可供鉴别
急性传染病	麻疹、脊髓灰质炎、脑炎等在患病初常有上呼吸道症状	在传染病流行季节或流行区，密切观察，进行必要的实验室检查，以资区别
急性气管-支气管炎	咳嗽、咳痰、鼻塞、流涕	鼻部症状较轻；白细胞和中性粒细胞比率升高，X线胸片可见肺纹理增粗

（五）治疗和预防

1.药物治疗

项目	内容
伪麻黄碱	缓解鼻塞，改善鼻腔通气，改善睡眠。但不宜长期应用，以3~5天为宜
抗组胺药	溴苯那敏、氯苯那敏和氯马斯汀，可缓解喷嚏和流鼻涕的症状
解热镇痛药	适用于发热、肌肉酸痛、头痛患者，对乙酰氨基酚（扑热息痛）最常用
镇咳剂	剧咳影响休息时可酌情使用右美沙芬
奥司他韦/利巴韦林	对流感和副流感病毒、呼吸道合胞病毒有一定的抑制作用

2.预防

项目	内容
切断传播途径	避免与感冒患者接触，经常彻底洗手，出入人多的场所戴口罩
自我防护	加强锻炼，改善营养，避免受凉和过度劳累

二、流行性感冒

流行性感冒简称流感，是流感病毒引起的急性呼吸道传染病。

（一）病因、发病机制及病理变化

项目	内容
病原体	流感病毒分为甲、乙、丙三型
发病机制	呼吸道黏膜为最初的感染部位，甲型流感病毒、乙型流感病毒吸附在含有唾液酸受体的细胞表面，通过血凝素 HA 结合上皮细胞的唾液酸糖链引起感染
病理变化	（1）支气管病理检查可见呼吸道上皮细胞和纤毛簇脱落的变性现象，上皮细胞的假化生，固有层的水肿、充血，以及单核细胞浸润等病理变化 （2）致命的流感病毒性肺炎的病理变化为出血、肺炎和严重的气管-支气管炎

（二）临床表现

项目	内容
单纯型	（1）最常见，先出现畏寒或寒战、发热，随后全身不适、腰背发酸、四肢疼痛、头晕、头痛 （2）大部分患者出现轻重不同的打喷嚏、鼻塞、流涕、咽痛、干咳或伴有少量黏液痰，有时有胸骨后烧灼感、紧压感或疼痛。发热可高达 39~40℃，通常持续 2~3 天，然后逐渐下降 （3）部分患者可表现为食欲缺乏、恶心、便秘等消化道症状 （4）年老体弱的患者，症状消失后体力缓慢恢复，常感软弱无力、多汗，咳嗽可持续 1~2 周或更久 （5）体格检查：患者可呈重病面容，衰弱无力，面部潮红，皮肤上偶可见类似于麻疹、猩红热、荨麻疹样皮疹，软腭上有时可见点状红斑，鼻咽部充血水肿
肺炎型	（1）两岁以下的小儿好发，或原有慢性基础疾病，如二尖瓣狭窄、肺心病、免疫力低下以及孕妇、年老体弱者常见 （2）发病后 24 小时内可出现高热、烦躁、呼吸困难、咳血痰以及发绀明显 （3）全肺可有呼吸音减低、湿啰音或哮鸣音，但无肺实变体征 （4）X 线胸片显示双肺广泛小结节性浸润，近肺门较多，肺周围较少 （5）可因呼吸、循环衰竭在 5~10 天内死亡
中毒型	（1）较少见。肺部体征不明显，具有全身血管系统和神经系统损害表现，有时可有脑炎或脑膜炎表现 （2）高热不退，神志不清，成人常发生谵妄，儿童可发生抽搐 （3）少数患者因血管神经系统紊乱或肾上腺出血，导致血压下降或休克
胃肠型	主要表现为恶心、呕吐和严重腹泻，病程为 2~3 天，恢复快速

（三）诊断

项目	内容
临床诊断	典型症状是发病突然，有发热、头痛、恶寒、肌肉酸痛、倦怠、咳嗽、鼻塞、咽炎、面颊潮红、结膜充血症状
实验室检查	（1）病毒分离：阳性并经过亚型鉴定确认 （2）血清学检查：①患者恢复期血清进行红细胞凝集抑制（HI）试验（抗体效价≥40）；②微量中和试验（MN），流感病毒亚型抗体阳性（抗体效价≥40）；③恢复期血清抗体滴度比急性期血清高 4 倍或更多 （3）病毒抗原及核酸检测：临床标本中检查出流感病毒特异性的核酸或 H 亚型抗原

（四）鉴别诊断

项目	普通感冒	流感
病原体	鼻病毒、冠状病毒等	流感病毒
流感病原学检测	阴性	阳性
传染性	弱	强
季节性	不明显	明显
发热程度	不发热或轻、中度发热，无寒战	多高热（39~40℃），可伴寒战
发热持续时间	1~2天	3~5天
全身症状	轻或无	头痛、全身肌肉酸痛、乏力
病程	5~7天	5~10天
并发症	少见	中耳炎、肺炎、心肌炎、脑膜炎或脑炎

（五）治疗

项目	内容
一般治疗	（1）对轻症患者主张尽量卧床休息，清淡饮食，多饮水 （2）对食欲减退者，可适当补充液体和营养，维持水、电解质平衡 （3）重症患者主张保守的液体平衡策略，避免短期内快速调整液体入量。改善营养状态，保证机体所需热量
对症治疗	（1）可选用对乙酰氨基酚片、非甾体类药物及中成药退热治疗，注意保护消化道黏膜，避免消化道出血 （2）儿童忌用阿司匹林
抗病毒治疗	（1）离子通道 M_2 阻滞剂：金刚烷胺和金刚乙胺，用于预防和治疗甲型流感 （2）神经氨酸酶抑制剂：奥司他韦和扎那米韦，对甲型和乙型流感病毒感染有预防作用 （3）病毒融合阻断药：阿比多尔，可用于甲型、乙型流感病毒引起的上呼吸道感染，成人口服一次0.2g，3次/天，服用5天 （4）RNA聚合酶抑制剂：法匹拉韦、利巴韦林、塔利韦林、巴洛沙韦等

（六）预防

项目	内容
一般预防	加强通风和空气消毒，保持距离，接触者戴口罩
药物预防	预防性口服金刚烷胺、金刚乙胺、奥司他韦及吸入扎那米韦
疫苗预防	在流感季节前接种，主要为纯化、多价的灭活疫苗

三、其他急性上呼吸道感染

项目	病毒性喉炎	疱疹性咽峡炎	咽结膜炎	咽扁桃体炎
病原体	流感和副流感病毒、腺病毒	柯萨奇病毒A	腺病毒、柯萨奇病毒	溶血性链球菌、流感嗜血杆菌、肺炎链球菌、葡萄球菌

续表

项目	病毒性喉炎	疱疹性咽峡炎	咽结膜炎	咽扁桃体炎
特点	起病急	夏季多发；儿童好发	夏季多发；儿童好发；游泳传播	急性起病；通过飞沫、食物或直接接触传染
临床表现	咽痛、发热、声嘶、讲话困难	咽痛、发热	发热、咽痛、畏光、流泪	咽痛明显，伴发热、畏寒，体温可至39℃
查体	喉部充血、水肿，局部淋巴结肿大，可闻及喉部喘息声	咽部充血，软腭、腭垂、咽及扁桃体表面有灰白色疱疹及浅表溃疡，周围伴红晕	咽结膜明显充血	咽部充血，扁桃体肿大、充血，表面有黄色脓性分泌物，有时伴颌下淋巴结肿大
病程	5~7天	1周	4~6天	3~5天

第二节　急性气管-支气管炎

急性气管-支气管炎是因生物、物理、化学性刺激等致病因素引起的急性气管-支气管黏膜炎症，是除外肺炎、慢性阻塞性肺疾病等情况后，累及气管-支气管的下呼吸道感染。

一、病因、发病机制及病理变化

项目	内容
病因与发病机制	（1）病毒感染是急性气管-支气管炎的常见病因，包括甲型和乙型流感病毒、鼻病毒、呼吸道合胞病毒、冠状病毒、副流感病毒和腺病毒 （2）非典型病原菌感染包括百日咳杆菌、肺炎支原体和肺炎衣原体也是本病的重要病因 （3）非生物因素如冷空气、粉尘、刺激性气体或烟雾都能刺激气管和支气管黏膜，引起急性损伤和炎症反应 （4）多种因素，包括是否有潜在的肺部疾病、是否处于疾病的流行期、季节、是否接种流感疫苗等均可影响急性气管-支气管炎的病原学
病理变化	气管-支气管黏膜充血、水肿，纤毛上皮细胞损伤并脱落，分泌物增加，并有淋巴细胞及中性粒细胞浸润

二、临床表现

项目	内容
咳嗽	（1）起初为干咳，可伴有咳少量黏液性痰，继发细菌感染后可出现咳黏液脓性痰 （2）平均咳嗽时间为18天，可持续1~3周 （3）伴有喘息及轻微的呼吸困难 （4）长时间咳嗽可引起呼吸及咳嗽时胸骨后疼痛 （5）可合并鼻塞、流涕、咽痛、声音嘶哑等

续表

项目	内容
不同致病原引起的表现	（1）副流感病毒感染常在秋季流行 （2）流感病毒感染一般急性起病，有发热、寒战、头痛及咳嗽，常见肌痛，可伴有肌炎，肌红蛋白尿与血清肌酶水平升高 （3）呼吸道合胞病毒感染常有毛细支气管炎患儿接触史，多暴发于冬、春季，20%患者有耳痛 （4）冠状病毒感染常引起老年患者严重的呼吸道症状 （5）腺病毒感染与流感病毒感染症状相仿，表现为急性发热 （6）鼻病毒感染发热少见，症状较轻微 （7）百日咳杆菌感染潜伏期为1~3周，常见于青少年，伴有阵发性痉挛性咳嗽，鸡鸣样吸气声，咳嗽持续2周，发热较少见，常出现以淋巴细胞为主的白细胞升高 （8）肺炎支原体感染的潜伏期为2~3周，与流感病毒起病急骤不同，后者通常在2~3天起病 （9）肺炎衣原体感染的潜伏期为3周，首发症状表现为逐渐出现的咳嗽前声嘶
体征	（1）肺部体检时可闻及两肺呼吸音粗，黏液分泌物在较大支气管时可闻及湿啰音，位置不定，咳嗽后消失 （2）支气管痉挛时可闻及哮鸣音

三、诊断

项目	内容
病史	（1）起病急骤，常见于病毒感染，否则以非典型病原体感染多见 （2）有毛细支气管炎患儿接触史，考虑呼吸道合胞病毒感染
症状	咳嗽或伴有咳痰，持续不超过3周，无肺炎、上呼吸道感染、哮喘及慢性阻塞性肺疾病急性加重的影像学或临床证据
血常规	病毒感染者血中淋巴细胞可增多，细菌感染时白细胞总数和中性粒细胞比例增高
X线检查	无异常或仅有肺纹理增粗

四、鉴别诊断

项目	内容
肺炎	咳嗽伴有发热、呼吸急促或心动过速，体格检查示肺部湿啰音，胸部影像学检查可鉴别
胃食管反流（GER）	胃灼热、反流和吞咽困难是GER的常见症状，但少数患者咳嗽可能是唯一症状
支气管哮喘	常有喘息、气急病史，常表现为咳嗽伴有喘息、胸闷、呼吸窘迫及低氧血症，特别是当这些症状在有变应原或刺激物暴露、运动或病毒感染等诱因下出现时疑为支气管哮喘
ACEI的使用	表现为干咳，在使用该药物治疗的患者中，有15%的患者在初始治疗的1周内出现喉咙发痒或干咳。停药后咳嗽1~4天内会好转
上呼吸道感染	急性支气管炎的病程初期很难与上呼吸道感染鉴别，但前者通常咳嗽时间更长，且肺功能检查表现为一过性气道高反应性，在随后的5~6周可恢复正常
急性毛细支气管炎	1岁以内的婴幼儿常见，表现为进行性咳嗽伴有喘息、气急、呼吸窘迫及低氧血症

五、治疗

项目	内容
一般治疗	咽喉含片、热茶、戒烟或避免二手烟
药物治疗	（1）剧烈干咳或少痰者可酌情使用镇咳药，如右美沙芬或苯佐那酯和愈创甘油醚合用 （2）咳嗽有痰或痰不易咳出者可用盐酸氨溴索、桃金娘油提取物化痰 （3）应避免使用阿片类镇咳药，如可待因 （4）若没有肺部疾病病史及气喘和气道阻塞的证据，应避免使用$β_2$受体激动剂 （5）合并有上呼吸道感染症状时，可使用对乙酰氨基酚或NSAID缓解头痛、不适、肌肉疼痛及关节疼痛等，予抗组胺/减充血剂缓解鼻塞症状 （6）疑为肺炎支原体、衣原体和百日咳杆菌感染的患者，应及时应用抗生素，推荐阿奇霉素或喹诺酮类治疗，流感病毒感染在症状出现后48小时内可使用奥司他韦（75mg，2次/天）治疗5天

第三节 肺炎

一、社区获得性肺炎

社区获得性肺炎（CAP）是指在医院外罹患的感染性肺实质（含肺泡壁，即广义肺间质）炎症，包括具有明确潜伏期的病原体感染在入院后潜伏期内发病的肺炎。

（一）病因与发病机制

项目	内容
病因	（1）通常在受凉、劳累、上呼吸道感染后继发肺炎 （2）常见致病原有肺炎球菌、流感嗜血杆菌、肺炎支原体、大肠埃希菌、金黄色葡萄球菌、卡他莫拉菌、肺炎克雷伯菌、嗜肺军团菌等
发病机制	细菌毒力强和/或机体抵抗力差时，上呼吸道细菌移位进入下呼吸道，或原定植于下呼吸道的致病细菌开始繁殖，产生毒素，引起肺实质的充血、水肿、渗出，甚至导致出血、坏死和化脓性病变

（二）病理变化

项目	内容
大叶性肺炎	（1）充血水肿期：肺泡腔内有炎症细胞聚集，含有血浆渗出物、死亡细胞及大量的细菌 （2）红色肝变期：肺泡腔内充满红细胞，并含有少量纤维蛋白、中性粒细胞、巨噬细胞。这时肺叶外观及硬度似肝脏 （3）灰色肝变期：纤维渗出物增多，并含有中性粒细胞、红细胞、巨噬细胞等；外观灰白色，质地仍较硬 （4）溶解消散期：主要是纤维素样渗出溶解吸收。大多数情况下肺部炎症和渗出可完全吸收，肺组织恢复正常结构
金黄色葡萄球菌感染	（1）易出现肺脓肿，早期为球形浸润阴影，液化后出现液平，内壁光滑，壁较薄，如果是血源性感染，可见多发空洞 （2）病理上有坏死、液化，早期中性粒细胞为主、后期淋巴细胞为主的炎症表现 （3）积极治疗的肺脓肿可完全吸收，部分演变为慢性炎症，最后形成机化

项目	内容
军团菌肺炎	（1）早期病变主要为大量纤维素和中性粒细胞渗出，常伴有肺组织和细支气管的坏死 （2）晚期病变表现以渗出物及坏死组织的机化和间质纤维化为主
支原体肺炎	肺泡内包含少量渗出液，并可发生局灶性肺不张、肺实变和肺气肿
病毒性肺炎	以肺间质病变为主，表现为间质内的淋巴细胞聚集，肺泡间隔增宽。但重症病毒感染可见肺实变，肺泡内充满水肿液甚至出血，肺泡内和肺间质聚集大量炎症细胞。并发ARDS的患者可形成肺透明膜
慢性肺炎	慢性炎症改变，淋巴细胞占多数

（三）临床表现

项目	内容
发病	通常呈急性发病
主要症状	咳嗽、咳痰、发热、呼吸困难，伴或不伴胸痛
大叶性肺炎	可在受凉、劳累后出现畏寒、咳嗽、咳痰、发热，稽留热常见
军团菌肺炎	常出现局部暴发，体温≥40℃，持续数天并有全身肌肉酸痛等症状
真菌感染	可有低热、咳嗽、咳痰，全身症状不明显
老年人肺炎	临床表现不明显，或仅表现为疲乏、食欲下降、低热、精神神经症状等
免疫缺陷	呼吸频率加快、活动后气急、呼吸困难等
体征	（1）患者常呈热性病容，重者有呼吸急促、发绀 （2）胸部检查可有患侧呼吸运动减弱、触觉语颤增强、叩诊浊音、听诊闻及支气管呼吸音或支气管肺泡呼吸音，可有湿啰音。若病变侵犯胸膜可闻及胸膜摩擦音，出现胸腔积液则有相应体征 （3）心率一般加快，如并发中毒性心肌病变则可闻及心音低钝、奔马律，心律失常和周围循环衰竭 （4）老年人心动过速比较常见 （5）相对缓脉见于军团菌病、Q热和鹦鹉热支原体肺炎，有诊断参考价值

痰的颜色、气味和量可协助诊断

痰的颜色	提示疾病
铁锈色痰	大叶性肺炎
暗红色胶冻样痰	肺炎克雷伯菌感染
黄绿色痰	铜绿假单胞菌感染
恶臭痰	厌氧菌感染
脓血痰	金黄色葡萄球菌感染
血性水样痰	病毒感染出现重症肺炎或ARDS

（四）辅助检查

项目	内容
血常规	（1）细菌性CAP患者血常规白细胞升高，中性粒细胞多在80%以上，并出现核左移 （2）年老体弱、酗酒及免疫功能低下的患者白细胞计数可不升高，但是中性粒细胞百分比升高
痰培养和革兰染色	（1）直接涂片，光镜下观察细胞数量，每个低倍镜视野鳞状上皮细胞少于10个、白细胞多于25个或鳞状上皮细胞：白细胞小于1：2.5，可作为污染相对较少的"合格"标本接种培养 （2）痰定量培养分离出的致病菌或条件致病菌浓度≥10^7CFU/ml可初步认为是感染的致病菌，浓度＜10^4CFU/ml时意义不大，介于二者之间建议重复培养，若连续分离到相同病原菌，也有参考价值
血和胸腔积液培养	（1）在肺炎链球菌肺炎住院患者中，血培养阳性率为20%~25%，但流感嗜血杆菌等所致的肺炎则很少出现血培养阳性结果 （2）如果血和痰培养分离到相同病原体，可确定为CAP的致病菌 （3）胸腔积液培养到的病原菌大致可确定为肺炎的致病菌
下呼吸道分泌物	（1）获取标本后可进行病原菌分离培养，经纤维支气管镜或人工气道吸引，吸引物细菌培养浓度≥10^5CFU/ml可认为是致病菌，如果低于此值多为污染菌 （2）防污染毛刷取得的样本，当细菌浓度≥10^3CFU/ml提示为致病菌 （3）支气管肺泡灌洗取得的样本，当细菌≥10^4CFU/ml，防污染BAL标本细菌≥10^3CFU/ml，提示为致病菌
尿抗原试验	嗜肺军团菌和肺炎链球菌尿抗原测定阳性时参考价值较大，但嗜肺军团菌目前仅能检测LP1血清型
PCR	（1）上呼吸道或痰标本使用PCR技术检测呼吸道病原体具有很高的灵敏度，尤其是针对病毒、衣原体或支原体所致的肺炎 （2）检测阳性很难排除定植和污染
血清学检查	（1）检测嗜肺军团菌、支原体、衣原体等特异性IgG、IgM抗体滴度 （2）间隔2周血清IgG产生4倍或以上变化，可确定病原学诊断，但仅可应用于回顾性诊断，急性期IgM增高有参考价值，但阳性率低
创伤性检查	如经皮肺针吸检和经支气管镜、胸腔镜、开胸肺活检。由于是创伤性检查，仅用于其他检查无法确定病原体的疑难患者
影像学检查	不同病原微生物所致CAP的影像学特征不同，见下表

不同病原微生物所致CAP的影像学特征

病原微生物	影像学特征
细菌为主	肺叶实变，局部改变，支气管周围渗出，胸腔积液
金黄色葡萄球菌、铜绿假单胞菌、真菌、嗜酸杆菌、诺卡菌	出现空洞
结核分枝杆菌、真菌	粟粒样改变
军团菌、肺炎球菌、葡萄球菌	快速进展、多部位
病毒、卡氏肺孢子菌、支原体、鹦鹉热衣原体	间质性改变
金黄色葡萄球菌血源播散	多发球形或多发空腔，壁薄

（五）诊断

主要根据患者的临床表现、体征、实验室及影像学检查等诊断CAP。

项目	内容
起病	社区起病
相关临床表现	（1）新近出现的咳嗽、咳痰或原有呼吸道疾病症状加剧，伴或不伴脓痰、胸痛、呼吸困难及咯血 （2）发热 （3）肺实变体征和/或闻及湿啰音 （4）外周血白细胞 $> 10 \times 10^9/L$ 或 $< 4 \times 10^9/L$，伴或不伴核左移
胸部影像学检查	新出现的斑片状浸润影、叶或段实变影、磨玻璃影或间质性改变，伴或不伴胸腔积液

　　符合起病、胸部影像学检查及相关临床表现中任何一项，并排除肺结核、肺部肿瘤、非感染性间质性肺疾病、肺不张、肺水肿、肺栓塞、肺嗜酸性粒细胞浸润症及肺血管炎等非感染性疾病后，可进行临床诊断。

（六）鉴别诊断

项目	内容
慢性阻塞性肺疾病急性加重期（AECOPD）	（1）通常有慢阻肺病史，出现病情反复需要改变日常治疗计划，如增加药物的剂量、加用抗感染药物、住院或收治ICU处理等 （2）AECOPD的诱因多为感染，特别是病毒感染，以及理化因素的变化，如雾霾等 （3）AECOPD与CAP的主要区别之一是AECOPD不存在肺实质的炎症，所以影像学检查在区分CAP与AECOPD时必不可少 （4）个别情况下，AECOPD与CAP可在同一患者身上发生
急性气管-支气管炎	（1）急性起病，主要表现为咳嗽、咳痰，伴或不伴发热，以低至中等发热为主 （2）早期干咳，数小时至数天后出现咳痰，开始为黏性痰，后期可出现脓性或黏液脓性痰
肺栓塞和肺梗死	（1）肺栓塞表现为发热、咯血及肺部阴影，可与肺炎混淆，但常出现突发胸痛、呼吸困难，伴或不伴咯血、晕厥等 （2）发生肺梗死时，可有呼吸困难、胸痛、咯血、胸膜摩擦音及胸腔积液的体征 （3）D-二聚体可用于诊断，但其阴性预测值价值更大。肺动脉造影CTPA能够明确诊断，CTPA不适用的患者可行放射性核素通气/灌注扫描
充血性心力衰竭和肺水肿	（1）患者通常有风湿性心脏病、冠心病史等 （2）起病急骤，出现劳力性呼吸困难，患者表现为端坐呼吸、呼吸困难、烦躁不安、口唇发绀 （3）听诊心率增快，心尖可出现奔马律，两肺满布哮鸣音、湿啰音 （4）肺水肿明显时，可有粉红色泡沫样痰 （5）胸部X线片可见典型的蝴蝶形以肺门为主的肺水肿影像 （6）实验室检查BNP可明显升高
肺纤维化	（1）多于40~50岁起病 （2）主要为渐进性活动后呼吸困难，严重时休息状态下也可出现呼吸困难，伴口唇发绀、干咳 （3）体格检查发现双下肺特别是背部可出现吸气末的细湿啰音（爆裂音） （4）典型CT表现为早期出现毛玻璃样非均匀分布的阴影，肺周边部位出现纤维条索、云絮状、网状阴影，后期随疾病进展可见广泛的肺纤维条索样改变 （5）肺功能表现为限制性通气功能障碍、弥散功能减退
类肺炎	（1）很多非感染性肺病表现为肺部浸润和呼吸道症状，甚至也有发热、周围血白细胞计数增高表现，与生物致病原所致的肺部炎症非常接近 （2）包括肺栓塞、肺部肿瘤、隐源性机化性肺炎、急、慢性嗜酸细胞性肺炎、药物性肺损伤、过敏性肺炎、血管炎、肺泡蛋白沉积症、间质性肺疾病等

（七）治疗

不同人群CAP的初始经验性抗感染治疗的建议

人群		常见病原体	初始经验性治疗的抗菌药物选择
青壮年、无基础疾病患者		肺炎链球菌、肺炎支原体、流感嗜血杆菌、肺炎衣原体等	①青霉素类（青霉素、阿莫西林等）；②多西环素；③大环内酯类；④第一代或第二代头孢菌素；⑤呼吸喹诺酮类（如左氧氟沙星、莫西沙星等）
老年人或有基础疾病患者		肺炎链球菌、流感嗜血杆菌、需氧革兰阴性杆菌、金黄色葡萄球菌、卡他莫拉菌等	①第二代头孢菌素（头孢呋辛、头孢丙烯、头孢克洛等）单用或联合大环内酯类；②β-内酰胺类/β-内酰胺酶抑制剂（如阿莫西林/克拉维酸、氨苄西林/舒巴坦）单用或联合大环内酯类；③呼吸喹诺酮类
需入院治疗、但不必收住ICU的患者		肺炎链球菌、流感嗜血杆菌、混合感染（包括厌氧菌）、需氧革兰阴性杆菌、金黄色葡萄球菌、肺炎支原体、肺炎衣原体、呼吸道病毒等	①静脉注射第二代头孢菌素单用或联合静脉注射大环内酯类；②静脉注射呼吸喹诺酮类；③静脉注射β-内酰胺类/β-内酰胺酶抑制剂（如阿莫西林/克拉维酸、氨苄西林/舒巴坦）单用或联合静脉注射大环内酯类；④头孢噻肟、头孢曲松单用或联合静脉注射大环内酯类
需入住ICU的重症患者	A组：无铜绿假单胞菌感染危险因素	肺炎链球菌、嗜肺军团菌、需氧革兰阴性杆菌、肺炎支原体、流感嗜血杆菌、金黄色葡萄球菌等	①头孢曲松或头孢噻肟联合静脉注射大环内酯类；②静脉注射呼吸喹诺酮类联合氨基糖苷类；③静脉注射β-内酰胺类/β-内酰胺酶抑制剂（如阿莫西林/克拉维酸、氨苄西林/舒巴坦）联合静脉注射大环内酯类；④厄他培南联合静脉注射大环内酯类
	B组：有铜绿假单胞菌感染危险因素	A组常见病原体+铜绿假单胞菌	①有抗假单胞菌活性的β-内酰胺类抗生素（如头孢他啶、头孢吡肟、哌拉西林/他唑巴坦、头孢哌酮/舒巴坦、亚胺培南、美罗培南等）联合静脉注射大环内酯类，必要时可同时联用氨基糖苷类；②有抗假单胞菌活性的β-内酰胺类抗生素联合静脉注射喹诺酮类；③静脉注射环丙沙星或左氧氟沙星联合氨基糖苷类

（八）预防

项目	内容
一般预防	（1）戒烟、避免酗酒、保证充足营养、保持口腔健康，有利于预防CAP的发生 （2）保持良好手卫生习惯，有咳嗽、喷嚏等呼吸道症状时应戴口罩或用纸巾、肘部衣物遮挡口鼻，有利于减少呼吸道感染病原体播散
疫苗接种	肺炎链球菌多糖疫苗、肺炎链球菌结合疫苗及流感疫苗

（九）并发症及其处理

项目	内容
肺炎旁渗液	（1）肺炎旁渗液的发生分为渗出期、纤维脓性期和机化期 （2）肺炎旁渗液和脓液分为七个级别，具体见下表 （3）处理方法 ①游离积液且宽度（经侧卧位X线片评估）＞10mm，行诊断性胸穿 ②若一侧胸部影像疑为肺实质有病变则应做胸部CT扫描。当胸液量达到可穿刺程度，应及时胸穿采样 ③对≥3级的肺炎旁积液行侵袭性治疗（胸腔穿刺、胸腔插管、插管联合胸腔内溶纤治疗、胸腔镜灼断粘连、胸腔镜下胸膜剥离、剖胸胸膜剥离） ④若胸腔插管引流1~2次溶纤治疗无效，则应行胸膜剥离

项目	内容
呼吸衰竭	（1）严重低氧血症难以纠正的患者可通过调整体位改善氧合，单侧肺炎宜采取健侧卧位，应注意避免气道脓性分泌物进入健侧肺内 （2）COPD急性加重合并肺炎的患者使用无创机械通气可减少气管插管，降低脓毒性休克的发生率和90天的病死率
脓毒血症和脓毒性休克	（1）基本措施是在液体复苏基础上应用血管活性药物 （2）脓毒性休克和肾上腺皮质功能不足的患者可使用低剂量激素泼尼松龙300mg/d，疗程7天 （3）在高死亡风险（APACH Ⅱ评分≥25）、脓毒血症导致ARDS或多器官功能衰竭、脓毒性休克时可使用人重组活性蛋白C治疗

肺炎旁渗液和脓胸的分级

分级	特点
1	少量，侧卧位X线可见积液宽度<10mm，无胸穿指征
2	积液X线上宽度>10mm，胸液葡萄糖>2.2mmol/L，pH>7.20，革兰染色和培养阴性
3	7.00<pH<7.20和/或LDH 1000U/L和/或局限化，葡萄糖>2.2mmol/L，革兰染色和培养阴性
4	pH<7.00和/或葡萄糖<2.2mmol/L和/或革兰染色或培养阳性，无局限化，非明显脓性
5	pH<7.00和/或葡萄糖<2.2mmol/L和/或革兰涂片或培养阳性，多处局限性
6	脓性胸液显著，单处局限化或游离
7	脓性胸液显著，多处局限化

二、医院获得性肺炎

　　医院获得性肺炎（HAP）又称医院肺炎（NP），是指在入院不少于48小时后在医院内发生的肺炎，包括在医院内获得感染而在出院后48小时内发生的肺炎。HAP中最常见（80%）和最严重的类型是呼吸机相关肺炎（VAP），它是指气管插管/切开（人工气道）机械通气（MV）48~72小时后发生的肺炎。

（一）病因与发病机制

项目	内容
病因	分为自身因素和环境因素，具体见下表
发病机制	HAP和VAP相同的发病机制是病原体到达支气管远端和肺泡，突破宿主的防御机制，从而在肺部繁殖并导致侵袭性损害

HAP的病因

项目	危险因素
宿主自身	（1）高龄 （2）误吸 （3）基础疾病（慢性肺部疾病、糖尿病、恶性肿瘤、心功能不全等） （4）免疫功能受损 （5）意识障碍、精神状态失常 （6）颅脑等严重创伤 （7）电解质紊乱、贫血、营养不良或低蛋白血症 （8）长期卧床、肥胖、吸烟、酗酒等

续表

项目	危险因素
医疗环境	（1）ICU滞留时间、有创机械通气时间 （2）侵袭性操作，尤其是呼吸道侵袭性操作 （3）应用提高胃液pH的药物（H_2受体拮抗剂、质子泵抑制剂） （4）应用镇静剂、麻醉药物 （5）头颈部、胸部或上腹部手术 （6）留置胃管 （7）平卧位 （8）交叉感染（呼吸器械及手污染）

（二）临床表现

项目	内容
症状	（1）多为急性发病，但许多可被基础疾病掩盖，或因免疫功能差、机体反应减弱致使发病隐匿 （2）咳嗽、咳脓痰常见，部分患者因咳嗽反射抑制而表现轻微或无咳嗽，甚至仅表现为精神萎靡或呼吸频率增加；不少患者无痰或呈现少量白黏痰；机械通气患者仅表现为需要加大吸氧浓度或出现气道阻力上升 （3）发热最常见，少数患者体温正常 （4）重症肺炎可并发急性肺损伤和ARDS、左心衰竭、肺栓塞等
体征	查体可有肺湿性啰音甚至实变体征
并发症	（1）极易并发肺损伤和急性呼吸窘迫综合征，以及左心衰竭、肺栓塞等 （2）接受机械通气的患者一旦发生肺炎极易并发间质性肺气肿、气胸

（三）诊断

项目	内容
临床诊断	胸部X线或CT显示新出现或进展性的浸润影、实变影或磨玻璃影，加上以下3种临床症候中的2种或以上：①发热，体温＞38℃；②脓性气道分泌物；③外周血白细胞计数＞10×10^9/L或＜4×10^9/L
病原学诊断	在临床诊断的基础上，如果同时满足以下任一项，可作为确定致病菌的依据 （1）合格的下呼吸道分泌物（中性粒细胞数多于25个/低倍镜视野，上皮细胞数少于10个/低倍镜视野，或二者比值＞2.5∶1）经支气管镜防污染毛刷（PSB）、支气管肺泡灌洗液（BALF）、肺组织或无菌体液培养出病原菌，且与临床表现相符 （2）肺组织标本病理学、细胞病理学或直接镜检发现真菌并有组织损害的相关证据 （3）非典型病原体或病毒的血清IgM抗体由阴转阳或急性期和恢复期双份血清特异性IgG抗体滴度呈4倍或以上变化。呼吸道病毒流行期间有流行病学接触史，呼吸道分泌物相应病毒抗原、核酸检测或病毒培养阳性
X线胸片	（1）可呈现新的或进展性肺泡浸润甚至实变，范围大小不等，严重者可出现组织坏死和多个小脓腔形成 （2）在VAP可因机械通气肺泡过度充气使浸润和实变阴影变得不清，也可由于合并肺损伤、肺水肿或肺不张等难以鉴别 （3）粒细胞缺乏、严重脱水患者并发肺炎时X线检查可为阴性

（四）鉴别诊断

项目	内容
其他感染性疾病侵犯肺部	（1）系统性感染侵犯肺部：如导管相关性血流感染、感染性心内膜炎等，可继发多个肺脓肿 （2）局灶性感染侵犯肺部：如膈下脓肿、肝脓肿。鉴别要点为注重询问病史和体格检查，寻找肺外感染病灶及针对性进行病原学检查
非感染性疾病	（1）急性肺血栓栓塞症伴肺梗死、肺不张、ARDS、肺水肿等，其他疾病如肿瘤、支气管扩张、药源性肺病、结缔组织病及神经源性发热等 （2）鉴别要点是评估基础疾病的控制情况，同时排除感染性发热的可能

（五）治疗

1.初始经验性治疗

项目	内容
参考因素	（1）起病时间、先期抗菌药物治疗及药物种类、器械和环境污染情况和ICU内流行菌株 （2）当地或所在医院（甚至所在ICU）耐药情况 （3）基础疾病或影响抗菌治疗的因素（如肝、肾功能、肥胖、极度消瘦或严重低蛋白血症） （4）其他侵袭性技术 （5）患者免疫状态
建议用药	参见下表
多耐药（MDR）危险因素	（1）近90天内接受过抗菌药物治疗或住院 （2）本次住院不少于5天 （3）MV不少于7天 （4）定期到医院静脉滴注药物或接受透析治疗 （5）居住在护理院或长期在护理机构 （6）免疫抑制疾病或治疗 （7）所在社区或ICU有高频率耐药菌 后4项危险因素主要见于HCAP，这类患者不分早发或晚发，一律按MDR菌感染处理
抗菌治疗策略	VAP初始经验性治疗需联合使用高效广谱抗菌药物，但又要避免过度和过长时间使用广谱抗菌药物，应在改善疗效和防止耐药之间寻找结合点和平衡点
优化抗菌治疗	运用抗菌药物PK/PD原理和Monte Carlo模型优化抗菌治疗
抗菌药物联合治疗	适用于难治性肺炎或MDR-HAP
关于给药途径和疗程	初始经验性治疗均应静脉给药。一旦临床症状缓解，即可转换为口服治疗。口服药物可选择同类或抗菌谱相似的药物
抗菌药物的调整或更换	从对可能病原菌的估计、抗菌药物的不同作用机制和不同耐药机制等方面选择之前没有使用过和不同机制的药物

2.特异性抗菌治疗

项目	内容
铜绿假单胞菌	（1）抗假单胞菌β-内酰胺类（包括不典型β-内酰胺类）联合使用氨基糖苷类，但后者的剂量不足可能是影响结果的因素之一 （2）抗假单胞菌β-内酰胺类联合应用抗假单胞菌喹诺酮类（环丙沙星、左氧氟沙星）
不动杆菌	亚胺培南、美罗培南、含舒巴坦的氨苄西林/舒巴坦、头孢哌酮/舒巴坦复方制剂和多黏菌素或黏菌素

续表

项目	内容
产ESBL肠杆菌科细菌	最有效的治疗药物为碳青霉烯类（包括无抗假单胞菌的帕尼培南和厄他培南），头霉素类也可用
MRSA	治疗药物通常为万古霉素，利奈唑胺治疗MRSA-HAP/VAP的效果可能较万古霉素好

3.抗菌治疗无反应的原因及其处理

原因	处理
覆盖不足	参考流行病学资料和病原学检测，经过临床评估，调整或增加抗菌谱覆盖
细菌耐药	对病原菌及其药敏检测结果进行仔细评价，参照当地的耐药资料，运用PK/PD原理评估原有抗菌治疗方案，选择可能有效的及未曾使用过的药物或调整原方案的用药剂量与给药间歇时间
并发症	（1）肺炎旁胸腔积液、脓胸、菌血症、远隔部位迁徙性病灶：加强或调整抗菌治疗并给予必要的局部处理（引流等） （2）二重感染：借助PSB采样技术或BAL采集远端支气管分泌物标本以获取相对较为特异的病原学诊断，从而调整抗菌治疗或加用抗真菌治疗 （3）急性肺损伤：积极有效的抗菌治疗仍是基础。若临床病情急骤，且无明确禁忌证，可试用激素，以中等剂量3~5天疗程为宜
少见病原体	通过病原学检测以明确诊断
类似肺炎的非感染性肺病	CT或CT肺动脉造影更有诊断价值

三、肺炎链球菌肺炎

肺炎链球菌肺炎是由肺炎链球菌（又称肺炎球菌或肺炎双球菌）导致的急性肺部炎症，病变常呈叶、段分布，一般称大叶性肺炎。

（一）临床表现

项目	内容
症状	（1）起病急骤，高热（38.0~40.0℃）、寒战、伴全身肌肉酸痛、乏力等 （2）可有患侧胸痛，放射至肩部或腹部，咳嗽或深呼吸时加重 （3）咳嗽、咳黏痰或脓性痰、血性痰或铁锈色痰 （4）病变广泛者可有呼吸困难 （5）部分患者可有消化道症状及神经系统症状 （6）严重病例可发生感染性休克及中毒性心肌炎
体征	（1）急性病容，呼吸急促，部分患者口角可有疱疹，病变广泛时可出现发绀 （2）有败血症者，可出现皮肤、黏膜出血点，巩膜黄染 （3）早期肺部体征常无明显异常 （4）肺实变时叩诊呈浊音，语颤增强，有支气管呼吸音，语音传导增强 （5）消散期可闻及湿啰音 （6）严重感染时可伴休克、急性呼吸窘迫综合征及神经精神症状

（二）辅助检查

项目	内容
血常规	白细胞计数（10~20）× 10^9/L，中性粒细胞多在80%以上，可有核左移，细胞内可见中毒颗粒。血小板减少，凝血酶原时间延长
痰涂片及痰培养	可查见肺炎链球菌。部分患者血培养阳性。聚合酶链反应（PCR）及荧光标记抗体检测可提高病原学诊断率。如合并胸腔积液，可抽取积液进行细菌培养
血生化检查	可见血清酶升高，部分患者可有血胆红素增高。动脉血气分析可正常，严重病例可有PaO_2及$PaCO_2$减低，pH增高，呈低氧及呼吸性碱中毒。休克合并代谢性酸中毒则pH降低
X线胸片	早期肺部有均匀淡片状阴影，典型表现为大片均匀致密阴影，可见支气管充气征，呈叶、段分布。可有少量胸腔积液。老年患者容易形成机化性肺炎

（三）治疗

项目	内容
抗菌治疗	（1）青霉素剂量可用至1000万~2000万U/天 （2）对青霉素过敏、耐青霉素者可用呼吸喹诺酮类（左氧氟沙星、莫西沙星）、头孢噻肟、头孢曲松或厄他培南等药物，多重耐药菌株感染者可用万古霉素、替考拉宁、利奈唑胺等 （3）标准疗程一般为7~10天或更长
支持治疗	卧床休息，注意补充足够蛋白质、热量、水及维生素
防治并发症	肺外感染（脓胸、心包炎、关节炎等）及感染性休克

四、葡萄球菌肺炎

葡萄球菌肺炎是由葡萄球菌导致的急性肺部化脓性炎症。主要分为原发性金黄色葡萄球菌肺炎和血源性金黄色葡萄球菌肺炎。金黄色葡萄球菌是葡萄球菌属中最重要的致病菌。

（一）临床表现

项目	内容
症状	（1）发病多急骤、寒战、高热，体温多高达39.0~40.0℃，咳嗽、咳脓痰、带血丝或脓血痰、胸痛、呼吸困难等 （2）毒血症状明显时，全身肌肉、关节酸痛，体质衰弱，精神萎靡，病情重者早期可出现周围循环衰竭 （3）院内感染病例一般发病较隐匿，但有高热、脓痰等 （4）老年人症状多不典型
体征	（1）早期不明显，其后可出现两肺散在湿啰音 （2）病灶较大或融合时可有肺实变体征，气胸或脓气胸时则有相应体征
血源性葡萄球菌肺炎	（1）常有皮肤伤口、疖痈和中心静脉导管置入等，或有静脉吸毒史，咳脓痰较少 （2）注意肺外病灶，静脉吸毒者多有皮肤针口和三尖瓣赘生物，可闻及心脏病理性杂音

（二）辅助检查

项目	内容
外周血细胞计数	显著升高，中性粒细胞比例增加，核左移，产生中毒颗粒
痰涂片	可见成堆的葡萄球菌及脓细胞，痰培养发现葡萄球菌，如凝固酶阳性，可诊断为金黄色葡萄球菌。血行感染时血培养阳性率高
X线胸片	（1）多发性肺段浸润或肺叶实变，可形成空洞，或呈小叶样浸润，其中有单个或多发的液气囊腔 （2）肺部浸润、肺脓肿、脓胸、脓气胸为金黄色葡萄球菌肺炎的四大X线征象 （3）X线阴影的易变性是金黄色葡萄球菌肺炎的另一重要特征。表现为一处炎性浸润消失而另一处出现新病灶，或非常小的单一病灶发展为大片阴影

（三）治疗

项目	内容
抗菌治疗	（1）对甲氧西林敏感株（MSSA）首选耐青霉素酶的半合成青霉素或头孢菌素，如苯唑西林、氯唑西林单用或联合利福平、阿米卡星 ①苯唑西林，成人4~8g静脉滴注，2~4次/天 ②氯唑西林，4~6g静脉滴注，2~4次/天 （2）对甲氧西林耐药株（MRSA）可用万古霉素、去甲万古霉素、替考拉宁、利奈唑胺等 ①万古霉素每天1~2g静脉滴注，不良反应有静脉炎、皮疹、药物热、耳聋和肾损害等 ②替考拉宁首日0.8g静脉滴注，以后每天0.4g，偶有药物热、皮疹、静脉炎等不良反应 ③利奈唑胺600mg静脉滴注，2次/天，注意监测血小板 （3）通常疗程为2~4周，如严重感染或有脓胸等并发症需4~8周，甚至更长
其他治疗	（1）吸氧、对症处理、营养支持治疗，以及对脓胸、脓气胸、循环衰竭等并发症的处理 （2）血源性金黄色葡萄球菌肺炎需要积极治疗原发病以消除感染灶

五、肺炎克雷伯杆菌肺炎

肺炎克雷伯杆菌肺炎是由肺炎克雷伯杆菌导致的肺部炎症，又称肺炎杆菌肺炎。

（一）临床表现

项目	内容
病史	常有慢性肺部疾病及近期手术史
症状	（1）急性起病者可有寒战、高热、咳嗽，痰黏稠，呈黄棕色脓性，可带血，典型者为棕红色黏稠胶冻状痰，伴胸痛、气急、心悸 （2）严重病例有呼吸衰竭、周围循环衰竭 （3）慢性病程者表现为咳嗽、咳痰、衰弱、贫血等
体征	（1）急性病容，严重者有发绀，血压下降 （2）典型病例肺部有实变体征，有时仅有呼吸音减弱和湿啰音

（二）辅助检查

项目	内容
外周血细胞计数	（1）白细胞计数增高，中性粒细胞数多有增高，核左移，出现中毒颗粒 （2）白细胞减少症常是预后不良的征兆，患者常合并有贫血
痰涂片	（1）可见革兰阴性带荚膜的杆菌，痰培养连续2次或2次以上阳性有利于诊断 （2）血培养或胸腔积液培养阳性，可确立肺炎克雷伯杆菌肺炎的诊断
X线胸片	有大叶实变、小叶浸润、脓肿形成 （1）大叶实变：内有不规则透光区，以右上叶、双肺下叶多见，叶间裂呈弧形下坠 （2）炎症浸润中见脓肿、胸腔积液，少数呈支气管肺炎

（三）治疗

项目	内容
抗菌治疗	（1）社区获得性肺炎克雷伯杆菌肺炎通常首选头孢菌素，也可联合氨基糖苷类或氟喹诺酮类。如头孢噻肟钠或头孢他啶静滴联合阿米卡星或妥布霉素肌注或静滴 （2）院内获得性肺炎克雷伯杆菌肺炎，对所有头孢菌素类都耐药，选用β-内酰胺类抗生素/β-内酰胺酶抑制剂（哌拉西林/他唑巴坦）或碳青霉烯类抗菌药物治疗，或根据药敏试验结果来选择其他抗菌药物
支持治疗	给予吸氧、排痰等对症处理，必要时可给予机械通气辅助呼吸治疗等
防治并发症	（1）积极防治脓胸、气胸、慢性肺炎、感染性休克及脑膜炎等并发症 （2）重症多有肺组织损伤，慢性病例有时需行肺叶切除

六、铜绿假单胞菌肺炎

铜绿假单胞菌肺炎是由铜绿假单胞菌（也称绿脓杆菌）导致的肺部炎症。常发生于免疫功能低下或有基础疾病的患者，是一种严重而又常见的医院获得性肺炎。

（一）临床表现

项目	内容
病史	多见于原有慢性心肺疾病、长期使用抗菌药物、肾上腺皮质激素、抗癌药物以及免疫功能低下的患者，或有应用呼吸机、雾化器的治疗史
症状	（1）发病可急可慢，有的呈隐匿发病 （2）重症者全身中毒症状明显，寒战、高热，体温波动大，部分患者伴有相对缓脉 （3）咳嗽，咳大量黄脓痰，典型者咳翠绿色脓性痰 （4）呼吸困难、进行性发绀 （5）严重可出现呼吸衰竭、周围循环衰竭、意识障碍
体征	肺部可闻及湿性啰音。部分患者可并发脓胸

（二）辅助检查

项目	内容
外周血细胞计数	（1）白细胞计数轻度增高，中性粒细胞增多不明显，核左移，出现中毒颗粒 （2）血生化可出现低钾、低钠、低氯
痰涂片	（1）可见成对或短链状排列的革兰阴性杆菌，并经培养及生化试验鉴定为铜绿假单胞菌，或连续3次以上痰培养阳性，且药敏试验结果相同，估计为同一株铜绿假单胞菌时才有利于诊断 （2）血、胸腔积液培养可阳性
X线胸片	（1）多为弥漫性双侧支气管肺炎，可侵犯多个肺叶 （2）病变呈结节状浸润，后期可融合成直径更大的模糊片状实变阴影，其间可见小透亮区并可有多发性小脓肿，以下叶常见 （3）少数患者可有胸腔积液征象

（三）治疗

项目	内容
抗菌治疗	（1）轻症患者可单独选用抗菌药物治疗，重症患者联合用药 （2）首选氨基糖苷类、抗假单胞菌β-内酰胺类（哌拉西林/他唑巴坦、替卡西林/克拉维酸、美洛西林、头孢他啶、头孢哌酮/舒巴坦等）及氟喹诺酮类（氧氟沙星、左氧氟沙星、环丙沙星，其中环丙沙星敏感性最高）
其他治疗	加强营养支持及其他各项对症治疗措施

七、军团菌肺炎

军团菌肺炎是嗜肺军团菌导致的以肺炎表现为主，可能合并肺外其他系统损害的感染性疾病，是军团菌病的一种临床类型。吸烟、患有慢性肺疾病和免疫功能低下是发生军团菌肺炎的三大危险因素。

（一）临床表现

项目	内容
症状	（1）高热、寒战、咳嗽 （2）相对缓脉、恶心、呕吐和水样腹泻、蛋白尿、血尿、低钠血症 （3）严重者有神经精神症状，如感觉迟钝、谵妄，并可出现呼吸衰竭和休克
提示作用表现	（1）持续高热超过40℃ （2）痰革兰染色可见较多中性粒细胞而细菌很少 （3）低钠血症 （4）对β-内酰胺类药物治疗无效

（二）胸部X线检查

快速进展的非对称性、边缘不清的肺实质性浸润阴影。约30%的患者可见胸腔积液。

（三）诊断标准

具有下表中的第1、2项，并具有第3~7项中任何一项者，可诊断为军团菌肺炎。

项目	内容
临床表现	发热、寒战、咳嗽、胸痛等呼吸道感染症状
X线胸片	具有浸润性阴影或胸腔积液
病原菌培养	呼吸道分泌物、痰、血或胸腔积液在活性炭酵母浸液琼脂培养基（BCYE）或其他特殊培养基培养有军团菌生长
直接荧光法	呼吸道分泌物直接荧光法（DFA）检查阳性
血间接荧光法（IFA）	前后2次检测抗体滴度呈4倍或以上增高，达1∶128或以上
血试管凝集试验（TAT）	前后2次检测抗体滴度呈4倍或以上增高，达1∶160或以上
微量凝集试验（MAA）	前后2次检测抗体滴度呈4倍或以上增高，达1∶64或以上

（四）治疗

项目	内容
首选药物	（1）大环内酯类 ①阿奇霉素：500mg，1次/天静脉滴注或口服 ②红霉素：500mg，静脉滴注，4次/天；常见副作用有胃肠道反应、静脉炎、可逆性耳聋、Q-T间期延长 （2）氟喹诺酮类 ①左氧氟沙星：500mg，静脉滴注或口服，1次/天 ②吉米沙星：320mg，口服，1次/天 ③莫西沙星：400mg，口服或静脉滴注，1次/天
次选药物	多西环素、克拉霉素、米诺环素、SMZ-TMP等

八、支原体肺炎

支原体肺炎好发于夏末至初冬季节，可通过飞沫传播，可在家庭及学校等场所爆发流行起病。

（一）临床表现

项目	内容
症状	（1）突出症状是干咳或刺激性咳嗽 （2）发热，有时可伴畏寒，但很少有寒战 （3）肺部以外的并发症，如皮疹、心包炎、溶血性贫血、关节炎、脑膜脑炎和外周神经病变
体征	（1）咽部和鼓膜充血，颈淋巴结肿大 （2）少数病例有斑丘疹、红斑或口唇疱疹 （3）约半数患者可闻及干性或湿性啰音

（二）辅助检查

项目	内容
X线胸片	（1）双肺斑片状浸润影，中下肺野明显，有时呈网状、云雾状，而且多变 （2）仅有5%~20%的肺炎支原体感染者有胸膜渗出
病原学检查	（1）间接血凝抗体试验：主要是IgM，晚期可见IgG （2）补体结合试验：发病10天后出现，恢复期效价1∶64或以上，或恢复期抗体效价与前相比有4倍或以上升高，有利于确诊 （3）冷凝集反应：效价1∶32或以上为阳性

（三）治疗

项目	内容
首选大环内酯类	（1）红霉素：250~500mg，口服，每6~8小时一次；或1~2g分次静脉滴注。疗程2~3周 （2）阿奇霉素：500mg，口服或静脉滴注，1次/天。因半衰期长，连用5天后停2天再继续，疗程通常为10~14天 （3）罗红霉素：150mg，口服，2次/天。疗程常为10~14天
氟喹诺酮类	（1）左氧氟沙星：500mg，口服或静脉滴注，1次/天 （2）莫西沙星：400mg，口服或静脉滴注，1次/天 疗程常为14~21天
四环素类	（1）多西环素：首剂200mg口服，之后为100mg，2次/天 （2）米诺环素：100mg，口服，2次/天
对症治疗	镇咳药物，化痰药物，雾化吸入治疗
其他	发生严重肺外并发症时，给予相应处理

九、衣原体肺炎

（一）临床表现

项目	内容
病史	鹦鹉、家禽、鸟类饲养或接触史
症状	（1）有时表现为无症状，有时症状较重，表现为发热、咳嗽等 （2）有些患者可出现喘息甚至哮喘，成人肺炎患者多较严重，可发生呼吸衰竭
体征	闻及干、湿啰音

（二）辅助检查

项目	内容
X线胸片	（1）双肺片状浸润，胸膜渗出不常见 （2）鹦鹉热衣原体肺炎患者肺内阴影吸收缓慢
病原学检查	（1）微生物学培养：细胞内包涵体在72小时以后出现，可通过特异性荧光抗体检测加以证实 （2）微量免疫荧光法：IgG≥1∶512和/或IgM≥1∶32，在排除类风湿因子影响后考虑近期感染 （3）急性期、恢复期（起病后第2~3周）双份血清进行抗体测定：后者抗体效价与前者相比有4倍或以上升高，有利于确诊

（三）治疗

项目	内容
多西环素	首剂200mg，以后100mg，口服，2次/天
红霉素	500mg，口服，4次/天。疗程3周。复发者可进行第2疗程
阿奇霉素	首剂500mg，1次/天，以后4天每次250mg，口服，2次/天
罗红霉素	150mg，口服，2次/天。疗程常为21天
氟喹诺酮类	对肺炎衣原体也有效

十、病毒性肺炎

（一）流感病毒肺炎

流感病毒是成人病毒性肺炎最常见的病因。

1.临床表现

项目	内容
症状	（1）单纯的原发性病毒性肺炎少见，易侵犯有心脏病的患者，特别是二尖瓣狭窄的患者 （2）常表现为持续高热，进行性呼吸困难 （3）患者原有的基础疾病可被诱发加重，呈现相应的临床表现
体征	（1）肺部可闻及湿性啰音 （2）少数病例病情进展快速，出现休克、心力衰竭、急性呼吸窘迫综合征（ARDS）、多脏器功能障碍综合征

2.辅助检查

项目	内容
X线胸片	双肺弥漫性间质性渗出性病变，重症患者两肺中下野可见弥漫性结节性浸润，少数可有肺实变
病原学检查	（1）病毒特异抗原及其基因检测：采用免疫荧光或酶联免疫法检测甲型、乙型流感病毒特异的核蛋白（NP）或基质蛋白（M1）及其亚型特异的血凝素蛋白。RT-PCR法检测编码上述蛋白的特异基因片段 （2）病毒分离：从患者呼吸道标本中分离到流感病毒 （3）急性期和恢复期双份血清进行抗体测定：后者抗体效价与前者相比有4倍或以上升高，有利于确诊

3.治疗

项目	内容
抗流感病毒药物治疗	（1）离子通道M阻滞剂：包括金刚烷胺及金刚乙胺，对甲型流感病毒有活性 ①金刚烷胺：成人100mg，2次/天。65岁及以上老人每天不超过100mg。肌酐清除率≤50ml/min时酌情减少用量，必要时停药 ②金刚乙胺：成人100mg，2次/天。65岁及以上老人每天100mg或200mg。肌酐清除率≤50ml/min时酌情减少用量，必要时停药 （2）神经氨酸酶抑制剂：能有效治疗和预防甲型、乙型流感。奥司他韦75mg，2次/天，连服5天，应在症状出现2天内用药。肾功能不全的患者肌酐清除率<30ml/min时，应减量至75mg，1次/天

续表

项目	内容
合并症治疗	（1）合并细菌性肺炎：根据情况选用相应的抗菌药物 （2）合并呼吸衰竭：给予呼吸支持，首选无创正压通气 （3）合并休克：给予相应抗休克治疗

（二）单纯疱疹病毒肺炎

项目	内容
临床表现	（1）主要见于免疫功能缺陷患者，如骨髓抑制及实体脏器移植应用免疫抑制剂的患者，通常发生在移植后的2个月内 （2）咳嗽和呼吸困难是最常见的症状，大多数患者有发热，胸部X线表现为多灶性浸润病变，常伴有口腔和面部疱疹。严重者有低氧血症
病原学检查	（1）病毒分离是诊断单纯疱疹病毒感染的主要依据 （2）通过支气管镜毛刷、灌洗和活检取得下呼吸道样本进行细胞学和组织学检查，发现多核巨细胞和核内包涵体有利于诊断 （3）抗体检测有利于原发性感染的诊断，对复发性感染的诊断价值不大
治疗	阿昔洛韦的剂量为5mg/kg，静脉注射，2~3次/天，根据肾功能调整剂量，疗程至少7天

（三）巨细胞病毒肺炎

项目	内容
诊断要点	（1）多发生于器官移植后数月内 （2）体温超过38℃，持续3天以上 （3）干咳、呼吸困难及低氧血症进行性加剧 （4）X线胸片或CT有磨玻璃影伴结节影及斑片状渗出等改变 （5）病原学检测阳性：肺泡灌洗液分离到CMV病毒；酶联免疫吸附法（ELISA）检测血清中CMV IgM阳性；定量CMV-DNA含量≥10^4/ml基因拷贝数；CMV pp65抗原阳性 （6）细菌、真菌、支原体、衣原体、肺孢子菌及结核菌等检查均为阴性
治疗	（1）调整或停用免疫抑制剂 （2）抗病毒治疗首选更昔洛韦。①诱导期：静脉滴注5mg/kg，2次/天，每次静滴1小时以上，疗程14~21天，肾功能减退者剂量应酌减。②维持期：静脉滴注5mg/kg，1次/天，静滴1小时以上，维持期的时间应根据患者的病情调整。与CMV免疫球蛋白联用可提高疗效 （3）根据病情静脉注射甲泼尼龙40~80mg，1~2次/天 （4）可应用免疫球蛋白 （5）合并呼吸衰竭时应给予呼吸支持，首选无创正压通气

（四）新型冠状病毒肺炎

1.辅助检查

项目	内容
病原学检查	（1）采用RT-PCR和/或NGS方法在鼻、咽拭子、痰和其他下呼吸道分泌物、血液、粪便、尿液等标本中可检测出新型冠状病毒核酸 （2）检测下呼吸道标本（痰、气道分泌物或BALF）更加准确 （3）核酸检测会受病程、标本采集、检测过程、检测试剂等因素的影响，为提高检测阳性率，应规范采集标本，标本采集后尽快送检

项目	内容
血清学检查	（1）新型冠状病毒特异性IgM抗体、IgG抗体阳性，但是在起病1周内阳性率较低 （2）通常不单独以血清学检测作为诊断依据，需结合流行病学史、临床表现和基础疾病等情况进行综合判断

2.诊断

项目	内容
疑似病例	有流行病学史中的任何1条且符合临床表现中的任意2条；或无明确流行病学史的，符合临床表现中的任意2条，同时新型冠状病毒特异性IgM抗体阳性；或符合临床表现中的3条 （1）流行病学史 ①起病前14天内有病例报告社区的旅行史或居住史 ②起病前14天内与新型冠状病毒感染者有接触史 ③起病前14天内曾接触过来自有病例报告社区的发热或有呼吸道症状的患者 ④聚集性起病（2周内在小范围，如家庭、办公室、学校班级等场所，出现2例及以上发热或伴有呼吸道症状的病例） （2）临床表现 ①发热和/或呼吸道症状等新冠肺炎相关临床表现 ②具有新冠肺炎影像学特征 ③起病早期白细胞总数正常或降低，淋巴细胞计数正常或减少
确诊病例	疑似病例同时具备以下病原学或血清学证据之一者 （1）RT-PCR检测新型冠状病毒核酸阳性 （2）未接种新型冠状病毒疫苗者新型冠状病毒特异性IgM抗体和IgG抗体均为阳性

3.治疗

（1）非药物治疗

项目	内容
一般治疗	卧床休息，加强支持治疗，保证充分能量摄入；注意水、电解质平衡，维持内环境稳定；密切监测生命体征、血氧饱和度等
病情监测	血常规、尿常规、CRP、生化指标（肝酶、心肌酶、肾功能等）、凝血功能、动脉血气分析、胸部影像学等。有条件者可行炎症因子检测
氧疗	鼻导管、面罩给氧和经鼻高流量氧疗。有条件者可采用氢氧混合吸入气（H_2/O_2：66.6%/33.3%）治疗

（2）抗病毒治疗

项目	内容
PF-07321332/利托那韦片	成人和青少年（12~17岁，体重≥40kg），300mg PF-07321332与100mg利托那韦同时服用，每12小时一次，连续服用5天
单克隆抗体	1）生理盐水100ml分别与安巴韦单抗100mg及罗米司韦单抗100mg稀释后，序贯缓慢静脉滴注，中间需用生理盐水100ml冲管 2）输注期间对患者进行监测，并在输注完成后对患者进行至少1小时的观察
静注COVID-19人免疫球蛋白	轻型100mg/kg，普通型200mg/kg，重型400mg/kg，静脉输注，根据患者病情改善情况，次日可再次输注，总次数不超过5次
康复者恢复期血浆	可在病程早期用于有高危因素、病毒载量较高、病情进展较快的患者。输注剂量为200~500ml（4~5ml/kg），可根据患者个体情况及病毒载量等决定是否再次输注

（3）免疫治疗

项目	内容
糖皮质激素	对于氧合指标进行性恶化、影像学进展迅速、机体炎症反应过度激活状态的重型和危重型患者，酌情短期内（不超过 10 日）使用糖皮质激素地塞米松 5mg 每天或甲泼尼龙 40mg 每天
托珠单抗	1）对于重型及危重型患者，且实验室检测 IL-6 水平升高者，可试用 2）具体用法：首次剂量 4~8mg/kg，建议剂量 400mg，0.9% 生理盐水稀释至 100ml，输注时间 > 1 小时；首次用药疗效不佳者，可在首剂应用 12 小时后追加应用一次（剂量同前），累计给药次数最多为 2 次，单次最大剂量不超过 800mg 3）注意过敏反应，有结核等活动性感染者禁用

（4）抗凝治疗　用于具有重症高危因素、病情进展较快的普通型、重型和危重型患者，无禁忌证情况下可给予治疗剂量的低分子肝素或普通肝素。发生血栓栓塞事件时，按照相应指南进行治疗。

（5）俯卧位治疗　具有重症高危因素、病情进展较快的普通型、重型和危重型患者，应当给予规范的俯卧位治疗，建议每天不少于 12 小时。

（6）心理干预　患者常存在紧张焦虑情绪，应当加强心理疏导，必要时辅以药物治疗。

（7）重型、危重型病例的治疗

项目	内容
治疗原则	在上述治疗的基础上，积极防治并发症，治疗基础疾病，预防继发感染，及时进行器官功能支持
呼吸支持	具体见下表
循环支持	1）危重型患者可合并休克，应在充分液体复苏的基础上，合理使用血管活性药物，密切监测患者血压、心率和尿量的变化，以及乳酸和碱剩余 2）必要时进行血流动力学监测，指导输液和血管活性药物的使用，改善组织灌注
抗凝治疗	1）重型或危重型患者合并血栓栓塞风险较高 2）对无抗凝禁忌证者，同时 D-二聚体明显增高者，建议预防性使用抗凝药物 3）发生血栓栓塞事件时，按照相应指南进行抗凝治疗
急性肾损伤和肾替代代治疗	1）危重型患者可合并急性肾损伤，应积极寻找病因，如低灌注和药物等因素 2）在积极纠正病因的同时，注意维持水、电解质、酸碱平衡 3）连续性肾替代治疗（CRRT）的指征包括：高钾血症；严重酸中毒；利尿剂无效的肺水肿或水负荷过多
血液净化治疗	血液净化系统包括血浆置换、吸附、灌流、血液/血浆滤过等，能清除炎症因子，阻断"细胞因子风暴"，从而缓解炎症反应对机体的损伤，可用于重型、危重型患者细胞因子风暴早、中期的救治
儿童多系统炎症综合征	治疗原则是多学科合作，尽早抗炎、纠正休克和出、凝血功能障碍、脏器功能支持，必要时抗感染治疗。有典型或不典型川崎病表现者，与川崎病经典治疗方案类似，以静脉用丙种球蛋白（IVIG）、糖皮质激素及口服阿司匹林等治疗为主
其他治疗	1）可考虑使用血必净治疗 2）可使用肠道微生态调节剂，维持肠道微生态平衡，预防继发细菌感染 3）儿童重型、危重型病例可酌情考虑使用 IVIG 4）妊娠合并重型或危重型患者应积极终止妊娠，剖宫产为首选 5）患者常存在焦虑恐惧情绪，应加强心理疏导，必要时辅以药物治疗

重型、危重型病例的呼吸支持

项目	内容
鼻导管或面罩吸氧	1）$PaO_2/FiO_2 < 300mmHg$ 的重型患者均应立即给予氧疗 2）如果1~2小时呼吸窘迫和/或低氧血症无改善，应使用经鼻高流量氧疗（HFNC）或无创通气（NIV）
经鼻高流量氧疗或无创通气	1）$PaO_2/FiO_2 < 200mmHg$ 应给予经鼻高流量氧疗（HFNC）或无创通气（NIV） 2）接受HFNC或NIV的患者，在无禁忌证的情况下，建议同时实施俯卧位通气，即清醒俯卧位通气，俯卧位治疗时间应＞12小时 3）如果1~2小时治疗后病情无改善，应及时进行有创机械通气治疗
有创机械通气	$PaO_2/FiO_2 < 150mmHg$，应考虑气管插管
气道管理	加强气道湿化；建议使用密闭式吸痰，必要时气管镜吸痰；积极进行气道廓清治疗，如振动排痰、高频胸廓振荡、体位引流等；在氧合及血流动力学稳定的情况下，尽早开展被动及主动活动，促进痰液引流及肺康复
体外膜肺氧合（ECMO）	1）在最优的机械通气条件下（$FiO_2 \geq 80\%$，潮气量为6ml/kg理想体重，$PEEP \geq 5cmH_2O$，且无禁忌证），且保护性通气和俯卧位通气效果不佳，并符合以下条件之一，应尽早考虑实施ECMO ① $PaO_2/FiO_2 < 50mmHg$ 超过3小时 ② $PaO_2/FiO_2 < 80mmHg$ 超过6小时 ③ 动脉血 $pH < 7.25$ 且 $PaCO_2 > 60mmHg$ 超过6小时，且呼吸频率＞35次/分钟 ④ 呼吸频率＞35次/分钟时，动脉血 $pH < 7.2$ 且平台压＞$30cmH_2O$ ⑤ 合并心源性休克或者心脏骤停 2）ECMO模式选择：仅需呼吸支持时选用静脉-静脉方式ECMO（VV-ECMO），是最为常用的方式；需呼吸和循环同时支持则选用静脉-动脉方式ECMO（VA-ECMO）；VA-ECMO出现头臂部缺氧时可采用VAV-ECMO模式。实施ECMO后，严格实施肺保护性通气策略 3）建议初始设置：潮气量＜4~6ml/kg理想体重，平台压≤$25cmH_2O$，驱动压＜$15cmH_2O$，PEEP为5~15cmH_2O，呼吸频率4~10次/分钟，$FiO_2 < 50\%$。对于氧合功能很难维持或吸气用力、双肺重力依赖区实变明显或需积极气道分泌物引流的患者，可联合俯卧位通气 4）儿童心肺代偿能力较成人弱，对缺氧更为敏感，需要应用比成人更积极的氧疗和通气支持策略

第四节　肺脓肿

肺脓肿是由多种病原体导致肺组织坏死和化脓，引起肺实质局部区域破坏的化脓性感染。一般早期呈肺实质炎症，后期出现坏死和化脓。

一、病因与发病机制

项目	内容
吸入性肺脓肿	（1）厌氧菌为主要致病菌，占60%~80%。需氧菌与兼性厌氧菌也占一定比例 （2）口、鼻、咽腔寄居菌经口咽吸入，是吸入性肺脓肿的最主要原因 （3）病原菌在局部繁殖，发生肺炎，经7~10天后发展为组织坏死，最终引起肺脓肿发生
血源性肺脓肿	（1）病原菌常见金黄色葡萄球菌、表皮葡萄球菌及链球菌 （2）病原菌、脓毒性栓子经循环至肺，导致肺小血管栓塞，进而引起肺组织炎症、坏死，形成脓肿

续表

项目	内容
继发性肺脓肿	（1）致病菌以需氧菌为主，一些细菌性肺炎，如金黄色葡萄球菌、铜绿假单胞菌和肺炎克雷伯菌肺炎等可继发肺脓肿 （2）支气管异物是引起肺脓肿尤其是小儿肺脓肿的重要因素 （3）继发于其他肺部疾病，或在肺内原有空洞的基础上合并感染，包括支气管扩张症、肺隔离症、支气管囊肿、支气管肺癌或肺结核空洞等 （4）邻近器官播散，如肺部邻近器官化脓性病变或外伤感染、膈下脓肿、肾周围脓肿、脊柱旁脓肿、食管穿孔等，可穿破至肺形成脓肿

二、临床表现

项目	内容
原发性肺脓肿	（1）由需氧菌（金黄色葡萄球菌或肺炎克雷伯菌）引起的坏死性肺炎形成的肺脓肿病情急骤且严重，患者出现寒战、高热、咳嗽、胸痛等症状。儿童在金黄色葡萄球菌肺炎后发生的肺脓肿也多呈急性过程 （2）通常原发性肺脓肿患者首先表现出吸入性肺炎症状，有间歇发热、畏寒、咳嗽、咳痰、胸痛、体重减轻、全身乏力、夜间盗汗等，和一般细菌性肺炎类似，但病程相对慢性化，症状较轻。甚至有的发病隐匿，到病程后期有多发性肺坏死、脓肿形成，与支气管相通，则可出现大量脓性痰，如为厌氧菌感染则伴有臭味 （3）咯血常见，偶尔为致死性
继发性肺脓肿	（1）起始肺外感染症状（如菌血症、心内膜炎、感染性血栓静脉炎、膈下感染），然后出现肺部症状 （2）原有慢性气道疾病和支气管扩张症的患者则可见痰量明显改变
体格检查	（1）脓肿较大或接近肺的表面，则可出现叩诊浊音，呼吸音降低等实变体征 （2）涉及胸膜则可闻及胸膜摩擦音或胸腔积液体征

三、诊断

（一）病史

项目	内容
原发性肺脓肿	有促使误吸因素或口咽部炎症和鼻窦炎的有关病史
继发性肺脓肿	有肺内原发病变或其他部位感染病史

（二）症状与体征

项目	内容
症状	由需氧菌等所致的原发性肺脓肿呈急性发病，如以厌氧菌感染为主则呈亚急性或慢性化过程，脓肿破溃和支气管相交通后则痰量增多，出现脓痰或脓性痰，可有臭味
体征	无特异性

（三）辅助检查

项目	内容
血常规检查	血白细胞和中性粒细胞升高，慢性肺脓肿可有血红蛋白和红细胞减少
痰液及气管分泌物培养	（1）在肺脓肿感染中，尤其是在院内感染中，需氧菌所占比例正在逐步增加 （2）虽然有口咽菌污染的机会，但重复培养对确认致病菌还是有意义的 （3）因为口咽部存在大量厌氧菌，痰液培养厌氧菌无意义，但脓性痰标本培养阳性，革兰染色见大量细菌，且形态较一致，则可能提示厌氧菌感染
采集下呼吸道分泌物标本	厌氧菌培养标本无法接触空气，接种后应放入厌氧培养装置和仪器以维持厌氧环境
血液标本培养	在血源性肺脓肿时常可有阳性结果，需要进行血培养，但厌氧菌血培养阳性率只有5%
X线检查	各种类型肺脓肿的X线特点见下表
胸部CT	（1）对于病变定位、肺实质的坏死、液化的判断，尤其是对引起继发性肺脓肿的病因诊断有极大的帮助 （2）多表现为浓密球形病灶，其中有液化，或呈类圆形的厚壁脓腔，脓腔内可出现液平面，脓腔内壁常呈不规则状，周围可见模糊炎性影 （3）伴脓胸者尚有患侧胸腔积液改变
纤维支气管镜检查	可通过支气管镜进行下呼吸道标本采集，也可用于鉴别诊断，排除支气管肺癌、异物等

各种类型肺脓肿的X线特点

肺脓肿类型	X线特点
吸入性肺脓肿	（1）早期：无特征性变化，炎性阴影较大且密度较高，中心最浓，边缘模糊 （2）脓肿形成：空洞内壁完整或不规则，可见气液平，贴近胸壁的病变与胸壁成锐角；脓腔周围有炎性浸润，邻近组织与空洞边界不清。仰卧时常见于上叶的后段及下叶的背段
血源性肺脓肿	圆形多发浸润病灶，分布于一侧或两侧，中心可见透亮区
慢性肺脓肿	主要为厚壁空洞，多房者可有多个大小不等的透亮区，液面高低不一，空洞周围可见纤维条索影

四、鉴别诊断

项目	内容
细菌性肺炎	（1）肺脓肿早期表现与细菌性肺炎类似，但除了由一些需氧菌引起的肺脓肿外，症状相对较轻，病程相对慢性化 （2）后期脓肿破溃与支气管相交通后则痰量增多，出现脓痰或脓性痰，可有臭味，这时临床诊断则可成立 （3）胸部影像学检查，尤其是CT检查，容易发现在肺炎症渗出区出现多个小的低密度区 （4）当与支气管交通时，出现空腔，并有气液交界面（液平），形成典型的肺脓肿
支气管肺癌	（1）肿瘤阻塞支气管导致支气管远端的肺部阻塞性炎症，呈肺叶、段分布 （2）癌灶坏死液化可形成癌性空洞 （3）起病较慢，常无或仅有低度毒性症状 （4）胸部影像学示偏心空洞，壁较厚且内壁凹凸不平，通常无液平，空洞周围无炎症反应 （5）因癌肿经常发生转移，所以常见有肺门和纵隔淋巴结肿大 （6）通过组织病理学检查可确诊

续表

项目	内容
肺结核空洞继发感染	（1）肺结核常伴空洞形成，胸部X线检查空洞壁较厚，病灶周围有密度不等的散在结节病灶 （2）合并感染时空洞内可有少量液平，临床可见黄痰，但整个病程长，发病缓慢，常有午后低热、乏力、盗汗、慢性咳嗽、食欲缺乏等慢性症状 （3）治疗后痰中常可查到结核杆菌
局限性脓胸	（1）局限性脓胸常伴支气管胸膜瘘，和肺脓肿有时在影像学上难以区别。典型的脓胸在侧位胸片呈"D"字阴影，从后胸壁向前方鼓出 （2）CT有助于诊断疑难病例，可显示脓肿壁有不同厚度，内壁边缘和外表面不规则；而脓胸腔壁极其光滑，液性密度将增厚的壁层胸膜和受压肺组织下的脏层胸膜分开
大疱内感染	（1）患者全身症状比X线胸片显示状态要轻 （2）在平片和CT上常可见细而光滑的大疱边缘，和肺脓肿相比其周围肺组织清晰 （3）既往胸片将有利于诊断 （4）大疱内感染后有时可导致大疱消失，但很少见
先天性肺病变继发感染	（1）肺囊肿呈圆形，腔壁薄而光滑，常伴有液平面，周围无炎性反应。患者常无明显的毒性症状或咳嗽。如果有感染前的影像资料相比较，则更易鉴别 （2）先天性肺隔离症感染可同样出现鉴别诊断困难，通过其所在部位（多位于下叶）及胸部CT扫描和MRI及造影剂增强可帮助诊断，并可确定异常血管供应来源，对手术治疗有帮助
肺挫伤血肿和肺撕裂	胸部刺伤或挤压伤后，影像学可见空洞样改变，临床无典型肺脓肿表现，有类似的创伤病史常提示此诊断
膈疝	（1）一般在后前位X线胸片可显示"双重心影"，在侧位上在心影后可见典型的胃泡，并常有液平 （2）如有疑问可行钡剂和胃镜检查
包囊肿和其他肺寄生虫病	（1）包囊肿可穿破，造成复合感染，曾在羊群牧羊分布区域的居住者可考虑此诊断 （2）乳胶凝聚试验，补体结合及酶联免疫吸附试验，也可检测血清抗体，帮助诊断 （3）寄生虫中如肺吸虫感染也可有相似症状
真菌和放线菌感染	肺脓肿并不全由厌氧菌和需氧菌引起，真菌、放线菌也可导致肺脓肿
其他	空洞型肺栓塞、韦格纳肉芽肿、结节病等，偶尔也会形成空洞

五、治疗

（一）抗感染治疗

项目	内容
吸入性肺脓肿	（1）青霉素G：首选药物，对厌氧菌和G^+球菌等需氧菌有效。用法：1200万~1800万U/天肌内注射或静滴，分4~6次使用 （2）克林霉素：对大多数厌氧菌敏感，如消化球菌、消化链球菌、类杆菌、梭形杆菌、放线菌等。用法：1.8~3.6g/d，分2~3次静滴，然后序贯改口服。主要不良反应为假膜性肠炎 （3）甲硝唑：一般与青霉素、克林霉素联合用于厌氧菌感染。用法：1~2g/d，静脉滴注 （4）β-内酰胺类抗生素：阿莫西林/克拉维酸或联合舒巴坦等可用于治疗某些厌氧菌如脆弱类杆菌
院内获得性感染形成的肺脓肿	多数为需氧菌，并有耐药菌株出现，因此需选用β-内酰胺类抗生素中的第二代、第三代头孢菌素，必要时联合氨基糖苷类

续表

项目	内容
血源性肺脓肿	（1）多为金黄色葡萄球菌引起，可选用耐β-内酰胺酶的青霉素或头孢菌素 （2）MRSA感染时，应选用万古霉素、替考拉宁或利奈唑胺
阿米巴原虫感染	甲硝唑治疗

（二）痰液引流

项目	内容
祛痰	痰液黏稠者可用祛痰药如盐酸氨溴索、溴己新等，亦可采用雾化吸入生理盐水、祛痰药或支气管舒张剂以利痰液引流
体位引流	患者一般状况较好时，可采用体位引流排脓。使脓肿部位置于高位，轻拍患部，2~3次/天，每次10~15分钟。但对有大量脓痰且体质虚弱的患者应进行监护，防止大量脓痰涌出时由于无力咳出而窒息
经纤维支气管镜冲洗法	（1）这种方法用于肺脓肿是非常有效的。必要时也可于病变部位注入抗生素 （2）通常用于抗生素和体位引流很难控制感染或脓腔在扩大的患者 （3）应注意在纤维支气管镜冲洗中，脓肿破溃有造成窒息的危险
经皮导管引流	（1）对于难治性肺脓肿，特别是靠近胸壁的脓肿是一种有效、安全的治疗方法 （2）对于抗感染治疗10~14天仍无效、有中毒症状、脓腔大于6cm、老年患者或免疫抑制、可能有支气管阻塞的肺脓肿患者可考虑使用 （3）可在X线、CT或超声引导下进行穿刺，以提高成功率，降低并发症的产生

（三）外科手术

适应证为：①肺脓肿病程超过3个月，经内科治疗，脓腔不缩小，或脓腔过大（5cm以上）估计不易闭合者。②大咯血经内科治疗无效或危及生命者。③伴有支气管胸膜瘘或脓胸，经抽吸、引流和冲洗疗效不佳者。④支气管阻塞限制了气道引流，如肺癌。

第五节　肺结核病

肺结核病是一种由结核分枝杆菌导致的慢性呼吸道传染病。

一、病因与发病机制

肺结核分型	病因与发病机制
原发型肺结核	人体抵抗力降低，经呼吸道或消化道初次侵入人体的结核菌在肺部或肠壁形成渗出性炎性原发病灶，90%~95%发生在肺部
血行播散型肺结核	大量结核菌一次或在极短时间内多次侵入血液循环，机体变态反应增高，导致血管通透性增强，结核菌通过血管壁侵入肺间质，进而累及肺实质形成粟粒大小的结节
继发型肺结核	原发感染遗留的潜在性病灶复燃或结核分枝杆菌再次感染导致的肺结核，多见于成人，也称为成人型肺结核病

二、临床表现

项目	内容
呼吸道症状	（1）咳嗽：为主诉，以干咳为主。如伴有支气管结核，常产生较剧烈的刺激性干咳；若伴纵隔、肺门淋巴结结核压迫气管-支气管，可出现痉挛性咳嗽。咳嗽3周或以上伴血痰，要考虑肺结核的可能 （2）咳痰：多为白色黏痰，合并感染、支气管扩张常咳黄脓痰；干酪样液化坏死时也有黄色脓痰，甚至可排出坏死物 （3）咯血：常见症状，通常痰中带血，当病灶侵犯大血管或支气管动脉破裂时咯血量大，甚至发生失血性休克或窒息 （4）胸痛：部位比较固定，为持续性胸痛，深呼吸或大声说笑、咳嗽时胸痛加重，提示病灶邻近或累及胸膜 （5）呼吸困难：肺部组织受到广泛而严重的破坏，或有广泛的胸膜粘连，可出现气短，特别是在活动后加剧
全身症状	（1）乏力：全身乏力，伴有食欲缺乏、消瘦、体重减轻、失眠 （2）发热：午后低热是结核病最显著的发热特点，多在下午4~8时体温升高，通常在37~38℃之间，多见于轻型结核病。部分患者长期不规则发热，体温38~39℃，多见于慢性排菌者 （3）盗汗：入睡后出汗，醒后汗止，也是结核病的中毒症状之一 （4）妇女可出现月经失调或闭经、自主神经功能紊乱等表现 （5）少数急性发病的肺结核可能出现高热等症状 （6）结核超敏反应：类风湿关节炎、结节性红斑等
临床体征	取决于病灶的性质、部位、范围和程度 （1）病变范围较小时可无任何体征 （2）渗出性病变范围较大或干酪样坏死时可有肺实变体征，如触觉语颤增强，叩诊浊音、听诊闻及支气管呼吸音和细湿啰音 （3）较大的空洞性病变听诊可闻及支气管呼吸音 （4）当有较大范围的纤维条索形成时，气管向患侧移位，患侧胸廓塌陷，叩诊浊音、听诊呼吸音减弱并闻及湿啰音 （5）结核性胸膜炎时产生胸腔积液体征：气管向健侧移位，患侧胸廓望诊饱满，触觉语颤减弱、叩诊实音、听诊呼吸音消失 （6）支气管结核可有局限性哮鸣音 （7）结核性风湿症：少数患者可有类似于风湿热样表现，多见于青少年女性，常侵犯四肢大关节，受累关节附近可见结节性红斑或环形红斑，间歇出现

三、辅助检查

（一）实验室检查

项目	内容
痰结核杆菌检查	（1）痰涂片法：齐内抗酸染色法全片检到2~3条抗酸杆菌则为阳性，而荧光染色法需检到9~10条才能报告阳性 （2）痰结核杆菌培养：检出率约比涂片法高2倍。培养物可保留，供进一步菌种鉴定、药物敏感性测定及研究用
血清学检查	作为辅助性诊断方法
聚合酶链反应	PCR与核酸探针结合、扩增结核杆菌特异性rRNA、定量PCR等

（二）影像学检查

项目	内容
原发型肺结核	（1）原发病灶多在上叶下部或下叶上部近胸膜下，随后沿淋巴管侵入相应的肺门和/或纵隔淋巴结，形成原发综合征 （2）多数患者可自愈，残留原发灶及淋巴结的钙化 （3）有时原发病灶已吸收，仅表现为肺门纵隔淋巴结肿大，还可引起肺不张、支气管播散等
血行播散型肺结核	（1）肺内原发灶及肺门纵隔淋巴结结核内的结核杆菌通过淋巴－血行，引起血行播散型肺结核乃至全身血行播散型结核 （2）胸部X线表现为"三均匀"，1~3mm大小的粟粒样结节，病变继续发展可融合成片絮状，也能够表现为上中肺野分布为主的亚急性或慢性血行播散型肺结核
继发型肺结核	（1）肺部病变好发于上叶尖后段、下叶尖段，常呈多形态混合病变即肺内可同时有增殖、纤维病变、干酪样渗出病变乃至空洞，常伴有钙化灶和局限性胸膜增厚等改变 （2）结核性空洞根据其干酪坏死组织层、肉芽组织层及纤维组织层的组成不同，可表现为蜂窝样空洞、薄壁空洞、干酪厚壁空洞甚至纤维空洞、纤维厚壁空洞，邻近的空洞以及同侧和/或对侧下肺野常有支气管播散灶 （3）最为严重顽固的是慢性纤维空洞型肺结核，病变广泛、以破坏性、不可逆性病变为主 （4）并发支气管结核时可显示肺部反复感染、肺不张等表现
其他	（1）并发气管、支气管结核，可见支气管管腔狭窄、肺部反复继发感染，可引起肺不张、全肺不张等表现 （2）特殊人群的肺结核包括糖尿病合并肺结核、矽肺结核、HIV阳性/AIDS合并结核病以及老年人肺结核可呈下叶肺结核、下叶空洞不典型的表现等

四、诊断

项目	内容
病史及临床表现	（1）咳嗽、咳痰超过3周，可伴有咯血、胸痛等症状，抗感染治疗无效 （2）原因不明的长期低热、伴盗汗、乏力、消瘦、体重减轻，女性患者可见月经失调 （3）曾有结核病接触史。起病前或起病期间有结节性红斑、关节肿痛、疱疹性角膜炎等症状；PPD皮试阳性或强阳性 （4）曾有肺外结核病史如胸膜炎、颈淋巴结增大、肛瘘等 （5）结核病易感人群，包括糖尿病患者、矽肺、HIV阳性/AIDS及长期使用免疫抑制剂者、肾功能不全、胃大部分切除术后、营养不良、酗酒、肝硬化、甲状腺功能低下、精神病患者等
胸部X线检查	易发现肺内异常阴影，但缺乏特异性，还应密切结合临床及实验室诊断，注意与其他肺部疾病进行鉴别
痰结核杆菌检查	痰结核杆菌阳性对肺结核有确诊意义，但其阳性率较低，只有30%~50%。痰涂片抗酸杆菌阳性还需考虑有非结核分枝杆菌的可能性
纤维支气管镜检查	（1）有利于支气管结核、淋巴结支气管瘘、支气管淋巴结结核的明确诊断，对肺不张的病因确定也具有重要意义 （2）有利于肺结核、支气管结核与中心型肺癌、支气管腺瘤的鉴别 （3）协助判断咯血的原因及出血部位，对确定排菌来源有一定的帮助 （4）痰结核杆菌阳性者不应行支气管肺灌洗，以免造成支气管播散 （5）通过纤支镜可对支气管结核、淋巴结支气管瘘进行局部治疗，由于咯血或术后引起的肺不张可吸取血块、痰块，使肺复张 （6）支气管镜检查后连续查痰可提高结核杆菌或细胞学的检出率，具有"激惹作用"

续表

项目	内容
结核菌素皮肤试验（PPD试验）	结核菌素皮肤试验常作为结核感染率指标，也常用于BCG接种后免疫效果的考核，对儿童结核病的诊断具有一定的辅助意义
活体组织检查	包括浅表淋巴结、经胸壁或经支气管镜的肺活检、胸膜活检及开胸肺活检，可为诊断原因不明的病例提供可靠的组织学证据
细胞因子检测	一种为直接检测γ-干扰素的水平，另一种检测能产生γ-干扰素的细胞数量

五、鉴别诊断

项目	内容
肺门、纵隔淋巴结肿大	（1）原发性肺结核最常见的表现，需与恶性淋巴瘤、结节病、中心型肺癌、肿瘤转移性淋巴结肿大进行鉴别 （2）结核病接触史、发热、盗汗、疲乏、消瘦等慢性结核中毒症状，PPD强阳性或阳性是其特点，多组淋巴结受累、周围常有浸润影且易于融合、液化或部分钙化，特别是增强CT显示环形增强对结核病诊断有帮助 （3）需经纤支镜、纵隔镜活检以及浅表淋巴结活检，方可明确诊断
双肺弥漫性点状结节阴影	（1）血行播散型肺结核常有的表现，患者常呈急重症经过，有高热、呼吸困难，有时还可伴有脑膜刺激征、肝、脾大、胸、腹腔、心包积液等，PPD常为阴性，痰结核杆菌阴性 （2）需与各种感染性疾病、弥漫型细支气管肺泡癌、转移性肺癌、尘肺、特发性肺间质纤维化以及结缔组织病的肺部表现进行鉴别
肺部空洞性病变	肺部结核性渗出性病变进一步干酪样坏死、液化，常可形成空洞。所以需与肺脓肿、癌性空洞、坏死性肉芽肿、支气管肺囊肿合并感染等相鉴别
肺部球形病变	（1）结核球可由肺部干酪样渗出病变逐步吸收好转、局限化、纤维包膜而逐步形成，也可因干酪样厚壁空洞阻塞愈合形成 （2）由于含有大量干酪样病灶，又有纤维包膜，X线胸片上常呈现境界清晰、密度较高的球形阴影，其内可有钙化，近心端存在小溶解区，周围可见卫星灶及胸膜粘连，常借此与周围型肺癌、炎性假瘤、错构瘤、慢性肺脓肿等鉴别
肺部炎性渗出性病变	（1）活动性肺结核时，肺部病变常以炎性渗出性病变为主，这时应与各种感染性疾病鉴别，其中，嗜肺军团菌肺炎必须注意 （2）嗜肺军团菌肺炎患者可出现低热、疲乏、咯血，肺部疾病也可发生在结核病好发部位，有时可形成空洞，病程也较为迁延，可1~2个月或更长，病变才见消散 （3）血军团菌抗体检测，特别是动态变化对诊断有意义。还需注意除外肺炎型肺癌的可能

六、治疗

（一）抗结核药物的种类

常用抗结核药物的剂量、用法及主要不良反应（成人）

药物	每天剂量（g/d）		间歇疗法（3次/周）		主要不良反应
	< 50kg	≥ 50kg	< 50kg	≥ 50kg	
异烟肼	0.3	0.3	0.5	0.6	肝毒性、末梢神经炎
利福平	0.45	0.6	0.6	0.6	肝毒性、胃肠反应、过敏反应

续表

药物	每天剂量（g/d）		间歇疗法（3次/周）		主要不良反应
	< 50kg	≥50kg	< 50kg	≥50kg	
利福喷丁	—	—	0.45（每周2次）~ 0.6（每周1次）	—	肝毒性、胃肠反应、过敏反应
吡嗪酰胺	1.5	1.5	2.0	2.0	肝毒性、胃肠反应、痛风样关节炎、血尿酸增高
链霉素	0.75	0.75	0.75	0.75	听力障碍、前庭功能障碍、肾功能障碍、过敏反应
乙胺丁醇	0.75	0.75~1.0	1.0	1.0	视力障碍、视野缩小
丙硫异烟胺	0.6	0.6	—	—	肝毒性、胃肠反应
对氨柳酸（静脉用）	8.0	8.0~10.0	—	—	肝毒性、胃肠反应、过敏反应

（二）常用化疗方案

1.初治活动性肺结核化疗方案 新涂阳和新涂阴肺结核患者选择短程化疗方案治疗。在下列方案中，药物名称前数字代表服药月数，右下方数字代表每周用药次数。

项目	内容
2HRZE/4HR	（1）强化期，异烟肼、利福平、吡嗪酰胺、乙胺丁醇1次/天，共2个月 （2）巩固期，异烟肼、利福平1次/天，共4个月
$2H_3R_3Z_3E_3/4H_3R_3$	（1）强化期，异烟肼、利福平、吡嗪酰胺、乙胺丁醇隔天4次，共2个月 （2）巩固期，异烟肼、利福平隔天1次（即H_3R_3为隔天1次或每周3次），共4个月

2.复治肺结核化疗方案

项目	内容
2HRZES/6HRE	（1）强化期，异烟肼、利福平、吡嗪酰胺、乙胺丁醇、链霉素1次/天，共2个月 （2）巩固期，异烟肼、利福平、乙胺丁醇1次/天，共6个月
$2H_3R_3Z_3E_3S_3/6H_3R_3E_3$	（1）强化期，异烟肼、利福平、吡嗪酰胺、乙胺丁醇、链霉素隔天1次，共2个月 （2）巩固期，异烟肼、利福平、乙胺丁醇隔天1次（即$H_3R_3E_3$为隔天1次或每周3次），共6个月

（三）耐多药结核病

项目	内容
治疗原则	以化疗为中心，结合免疫治疗、介入治疗及外科治疗的综合治疗
治疗药物	利福拉吉、利福布丁、莫西沙星、加替沙星等

第六节 非结核分枝杆菌性肺病

非结核分枝杆菌性肺病是指由非结核分枝杆菌（NTM）感染肺而导致的肺组织病变。

一、病因、发病机制及病理表现

项目	内容
易感人群	（1）患基础肺疾病如COPD，以往有肺结核、胸部手术史、肺癌、间质性肺疾病、囊性纤维化者 （2）职业为采矿、焊接、喷漆等 （3）有食管动力障碍或胸廓畸形者 （4）其他，如有原发或继发免疫缺陷、长期应用激素、有严重脏器疾病、高龄、酗酒和吸烟者
发病机制	通过呼吸道、胃肠道和皮肤等途径侵入人体后，激活多种效应细胞，释放不同细胞因子，发生CD4$^+$T细胞等介导的免疫反应和迟发型变态反应
病理表现	（1）渗出性反应（以淋巴细胞、巨噬细胞浸润及干酪样坏死为主）、增殖性反应（以类上皮细胞、朗格汉斯巨细胞肉芽肿形成为主）、硬化性反应（以浸润相关细胞消退伴有肉芽肿相关细胞萎缩和胶原纤维增生为主） （2）肺内可见坏死和空洞形成，常为单发性或多发性，累及双肺，位于胸膜下，以薄壁为主，洞内坏死层较厚且比较稀软，与肺结核空洞不同 （3）分型：纤维空洞或类结核型、支气管扩张型、结节型及其他类型（包括肺纤维化、肺气肿和肺不张等）

二、临床表现

项目	内容
临床表现	（1）女性多于男性，老年人常见 （2）大多数患者肺部有COPD、支气管扩张症、囊性纤维化、尘肺、肺结核病和肺泡蛋白沉积症等基础疾病 （3）部分患者无明显症状，由体检发现；部分已进展到肺空洞，病情严重；多数人发病缓慢，通常表现为慢性肺部疾病的恶化，也可有急性发病；可有咳嗽、咳痰、咯血、胸痛、气急、盗汗、低热、乏力、消瘦和萎靡不振等症状
影像学表现	（1）胸部X线片显示炎性病灶和单发或多发的薄壁空洞，很少出现纤维硬结灶、球形病变及胸膜渗出。病变多侵犯上叶尖段和前段 （2）胸部CT，特别是HRCT可清楚显示NTM肺病的肺部病灶，可有结节影斑片及小斑片样实变影、空洞（薄壁空洞）影、支气管扩张、树芽征、磨玻璃影、线状及纤维条索影、胸膜肥厚粘连等表现，且通常是多种形态病变一同存在

三、常规检查

项目	内容
必须的检查项目	（1）血常规、尿常规 （2）感染性疾病筛查（如乙型肝炎、丙型肝炎、艾滋病等） （3）肝、肾功能、电解质、血糖、血沉（或C-反应蛋白）、血尿酸 （4）痰抗酸杆菌涂片及镜检、痰分枝杆菌培养及菌种鉴定 （5）心电图、胸部X线片

项目	内容
根据患者病情可选的检查项目	（1）非结核分枝杆菌药物敏感试验 （2）支气管镜检查（疑为存在支气管结核或肿瘤患者） （3）胸部CT检查（需与其他疾病鉴别诊断或胸部X线片显示不良者） （4）胸部超声（疑为胸腔积液、心包积液患者） （5）细胞免疫功能检查（疑为免疫异常患者） （6）痰查癌细胞、血液肿瘤标志物，如癌胚抗原等（疑为合并肿瘤患者）

四、专科检查

项目	内容
病原学检查	NTM肺病的确诊主要依靠细菌学检测，色谱法和分子生物学方法有利于迅速诊断
药物敏感试验	对于未经治疗的NTM患者建议进行克拉霉素敏感性试验

五、诊断

项目	内容
诊断依据	具有呼吸系统症状和/或全身症状，经胸部影像学检查可见空洞性阴影、多灶性支气管扩张及多发性小结节病变等，已除外其他疾病，在保证标本无外源性污染的前提下，符合下列条件之一者，可诊断为NTM肺病 （1）痰NTM培养2次均为同一致病菌 （2）支气管肺泡灌洗液（BALF）中NTM培养阳性1次，阳性度为（++）以上 （3）BALF中NTM培养阳性1次，抗酸杆菌涂片阳性度为（++）以上 （4）经支气管镜或其他途径的肺活组织检查，发现分枝杆菌病的组织病理学特征性改变（肉芽肿性炎症或抗酸染色阳性），并且NTM培养阳性 （5）肺活组织检查发现分枝杆菌病的组织病理学特征性改变（肉芽肿性炎症或抗酸染色阳性），并且痰标本和/或BALF标本的NTM培养阳性≥1次
疑似NTM肺病	符合下列条件之一，考虑为疑似NTM肺病 （1）痰抗酸杆菌检查阳性而临床表现与肺结核不相符者 （2）痰液显微镜检查发现菌体异常的分枝杆菌 （3）痰或其他标本中分枝杆菌培养阳性，但其菌落形态及生长情况与MTB复合群不同 （4）接受正规的抗结核治疗无效而反复排菌的患者，且肺部病灶以支气管扩张、多发性小结节及薄壁空洞为主 （5）有免疫功能缺陷，但已除外肺结核的肺病患者
NTM感染	NTM皮肤试验阳性，缺乏组织、器官NTM受累的依据

六、鉴别诊断

NTM肺病组织病理学基本改变与结核病相仿，但NTM肺病的组织学改变以类上皮细胞肉芽肿改变多见，无明显干酪样坏死。胶原纤维增生且多呈现玻璃样变，可与结核病的组织学改变进行区别。

七、治疗

（一）治疗原则

（1）治疗前进行药物敏感试验。

（2）制定NTM肺病的治疗方案时，仍应尽量根据药敏试验结果和用药史，选择5~6种药物联合治疗，强化期为6~12个月，巩固期为12~18个月，在NTM培养结果阴转后继续治疗12个月以上。

（3）不同NTM肺病的用药种类和疗程可有所不同。

（4）不推荐对疑似NTM肺病患者进行试验性治疗。

（5）对NTM肺病患者应谨慎使用外科手术治疗。

（6）根据NTM肺病的严重程度、进展风险、合并症和治疗目标决定治疗时机。

（二）缓慢生长型NTM肺病

项目	内容
MAC肺病	（1）肺部有结节性病灶或支气管扩张及无法耐受每天治疗的患者：每次克拉霉素1000mg（或阿奇霉素500~600mg）、利福平600mg和乙胺丁醇25mg/kg，每周3次 （2）有纤维空洞或有严重的结节性病灶及支气管扩张症的患者：克拉霉素500~1000mg/d（体重＜50kg者为500mg/d）或阿奇霉素250~300mg/d、利福平450~600mg/d（体重＜50kg者为450mg/d）和乙胺丁醇15mg/（kg·d），1次/天。在治疗起始的2~3个月可考虑用阿米卡星或链霉素，每周3次 （3）严重进展性病变或接受过治疗：克拉霉素500~1000mg/d（体重＜50kg者为500mg/d），或阿奇霉素250~300mg/d、利福布丁150~300mg/d（体重＜50kg者为150mg/d），或利福平450~600mg/d（体重＜50kg者为450mg/d）、乙胺丁醇15mg/（kg·d），治疗起始的2~3个月应用阿米卡星或链霉素，每周3次 （4）播散型：克拉霉素1000m/d或阿奇霉素250~300mg/d、利福布丁300mg/d和乙胺丁醇15mg/（kg·d）。获得性免疫缺陷综合征（艾滋病）合并播散型MAC肺病患者，应持续抗分枝杆菌治疗直到其免疫功能恢复后1年，甚至终身服药
堪萨斯分枝杆菌肺病	（1）利福平10mg/（kg·d）（最大量为600mg/d）、异烟肼5mg/（kg·d）（最大量为300mg/d）、乙胺丁醇15mg/（kg·d），疗程至痰培养结果阴转12个月 （2）对利福平耐药者可使用克拉霉素或阿奇霉素、莫西沙星、乙胺丁醇、磺胺甲噁唑或链霉素等，疗程至痰培养结果阴转12~15个月
海分枝杆菌肺病	（1）利福平或利福布丁、乙胺丁醇和克拉霉素，疗程为4~6个月 （2）疗效不佳者，可采用外科手术进行清创治疗
瘰疬分枝杆菌肺病	（1）克拉霉素、环丙沙星、利福平或利福布丁、乙胺丁醇等进行治疗，疗程为18~24个月 （2）局部病变可用外科手术清除
溃疡分枝杆菌肺病	（1）克拉霉素和利福平治疗8周 （2）疗效不佳者可进行外科手术清创治疗和皮肤移植
嗜血分枝杆菌肺病	（1）克拉霉素、利福平或利福布丁及环丙沙星，疗程为12个月 （2）对于免疫功能受损的嗜血分枝杆菌淋巴结病患者，建议采用外科手术治疗
蟾分枝杆菌肺病	（1）克拉霉素、利福平和乙胺丁醇治疗，疗程至痰培养结果阴转后12个月 （2）对于药物疗效不佳且肺功能良好者，可考虑采用外科手术治疗
玛尔摩分枝杆菌肺病	克拉霉素、利福平、乙胺丁醇和异烟肼治疗，必要时可加用氟喹诺酮类药物，疗程至痰培养结果阴转后12个月

（三）迅速生长型NTM肺病

项目	内容
脓肿分枝杆菌肺病	（1）一种大环内酯类药物联合一种或多种静脉用药物，如阿米卡星、头孢西丁或亚胺培南，疗程为6个月，对于肺部病变局限且可耐受手术的患者，可同时采用外科手术治疗，以提高治愈率 （2）皮肤、软组织和骨病：克拉霉素1000mg/d或阿奇霉素250mg/d、阿米卡星10~15mg/d、头孢西丁12g/d（分次给予）或亚胺培南500mg/d（分次给予），重症病例的疗程至少4个月，骨病患者的疗程至少6个月。对于病灶广泛、脓肿形成及药物疗效不佳者，可用外科清创术或异物清除术
龟分枝杆菌肺病	（1）克拉霉素联合一种敏感药物，疗程至痰培养结果阴转后12个月 （2）皮肤、软组织和骨病：至少采用2种敏感药物，如妥布霉素、克拉霉素和喹诺酮类药物，疗程至少4个月，骨病患者的疗程至少6个。对于病灶广泛、脓肿形成及药物治疗效果不佳者，可采用外科清创术或异物清除处理
偶然分枝杆菌肺病	（1）克拉霉素联合一种敏感药物，疗程为痰培养结果阴转后12个月 （2）皮肤、软组织和骨病：至少采用2种敏感药物，如氟喹诺酮类、利福平、利福布丁、克拉霉素或阿米卡星，疗程至少4个月，骨病患者至少6个月。对于病灶广泛、脓肿形成及药物治疗效果不佳者，可用外科清创术或异物清除处理

第七节　肺真菌病

一、肺曲霉病

肺曲霉病是由曲霉属真菌感染或吸入曲霉属抗原所致的一组急、慢性肺部疾病，包括过敏反应性的曲霉病、寄生型曲霉病、侵袭性肺曲霉病（IPA）。过敏反应性的曲霉病包括变态反应性支气管肺曲霉病（ABPA）等。

（一）侵袭性肺曲霉病

1.病因、发病机制及病理表现

项目	内容
病原	主要为烟曲霉和黄曲霉
发病机制	吞噬细胞作为宿主的防御机制之一，其数量和功能在急性IPA的起病中发挥重要意义。淋巴细胞介导的细胞免疫也具有重要的防御功能
病理表现	基本病理特征是化脓和梗死。其他组织病理反应有实质结节性损害、支气管肉芽肿性损害和侵入性气管-支气管炎等

2.临床表现

（1）急性侵袭性肺曲霉病（AIPA）

项目	内容
临床表现	1）发热（一般对抗生素治疗无效）、干咳（支气管炎症） 2）病变广泛时可出现呼吸困难、胸痛或上腹痛、高热 3）出现肺部啰音和肺浸润，少数可闻及胸膜摩擦音 4）可有咯血，大咯血患者肺部和肺外可同时受累
影像学检查	1）胸部X线片可见楔形阴影、斑片状浸润影、孤立性或多发性结节影等，病灶内可形成空洞，少见胸腔积液 2）胸部CT可见特征性的改变：早期出现晕轮征；稍后可出现底边邻近胸膜、尖端朝向肺门的楔形阴影；空气新月征出现较晚；后期可见曲霉球

（2）慢性坏死性肺曲霉病

项目	内容
临床表现	主要症状有咳嗽、咳痰、咯血和体重减轻等，病情相对较轻，病程可长达数周至数月不等
影像学检查	单侧或双侧肺浸润性病变或结节影，界限常不规则，于上叶和下叶背段多发，伴或不伴空洞，50%有空洞者可出现曲霉球，常有邻近的胸膜增厚

（3）气道侵袭性肺曲霉病

项目	内容
急性气管-支气管炎	X线结果多数正常，偶有肺纹理增多
细支气管炎	HRCT表现为小叶中心性结节和"树芽"征
支气管肺炎	肺外周细支气管分布区小片实变影
阻塞性支气管肺曲霉病	曲霉在管腔内呈团块状生长，CT表现与ABPA相仿，好发于下叶，可有两侧支气管扩张、大量黏液嵌塞，支气管阻塞后可致肺不张

3.实验室检查

项目	内容
涂片显微镜检	（1）最简单的真菌学诊断方法 （2）过碘酸希夫染色（PAS）为红色，嗜银染色为黑色 （3）曲霉感染可见无色、45°分支分隔的菌丝
真菌培养	从无菌部位如血液、胸腔积液、支气管肺泡灌洗液以及活检组织块中分离出条件致病菌常提示肯定的感染
组织病理学	（1）深部真菌感染诊断的"金标准" （2）必须要具备真菌向组织内侵入、增殖的直接证据 （3）菌丝和孢子经HE染色呈蓝灰色，稍带红色背景
抗原及其代谢物质检测	（1）体液（血液、支气管肺泡灌洗液）中抗原半乳甘露聚糖（GM）检测是一种较好的方法 （2）检测真菌细胞壁成分1，3-β-D-葡聚糖试验（G试验），可对系统性真菌病的诊断进行筛查

4.诊断标准

级别	危险因素	临床特征*	微生物学	组织病理学
确诊	+	+	+$^\Delta$	+
临床诊断	+	+	+$^{\Delta\Delta}$	−
拟诊	+	+	−	−

*包括影像学；+有，−无；Δ肺组织、胸腔积液、血液真菌培养阳性（除肺孢子菌外）；ΔΔ除确诊标准外，还包括特异性真菌抗原检测阳性及合格的深部痰标本连续2次以上分离到同种真菌。

项目	内容
确诊	符合宿主起病危险因素≥1项，具有侵袭性肺真菌病的临床特征并具有肺组织病理学和/或以下任何一项微生物学证据 （1）无菌术下获取的肺组织、胸腔积液或血液标本培养有真菌生长，但血液标本曲霉或青霉（除外马尔尼菲青霉）培养阳性时，需结合临床除外标本污染的可能 （2）肺组织标本、胸腔积液或血液镜检发现隐球菌 （3）肺组织标本、BALF或痰液用组织化学或细胞化学方法染色见肺孢子菌包囊、滋养体或囊内小体
临床诊断	同时符合宿主起病危险因素≥1项、侵袭性肺真菌病的1项主要临床特征或2项次要临床特征以及1项微生物学检查依据
拟诊	同时符合宿主起病危险因素≥1项、侵袭性肺真菌病的1项主要临床特征或2项次要临床特征

5.治疗

项目	内容
两性霉素B	（1）静脉给药，0.5~1mg/kg，起初先以1~5mg（或0.02~0.1mg/kg）给药，视耐受情况每天或隔天增加5mg。避光缓慢静脉滴注（不短于6小时） （2）含脂制剂建议剂量ABLC为5mg/kg，ABCD为3~4mg/kg，L-AmB为3~5mg/kg。建议从低剂量开始逐步增量，缓慢滴注
伊曲康唑	（1）用法与用量：第1~2天200mg，静脉滴注，2次/天；第3~14天200mg，静脉滴注，1次/天，输注时间禁止低于1小时；随后序贯使用口服液，200mg，2次/天，直至症状改善和影像学上病灶基本吸收 （2）长期治疗时应注意对肝功能的监测，禁止与其他肝毒性药物合用
伏立康唑	用法与用量：负荷剂量为静脉予以6mg/kg，每12小时一次，连用2次；维持剂量为静脉予以4mg/kg，每12小时一次。治疗不耐受者将维持剂量降到3mg/kg，每12小时一次。中至重度肾功能损伤患者禁止经静脉给药
卡泊芬净	首日70mg，随后50mg/d，输注时间禁止少于1小时
氟康唑	对曲霉感染无效
联合治疗	（1）适用于危及生命或标准治疗失败者 （2）方案：具有抗曲霉活性的三唑类药物+棘白菌素类药物；两性霉素B或两性霉素B脂质制剂+棘白菌素类药物；两性霉素B或两性霉素B脂质制剂+具有抗曲霉活性的三唑类药物

（二）寄生型曲霉病

1.临床表现

项目	内容
基础疾病	肺结核病和结节病是最常见的基础疾病，其他常见基础疾病还有癌性空洞、肺囊性纤维化、尘肺、肺脓肿空洞、类风湿脊柱炎、球孢子菌病、支气管扩张症、肺栓塞、肺大疱等
症状	（1）患者可无明显的症状，大部分曲霉球患者表现为慢性咳嗽、全身不适、体重下降和咯血 （2）以咯血最常见，表现为痰中带血或少量咯血，有约1/4的患者出现大量咯血，失血量可达1000ml以上，5%~10%曲霉球患者因大咯血致死 （3）少数患者可有低热，伴继发性感染时发生高热 （4）慢性呼吸衰竭或肺炎为主要死亡原因

2.诊断

项目	内容
痰直接镜检和培养	通常为阴性，但曲霉球如果与支气管相通，则痰真菌检查可能发现曲霉
X线检查	具有特征性，为均匀不透明区，呈圆形或卵圆形。上部及周围有环形或半月形的透光区，表示有空气，称为新月征。改变体位常可使图像发生变化
CT检查	（1）不仅能显示典型的肺曲霉球，还可表现为空洞和空腔所组成的海绵状结构，无新月形空气影，这时曲霉球是固定不变的 （2）CT可发现不成熟或正在形成的曲霉球，因此能显示不同发育阶段的曲霉球

3.鉴别诊断

项目		肺曲霉球	结核球	良性肿瘤	肺脓肿
起病年龄		30岁以上，男性多见	青壮年较多	不定	不定
症状		多有咯血	较少见	常见	发热、咳脓痰、血白细胞升高
X线表现	部位	上肺野较多见	上肺野较多见	不定	中下肺野较多见
	形态	圆球形/卵圆形	圆/椭圆形	圆/椭圆形	圆/椭圆形
	密度	均匀球体，上方常有一新月形透亮区，但球体可随体位改变而变动	多不均匀，有钙化，可有空洞形成	常均匀，可有空洞形成	早期呈均匀块状，空洞形成后，中心透亮，有液平面
	边缘	光滑或稍毛糙	略清晰	清晰，光滑	模糊或稍清晰
	肺野	清晰，或有病变	可有纹理走向	清晰或肺不张	模糊或稍清晰
	阴影	肺门周围多见	有结核病灶	—	—

4.治疗

项目	内容
手术治疗	（1）肺叶切除或全肺切除术 （2）手术指征 ①单纯型曲霉球患者 ②复杂型曲霉球，而原发病需要外科治疗者 ③诊断有疑问，无法除外肺化脓性疾病或肺肿瘤的患者 ④肺曲霉球伴陈旧性结核空洞导致的反复大咯血是手术的绝对适应证
药物治疗	清除病灶后加用抗真菌药物治疗，可巩固疗效

（三）变态反应性支气管肺曲霉病（ABPA）

1.病因与发病机制

项目	内容
变应原	烟曲霉最常见
发病机制	变态反应性，而非感染性，涉及 Ⅰ 型和 Ⅲ 型超敏反应

2.临床表现

项目	内容
症状	（1）大部分患者为儿童，96% 的 ABPA 患者有哮喘。发作时有发热、咳嗽、头痛、胸痛、腹痛、全身不适、乏力、食欲减退和消瘦等类似于重感冒的症状 （2）易患其他变态反应性疾病，包括变应性鼻炎等 （3）痰液为白色黏痰或泡沫痰。如合并感染，可为脓性。偶尔从支气管深部咳出棕色或墨绿色的胶冻样痰栓
体征	（1）肺部可闻及捻发音、支气管呼吸音或哮鸣音 （2）年幼发病者常有短颈、桶状胸或鸡胸 （3）末期（第 V 期，纤维化期）患者可出现杵状指（趾）和持续发绀

3.辅助检查

（1）皮肤试验

项目	内容
方法	皮内试验和点刺试验
变应原	混合真菌、混合曲霉和烟曲霉，于 15~20 分钟观察结果
阳性反应	（1）皮内试验以风团反应 ≥ 0.5cm 为阳性 （2）点刺试验以风团反应 ≥ 3mm 为阳性

（2）实验室检查

项目	内容
痰（痰栓）	1）直接显微镜检查或染色后镜检可见菌丝，也常见到嗜酸性粒细胞，有时可见到夏科–莱登晶体。偶尔还可见烟曲霉的分生孢子梗 2）痰培养必须重复，多次出现同一种真菌才有诊断价值
外周血检查	外周血嗜酸性粒细胞明显增多
血清学检查	1）血清总 IgE 水平明显增高：数值超过正常 2 倍有诊断意义，总 IgE ≥ 1000ng/ml 2）血清抗烟曲霉的沉淀抗体：90% 以上的 ABPA 患者血清中至少有 1~3 条抗烟曲霉的沉淀带 3）抗烟曲霉的特异性 IgE 和特异 IgG 抗体（IgE–烟曲霉和 IgG–烟曲霉）增高：IgG–烟曲霉和总 IgE 升高是疾病活动的敏感指标
肺功能测定	1）急性发作时有可逆的阻塞性通气障碍，表现为 FEV_1 或 PEF 下降、气道阻力增加及限制性通气障碍 2）大部分晚期病例出现不可逆的通气和限制性通气障碍，后者表现为一氧化碳弥散量降低

（3）影像学检查

项目	内容
非特异性改变	1）肺浸润呈均质性斑片状分布，是胸部X线片上常见的和最早出现的异常表现，一般是暂时的、反复的、移行的，上叶多见 2）肺不张较常见，可侵犯肺的一叶，为痰栓所致，痰栓排出即消散 3）肺纤维化、空泡、肺叶收缩或大疱形成，是ABPA不可逆的晚期表现
特异性改变	1）胸部X线片：表现为特征性的平行线阴影、环形阴影、带状或牙膏样阴影和指套样阴影 2）HRCT：敏感且有特异性

4.诊断

（1）临床诊断标准

项目	内容
主要诊断标准	1）哮喘 2）外周血嗜酸性粒细胞增多 3）皮试曲霉抗原呈阳性速发型反应 4）血清总IgE水平升高 5）血清有抗曲霉抗原的沉淀抗体 6）有肺浸润病史（暂时或固定） 7）中心性支气管扩张
次要诊断标准	1）痰中有烟曲霉（重复培养或镜检证实） 2）有排棕色痰栓的病史 3）皮试曲霉抗原呈迟发型反应

（2）必需诊断标准

项目	内容
ABPA-CB	1）哮喘，甚至是咳嗽变异性哮喘或运动诱发哮喘 2）中心性支气管扩张 3）血清总IgE升高（≥1000ng/ml） 4）烟曲霉出现阳性的速发型皮肤反应 5）血清IgE-烟曲霉或IgG-烟曲霉升高，或二者兼有
ABPA-S	若HRCT无法发现支气管扩张，则可用下列标准诊断 1）哮喘 2）烟曲霉出现阳性的速发型反应 3）血清总IgE升高（≥1000ng/ml） 4）血清IgE-烟曲霉和IgG-烟曲霉的量较烟曲霉导致哮喘患者的量高

5.治疗

项目	内容
泼尼松	剂量为0.5mg/（kg·d），直至胸部X线片异常表现消失，大约需要两周的时间；然后改为隔天一次
伊曲康唑	口服能改善症状

二、肺念珠菌病

肺念珠菌病是由念珠菌引起的急性、亚急性或慢性呼吸道感染，比较常见。白念珠菌最常见，其次为热带念珠菌及克柔念珠菌。

（一）病因、发病机制及病理表现

项目	内容
高危因素	念珠菌定植、中心静脉导管、外周静脉高营养、ICU患者接受肾脏替代治疗、粒细胞缺乏、植入人造装置、应用广谱抗生素和接受免疫抑制剂治疗、胃肠道或心脏外科手术、住院时间延长、HIV感染、糖尿病等
发病机制	（1）吸入（原发）性感染多因定植在口腔和上呼吸道的念珠菌在机体防御机制变弱时吸入致病 （2）粒细胞缺乏、静脉导管留置、糖尿病、肾衰竭等易发生血源性肺念珠菌病 （3）先天性肺念珠菌病，为新生儿出生时经产道获得
病理表现	以中性粒细胞浸润为主的急性炎症反应，可形成小脓肿，病灶周围有菌丝和吞噬细胞浸润，后期形成坏死、空洞、纤维化及肉芽肿病变

（二）临床表现

1.临床类型

分类依据	临床类型
病变部位	（1）支气管炎型：病变侵犯支气管及周围组织，但未累及肺实质，影像学检查显示肺纹理增多、增粗、模糊 （2）肺炎型：念珠菌入侵肺泡，引起肺实质急性、亚急性或慢性炎症改变，影像学显示支气管肺炎或叶段肺炎的征象
感染途径	（1）原发（吸入）性念珠菌肺炎：指发生并局限于肺部的侵袭性念珠菌感染，这种类型相对较少见，部分患者可发生血行播散 （2）继发性念珠菌肺炎：指念珠菌血流感染经血行播散引起的肺部病变，这种类型相对较多见 （3）其他类型：如过敏性、肺念珠菌球和念珠菌肺空洞等特殊类型

2.临床症状与体征

项目	内容
全身表现	原因不明的发热，可有皮疹、肌肉酸痛，伴有念珠菌血症时可表现为肝、脾多发性小脓肿、脉络膜视网膜炎、肝功能异常、不明原因的神志障碍及低血压、休克等
肺部症状	（1）支气管炎型症状较轻，可有咳嗽，咳少量白黏痰 （2）肺炎型的临床症状取决于起病过程（原发性或继发性）、宿主状态和肺炎的范围等，多呈急性肺炎或伴脓毒症表现，咳嗽，痰少而黏稠或呈黏液胶质样或痰中带血，不易咳出，可伴有呼吸困难、胸痛等 （3）过敏性肺念珠菌病可出现频发流涕、喷嚏、胸闷、气喘等
体征	（1）鹅口疮或散在白膜，肺部可闻及干、湿啰音，重症患者可出现口唇发绀 （2）过敏性肺念珠菌病可出现鼻腔黏膜苍白，肺部可闻及哮鸣音

（三）辅助检查

项目	内容
涂片	大量菌丝表示念珠菌为致病状态，有诊断意义
染色镜检	（1）念珠菌的菌丝和孢子革兰染色后都呈蓝色，但染色不均匀 （2）用过碘酸希夫染色，孢子和菌丝则呈红色
培养鉴定	用沙堡琼脂培养基或血琼脂培养基进行培养，并进行菌种的鉴定
新技术	纯化念珠菌抗原、制备单克隆抗体及重组 DNA、PCR 等
影像学表现	（1）支气管炎型表现为肺纹理增粗而模糊，可伴有肺门淋巴结增大 （2）肺炎型可见两肺中下部斑点状、不规则片状、融合而广泛的实变阴影 （3）肺尖部病变少见，偶尔有空洞或胸腔积液，可伴肺门淋巴结增大 （4）继发性念珠菌肺炎胸部 X 线片可为阴性，尤其是使用免疫抑制剂的患者 （5）少数患者影像学表现为肺间质病变，亦可呈粟粒状阴影或趋于融合

（四）诊断

项目	内容
确诊	必须具备以下 3 项之一 （1）肺组织病理学检查，病变组织内可见念珠菌孢子和菌丝，菌丝可侵入组织深层和血管。病变周围有急、慢性炎症细胞浸润 （2）血念珠菌培养阳性的同时出现新的肺部炎症表现，临床上无法用细菌性肺炎等其他感染解释，痰或支气管分泌物多次连续培养出与血培养相同种属的念珠菌 （3）经支气管镜黏膜活检，组织内可见念珠菌孢子和菌丝，周围有急、慢性炎症细胞浸润
临床诊断	至少符合 1 项宿主因素、1 项临床标准和 1 项微生物学标准 （1）临床标准：CT 影像学可见新出现的局灶性或弥漫性支气管肺炎（口咽部或支气管树下行感染），或细小结节状或弥漫性浸润影（血行播散），经过积极的正规抗菌治疗无效；支气管镜检见气管-支气管溃疡、结节、假膜、斑点或结痂 （2）微生物学标准：直接镜检或培养，痰液、支气管肺泡灌洗液、支气管毛刷标本呈阳性；间接检查，血清 1, 3-β-D- 葡聚糖抗原阳性
拟诊	仅符合 1 项宿主因素、1 项临床标准，但不符合微生物学标准者为疑似病例

（五）鉴别诊断

项目	内容
其他病原体所致的肺炎	最常见的是细菌，其中 1/3 为混合感染。此外，还可见其他真菌（如曲霉、诺卡菌）、结核分枝杆菌、支原体、病毒或原虫等病原体所致的肺实质炎症
肺不张	（1）多为肿瘤或痰栓阻塞或肿瘤、肿大淋巴结压迫支气管腔引起 （2）肺不张发生缓慢或其面积小时，症状不明显。痰栓阻塞的患者一般起病急，突发胸闷、气急、呼吸困难。合并感染时，也可出现咳嗽、咳脓痰、发热、咯血等症状，与肺炎类似 （3）X 线检查示肺部密度增高，体积缩小，纵隔向患侧移位的典型表现，同时也可见原发肿瘤的占位病灶 （4）支气管镜检查对明确肺不张的病因具有较大的诊断价值

续表

项目	内容
心力衰竭和肺水肿	（1）患者通常有高血压、冠心病、风湿性心脏病的病史 （2）突发严重呼吸困难、端坐呼吸、发绀、大汗、咳粉红色泡沫样痰，两肺出现广泛的湿啰音和哮鸣音，左心界扩大，心率增快，心尖部可闻及奔马律 （3）X线检查示心界增大，肺门呈蝴蝶状，两肺大片融合的阴影 （4）及时采用强心、利尿、扩血管等积极治疗，能迅速缓解症状
肺血栓栓塞症	（1）患者常有血栓性静脉炎、心肺疾病、外伤、腹部或骨科手术、长期卧床和肿瘤等病史，具有深静脉血栓形成的高危因素 （2）患者突发剧烈胸痛、咯血、呼吸困难、神志不清时，应考虑肺血栓栓塞的可能性 （3）胸部X线片显示区域性肺纹理减少，典型改变出现尖端指向肺门的楔形阴影 （4）动脉血气分析见低氧血症和低碳酸血症 （5）D-二聚体、CT肺动脉造影、放射性核素肺通气/灌注扫描和MRI等检查有利于诊断

（六）治疗

项目	内容
原发性肺念珠菌病	（1）病情稳定者 ①予以氟康唑400mg（首剂加倍），1次/天，静脉滴注，病情改善后改为口服 ②伊曲康唑（200mg，前2天2次/天，之后200mg/d），静脉滴注 ③卡泊芬净（首剂70mg，之后50mg/d）或米卡芬净（100mg/d），静脉滴注 （2）病情不稳定或中性粒细胞缺乏者 ①予以棘白菌素类（卡泊芬净或米卡芬净），静脉滴注 ②伏立康唑［起初6mg/（kg·d），之后4mg/（kg·d）］或伊曲康唑静脉滴注 （3）耐氟康唑的非白念珠菌感染患者选用两性霉素B（排除季也蒙念珠菌及葡萄牙念珠菌）、伏立康唑、棘白菌素类
继发性念珠菌肺炎	（1）病情稳定者 ①予以氟康唑400mg（首剂加倍），1次/天，静脉滴注 ②卡泊芬净（首剂70mg，之后50mg/d）或米卡芬净50~100mg/d静脉滴注 ③两性霉素0.6mg/kg，1次/天，总剂量为5~7mg/kg，或含脂两性霉素B （2）病情不稳定或中性粒细胞缺乏者 ①予以两性霉素B 0.8~1mg/（kg·d）（或相当剂量的含脂质制剂），或联合5-氟胞嘧啶25.0~37.5mg/kg，4次/天，口服或静脉滴注；在血培养转阴性、症状和体征减轻或消失、中性粒细胞恢复正常水平后改为氟康唑400mg，1次/天，口服14天 ②予以氟康唑800mg/天+两性霉素B 0.7~1mg/（kg·d）（或相当剂量的含脂质制剂）5~6天后，改为氟康唑400mg/d口服。 ③予以伊曲康唑、伏立康唑或棘白菌素类
慢性、孤立性肺念珠菌球形病变	抗真菌药物治疗效果不佳，全身状况能耐受手术者，可考虑行手术治疗
过敏性肺念珠菌病	对症治疗，可试用糖皮质激素治疗

三、肺隐球菌病（PC）

（一）病因、发病机制

项目	内容
病原体	新型隐球菌和格特隐球菌
发病机制	（1）主要通过呼吸道感染；也可通过创伤性皮肤接种或进食带菌的食物经消化道进入人体所致 （2）隐球菌荚膜多糖可抑制人体吞噬细胞，抑制白细胞趋化反应。亦可激活补体旁路途径，参与免疫调理作用

（二）临床表现

项目	内容
无症状型	通常因体检行胸部影像学检查时偶然发现，见于免疫功能健全者
慢性型	发病隐匿，症状轻微，常以咳嗽、咳痰、发热、胸痛、气促等呼吸道症状为首发，少数有咯血和头痛，偶见气胸
急性重症型	急性重症肺炎，有高热、呼吸困难等呼吸道感染症状，伴有显著的低氧血症，可发展为Ⅰ型呼吸衰竭和急性呼吸窘迫综合征
播散型	（1）除中枢神经系统外，尚可播散骨骼、皮肤、前列腺或其他部位，多见于免疫缺陷人群 （2）儿童易合并肝、脾隐球菌病、腹腔淋巴结肿大，严重免疫抑制者可出现隐球菌血症

（三）辅助检查

项目	内容
病原学检查	诊断肺隐球菌病的重要依据，对拟诊的病例应尽量多次、多途径采集标本进行涂片和培养
免疫学试验	约90%的隐球菌脑膜炎患者的血清或脑脊液中可检出该抗原或相应抗体
胸部X线片	（1）孤立性块影，直径2~7cm （2）单发或多发结节影 （3）单发或多发斑片状影，约10%患者可形成空洞，常为继发性肺隐球菌病 （4）弥漫性粟粒状阴影 （5）急性间质肺炎型，此型少见。所有类型中钙化和干酪性坏死罕见，可有空洞形成

（四）诊断

项目	内容
确诊	手术切除标本、各种有创性穿刺活检获取的组织病理学证据，血液和无菌腔液（如胸腔积液、脑脊液）隐球菌直接镜检或培养阳性
临床诊断	结合病史、呼吸道症状和胸部影像学证据，同时合格痰液或支气管肺泡灌洗液直接镜检或培养新型隐球菌阳性或血液、胸腔积液标本隐球菌荚膜多糖抗原阳性；因为隐球菌细胞壁没有1，3-β-D葡聚糖抗原，所以血清G试验在隐球菌感染时阴性
拟诊	只有宿主危险因素而无临床症状和病原学检查支持

（五）治疗

项目	内容
抗真菌治疗	取决于患者的免疫状态及病情轻重程度。其治疗用药和用量可参考下表
手术治疗	胸腔镜或胸腔镜辅助小切口手术是治疗局限性肺隐球菌病的优选有效手段
免疫治疗	体重 ≥ 50kg 的患者，给予 IFN-γ 100μg/m²；体重 < 50kg 的患者，给予 IFN-γ 50μg/m²

肺隐球菌的抗真菌治疗方案

患者类型		抗真菌治疗方案
无免疫抑制肺隐球菌病患者	无症状患者	密切观察，氟康唑 200~400mg/d，6个月
	轻至中度症状、无播散患者	氟康唑 400mg/d，6~12 个月
	重度症状患者	诱导治疗为两性霉素 B 0.5~1.0mg/（kg·d）联合氟胞嘧啶 100mg/（kg·d），疗程 ≥ 4周；巩固治疗为氟康唑 400mg/d，8周；维持治疗为氟康唑 200mg/d，6~12 个月
免疫抑制肺隐球菌病患者	无症状、轻至中度症状，无播散患者	氟康唑 400mg/d，6~12 个月
重度症状患者	HIV 患者	诱导治疗为两性霉素 B 0.5~1.0mg/（kg·d）联合氟胞嘧啶 100mg/（kg·d），疗程 ≥ 2周；巩固治疗为氟康唑 400mg/d，疗程 ≥ 8周；维持治疗为氟康唑 200mg/d，≥ 12 个月或直至宿主免疫功能恢复
	器官移植患者	诱导治疗为两性霉素 B 脂质体复合物 3~4mg/（kg·d）联合氟胞嘧啶 100mg/（kg·d），疗程 ≥ 2周；巩固治疗为氟康唑 400mg/d，疗程 ≥ 8周；维持治疗为氟康唑 200~400mg/d，6~12 个月
	其他患者	诱导治疗为两性霉素 B 0.5~1.0mg/（kg·d）联合氟胞嘧啶 100mg/（kg·d），疗程 ≥ 4周；巩固治疗为氟康唑 400mg/d，8周；维持治疗为氟康唑 200mg/d，6~12 个月

四、肺毛霉病

肺毛霉病，是病原菌孢子经呼吸道或经血液、淋巴播散至肺部引起，发病率仅次于鼻、脑型，是一种少见、病死率高的侵袭性肺部真菌感染性疾病。

（一）病因、发病机制及病理表现

项目	内容
病原体	米根霉（最常见）、伞枝横梗霉、灰色小克银汉霉、不规则毛霉、微小根毛霉、总状毛霉等
发病机制	毛霉组分是补体替代途径的强激活剂，激活补体途径产生 C5a、C3a 等炎性介质，趋化炎症因子至感染区导致炎症反应
病理表现	血管受累（100%）、出血性梗死（90%）、凝固性坏死（85%）和肺泡内出血（85%）

（二）临床表现

项目	内容
症状	（1）通常为急性或亚急性发病，病情一般比较严重，临床表现有咳嗽、咳痰、呼吸困难和发热（多为持续性高热），有时体温可骤然上升 （2）常有咯血和比较剧烈的胸痛
体征	两肺有广泛湿啰音及胸膜摩擦音
影像学表现	大多呈快速进展的大片肺实变阴影，可形成空洞，或为肺梗死阴影；少数呈小结节状阴影

（三）诊断与鉴别诊断

项目	内容
诊断	主要依靠真菌学鉴定和/或组织病理学检查 （1）直接镜检的镜下特征性表现为菌丝粗大，呈直角分枝、少隔或无隔、两侧壁不对称，可结合荧光染色提高镜检阳性率 （2）组织活检常用的方法有纤维支气管镜肺活检、经皮肺穿刺活检、开胸肺活检
鉴别诊断	存在以下因素时，毛霉病可能性大于曲霉病 （1）社区获得性鼻窦炎，尤其是全鼻窦炎或筛窦炎 （2）硬腭或鼻甲坏死 （3）肺梗死灶邻近胸壁蜂窝织炎（毛霉能够越过组织界面） （4）急性血管事件（消化道出血或心肌梗死），毛霉引起急性出血性梗死 （5）CT可见多个病灶（>10个），或胸腔积液 （6）反向光晕征（光晕征更常见于曲霉病） （7）GM与G试验阴性，CT疑诊真菌肺炎

（四）治疗

项目	内容
基础病治疗	积极控制糖尿病，纠正酮症酸中毒和代谢紊乱等基础疾病；尽可能避免使用广谱抗菌药物
抗真菌治疗	（1）两性霉素B，剂量为0.5~1.5mg/（kg·d），总量为2.5~3.0g，常与氟胞嘧啶联用 （2）重症患者应联合治疗，通常为两性霉素B+氟胞嘧啶，或联合使用两性霉素+卡泊芬净 （3）伏立康唑、伊曲康唑、氟康唑可治疗毛霉感染

五、肺孢子菌病

肺孢子菌肺炎（PCP）也称间质性浆细胞性肺炎，是由肺孢子菌引起的呼吸系统真菌感染性疾病。

（一）临床表现

AIDS和非AIDS免疫功能抑制患者肺孢子菌肺炎的表现

项目	AIDS	非AIDS
发病情况	缓起低热，干咳、气急逐步加剧，一旦出现呼吸衰竭则病情快速进展	突然发病，快速进入呼吸衰竭

续表

项目	AIDS	非 AIDS
潜伏期	4周	2周
影像学表现	双侧肺间质浸润，逐步进展至肺泡实变。10%以上患者胸部X线检查可正常，但CT显示磨玻璃样改变	表现更显著，进展更快速。很少见到胸部X线检查正常者
低氧血症	相对较轻	严重
肺内菌体负荷	低	高
肺中性粒细胞计数和炎症反应	少，相对较轻	多而重
导痰诊断率	高	低
TMP-SMZ治疗	有效，治疗反应慢（5~9天），不良反应多	疗效佳，反应快（3~5天），不良反应少
病死率	10%~20%，随着机械通气需要的增加，病死率上升	30%~60%

注：AIDS：获得性免疫缺陷综合征；TMP-SMZ：复方磺胺甲噁唑

（二）影像学表现

项目	内容
X线胸片	典型改变为双肺弥漫或者肺门旁分布的磨玻璃影或者网格影，能够进展为实变影
CT或HRCT	（1）散在或弥漫分布的磨玻璃影或实变影，小叶间隔增厚。约1/3的患者可出现薄壁的囊状影，单发或者多发，能够出现在肺内任何部位 （2）可见气胸 （3）少见的、不典型表现包括肺段或肺叶实变，局灶结节影伴或不伴空洞。胸腔积液、纵隔肺门淋巴结大很少见

（三）诊断

项目	内容
临床表现	高危人群（HIV感染人群，特别是外周血 $CD4^+$ 细胞 $< 200/mm^3$ 者；肿瘤、移植患者；以及其他使用免疫抑制剂治疗的患者），出现发热、干咳和进行性呼吸困难，低氧血症，影像学表现为双肺弥漫的磨玻璃影
病原学诊断	（1）染色方法包括姬姆萨染色法、哥氏银染色法、甲苯胺蓝染色法等 （2）呼吸道标本包括痰、诱导痰、BALF和各种肺活检标本，以及口腔含漱液

（四）治疗

项目	内容
对症及支持治疗	卧床休息，吸氧，改善通气功能，注意水和电解质平衡；进行性呼吸困难者可用呼吸机辅助呼吸；缺氧症状严重者需在ICU监护和治疗
预防和治疗用药	见下表
糖皮质激素	激素辅助治疗的指征包括：$PaO_2 < 70mmHg$，$P_{(A-a)}O_2 > 35mmHg$。激素通常在TMP-SMZ前15~30分钟给药

PCP预防和治疗用药

药物		预防性用药		治疗性用药	
		途径	剂量	途径	剂量
首选	TMP-SMZ	口服	1DS或1SS，1次/天	口服，静脉	2DS，8小时一次 5~25mg/kg，8小时一次
备选	TMP-SMZ	口服	1DS，3次/周	—	
	氨苯砜	口服	50mg，2次/天或100mg，1次/天	—	
	氨苯砜	口服	50mg，1次/天或100mg，1次/周	—	
	伯氨喹		50mg，1次/天或150mg，1次/周		
	亚叶酸		25mg，1次/周		
	喷他脒	气雾吸入	300mg，1次/月	静脉	4mg/（kg·d）
	阿托伐醌	口服	1500mg，1次/天	口服	750mg，2次/天
	TMP	—	—	口服	320mg，8小时一次
	氨苯砜			口服	100mg，1次/天
	克林霉素			口服，静脉	300~450mg，6小时一次
	伯氨喹			口服	15~30mg，1次/天
辅助	泼尼松	—	—	口服、静脉	40mg，12小时一次×5天 40mg，1次/天，5天 20mg，1次/天，11天

注：DS双剂量片（强化片），含TMP 160mg、SMZ 800mg；SS单剂量片，剂量减半。

六、肺马尔尼菲篮状菌病

（一）发病机制与病理表现

项目	内容
发病机制	（1）主要通过呼吸道传播 （2）马尔尼菲篮状菌进入机体主要侵犯免疫受损患者的单核-吞噬细胞系统，表现为巨噬细胞对真菌的吞噬和由致敏T细胞介导的迟发型超敏反应
病理表现	（1）免疫缺陷人群中，多表现为伴巨噬细胞、组织细胞浸润的无反应性坏死性炎症 （2）免疫正常人群中，多为肉芽肿改变或呈化脓性炎症，有时可见上皮样细胞和多核巨细胞 （3）CD4+T细胞严重减少者有时可无确切的病理结果

（二）临床表现

1.播散型

项目	内容
全身表现	绝大部分以长期、不规则、反复且持续的发热为初发表现，可高达39~40℃，患者多数伴有不同程度的贫血、血小板减少、肝、脾肿大和全身淋巴结肿大等网状内皮系统表现

项目	内容
肺部	咳嗽、咳痰、咯血、胸痛、气促，听诊呼吸音减弱，可出现湿啰音、捻发音、胸膜摩擦音
皮损	常见于面部、颈部、躯干上部及上肢，种类较多，最常见坏死性脐窝状丘疹
其他系统	（1）累及消化系统时可有腹痛、腹泻、稀便或脓血便，骨关节也可受累 （2）累及心血管系统，可导致心包炎、血性心包积液、心包肉芽肿性炎症、肺淤血、胸腔积液、心力衰竭，病程后期出现DIC
影像学表现	（1）X线显示肺部病变，主要包括肺部结核样阴影、间质性肺炎、胸膜炎或胸腔积液等 （2）胸部CT可见弥漫性网状结节状改变、局限性蜂窝状改变、弥漫性蜂窝状改变及局限性间质性浸润等

2.局限型

项目	内容
呼吸道入侵	原发病灶主要在肺，且临床表现与肺结核类似
外伤性接种	临床表现为皮肤结节，感染灶附近淋巴结可触及肿大

（三）辅助检查

项目	内容
直接镜检	涂片和组织切片染色 （1）HE染色组织中炎症细胞浸润，可见肉芽肿形成，凝固性坏死 （2）PAS染色真菌孢子和假菌丝呈亮丽的紫红色，细胞核呈紫蓝色 （3）六胺银染色真菌孢子和假菌丝呈清晰可辨的黑褐色
真菌培养	骨髓和淋巴结培养和分离出马尔尼菲篮状菌的阳性率最高
组织病理学	诊断"金标准"，组织病理为肉芽肿性病变和坏死性病变
血清学检查	血清中马尔尼菲篮状菌抗原、抗体的检测，有助于马尔尼菲篮状菌病的早期迅速诊断
分子生物学检查	聚合酶链反应（PCR）方法

（四）诊断

项目	内容
临床特征	（1）患者既往有马尔尼菲篮状菌流行病区居住或旅行史，有免疫缺陷、免疫抑制性病史，或长期大量使用皮质激素、肿瘤靶向药物、单克隆抗体等药物史 （2）临床常出现畏寒、发热、体重下降、咳嗽、咳痰、咯血、全身多发性脓肿、丘疹、肝、脾及浅表淋巴结肿大、显著贫血、白细胞升高 （3）肺部呈间质性炎症，肺结核样病灶及肺脓肿，无纤维化和钙化 （4）病程长，多种抗生素及抗菌药物治疗无效
病原学和组织病理学	（1）脓液、血、痰液、尿、粪等分泌物及病变组织涂片查到细胞内典型马尔尼菲篮状菌菌体，真菌培养和分离出马尔尼菲篮状菌 （2）组织病理中可发现典型的腊肠形孢子

（五）鉴别诊断

项目	内容
组织胞浆菌病	组织胞浆菌为双相型真菌，其真菌培养的形态和马尔尼菲篮状菌截然不同，容易鉴别
肺结核	（1）肺马尔尼菲篮状菌感染常无纤维化及钙化病灶，抗结核治疗无效 （2）肺结核经抗真菌治疗无效
肺脓肿、肺炎	纤维支气管镜活检或BALF及痰涂片、培养或组织病理学检查可明确病因

（六）治疗

项目	内容
HIV阳性	（1）两性霉素B 0.6mg/（kg·d）静脉滴注2周后序贯应用伊曲康唑200mg，2次/天口服10周，随后予以伊曲康唑200mg，1次/天口服序贯治疗，直至CD4$^+$T细胞＞100个/μl至少6个月方可停药，在抗真菌治疗期间应同时行高效抗逆转录病毒疗法（HARRT）治疗 （2）氟康唑、伏立康唑、泊沙康唑、艾沙康唑也有效
HIV阴性	参考HIV阳性宿主的抗真菌方案

七、肺组织胞浆菌病

（一）临床表现

项目	内容
急性肺型	（1）一般为自限性，有发热、寒战、乏力、肌痛、干咳及前胸不适。X线呈片状影或多叶结节影 （2）严重的病例（吸入大量孢子或免疫抑制患者）可有稽留热、持续咳嗽、气促、呼吸衰竭及全身衰竭等症状，影像学表现为弥漫性网格状浸润影
慢性肺型	（1）通常为有慢阻肺的老年患者 （2）常见症状有发热、乏力、纳差、消瘦、咳脓痰、咯血 （3）影像学一般表现为单侧或双侧肺尖多发空洞，纤维化表现一般见于下叶
播散型	可侵犯全身各个脏器，影像学表现一般为粟粒样肺浸润影 （1）系统性播散：可出现低血压、肝、脾大、全血细胞减少及皮肤、黏膜皮损 （2）慢性进行性播散型：发热、盗汗、消瘦、乏力、贫血。一般表现为慢性病的过程，如肝、脾大，皮肤、黏膜的损害，进展性肾上腺功能减退
其他	纵隔淋巴结炎、纵隔肉芽肿、纵隔纤维化等

（二）辅助检查

项目	内容
直接镜检	用六胺银染色，或PAS染色，油镜下可见2~4μm的卵圆形孢子，多在大单核细胞或中性粒细胞内
培养	双相型，室温培养为霉菌相，呈白色棉花样，镜下可见特征性的齿轮状或棘状大分生孢子，具有传染性
组织病理学检查	典型的表现为巨噬细胞内见到荚膜组织胞浆菌
血清学检测	包括补体结合试验（2种抗原，菌丝和酵母）及免疫扩散试验。免疫扩散试验的特异性高于补体结合试验，而敏感性较低

（三）诊断

项目	内容
特征	原因不明的发热或伴肝、脾肿大、贫血和肺部病变，肺结核病久治不愈
辅助检查	（1）真菌培养阳性 （2）组织病理学或骨髓细胞学检查发现真菌

（四）鉴别诊断

慢性肺组织胞浆菌病应与下列疾病鉴别

项目	内容
肺结核病与非结核分枝杆菌感染	肺活检组织病理学检查（真菌染色与抗酸染色）、血清学检查和真菌培养有助于鉴别
结节病	鉴别主要依据流行病学史、血清学试验和组织培养
肺癌	通过血清学试验、组织病理活检、真菌培养等方法仍无法鉴别时，则应手术切除

（五）治疗

疾病类型		首选治疗	备注
急性肺型	轻–中度	症状<4周，无须治疗；症状持续>4周，伊曲康唑（200mg，1次/天 或2次/天，6~12周）	ATS：肾功能不全的患者更宜应用两性霉素B脂质体 IDSA：不确定治疗是否能缩短病程
	中–重度	两性霉素B脂质体3~5mg/（kg·d）或两性霉素B 0.7mg/（kg·d），1~2周；序贯治疗以伊曲康唑（200mg，2次/天，12周）；或可加用激素（泼尼松40~60mg/d）1~2周	在伊曲康唑治疗2周后，应监测伊曲康唑血药浓度；监测肾功能、肝功能
慢性空洞肺型		伊曲康唑（200mg，2次/天，12~24个月）；IDSA建议最初3天伊曲康唑的用量：200mg，3次/天	ATS：持续治疗直至影像学无进展；停止治疗后监测有无复发；伊曲康唑血药浓度监测应在伊曲康唑治疗2周后进行，随后每3~6个月监测1次 IDSA：治疗后仍有约15%的复发率
播散型	轻–中度	伊曲康唑200mg，3次/天，3天，随后200mg，2次/天，至少12个月	—
	中–重度	两性霉素B脂质体3~5mg/（kg·d）或者两性霉素B 0.7~1.0mg/（kg·d），1~2周；序贯治疗予以伊曲康唑（200mg，2次/天，至少12个月）	若患者持续处于免疫抑制状态，有必要予以长期维持治疗；监测尿抗原水平可能有利于治疗；监测肾功能、肝功能
其他	肺结节；支气管结石；纵隔纤维化；纵隔肉芽肿	通常不建议抗真菌药物治疗；只有当纵隔肉芽肿有症状时，予以伊曲康唑（200mg，1次/天或2次/天，6~12周）	肺结节需与恶性肿瘤鉴别；支气管结石可行气管镜或外科手术去除；纵隔肉芽肿引起气道阻塞时，考虑手术治疗

第二章　气管－支气管疾病

思维导图框架

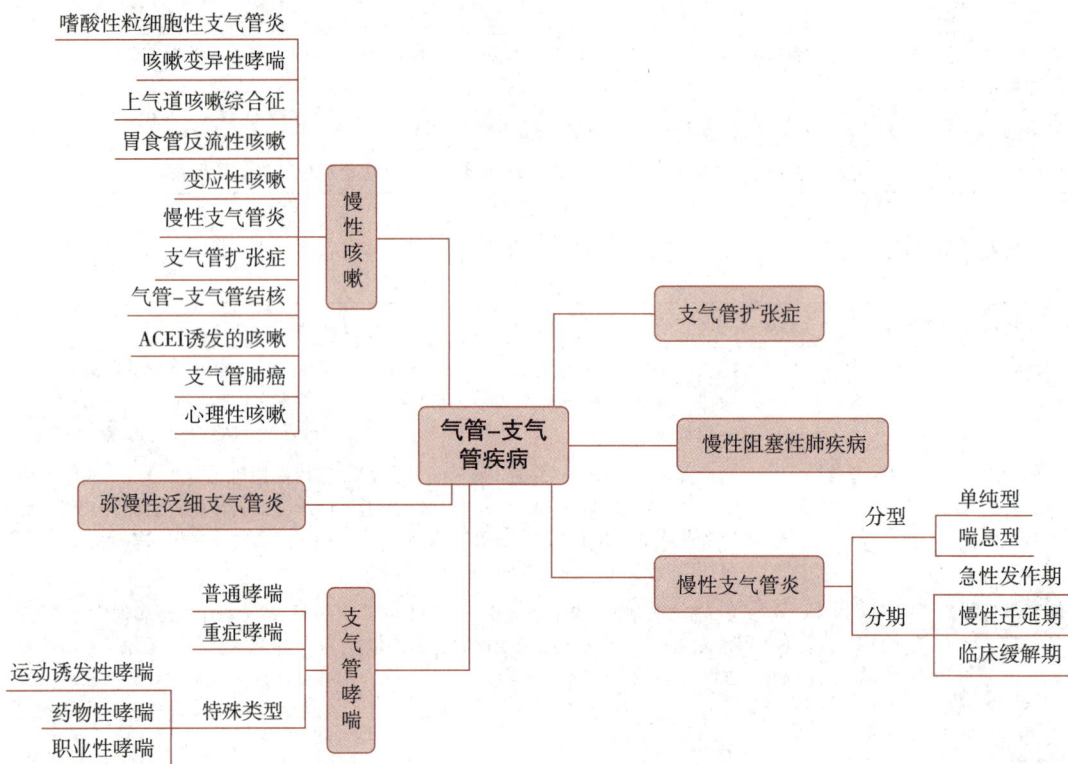

嗜酸性粒细胞性支气管炎
咳嗽变异性哮喘
上气道咳嗽综合征
胃食管反流性咳嗽
变应性咳嗽
慢性支气管炎
支气管扩张症
气管-支气管结核
ACEI诱发的咳嗽
支气管肺癌
心理性咳嗽

慢性咳嗽

弥漫性泛细支气管炎

气管-支气管疾病

支气管扩张症

慢性阻塞性肺疾病

慢性支气管炎

分型　单纯型 / 喘息型

分期　急性发作期 / 慢性迁延期 / 临床缓解期

普通哮喘
重症哮喘

运动诱发性哮喘
药物性哮喘
职业性哮喘

特殊类型

支气管哮喘

高分考点精编

第一节　支气管扩张症

支气管扩张症是由多种病因引起的支气管及周围组织的慢性炎症，引起管壁组织破坏，管腔不可逆性扩张。

一、病因

项目	内容
先天性疾病	囊性纤维化、Young综合征、原发性纤毛运动不良症、Kartagener综合征
感染性疾病	麻疹、百日咳、细支气管炎、肺炎、HIV等
其他	支气管阻塞（肿瘤、异物）、ABPA、低丙种球蛋白血症（普通变异型免疫缺陷病）、类风湿关节炎、溃疡性结肠炎、特发性支气管扩张症

二、发病机制

发病因素	破坏机制	病变结果
气道反复感染	支气管管腔黏膜的充血、水肿；分泌物的阻塞	支气管阻塞，初步扩张
慢性炎症浸润	巨噬细胞与上皮细胞释放细胞因子（IL-8白三烯B4）；中性粒细胞释放胶原酶与蛋白酶	支气管管壁被破坏
受损气道牵张	支气管管壁被破坏后，周围组织收缩力的牵张	特征性的气道扩张改变
周围肺组织破坏	病程长，周围肺组织被炎症破坏	弥漫的支气管周围纤维化

三、临床表现

项目	内容
慢性咳嗽、咳痰	继发感染可咳大量脓痰，每天可达数百毫升，排痰难易可与体位有关
反复咯血	咯血量多少不一，少时痰中带血，多者每天可达数百毫升甚至更多。咯血多发生于继发感染时，但也能以咯血为唯一症状，临床上称之为干性支气管扩张
反复发生下呼吸道感染	轻时咳嗽加剧，脓痰增多，痰黏稠不易咳出。重时可伴有发热、气短、胸痛、食欲减退、乏力、消瘦和贫血。常见的细菌感染通常为铜绿假单胞菌、金黄色葡萄球菌、流感嗜血杆菌、卡他莫拉菌、肺炎链球菌等
慢性感染中毒症状	反复继发感染可有全身中毒症状，如发热、乏力、食欲减退、消瘦、贫血等，严重者可出现气促与发绀。重症支气管扩张患者因为支气管周围肺组织化脓性炎症和广泛的肺组织纤维化，可并发阻塞性肺气肿、肺源性心脏病，继而出现相应症状
其他	因为支气管持续的炎症反应，部分患者可出现可逆性的气流阻塞和气道高反应性，表现为喘息、呼吸困难和发绀
体格检查	轻症或早期患者可无异常发现，病变显著或继发感染时，在支气管扩张部位可听到局限性、固定性湿性啰音，有时可闻及哮鸣音。慢性患者可伴有杵状指（趾）。并发肺气肿、肺源性心脏病时则可出现相应的体征

四、辅助检查

项目	内容
痰微生物检查	包括痰涂片、痰细菌培养、抗生素敏感试验，除常见的球菌、杆菌外，还应注意分枝杆菌、真菌的检查，以指导抗生素的应用

续表

项目	内容
肺功能检查	（1）弥漫性支气管扩张可发生气流受限 （2）常用检查手段为用力肺活量测定、残气功能测定、弥散功能测定、支气管激发/舒张试验等
血常规	白细胞计数与分类升高表示急性细菌感染
血气分析	帮助评价患者的肺功能受损程度
X线检查	轻症者X线胸片可正常，中度和重症患者X线胸片可见环状、双轨状影像，支气管壁可增厚
高分辨率CT（HRCT）检查	（1）对支气管扩张的敏感性可达97%，因为无创，又容易重复，已成为主要的诊断方法 （2）HRCT的表现：外周肺野出现囊状、柱状及不规则形状的支气管扩张，囊状支气管扩张其直径比伴行的血管粗大，形成印戒征。呼气相扫描如有气体滞留征，可证实发生阻塞性气道病变
纤维支气管镜检查	可直接观察气道黏膜病变，可行支气管肺泡灌洗液检查，进行细菌、细胞病理学、免疫学的检查，进一步明确病因，指导诊断和治疗

五、诊断

项目	内容
病史	幼年曾有麻疹、百日咳、支气管炎、肺结核等病史
症状	有慢性咳嗽、咳痰，痰量和痰的性质不等；部分有咯血，咯血量和诱因各异；多数有间歇性发热、乏力、纳差、心慌、气急等症状
体征	鼻旁窦及口咽部可有慢性感染病灶；早期及轻症者无异常体征，感染后肺部可闻及湿性啰音和哮鸣音，晚期可有肺气肿、肺动脉高压、杵状指（趾）等
影像学	（1）支气管柱状扩张典型X线表现呈"轨道征"，囊状扩张特征性改变呈蜂窝状、卷发状阴影 （2）HRCT显示管壁增厚的柱状扩张或成串、成簇的囊样改变

六、鉴别诊断

鉴别疾病	病史	临床表现	实验室与体格检查	影像学表现
慢性支气管炎	多为中年以上患者，冬、春季咳嗽、咳痰明显，无反复咯血史	咳嗽、咳痰，多为白色黏液痰，感染急性发作时可出现脓性痰	听诊：双肺可闻及散在的干、湿性啰音	X线早期无异常。反复发作表现为肺纹理增粗、紊乱，呈网状或条索状
肺脓肿	发病急，有口腔、咽喉感染灶，或手术、劳累、受凉病史	高热、咳嗽、大量脓臭痰及坏死组织	血常规白细胞总数急剧升高，伴核左移。听诊患侧可闻及湿啰音，脓腔增大时可闻及空瓮音	X线检查可见局部浓密炎症阴影，内有空腔液平
肺结核	原发病史、接触史	常有低热、盗汗、乏力、消瘦等结核毒性症状	痰中可查到结核分枝杆菌，听诊干、湿性啰音多位于上肺局部	X线：病变多在上叶尖后段和下叶背段，密度不均匀，边缘较清楚，易形成空洞
先天性肺囊肿	肺部先天性畸形	咳嗽、咳痰、小量咯血、低热等	无明显体征；较大液气囊肿常有患侧呼吸音降低，叩诊浊音；继发肺部感染的患儿可闻及肺部湿啰音	X线可见多个界限纤细的圆形或椭圆形阴影，壁较薄，周围组织无炎症浸润

续表

鉴别疾病	病史	临床表现	实验室与体格检查	影像学表现
弥漫性泛细支气管炎	常伴慢性鼻窦炎	有慢性咳嗽、咳痰、活动时呼吸困难	听诊双肺断续性啰音	胸片和胸部CT显示弥漫分布的小结节影

七、治疗

（一）内科治疗

项目	内容
抗感染	急性感染期根据病情，参考细菌培养及药敏试验结果选用抗菌药物；痰培养结果出来前或培养阴性时可经验性选用以下方案： （1）轻症：口服氨苄西林或阿莫西林0.5g，4次/天，或第一代、第二代头孢菌素；存在铜绿假单胞菌感染时可口服呼吸喹诺酮类药物 （2）重症：常静脉用药，选用头孢他啶、头孢吡肟和亚胺培南等，并通过痰培养检测痰病原学。如有厌氧菌混合感染，加用甲硝唑、替硝唑
祛痰	包括体位引流和稀释脓性痰，必要时可经纤维支气管镜吸痰 （1）体位引流：抬高病变部位，利用重力作用将痰引流至肺门处，再行咳出，排出积痰，减少继发感染及中毒症状，2~4次/天，每次15~30分钟。体位引流时，间歇做深呼吸后用力咳痰，轻拍患部；痰液黏稠不易引流者可先雾化吸入稀释痰液；痰量较多者要防止痰量过多涌出而发生窒息 （2）稀释脓性痰，以利痰排出：①口服祛痰药，如N-乙酰半胱氨酸或盐酸氨溴索片；②生理盐水超声雾化吸入；③支气管舒张剂，口服氨茶碱0.1g，3~4次/天，或缓释茶碱制剂，必要时可加用支气管舒张药喷雾吸入 （3）纤维支气管镜吸痰：如体位引流痰液仍难排出，可经纤维支气管镜吸痰，用生理盐水冲洗稀释痰液
抗炎治疗	（1）吸入长效β_2受体激动剂加糖皮质激素的吸入剂 （2）小剂量红霉素、罗红霉素、克拉霉素和阿奇霉素等对支气管扩张均有一定的抗感染治疗效果
镇咳	口服镇咳药：复方甘草合剂、复方氯化铵合剂、右美沙芬、那可丁或其合剂，以及鲜竹沥、蛇胆川贝液等中成药
止血	（1）咯血时患者应卧床休息，减少胸部活动和振动，使用小量可待因、右美沙芬 （2）大咯血时，除应用通常止血药外，可即刻应用垂体后叶素5~10U小壶静脉滴注，但需注意高血压、心脏病及老年患者原则上禁用，而采取降血压扩血管药如盐酸乌拉地尔（亚宁定），静脉小壶注入，起初小量2mg/（kg·min），而后逐步加量，或酚妥拉明治疗达到降压、扩血管、止血的目的

（二）外科治疗

手术方式	适应证
支气管动脉栓塞术	反复大咯血
肺段或肺叶切除术	反复发作急性下呼吸道感染或大咯血、病变范围局限于一侧、不超过2个肺叶、药物治疗控制欠佳、全身情况良好者
肺移植	采取所有治疗仍无效的病例

第二节 慢性阻塞性肺疾病

慢性阻塞性肺疾病（COPD）简称慢阻肺，是一种以气流受限为特征的能够预防和治疗的疾病，气流受限呈进行性发展，与肺部对香烟烟雾等有害气体或颗粒的异常炎症反应有关，COPD主要侵犯肺脏，但也能够引起全身（或称肺外）的不良反应。

一、病因

项目	内容
吸烟	（1）最主要的危险因素，大部分患者均有吸烟史，吸烟数量愈大，年限愈长，则发病率愈高 （2）被动吸烟也可引起呼吸道症状以及COPD的发生
反复呼吸道感染	肺炎链球菌和流感嗜血杆菌可能是COPD急性发作的主要病原菌。病毒对COPD的发生和发展有作用
大气环境、有害气体、粉尘	当职业性粉尘及化学物质，如烟雾、过敏原、工业废气及室内空气污染等，浓度过大或接触时间过长，都能产生COPD
气道高反应性	气道反应性增高，其COPD的发病率也明显增高
其他	自主神经功能紊乱、遗传因素、肺发育和生长不良、社会经济地位等，都是COPD的易感因素

二、发病机制

项目	内容
炎症机制	（1）气道、肺实质及肺血管的慢性炎症是慢阻肺的特征性改变，中性粒细胞、巨噬细胞、T淋巴细胞等炎症细胞均参与慢阻肺的起病过程 （2）中性粒细胞的活化和聚集是慢阻肺炎症过程的一个重要环节，通过释放中性粒细胞弹性蛋白酶等多种生物活性物质导致慢性黏液高分泌状态并破坏肺实质
蛋白酶-抗蛋白酶失衡机制	蛋白水解酶对组织有损伤、破坏作用；抗蛋白酶对弹性蛋白酶等多种蛋白酶具有抑制功能，其中α_1-抗胰蛋白酶（α_1-AT）是活性最强的一种。蛋白酶增多或抗蛋白酶不足都能引起组织结构破坏，产生肺气肿
氧化应激机制	氧化应激增加。氧化物可直接作用并破坏很多生化大分子如蛋白质、脂质和核酸等，引起细胞功能障碍或细胞死亡，还能够破坏细胞外基质，导致蛋白酶-抗蛋白酶失衡，促进炎症反应

三、临床表现

（一）症状

项目	内容
慢性咳嗽	首发症状，随病程发展可终身不愈；初为间断性咳嗽，早晨较重，以后早、晚或整日都有咳嗽，夜间有阵咳或排痰

续表

项目	内容
咳痰	咳少量黏液性痰，清晨较多；合并感染时痰量增多，可有脓性痰；少数患者咳嗽不伴咳痰
气短或呼吸困难	COPD的典型表现。早期仅在活动后出现，逐步加剧，严重时日常活动甚至休息时也感气短
喘息和胸闷	部分患者，尤其是重度患者可出现喘息、胸闷症状
全身症状	体重下降、食欲减退、外周肌肉萎缩和功能障碍、精神抑郁和/或焦虑等

（二）体征

项目	内容
一般情况	黏膜及皮肤发绀，严重时呈前倾坐位、球结膜水肿、颈静脉充盈或怒张
呼吸系统	呼吸浅快，辅助呼吸肌参与呼吸运动，严重时可呈胸腹矛盾呼吸；桶状胸，双侧语颤减弱，肺叩诊呈过清音，肺肝界下移；两肺呼吸音减低，呼气相延长，有时可闻及干性啰音和/或湿性啰音
心脏	浊音界缩小，心音遥远，剑突下心音大于心尖区心音；出现肺动脉高压、肺心病时 $P_2 > A_2$，三尖瓣区可闻收缩期杂音
腹部	肝界下移，右心功能不全时肝颈静脉回流征阳性，腹水移动性浊音阳性
其他	长期低氧病例可见杵状指（趾），高碳酸血症或右心衰竭病例可出现双下肢凹陷性水肿

（三）并发症

项目	内容
自发性气胸	因基础肺功能差，多为张力性气胸，病情常较重。由于肺野透亮度高，常有肺大疱，气胸体征有时不典型，必要时拍摄胸片或肺部CT明确诊断
呼吸衰竭	有些重症患者处于慢性呼吸衰竭代偿期，在呼吸道感染、不适当氧疗、中断吸入治疗、应用过量镇静剂或外科手术等诱因的影响下，通气和换气功能障碍进一步加剧，可诱发急性呼吸衰竭，又称慢性呼吸衰竭急性加重或失代偿
慢性肺源性心脏病和右心衰竭	低氧血症和高碳酸血症以及肺毛细血管床破坏后重构、血黏度增高等可导致肺动脉高压和慢性肺源性心脏病。在心功能代偿期，可无右心衰竭表现。当动脉血气恶化时，肺动脉压显著增高，心脏负荷加重，加上心肌缺血和代谢病变等因素，可诱发右心衰竭
继发性红细胞增多症	慢性缺氧导致红细胞代偿性增多，以提高血氧含量和机体氧供。红细胞增多，全血容量相应增加、血黏度增高，从而导致头痛、头晕、耳鸣、乏力等症状，并易并发血栓栓塞

四、辅助检查

项目	内容
肺功能检查	（1）吸入支气管舒张剂后 $FEV_1/FVC < 70\%$，为确定存在持续气流受限的界限 （2）$FEV_1\%$ 预计值：用于COPD病情严重程度的分级评估 （3）TLC、FRC、RV增高和VC减低，表示肺过度充气 （4）DL_{CO} 及 DL_{CO}/VA 下降，说明肺弥散功能受损，表示肺泡间隔的破坏及肺毛细血管床的丧失 （5）支气管舒张试验：吸入短效支气管舒张药后 FEV_1 改善率 $\geq 12\%$ 且 FEV_1 绝对值增加超过200ml，可鉴别COPD与支气管哮喘

续表

项目	内容
X线胸片	起病早期无异常，晚期可出现慢性支气管炎和肺气肿的影像学改变；对确定是否存在肺部并发症及与其他疾病（如肺大疱、肺炎、肺结核、肺间质纤维化等）的鉴别非常重要
HRCT	可辨别小叶中心型或全小叶型肺气肿及确定肺大疱的大小和数量
血气分析	PaO_2、$PaCO_2$等有助于诊断低氧血症、高碳酸血症、酸碱平衡失调、呼吸衰竭及其类型
血常规	白细胞升高，中性粒细胞百分比增加提示感染
痰涂片及痰（血）培养	可帮助诊断细菌、真菌、病毒及其他非典型病原微生物感染
药敏试验	有利于合理选择抗感染药物

五、诊断

（一）诊断

（1）任何有呼吸困难、慢性咳嗽、咳痰和/或有危险因素暴露史的患者，临床上需考虑诊断为慢阻肺。

（2）诊断慢阻肺需要进行肺功能检查，吸入支气管扩张剂后$FEV_1/FVC < 70\%$即可明确存在持续的气流受限，排除其他疾病可确诊为慢阻肺。

（二）COPD严重程度分级

分级	分级标准
Ⅰ级（轻度）	$FEV_1/FVC < 70\%$，$FEV_1 \geq 80\%$预计值，有或无慢性咳嗽、咳痰症状
Ⅱ级（中度）	$FEV_1/FVC < 70\%$，$50\% \leq FEV_1 < 80\%$预计值，有或无慢性咳嗽、咳痰症状
Ⅲ级（重度）	$FEV_1/FVC < 70\%$，$30\% \leq FEV_1 < 50\%$预计值，有或无慢性咳嗽、咳痰症状
Ⅳ级（极重度）	$FEV_1/FVC < 70\%$，$FEV_1 < 30\%$预计值，或$30\% \leq FEV_1 < 50\%$预计值但伴有慢性呼吸衰竭

六、鉴别诊断

COPD的特点：中年起病；症状缓慢进展；长期吸烟史；活动后气促；持续性气流受限。应与下列疾病进行鉴别。

疾病	鉴别要点
支气管哮喘	早年起病（一般在儿童期）；每天症状变化快；夜间和清晨症状明显；有过敏史、过敏性鼻炎和/或湿疹；哮喘家族史；气流受限大部分可逆
充血性心力衰竭	听诊肺基底部可闻细湿啰音；X线胸片示心脏扩大、肺水肿；肺功能测定示限制性通气障碍（而非气流受限）
支气管扩张症	大量脓痰；伴有细菌感染；粗湿啰音、杵状指；X线胸片或CT示支气管扩张、管壁增厚
肺结核	所有年龄阶段起病；胸部X线检查显示肺浸润；微生物学检查证实；当地结核病流行史
闭塞性细支气管炎	年轻非吸烟患者；可能有类风湿关节炎或急性烟雾暴露史；可见于肺和骨髓移植后；呼气相CT可见低密度区
弥漫性泛细支气管炎	主要见于亚洲人，大部分为男性非吸烟患者，几乎均患有慢性鼻窦炎，胸部X线和HRCT可见弥漫性的小叶中心型结节和肺过度充气

七、治疗

（一）稳定期治疗

1.非药物治疗

项目	内容
教育与管理	教育和劝导患者戒烟；因职业或环境粉尘、刺激性气体所致者，应脱离污染环境
康复治疗	建议每周进行两次指导下的运动训练，包括耐力训练、间歇训练、阻力／力量训练；理想状态下，上、下肢训练包括步行运动、灵活性、呼吸肌训练，神经–肌肉的电刺激也应该包括在内
营养支持	饮食应含有足够的热量和营养成分
氧疗	（1）长期家庭氧疗（LTOT）的适应证： ①$PaO_2 \leq 7.3kPa$（55mmHg）或$SaO_2 \leq 88\%$，有或无高碳酸血症 ②PaO_2为$7.3\sim8.0kPa$（55~60mmHg），或$SaO_2 < 89\%$，并有肺动脉高压、右心衰竭或红细胞增多症（血细胞比容＞55%） （2）LTOT通常是经鼻导管吸入氧气，流量1.0~2.0L/min，吸氧持续时间＞15小时/天
免疫调节	按时接种流感病毒疫苗、肺炎链球菌疫苗、卡介苗多糖核酸等

2.药物治疗

项目	内容
β_2受体激动剂	（1）控制COPD症状最主要的治疗药物 （2）短效制剂：如沙丁胺醇、特布他林等。主要用于轻度COPD，按需短期使用 （3）长效制剂：如沙美特罗、福莫特罗等。可用于中度以上COPD的治疗，也可用于糖皮质激素联合治疗 （4）该类药物全身使用的不良反应主要有心悸、心动过速、手颤等
抗胆碱能药	（1）长效制剂：噻托溴铵气雾剂，每次用药疗效可维持24小时以上，且疗效好 （2）短效制剂：异丙托溴铵气雾剂，每次吸入疗效可维持6~8小时 （3）不良反应较轻，如口干等 （4）如果患者有青光眼或前列腺肥大则需慎用
氨茶碱	（1）长效茶碱缓释片，2次/天，一次1片，可维持疗效24小时 （2）茶碱血浓度监测对估计疗效和不良反应有一定意义，＞5mg/L即有治疗作用，＞15mg/L时，不良反应明显增加
支气管扩张剂联合运用	现有制剂：可必特（异丙托溴铵＋沙丁胺醇）；舒利迭50μg/500μg（沙美特罗＋氟替卡松）；信必可（福莫特罗＋布地奈德）等
祛痰药	常用溴己新、乙酰半胱氨酸、盐酸氨溴索等
糖皮质激素	适用于中度至极重度COPD并反复急性加重的患者

3.外科治疗

项目	内容
肺大疱切除术	有指征的患者，术后可缓解患者呼吸困难的程度并使肺功能得到改善
肺减容术	采用支气管镜肺减容术（弹簧圈植入或支气管内阀）或外科切除手术治疗过度充气的肺气肿患者
肺移植术	慢阻肺晚期患者

（二）急性加重期的治疗

1.确定病因　呼吸道感染，主要是病毒和细菌感染。

2.诊断和严重度评估

项目	内容
严重度分级	（1）轻度：单独使用短效支气管扩张剂（SABA）治疗 （2）中度：使用SABA和抗生素，加用或不加用口服糖皮质激素 （3）重度：患者应住院或急诊、ICU治疗
入院指征	（1）基础病变为重度或极重度慢阻肺 （2）明显的症状加重（如突然出现静息状态的呼吸困难） （3）出现新的体征（如发绀、周围性水肿等） （4）初始治疗无效 （5）出现严重并发症或合并症 （6）新发的心律失常 （7）年迈或缺乏家庭支持者
ICU收治指征	（1）严重呼吸困难，经初始治疗不缓解 （2）嗜睡、淡漠、昏迷者 （3）持续或进行性加重的低氧血症［$PaO_2 < 5.3kPa$（40mmHg）］和/或氧疗和NPPV后仍然出现严重或进行性加重的高碳酸血症［$PaCO_2 > 8.0kPa$（60mmHg）］伴或不伴严重呼吸性酸中毒（pH < 7.25）者 （4）需要有创机械通气 （5）血流动力学不稳定，需要血管活性药物治疗者

3.常用治疗方法

项目	内容
支气管扩张剂	多次吸入短效β_2受体激动剂和抗胆碱能药物，能够定量气雾剂或溶液制剂，其目的是舒张支气管，改善肺的通气；对于喘息症状较重者可给予静脉滴注茶碱，使用时需注意给药速度和剂量
糖皮质激素	（1）在使用支气管扩张剂的基础上口服或静脉使用糖皮质激素 （2）能口服者予以泼尼龙30~40mg口服治疗5天；无法口服者以等效剂量静脉治疗5天
抗生素治疗	（1）出现脓痰伴痰量增加或气急加重者适用 （2）如无铜绿假单胞菌危险因素建议使用阿莫西林/克拉维酸、阿奇霉素、左氧氟沙星或莫西沙星 （3）对于有铜绿假单胞菌危险因素的患者，可选择环丙沙星、左氧氟沙星和/或抗铜绿假单胞菌的β-内酰胺类或碳青霉烯类，同时可加用氨基糖苷类抗菌药物
祛痰药	可用溴己新、盐酸氨溴索等
控制性氧疗	低浓度、低流量氧疗是AECOPD住院患者的基础治疗
机械通气	（1）目的是对患者进行生命支持治疗，以缓解呼吸困难，缓解呼吸肌疲劳，快速排出二氧化碳并改善肺通气，为药物治疗赢取时间 （2）无创机械通气和有创机械通气应用指征见下表
其他治疗	注意水、电解质平衡，尽早识别和处理可能发生的并发症（如心力衰竭、气胸、休克、弥散性血管内凝血、上消化道出血等）及伴随疾病（冠心病、糖尿病等）

AECOPD患者无创机械通气和有创机械通气的应用指征

项目		内容
无创机械通气（NIV）在AECOPD应用的适应证和禁忌证	适应证	至少符合下列1个条件 （1）呼吸性酸中毒：动脉血pH≤7.35和/或$PaCO_2$＞6kPa（45mmHg） （2）严重呼吸困难合并临床症状，表示呼吸肌疲劳 （3）呼吸功增加，例如应用辅助呼吸肌呼吸，出现胸腹矛盾运动；或者肋间隙肌群收缩 （4）虽然持续氧疗，但仍有低氧血症
	禁忌证	（1）呼吸明显抑制或停止 （2）心血管系统功能不稳定（低血压、心律失常、心肌梗死） （3）精神状态改变或不合作者 （4）易误吸者（吞咽反射异常，严重上消化道出血） （5）痰液黏稠或有大量气道分泌物 （6）近期曾行面部或胃、食管手术 （7）头面部外伤 （8）固定的鼻咽部异常 （9）烧伤
AECOPD患者有创机械通气指征		（1）严重呼吸困难，辅助呼吸肌参与呼吸，并出现胸腹矛盾呼吸 （2）呼吸频率＞35次/分 （3）危及生命的低氧血症，PaO_2＜40mmHg或PaO_2/FiO_2＜200mmHg （4）严重的呼吸性酸中毒（pH＜7.25）及高碳酸血症呼吸抑制或停止 （5）神志障碍 （6）严重心血管系统并发症（低血压、休克、心力衰竭） （7）其他并发症（代谢紊乱、脓毒血症、肺炎、肺血栓栓塞症、气压伤、大量胸腔积液） （8）不能耐受NIV或NIV治疗失败（或不适合NIV）

第三节　慢性支气管炎

慢性支气管炎简称慢支，是气管、支气管黏膜及其周围组织的慢性非特异性炎症。

一、病因与发病机制

项目	内容
吸烟	吸烟起初的年龄越早，吸烟时间越长，每天吸烟量越多，患病率越高。减少吸烟或戒烟后，可使症状减轻或消失，病情缓解
大气污染	大气中的刺激性烟雾、有害气体如二氧化硫、二氧化氮、氯气、臭氧等对支气管黏膜造成损伤，纤毛清除功能下降，分泌物增加，为细菌入侵创造条件
感染	感染是促进慢支发展的重要因素，主要病因多为病毒和细菌
气候寒冷	寒冷常为慢支急性发作的重要诱因
机体内在因素	过敏因素、自主神经功能失调、年龄因素、营养状态及遗传因素也可能参与慢支的发生

二、病理表现

组织器官	病理改变
腺体	增生肥大，分泌功能亢进
黏膜上皮细胞	炎症反复发作导致上皮局灶性坏死和鳞状上皮化生，纤毛上皮细胞有不同程度损坏，纤毛变短、粘连、倒伏、脱失
支气管壁	（1）支气管壁有各种炎症细胞浸润、充血、水肿和纤维增生，支气管黏膜发生溃疡，肉芽组织增生，严重者支气管平滑肌和弹性纤维遭破坏以致机化，造成管腔狭窄 （2）管腔内可发现黏液栓，因黏膜肿胀或黏液潴留而阻塞，局部管壁易塌陷、扭曲变形或扩张，进而可发生局灶性肺炎、小脓肿、肺泡壁纤维化等，病变可侵犯周围肺组织和胸膜，造成纤维组织增生和胸膜粘连

三、临床表现

项目	内容
症状	病程长、反复急性发作、逐步加剧。主要症状为慢性咳嗽、咳痰，部分患者可有喘息 （1）咳嗽：长期、反复、逐步加剧的咳嗽是慢支的一个主要特点 （2）咳痰：通常为白色黏液或浆液泡沫样痰，合并感染时，痰液转为黏液脓性或黄色脓痰，且咳嗽加剧，痰量随之明显增多，偶带血。晨起后症状明显 （3）喘息或气短：部分患者有支气管痉挛，可发生喘息，常伴哮鸣音，可因吸入刺激性气体而诱发。早期常无气短；反复发作，并发慢阻肺时，可伴有轻重程度不等的气短
体征	（1）早期轻症慢支可无任何异常体征 （2）在急性发作期可有散在干、湿啰音，特点为多在背部及肺底部，咳嗽后可减少或消失，啰音多少和部位不固定 （3）伴喘息症状者可听到哮鸣音

四、分型与分期

（一）分型

分期	内容
单纯型	诊断符合慢性支气管炎，具有咳嗽、咳痰两项症状
喘息型	诊断符合慢性支气管炎，具有喘息、咳嗽、咳痰三项症状，并且伴哮鸣音，哮鸣音在阵咳时加剧，睡眠时明显

（二）分期

分期	内容
急性发作期	在1周内出现脓性或黏液脓性痰，痰量明显增加，或伴有发热、白细胞计数增高等炎症表现，或1周内咳嗽、咳痰、喘息中任何一项症状明显加重
慢性迁延期	不同程度的咳嗽、咳痰或喘息症状迁延不愈达1个月以上者
临床缓解期	经治疗后或自然缓解，症状基本消失，或偶有轻微咳嗽和少量咳痰，保持2个月以上者

五、辅助检查

检查项目	临床意义
白细胞及分类	（1）缓解期：白细胞总数及区别计数多为正常 （2）急性发作期并发细菌感染：白细胞总数和中性粒细胞升高 （3）合并哮喘时嗜酸性粒细胞可增多
痰涂片和培养	急性发作期痰液多呈脓性，涂片可见 G^+、G^- 菌，合并哮喘者可见较多的嗜酸性粒细胞；痰培养可见致病菌生长
X线	早期可无明显改变，反复急性发作者可见两肺纹理增粗、紊乱，呈网状或条索状、斑点状阴影，以双下肺野明显
肺功能	（1）气流受阻时，FEV_1、FEV_1 与 VC 或 FVC 的比值减少（＜70%） （2）小气道阻塞时，最大呼气流速－容量曲线在75%和50%的肺容量时，流量可明显降低，闭合容积可增大
组织病理学检查	（1）Ⅰ型肺泡上皮细胞肿胀变厚，Ⅱ型肺泡上皮细胞增生 （2）毛细血管基底膜增厚，内皮细胞损伤，血栓形成和管腔纤维化、闭塞 （3）肺泡壁纤维组织弥漫性增生

六、诊断

诊断可根据咳嗽、咳痰或伴喘息，每年发病持续3个月，并连续2年或以上，除外其他慢性气道疾病。如每年发病持续时间不足3个月，但有明确的客观检查依据（如X线检查）支持，即可诊断。

七、鉴别诊断

疾病	鉴别要点
咳嗽变异性哮喘	（1）以刺激性咳嗽为特征；灰尘、油烟、冷空气可诱发咳嗽 （2）有家庭或个人过敏疾病史 （3）抗菌药物治疗无效，支气管激发试验阳性
嗜酸细胞型支气管炎	痰诱导检查可见嗜酸细胞比例增加（≥3%）
肺结核	（1）有发热、乏力、盗汗、咯血及消瘦等症状 （2）咳嗽和咳痰的程度与肺结核的活动性有关；痰液检查可见结核分枝杆菌 （3）X线检查可发现肺部病灶
支气管肺癌	（1）长期吸烟史，刺激性咳嗽，常有痰中带血 （2）X线检查：肺部有块影 （3）痰脱落细胞或纤维支气管镜检查可明确诊断
肺间质纤维化	（1）听诊胸部下后侧可闻及爆裂音（Velcro啰音） （2）血气分析：动脉血氧分压降低
支气管扩张症	（1）有反复咳大量脓痰和咯血症状 （2）两肺下部可听到湿啰音 （3）胸部X线检查：两肺下部支气管阴影加深，病变严重者可见卷发状阴影；高分辨率CT检查有利于诊断

八、治疗

项目	内容
急性发作期	（1）控制感染：轻者可口服，较重者可用静脉滴注抗感染药物，常用青霉素类、大环内酯类、氟喹诺酮类和头孢菌素类等抗感染药物 （2）止咳祛痰：对急性发作期患者在抗感染治疗的同时可酌情选用化痰和祛痰药物，常用溴己新、乙酰半胱氨酸、盐酸氨溴索等。对老年体弱无力咳痰或痰量较多者，应以祛痰为主 （3）解痉平喘：对于喘息型慢支，常选用支气管舒张剂 （4）雾化治疗：可选用抗感染药物、祛痰药、解痉平喘药等
缓解期	（1）注意避免各种致病因素，吸烟者需戒烟 （2）加强锻炼，增强体质，提高机体抵抗力

第四节　支气管哮喘

支气管哮喘简称哮喘，是一种以慢性气道炎症和气道高反应性为特征的异质性疾病。

一、病因

分类	具体致病因素
遗传因素	明确的家族遗传病史；患者过敏体质
环境因素	（1）吸入性变应原：尘螨、花粉、真菌、动物毛屑、二氧化硫、氨气等 （2）感染：病毒、细菌、支原体或衣原体等所致呼吸系统感染 （3）食物：鱼、虾、蟹、蛋类、牛奶等 （4）药物：普萘洛尔、阿司匹林等 （5）气压、气温、冷空气、湿度、降水等 （6）运动：跑步、登山 （7）妊娠

二、发病机制

通常认为变态反应、气道慢性炎症、气道高反应性及自主神经功能障碍等因素相互作用，一起参与哮喘的起病过程。气道慢性炎症被认为是哮喘基本病理改变和反复发作的主要病理生理机制，神经因素被认为是哮喘起病的重要环节，气道高反应性是哮喘发生、发展的重要因素。

三、临床表现

（一）主要临床表现

1. 症状

项目	内容
前驱症状	打喷嚏、流鼻涕、眼痒、流泪、干咳或胸闷等

续表

项目	内容
喘息和呼吸困难	典型症状，喘息的发作通常较突然。呼吸困难呈呼气性，表现为吸气时间短，呼气时间长，患者感到呼气费力，但有些患者感到呼气和吸气都费力
咳嗽、咳痰	咳嗽是哮喘的常见症状，由气道的炎症和支气管痉挛所致。干咳常是哮喘的前兆，哮喘发作时，咳嗽、咳痰症状反而减轻，以喘息为主。哮喘发作接近尾声时，支气管痉挛和气道狭窄减轻，排出大量气道分泌物时，咳嗽、咳痰可能加重，咳出大量的白色泡沫痰。有一部分哮喘患者，以刺激性干咳为主要表现，无明显的喘息症状，这部分哮喘称为咳嗽变异性哮喘（CVA）
胸闷和胸痛	哮喘发作时，患者可有胸闷和胸部发紧的感觉。若哮喘发作较重，可能与呼吸肌过度疲劳和拉伤有关。突发的胸痛要考虑自发性气胸的可能

2.体征

项目	内容
一般体征	哮喘发作时，精神往往紧张、焦虑，呼吸加快、端坐呼吸，严重时可出现口唇和指（趾）发绀
呼气延长和双肺哮鸣音	（1）小气道梗阻时，胸部听诊可闻及吸气时间缩短而呼气时间延长，伴有双肺如笛高音调，此为哮鸣音 （2）呼气性哮鸣音是指在呼气时两肺满布的哮鸣音较明显 （3）哮喘患者在吸气和呼气时大多可闻及哮鸣音 （4）单侧哮鸣音突然消失可能发生自发性气胸 （5）哮喘严重发作、支气管极度狭窄、呼吸肌出现疲劳时，哮鸣音反而消失，称为寂静肺，提示病情危重
肺过度膨胀特征	肺气肿体征。表现为胸腔的前后径变大，肋间隙加宽，叩诊呈过清音，肺肝浊音界下降，心浊音界缩小。长期哮喘可出现桶状胸，儿童可有鸡胸
奇脉	（1）重症哮喘患者吸气期间收缩压下降幅度（一般不超过10mmHg，即1.33kPa）增大所致 （2）吸气期间收缩压下降程度与气流受限程度有关，表示呼吸肌对胸腔压波动的影响程度明显增加 （3）呼吸肌疲劳时产生的胸腔压波动较小，奇脉消失。严重的奇脉（≥25mmHg，即3.33kPa）是重症哮喘的可靠指征
呼吸肌疲劳的表现	可出现"三凹征"，吸气时因肋间肌和胸锁乳突肌的收缩，胸骨上窝、锁骨上窝、肋间隙发生明显凹陷，还可表现为反常呼吸
重症哮喘的体征	（1）随着气流受限增加，患者呼吸更加窘迫，说话不连贯，只能讲单词或单个字，大汗，皮肤潮湿，呼吸和心率加快。并出现奇脉以及呼吸肌疲劳表现 （2）重症哮喘指征为呼吸频率≥25次/分，心率≥110次/分，奇脉≥25mmHg （3）患者垂危状态时可出现寂静肺或呼吸乏力、发绀、心动过缓、意识恍惚或昏迷等表现

（二）重症哮喘的表现

项目	内容
哮喘持续状态	（1）指哮喘严重发作并持续24小时以上 （2）指发作的情况而言，并不代表该患者的基本病情，但此种情况通常发生在重症的哮喘患者，而且与预后有关，是哮喘本身的一种最常见的急症
哮喘猝死	（1）哮喘突然急性严重发作，患者在2小时内死亡 （2）原因可能与哮喘突然发作或加剧，造成严重气流受限或其他心肺并发症引起心跳和呼吸骤停有关

续表

项目	内容
潜在性致死性哮喘	（1）喘息症状频发，持续甚至快速加重，气促，心率超过140次/分，体力活动和言语受限，夜间呼吸困难明显，取前倾位，极度焦虑、烦躁、大汗淋漓，甚至出现嗜睡和意识障碍，口唇、指甲发绀等 （2）哮鸣音减弱，甚至消失，而全身情况不见好转，呼吸浅快，甚至神志淡漠和嗜睡，则表示病情危重，随时可能发生心跳和呼吸骤停。血气分析对病情和预后判断具有重要参考价值 （3）$PaO_2 < 8.0kPa$（60mmHg）和/或$PaCO_2 > 6.0kPa$（45mmHg），$SaO_2 < 90\%$，$pH < 7.35$，则意味患者处于危险状态
脆性哮喘（BA）	（1）Ⅰ型BA：尽管采取了正规、有力的治疗措施，包括吸入糖皮质激素（如吸入二丙酸倍氯米松1500μg/d以上），或口服相当剂量糖皮质激素，同时联合吸入支气管舒张药，至少连续观察150天，半数以上观察日的PEF变异率超过40% （2）Ⅱ型BA：在基础肺功能正常或良好控制的背景下，无明显诱因突然急性发作的支气管痉挛，3小时内哮喘严重发作伴高碳酸血症，可危及生命，常需机械通气治疗。月经期前发作的哮喘通常属于本型

（三）特殊类型的哮喘

1.运动诱发性哮喘（EIA）　又称为运动性哮喘，是指达到一定的运动量后，出现支气管痉挛而产生的哮喘。

项目	内容
特点	（1）起病均发生在运动后 （2）自限性显著，发作后经一定时间的休息即可逐步恢复正常 （3）通常无过敏性因素参与，特异性过敏原皮试阴性，血清IgE水平不高
分度	（1）若运动后FEV_1下降20%~40%，即可诊断为轻度运动性哮喘 （2）FEV_1下降40%~65%，即可诊断为中度运动性哮喘 （3）FEV_1下降65%以上可诊断为重度运动性哮喘

2.药物性哮喘

项目	内容
致病药物	阿司匹林、β受体拮抗剂、血管紧张素转换酶抑制药（ACEI）、局部麻醉药、添加剂（如酒石黄）、医用气雾剂中的杀菌复合物等
阿司匹林致病	（1）最常见，多发生于中年人，在临床上可分为药物作用相和非药物作用相 （2）白三烯受体拮抗药，如扎鲁司特和孟鲁司特能够很好地抑制口服阿司匹林引起的哮喘发作

3.职业性哮喘

项目	内容
致喘物	异氰酸酯类、苯酐类、多胺类固化剂、铂复合盐、剑麻和青霉素
特点	（1）有明确的职业史，本病仅限于与致喘物直接接触的劳动者 （2）以往（从事该职业前）无哮喘史 （3）自开始从事该职业至哮喘首次发作的"潜伏期"最少半年以上 （4）哮喘发作与致喘物的接触关系非常密切，接触则起病，脱离则缓解
反应性气道功能不全综合征	在吸入氯气、二氧化硫等刺激性气体时，出现急性刺激性干咳、咳黏痰、气急等症状，可持续3个月以上

四、辅助检查

检查项目		临床意义
痰液检查		痰涂片显微镜下可见较多嗜酸性粒细胞
肺功能检查	通气功能	（1）呼气阻力与静态肺容量：哮喘发作时呼气阻力增加，FEV_1、PEF、FVC均明显下降；$FEV_1/FVC < 70\%$ （2）肺动态顺应性下降，肺静态顺应性不变 （3）通气分布不均匀，存在显著的呼气延缓和减低区
	弥散功能	轻症患者不变，重症患者降低
	支气管激发试验	（1）特异性试验：吸入特异性变应原（如花粉、尘螨等），FEV_1或PEF下降大于20%，可诊断为阳性 （2）非特异性试验：吸入非特异性变应原（如组胺、醋甲胆碱等药物、运动等），FEV_1或PEF下降20%，且组胺累积量$< 7.8mol$，醋甲胆碱累积量$< 12.8mol$，可诊断为阳性
	支气管舒张试验	吸入支气管舒张剂后，FEV_1比用药前增加12%或以上，且其绝对值增加200ml或以上；PEF比治疗前增加60L/min或增加20%以上诊断为阳性
	呼气峰流速及其变异率	24h内PEF或昼夜PEF波动率≥20%，符合气道可逆性改变的特点
动脉血气分析		（1）哮喘发作时，肺泡－动脉血氧分压差增大 （2）严重发作时，可有缺氧，$PaCO_2$降低，pH升高，表现为呼吸性碱中毒 （3）重症哮喘气道阻塞严重，可有缺氧及CO_2潴留，$PaCO_2$上升，表现为呼吸性酸中毒 （4）缺氧明显可合并代谢性酸中毒
胸部X线检查		早期发作时可见两肺透亮度增加，呈过度通气状态；缓解期无明显异常。并发呼吸道感染时，可见肺纹理增加及炎症浸润阴影，同时注意肺不张、气胸或纵隔气肿等并发症的存在
特异性变应原检测		（1）特异性IgE检测：过敏性哮喘患者血清特异性IgE明显升高 （2）皮肤过敏原测试：皮肤过敏原点刺、斑贴试验阳性 （3）吸入过敏原测试：过敏原吸入后引起哮喘发作

五、诊断

（一）诊断标准

（1）反复发作喘息、气急、胸闷或咳嗽，多与接触变应原、冷空气、物理、化学性刺激、病毒性上呼吸道感染、运动等有关。

（2）发作时在双肺可闻及散在或弥漫性、以呼气相为主的哮鸣音，呼气相延长。

（3）上述症状可经治疗缓解或自行缓解。

（4）排除其他疾病引起的喘息、气急、胸闷和咳嗽。

（5）临床表现不典型者应至少具备下列1项试验阳性：①支气管激发试验或运动激发试验阳性；②支气管舒张试验阳性：FEV_1增加≥12%，且FEV_1增加绝对值≥200ml；③PEF日内（或2周）变异率≥20%。

符合（1）~（4）条或（4）、（5）条者，可诊断为支气管哮喘。

（二）分期

项目	内容
急性发作期	喘息、气促、咳嗽、胸闷等症状突然发生，或原有症状急剧加重，常有呼吸困难，以呼气流量降低为特征，常因接触变应原等刺激物或呼吸道感染诱发。其程度轻重不一，病情加重可在数小时或数天内出现，偶尔可在数分钟内危及生命
慢性持续期	每周均有不同频度和/或不同程度地出现症状（喘息、气促、胸闷、咳嗽等）
临床缓解期	经过治疗或未经治疗症状、体征消失，肺功能恢复到急性发作前水平，并维持3个月以上

（三）病情严重程度分级

1.病情严重程度的分级　主要用于治疗前或初始治疗时严重程度的判断，在临床研究中具有应用价值。

分级	临床特点
间歇状态 （第1级）	（1）症状<每周1次 （2）短暂出现 （3）夜间哮喘症状≤每个月2次 （4）FEV_1≥80%预计值或PEF≥80%个人最佳值，PEF或FEV_1变异率<20%
轻度持续 （第2级）	（1）症状≥每周1次，但<1次/天 （2）可能影响活动和睡眠 （3）夜间哮喘症状>每个月2次，但<每周1次 （4）FEV_1≥80%预计值或PEF≥80%个人最佳值，PEF或FEV_1变异率为20%~30%
中度持续 （第3级）	（1）每天有症状 （2）影响活动和睡眠 （3）夜间哮喘症状≥每周1次 （4）FEV_1为60%~79%预计值或PEF为60%~79%个人最佳值，PEF或FEV_1变异率>30%
重度持续 （第4级）	（1）每天有症状 （2）频繁出现 （3）经常出现夜间哮喘症状 （4）体力活动受限 （5）FEV_1<60%预计值或PEF<60%个人最佳值，PEF或FEV_1变异率>30%

2.控制水平的分级　有利于指导临床治疗，以取得更好的哮喘控制。

—	完全控制 （满足下列所有条件）	部分控制 （在任何1周内出现下列1~2项特征）	未控制 （在任何1周内）
白天症状	无（或≤2次/周）	>2次/周	出现≥3项部分控制特征
活动受限	无	有	
夜间症状/憋醒	无	有	
需要使用缓解药的次数	无（或≤2次/周）	>2次/周	
肺功能（PEF或FEV_1）	正常或≥正常预计值（或本人最佳值）的80%	<正常预计值（或本人最佳值）的80%	
急性发作	无	≥每年1次	在任何1周内出现1次

3.哮喘急性发作时的分级

临床特点	轻度	中度	重度	危重
气促	步行、上楼时	稍事活动	休息时	休息时明显
体位	可平卧	喜坐位	端坐呼吸	端坐呼吸或平卧
讲话方式	连续成句	单词	单字	无法讲话
精神状态	可有焦虑，尚安静	时有焦虑或烦躁	常有焦虑、烦躁	嗜睡或意识模糊
出汗	无	有	大汗淋漓	大汗淋漓
呼吸频率	轻度增加	增加	常＞30次/分	常＞30次/分
辅助呼吸肌活动及三凹征	常无	可有	常有	胸腹矛盾运动
哮鸣音	散在，呼气末	响亮、弥漫	响亮、弥漫	减弱乃至无
脉率（次/分）	＜100	100~120	＞120	脉率变慢或不规则
奇脉	无，＜10mmHg	可有，10~25mmHg	常有，＞25mmHg（成人多见）	无，提示呼吸肌疲劳
最初支气管扩张药治疗后PEF占预计值或个人最佳值的比例	＞80%	60%~80%	＜60%或＜100L/min或作用持续时间＜2小时	无法完成检测
PaO_2（吸空气，mmHg）	正常	≥60	＜60	＜60
$PaCO_2$（mmHg）	＜45	≤45	＞45	＞45
SaO_2（吸空气，%）	＞95	91~95	≤90	≤90
pH	正常	正常	正常或降低	降低

（四）分型

项目	内容
过敏性哮喘	最容易识别的哮喘表型，一般始于儿童期，有个人或家族过敏病史，如湿疹、过敏性鼻炎、食物或药物过敏。这部分患者在治疗前做诱导痰液检查，通常提示嗜酸性气道炎症。吸入糖皮质激素（ICS）治疗效果较好
非过敏性哮喘	发生在成年人、与过敏无关的哮喘，诱导痰液检查可有中性粒细胞、嗜酸性粒细胞或只有一些炎症细胞，对ICS治疗反应差
迟发型哮喘	某些成年人，特别是女性，在成年期首次哮喘发作。这部分患者无过敏表现，常需要较高剂量的ICS治疗且疗效相对较差
伴有固定气流受限的哮喘	见于长期哮喘患者，发展为固定气流受限，可能与气道重塑有关
伴有肥胖的哮喘	某些肥胖的哮喘患者，有明显呼吸道症状，但几乎没有嗜酸性气道炎症

六、鉴别诊断

项目	内容
心源性哮喘	（1）常见于左心衰竭，发作时的症状与哮喘类似，但心源性哮喘多有高血压、冠状动脉粥样硬化性心脏病、风湿性心脏病和二尖瓣狭窄等病史和体征 （2）阵发性咳嗽，常咳出粉红色泡沫痰，两肺可闻及广泛的湿啰音和哮鸣音，左心界扩大，心率增快，心尖部可闻及奔马律 （3）病情许可行胸部 X 线检查时，可见心脏增大，肺淤血征，有利于鉴别 （4）如果一时很难鉴别，可雾化吸入 β_2 肾上腺素受体激动剂或静脉注射氨茶碱缓解症状后，进一步检查，忌用肾上腺素或咖啡，避免造成危险
喘息型慢性支气管炎	（1）慢支合并哮喘，多见于中老年人，有慢性咳嗽史，长期有喘息，有加重期 （2）有肺气肿体征，两肺可闻及湿啰音
COPD	（1）多见于中老年人，有慢性咳嗽史，长期有喘息，有加重期 （2）患者多有长期吸烟或接触有害气体的病史 （3）有肺气肿体征，两肺或可闻及湿啰音 （4）临床上严格将慢阻肺和哮喘区分有时非常困难，肺功能检查及支气管激发试验或舒张试验有助于鉴别 （5）慢阻肺也可与哮喘合并同时存在
支气管肺癌	（1）中央型肺癌因为肿瘤压迫引起支气管狭窄或伴发感染时，可出现喘鸣音或类似于哮喘样呼吸困难、肺部可闻及哮鸣音 （2）肺癌的呼吸困难及喘鸣症状呈进行性加重，常无诱因，咳嗽可有血痰，痰中可查到癌细胞，胸部 X 线、CT、MRI 检查或支气管镜检查常可明确诊断
变态反应性肺浸润	（1）见于热带嗜酸性粒细胞增多症、肺嗜酸性粒细胞增多性浸润、外源性变应性肺泡炎等 （2）致病原包括寄生虫、花粉、化学药品、职业粉尘等，多有接触史，症状较轻，患者常有发热，胸部 X 线检查可见多发性、此起彼伏的淡薄斑片浸润阴影，可自行消失或再发 （3）肺组织活检有助于鉴别
ABPA	（1）典型者咳出棕褐色痰块，内含大量嗜酸性粒细胞 （2）X 线胸片呈现游走性或固定性浸润病灶 （3）支气管造影能够显示出近端支气管呈囊状或柱状扩张 （4）痰镜检或培养发现烟曲霉 （5）曲菌抗原皮试呈速发反应阳性 （6）曲菌抗原特异性沉淀抗体（IgG）测定阳性 （7）烟曲菌抗原皮试出现 Arthus 现象 （8）烟曲菌特异性 IgE 水平增高
气管、支气管软化及复发性多软骨炎	因为气管、支气管软骨软化，气道无法维持原来的正常状态，患者呼气或咳嗽时胸膜腔内压升高，可造成气道狭窄，甚至闭塞，临床表现为呼气性喘息，其特点为 （1）剧烈、持续性、甚至犬吠样咳嗽 （2）气道断层摄影或 CT 显示气管、大气管狭窄 （3）支气管镜检查时可见气道呈扁平状，呼气或咳嗽时气道狭窄
变应性肉芽肿性血管炎	主要累及小动脉和小静脉，常累及细小动脉，主要侵犯多器官和脏器，以肺部浸润和周围血管嗜酸性粒细胞浸润增多为特征，本病患者绝大部分可出现喘息症状，其与哮喘的鉴别要点如下 （1）除外喘息症状，常伴有副鼻窦炎（88%）、变应性鼻炎（69%）、多发性神经炎（66%~98%） （2）病理检查特征包括嗜酸性粒细胞浸润、肉芽肿病变、坏死性血管炎
肺栓塞	（1）各种栓子堵塞肺动脉系统导致血流不通的一组疾病，主要表现为胸闷、憋气、呼吸困难，有时易与哮喘混淆 （2）肺栓塞患者通常听不到哮鸣音，平喘药治疗无效，血气分析显示低氧血症显著 （3）进一步确诊需借助核素肺通气/灌注扫描、肺动脉造影、肺部螺旋 CT 及 MRI 检查等

七、治疗

（一）脱离变应原

患者远离变应原的接触是防治哮喘最有效的方法。

（二）药物治疗

项目	内容
控制性药物	（1）需要长期每天使用的药物 （2）这些药物主要通过抗炎作用使哮喘维持临床控制，其中包括吸入糖皮质激素（简称激素）、全身用激素、白三烯调节剂、长效β_2受体激动剂（LABA，需与吸入激素联用）、缓释茶碱、色甘酸钠、抗IgE抗体及其他有助于减少全身激素剂量的药物等
缓解性药物	（1）按需使用的药物 （2）这些药物通过快速解除支气管痉挛从而缓解哮喘症状，其中包括速效吸入β_2受体激动剂、全身用激素、吸入性抗胆碱能药物、短效茶碱及短效口服β_2受体激动剂等

1.激素　激素是最有效的控制气道炎症的药物。给药途径包括吸入、口服和静脉应用等，以吸入为首选给药途径。

项目	内容
吸入给药	（1）气雾剂给药：临床上常用的吸入激素包括二丙酸倍氯米松、布地奈德、丙酸氟替卡松等。通常而言，使用干粉吸入装置比普通定量气雾剂方便，吸入下呼吸道的药物量较多 （2）溶液给药：布地奈德溶液经以压缩空气为动力的射流装置雾化吸入，对患者吸气配合的要求不高，起效较快，适用于轻、中度哮喘急性发作时的治疗 （3）每天吸入激素剂量见下表
口服给药	（1）适用于中度哮喘发作、慢性持续性哮喘吸入大剂量激素联合治疗无效的患者和作为静脉应用激素治疗后的序贯治疗 （2）通常使用半衰期较短的激素（如泼尼松、泼尼松龙或甲泼尼龙等） （3）对于激素依赖型哮喘，可采用每天或隔天清晨顿服给药的方式 （4）泼尼松的维持剂量最好每天≤10mg （5）建议剂量：泼尼松龙30~50mg/d，5~10天
静脉给药	严重急性哮喘发作时，应经静脉及时予以琥珀酸氢化可的松（400~1000mg/d）或甲泼尼龙（80~160mg/d）

常用吸入型糖皮质激素的每天剂量与互换关系

药物	低剂量（μg）	中剂量（μg）	高剂量（μg）
二丙酸倍氯米松	200~500	500~1000	＞1000~2000
布地奈德	200~400	400~800	＞800~1600
丙酸氟替卡松	100~250	250~500	＞500~1000
环索奈德	80~160	160~320	＞320~1280

2. β₂受体激动剂

（1）短效β₂受体激动剂（SABA）

项目	内容
吸入给药	①缓解轻至中度急性哮喘症状的首选药物，也可用于运动性哮喘 ②每次吸入100~200μg沙丁胺醇或250~500μg特布他林，必要时每20分钟重复吸入1次 ③压力型定量手控气雾剂（pMDI）与干粉吸入装置吸入短效β₂受体激动剂对重度哮喘发作不适用；其溶液（如沙丁胺醇、特布他林、非诺特罗及其复方制剂）经雾化泵吸入适用于轻至重度哮喘发作
口服给药	沙丁胺醇2~4mg，特布他林1.25~2.5mg，3次/天；丙卡特罗25~50μg，2次/天
贴剂给药	对预防晨间发作有效，使用方法简单

（2）长效β₂受体激动剂（LABA）

项目	内容
沙美特罗	经气雾剂或碟剂装置给药，给药后30分钟起效，平喘作用维持12小时以上。推荐剂量为50μg，2次/天，吸入给药
福莫特罗	经吸入装置给药，给药后3~5分钟起效，平喘作用维持8~12小时以上。平喘作用具有一定的剂量依赖性，推荐剂量为4.5~9μg，2次/天吸入

3. 白三烯调节剂

项目	内容
使用方法	可单独使用的长效控制药，可作为轻度哮喘的替代治疗药物和中、重度哮喘的联合治疗用药
适应证	用于阿司匹林哮喘、运动性哮喘和伴有过敏性鼻炎哮喘患者的治疗
用量	口服给药。扎鲁司特20mg，每天2次；孟鲁司特10mg，每天1次；异丁司特10mg，每天2次

4. 茶碱

项目	内容
口服给药	（1）氨茶碱和控（缓）释型茶碱。用于轻至中度哮喘发作和维持治疗。通常剂量为每天6~10mg/kg （2）口服控（缓）释型茶碱后昼夜血药浓度平稳，平喘作用可维持12~24小时，尤其适用于夜间哮喘症状的控制
静脉给药	（1）氨茶碱加入葡萄糖溶液中，缓慢静脉注射或静脉滴注，适用于哮喘急性发作且近24小时内未用过茶碱类药物的患者 （2）负荷剂量为4~6mg/kg，维持剂量为0.6~0.8mg/（kg·h）

5. 抗胆碱能药物

项目	内容
溴化异丙托品气雾剂	常用剂量为20~40μg，3~4次/天；经雾化泵吸入溴化异丙托品溶液的常用剂量为50~125μg，3~4次/天
溴化泰乌托品	长效抗胆碱能药物，对M₁和M₃受体具有选择性抑制作用，仅需1次/天，吸入给药

6.其他治疗哮喘药物

项目	内容
抗IgE单克隆抗体	可应用于血清IgE水平增高的哮喘患者。目前主要用于经过吸入糖皮质激素与LABA联合治疗后症状仍未控制的严重哮喘患者
变应原特异性免疫疗法（SIT）	通过皮下予以常见吸入变应原提取液（如尘螨、猫毛、豚草等），可缓解哮喘症状和降低气道高反应性，适用于变应原明确但无法避免的哮喘患者
抗组胺药物	口服第二代抗组胺药物（H_1受体拮抗药）如酮替芬、氯雷他定、阿司咪唑、氮草斯丁、特非那定等具有抗变态反应作用，在哮喘治疗中的作用较弱。可用于伴有变应性鼻炎哮喘患者的治疗
其他口服抗变态反应药物	曲尼司特、瑞吡司特等可应用于轻至中度哮喘的治疗
可能减少口服糖皮质激素剂量的药物	包括口服免疫调节剂（甲氨蝶呤、环孢素、金制剂等）、某些大环内酯类抗生素和静脉应用免疫球蛋白等

（三）急性发作期的治疗

项目	内容
治疗目的	尽快缓解症状、解除气流受限和低氧血症，同时尚需制定长期治疗方案以预防再次急性发作
高危患者	（1）既往有过气管插管和机械通气的濒于致死性哮喘的病史 （2）在过去1年中因哮喘而住院或急诊就诊 （3）正在使用或最近刚刚停用口服激素 （4）目前未使用吸入激素 （5）过分依靠速效β_2受体激动剂，尤其是每月使用沙丁胺醇（或等效药物）超过1支的患者 （6）有心理疾病或社会心理问题，包括使用镇静药 （7）有对哮喘治疗计划不依从的历史
轻度和部分中度急性发作治疗	（1）重复吸入速效β_2受体激动剂，在第1小时每20分钟吸入2~4喷，随后轻度急性发作可调整为每3~4小时2~4喷，中度急性发作每1~2小时6~10喷 （2）在控制性治疗的基础上发生的急性发作，应尽早口服激素（泼尼松龙0.5~1mg/kg或等效剂量的其他激素）
部分中度和所有重度急性发作治疗	（1）除氧疗外，应重复使用速效β_2受体激动剂 （2）建议用法：泼尼松龙30~50mg或等效的其他激素，每天单次给药。严重的急性发作或口服激素无法耐受时，可采用静脉注射或滴注，如甲基泼尼松龙80~160mg，或氢化可的松400~1000mg分次给药。静脉给药和口服给药的序贯疗法可减少激素用量和不良反应，如静脉使用激素2~3天，随后口服激素3~5天
重度和危重哮喘急性发作治疗	机械通气治疗指征包括意识改变、呼吸肌疲劳、$PaCO_2 \geqslant 45mmHg$等

（四）慢性持续期的治疗

根据哮喘控制水平确定和调整治疗方案

治疗方案	第1级	第2级	第3级	第4级	第5级
建议选择控制药物	不需使用药物	低剂量ICS	低剂量ICS加LABA	中/高剂量ICS加LABA	加其他治疗如IgE单克隆抗体、IL–5单克隆抗体

续表

治疗方案	第1级	第2级	第3级	第4级	第5级
其他选择控制药物	低剂量ICS	白三烯受体拮抗剂	中/高剂量ICS[1]	中/高剂量ICS加LABA加LAMA[2]	低剂量口服糖皮质激素
		低剂量茶碱	低剂量ICS加白三烯受体拮抗剂	高剂量ICS加白三烯受体拮抗剂	—
		—	低剂量ICS加茶碱	高剂量ICS加茶碱	—
缓解药物	按需使用SABA	按需使用SABA	按需使用SABA或低剂量布地奈德/福莫特罗或倍氯米松/福莫特罗		

注：[1] 中国哮喘患者接受GINA建议高限ICS剂量的半量，也能获得与高限剂量类似的效果。[2] LAMA吸入仅用于18岁及以上成人。LAMA：长效抗胆碱药；ICS：吸入性糖皮质激素。

（五）重度哮喘的治疗

项目	内容
教育与管理	提高治疗依从性，掌握吸入装置的使用方法，提高自我管理水平
去除诱因和治疗并发症	（1）有效减少或避免变应原，减少或避免空气中有害刺激因子，戒烟 （2）对于有心理因素、严重鼻窦炎、胃食管反流、阻塞性睡眠呼吸暂停低通气综合征等合并症者予以积极有效的治疗
药物治疗	（1）ICS及口服激素、LABA、LTRA、缓释茶碱、LAMA等 （2）针对外周血IgE水平增高的重度哮喘患者可加用IgE单克隆抗体，外周血嗜酸性粒细胞增高的重度哮喘可加用IL-5单克隆抗体
外科治疗	部分重度哮喘患者可考虑选用支气管热成形术

第五节　弥漫性泛细支气管炎

弥漫性泛细支气管炎（DPB）是以两肺弥漫性呼吸性细支气管及其周围的慢性炎症为特征，可致严重呼吸障碍的病因不明的气道疾病。受累部位主要为呼吸性细支气管及其周围组织。

一、病因与发病机制

项目	内容
遗传因素	（1）DPB与人体白细胞抗原（HLA）基因关系密切 （2）DPB起病可能与TAP基因、白介素-8（IL-8）基因、CFTR基因以及黏蛋白基因（MUC5B）有关
慢性气道炎症与免疫系统异常	（1）部分DPB患者支气管肺泡灌洗液（BALF）中中性粒细胞、IL-8及白三烯B4等均显著升高，表示本病存在慢性气道炎症病变 （2）下列因素表示本病可能与免疫系统功能障碍有关 ①血冷凝集试验效价升高及部分患者IgA增高 ②病理检查显示呼吸性细支气管区域主要为淋巴细胞、浆细胞浸润和聚集 ③DPB患者BALF中CD8[+]淋巴细胞总数增高 ④部分DPB患者和类风湿关节炎、成人T淋巴细胞白血病、非霍奇金淋巴瘤等并存
感染	DPB患者常合并铜绿假单胞菌感染

二、临床表现

本病常隐匿缓慢起病。可见于任何年龄，但40~50岁多见，无性别差异。

项目	内容
症状	（1）主要为慢性咳嗽、咳痰、活动后呼吸困难。首发症状常为咳嗽、咳痰，逐渐出现活动后呼吸困难 （2）患者常在疾病早期反复合并有下呼吸道感染，咳大量脓性痰，而且痰量异常增多，每天咳痰量可达数百毫升 （3）若不能及时治疗，病情呈进行性进展，可发展为继发性支气管扩张、呼吸衰竭、肺动脉高压和肺心病
体征	（1）胸部听诊可闻及间断性湿啰音或粗糙的捻发音，有时可闻及干啰音或哮鸣音，尤以两下肺显著 （2）啰音的多少主要由支气管扩张及气道感染等病变的程度决定 （3）祛痰药物或抗生素治疗后，啰音可减少 （4）部分患者因存在支气管扩张可有杵状指
合并慢性鼻窦炎	（1）80%以上DPB患者合并或以往有慢性鼻窦炎，部分患者有鼻塞、流脓涕或嗅觉减退等症状，但有些患者无症状，仅在进行影像学检查时被发现 （2）疑诊为DPB患者，应常规拍摄鼻窦X线或鼻窦CT

三、辅助检查

项目	内容
胸部X线	（1）可见两肺野弥漫性散在分布的边缘不清的颗粒样结节状阴影，直径在2~5mm，多在2mm以下，以两下肺野明显 （2）随病情发展，常可见肺过度膨胀和支气管扩张的双轨征
肺部CT或胸部HRCT	（1）两肺弥漫性小叶中心性颗粒样结节状阴影 （2）结节和近端支气管血管束的细线相连形成"Y"字形树芽征 （3）随病情进展，细小支气管扩张呈小环状或管状影，伴有管壁增厚
鼻窦CT	慢性鼻窦炎CT表现为鼻窦黏膜增厚、窦腔积液，无窦壁骨质破坏性改变，最常侵犯双侧上颌窦
肺功能检查及血气分析	（1）肺功能主要为阻塞性通气功能障碍，病情进展可伴有肺活量下降，残气量（率）增加，但弥散功能常在正常范围内。部分患者可伴有轻、中度的限制性通气功能障碍或混合性通气功能障碍。$FEV_1/FVC < 70\%$，$VC\% < 80\%$。$RV\% > 150\%$或$RV/TLC > 45\%$ （2）$PaO_2 < 80mmHg$，发病初期即可发生低氧血症，进展期可有高碳酸血症
实验室检查	（1）冷凝集试验阳性率较低 （2）部分患者可有血清IgA、IgM和血$CD4^+/CD8^+$比值增高，γ-球蛋白增高，血沉增快，类风湿因子阳性，但不具有特异性 （3）部分患者可有血清$HLA-B_{54}$或$HLA-A_{11}$阳性 （4）痰细菌学检查多可在发病初期痰中发现流感嗜血杆菌及肺炎链球菌，晚期多为铜绿假单胞菌感染
病理检查	确诊DPB的金标准。若肺活检能发现典型的DPB病理学改变即可确诊

四、诊断

DPB临床诊断标准（1998年日本厚生省）

项目	内容
诊断项目	（1）必要项目 ①持续性咳嗽、咳痰、活动时呼吸困难 ②目前或以往有慢性鼻窦炎（需X线或CT确定） ③胸部X线见两肺弥漫性分布的颗粒样结节状阴影或胸部薄层CT见两肺弥漫性小叶中心性颗粒样结节状阴影 （2）参考项目 ①胸部听诊间断性湿啰音 ②FEV$_1$/FVC＜70%及PaO$_2$＜80mmHg ③血清冷凝集试验效价＞1∶64 （3）需排除其他疾病（包括慢性支气管炎、支气管扩张症、纤毛运动不良综合征、阻塞性细支气管炎等疾病）
临床诊断	（1）临床诊断：符合必要项目①、②、③加参考项目中2项以上及排除其他疾病 （2）临床高度可疑诊断：符合必要项目①、②、③及排除其他疾病 （3）临床可疑诊断：符合必要项目①、②及排除其他疾病

五、鉴别诊断

项目	内容
COPD	（1）本病晚期才会出现呼吸困难，多见于老年男性 （2）胸部CT检查无两肺弥漫性分布的颗粒样结节状阴影 （3）肺功能检查为阻塞性通气功能障碍，FEV$_1$/FVC下降和残气量（RV）增加明显，弥散功能可降低。但DPB患者肺弥散功能和顺应性一般在正常范围内
支气管扩张症	（1）本病患者可有反复咯血，而DPB患者通常不会出现咯血，只有在晚期激发支气管扩张时才有可能出现咯血症状 （2）胸部CT可见支气管扩张而无两肺颗粒样结节状阴影，有助于鉴别
阻塞性细支气管炎（BO）	（1）属于小气道疾病 （2）临床表现为急速进行性呼吸困难，与DPB患者随疾病进展而逐步出现活动性呼吸困难不同 （3）肺部听诊时DPB患者主要以双下肺粗湿啰音为主，有时可闻及哮鸣音；而BO患者则为肺部可闻及高调的吸气中期干鸣音 （4）BO患者胸部X线表示肺过度通气，但无浸润影，极少有支气管扩张 （5）BO患者肺组织活检显示直径为1~6mm的小支气管和细支气管的瘢痕狭窄和闭塞，管腔内无肉芽组织息肉，而且肺泡管和肺泡正常 （6）BO对激素治疗反应差，预后不良 （7）两者病理鉴别非常重要
间质性肺疾病	（1）本病最主要的症状是进行性加重的呼吸困难，多为干咳 （2）本病有半数以上的患者双肺可闻及爆裂音，即Velcro啰音 （3）胸部影像学改变主要为间质性改变 （4）肺间质纤维化有显著的肺弥散功能减低，而DPB患者弥散功能多正常而且两者病理不同，有助于鉴别

续表

项目	内容
囊性纤维化（CF）	（1）一种家族性的先天性常染色体隐性遗传性疾病 （2）主要侵犯全身外分泌器官 （3）一般可见呼吸系统以外的其他系统症状 （4）患者常合并有鼻息肉和慢性鼻窦炎 （5）与DPB不同之处主要为CF患者常有家族史，儿童或青少年多见，临床可出现消化道症状，出汗时皮肤可有盐斑 （6）典型CF胸部CT表现为囊柱状支气管扩张、支气管壁增厚和斑片状密度增高影，而无弥漫性分布两肺的颗粒样结节状阴影

六、治疗

项目	内容
治疗方案	（1）一线治疗：红霉素250mg，口服，2次/天。用药期间应注意复查肝功能等 （2）二线治疗：克拉霉素250~500mg/d，口服，1~2次/天；罗红霉素150~300mg/d，口服，1~2次/天。用药期间应监测肝功能等不良反应 （3）若存在下列情况可选用二线治疗药物：①存在红霉素的不良反应；②药物相互拮抗作用；③使用红霉素治疗1~3个月无效者
停药时间	（1）早期DPB患者：经6个月治疗后病情恢复正常者可考虑停药 （2）进展期DPB患者：经2年治疗后病情稳定者即可停药。停药后复发者再用药仍有效 （3）DPB伴有严重肺功能障碍或广泛支气管扩张或呼吸衰竭的患者：需长期给药，疗程不少于2年
DPB急性发作期治疗	若DPB患者出现发热、咳脓痰、痰量增加等急性加重情况，多为铜绿假单胞菌等细菌引起支气管扩张合并感染，这时应加用其他抗生素，如β-内酰胺类/酶抑制剂或头孢三代或氟喹诺酮类抗生素等，或根据痰培养结果选择抗生素
其他辅助治疗	使用祛痰药和支气管扩张药，有低氧血症时进行氧疗

第六节　慢性咳嗽

　　慢性咳嗽的常见病因主要为咳嗽变异性哮喘、上气道咳嗽综合征、嗜酸性粒细胞性支气管炎、变应性咳嗽、胃食管反流性咳嗽。

一、嗜酸性粒细胞性支气管炎（EB）

　　临床上表现为慢性刺激性干咳或咳少量黏痰，诱导痰嗜酸性粒细胞（Eos）增高，糖皮质激素治疗效果良好，患者肺通气功能正常，无气道高反应性（AHR）、峰流速变异率正常，无法诊断为支气管哮喘，称为嗜酸性粒细胞性支气管炎（EB）。

项目	内容
病因与发病机制	尚不明确，可能与空气污染有关。部分患者存在变应性因素，与吸入变应原有关
临床表现	（1）可发生于任何年龄，但多见于青壮年，男性多于女性 （2）主要症状为白天有慢性刺激性咳嗽，通常为干咳，偶尔咳少量黏痰，少数表现为夜间咳嗽。患者病程可长达数年以上。部分患者伴有变应性鼻炎症状 （3）体格检查无异常发现
辅助检查	（1）外周血象正常，少数患者 Eos 比例和绝对计数轻度增高。诱导痰细胞学检查 Eos ≥ 2.5%，多数位于 10%~20%，个别患者可高达 60% 以上 （2）肺通气功能正常，支气管舒张试验、组胺或醋甲胆碱激发试验气道高反应性为阴性，气道峰流速变异率正常 （3）X线胸片或 CT 检查无异常表现，偶可见肺纹理增粗 （4）呼出气一氧化氮水平明显增高（32ppb），有利于 EB、CVA 患者的辅助诊断 （5）辣椒素咳嗽敏感性增高 （6）部分患者皮肤变应原（过敏原）点刺试验可呈阳性反应，IgE 水平增高
诊断	临床上以刺激性干咳或伴少量黏痰为唯一症状或主要症状，肺通气功能正常，无气道高反应性，诱导痰 Eos ≥ 2.5%，糖皮质激素治疗有效即可诊断为 EB
鉴别诊断	CVA 与 EB 都以刺激性咳嗽为主要临床症状，诱导痰 Eos 增高，通气功能正常，但 CVA 表现为气道反应性增高，组胺或醋甲胆碱支气管激发试验阳性，或气道峰流速变异率超过 20%
治疗	（1）一般采用中等剂量的吸入性糖皮质激素进行治疗，布地奈德 200~400μg/次，或等效剂量的其他吸入性糖皮质激素治疗，2次/天，持续使用 8 周以上 （2）严重的病例需加用泼尼松口服 10~30mg/d，持续 3~7 天

二、咳嗽变异性哮喘

咳嗽变异性哮喘（CVA）是指以慢性咳嗽为主要或唯一临床表现，没有显著喘息、气促等症状，但有气道高反应性的一种特殊类型的哮喘。

（一）病因与发病机制

项目	内容
病因	尚未明确，类似于典型哮喘，同时受遗传因素和环境因素的双重影响
发病机制	与气道高反应性、神经机制、多种细胞参与的气道慢性炎症和 IgE 介导的变态反应（又称为过敏反应）有关

（二）临床表现

（1）CVA 主要表现为刺激性干咳，一般咳嗽比较剧烈，夜间咳嗽为其重要特征。

（2）较严重的病例，在剧烈咳嗽时可伴有呼吸不畅、胸闷、呼吸困难或不典型的喘息。

（三）辅助检查

项目	内容
血常规	少数患者外周血检查嗜酸性粒细胞轻度增高
血清 IgE	部分患者增高

续表

项目	内容
皮肤点刺试验	60%~80%对变应原呈阳性反应，最常见的变应原为屋尘螨、粉尘螨
诱导痰检查	多数患者诱导痰嗜酸性粒细胞增高
呼出气NO检测	呼出气一氧化氮（FeNO）水平增高有利于CVA、EB的诊断
支气管激发试验	诊断CVA最关键和最有价值的方法
支气管舒张试验	判断存在可逆性气道阻塞的重要指标
PEF监测	敏感性和特异性都较低，不宜作为CVA的常规诊断方法

（四）诊断标准

（1）慢性咳嗽，夜间或清晨刺激性咳嗽显著。

（2）支气管激发试验阳性，或支气管舒张试验阳性或PEF周变异率＞20%或平均每天昼夜变异率＞10%。

（3）抗哮喘治疗有效。

（4）排除其他原因引起的慢性咳嗽。

诱导痰检查嗜酸性粒细胞比例增高和呼出气FeNO水平增高有利于CVA的诊断。

（五）鉴别诊断

项目	内容
慢性支气管炎	多为中老年人，病史较长，常有显著的咳痰症状，多数与吸烟有关或职业环境有关，支气管激发试验和诱导痰细胞学检查有助于鉴别
嗜酸性粒细胞性支气管炎	多数患者诱导痰检查嗜酸性粒细胞比例增高，但气道高反应性测定阴性，PEF日间变异率正常
支气管结核	少数患者以咳嗽为唯一症状，X线检查未见显著异常，有时可闻及喘鸣音。但与哮喘不同的是，喘鸣音比较局限，以吸气期为主。支气管舒张剂治疗无效。纤维支气管镜检查和刷检涂片可确诊

（六）治疗

CVA的治疗原则与典型哮喘相同，大部分患者吸入小剂量糖皮质激素加β_2受体激动剂即可，极少需要口服糖皮质激素治疗。治疗时间不少于8周。

三、上气道咳嗽综合征

上气道咳嗽综合征（UACS）是指引起咳嗽的各种鼻咽喉疾病的总称，以往称为鼻后滴漏综合征（PNDS）。

项目	内容
病因	基础疾病主要为变应性鼻炎与鼻窦炎，其他病因包括慢性咽喉炎、慢性扁桃体炎、细菌性鼻窦炎、理化刺激性鼻炎等
发病机制	通过兴奋上气道咳嗽反射的传入神经起作用

续表

项目	内容
临床表现	（1）咳嗽多伴咳痰，以日间为主，入睡后很少出现咳嗽。常伴有鼻后滴漏感、清喉、喉痒、鼻塞、流涕等，有时还会主诉声音嘶哑 （2）多有上气道疾病的病史 （3）典型者查体可见咽部黏膜鹅卵石样外观、咽部黏液附着
诊断	（1）发作性或持续性咳嗽，以白天为主，入睡后少见 （2）有鼻部和/或咽喉疾病的临床表现和病史 （3）辅助检查支持鼻部和/或咽部疾病的诊断 （4）经针对性治疗后咳嗽缓解
治疗	具体见下表

UACS基础病的治疗

项目	内容
变应性鼻炎	（1）改善环境、避免接触变应原 （2）鼻吸入皮质激素类药物、抗组胺类药物是治疗变应性鼻炎的一线药物，并能有效治疗变应性鼻炎所致的咳嗽 （3）方案：抗组胺药/减充血剂联合用药（A/D）
血管运动性鼻炎	第一代A/D制剂治疗比较有效，异丙托溴铵鼻腔喷雾也有一定效果
细菌性鼻窦炎	（1）急性细菌性鼻窦炎的治疗有抗菌药物、鼻内皮质激素及减充血药 （2）慢性鼻窦炎诊断明确后，以内科药物治疗为首选，对药物治疗不敏感且存在解剖异常引起鼻腔阻塞的患者，应考虑鼻内镜手术治疗
变应性真菌性鼻窦炎	手术清除过敏霉菌黏液，首选功能性鼻内镜手术
理化刺激性鼻炎	避免暴露，增强通风，采取相应的个人防护措施
药物性鼻炎	停止使用当前药物，A/D制剂或鼻内皮质激素治疗有效

四、胃食管反流性咳嗽（GERC）

胃食管反流（GER）是指胃酸和其他胃或十二指肠内容物反流进入食管的现象。

（一）病因与发病机制

项目	内容
病因	（1）药物：①阿仑膦酸钠（治疗绝经后骨质疏松的药物）；②口服激素；③支气管舒张药物：β_2肾上腺素受体激动剂、氨茶碱；④前列腺素类；⑤钙通道阻滞剂；⑥抗胆碱能药；⑦吗啡、哌替啶 （2）肥胖 （3）吸烟、酒精、咖啡因、高脂肪食物、巧克力、刺激性食物、柑橘类酸性饮料等 （4）剧烈运动 （5）长期胃肠插管、肺移植、肺切除术、腹膜透析 （6）支气管哮喘、阻塞性睡眠呼吸暂停等 （7）职业：如歌剧歌手、管弦乐器家等
发病机制	食管-支气管反射、微量误吸、食管运动功能失调、自主神经功能失调与气道炎症等

（二）临床表现

项目	内容
咳嗽	多为刺激性干咳或咳少量白色黏痰。绝大部分为白天咳嗽，个别表现为夜间咳嗽·
反流症状	胸骨后烧灼感、反酸、嗳气、胸闷等

（三）辅助检查

项目	内容
食管 pH 监测	诊断 GERC 最敏感、最特异的方法
腔内阻抗监测	动态测定气、液体在食管腔内的运动情况
胆红素测定	诊断胆汁反流
食管压力测定	了解食管下括约肌（LES）长度、位置和压力、食管体部吞咽蠕动波的振幅和速度
内镜检查	诊断反流性食管炎的主要方法
其他检查	钡餐、放射性核素、食管酸灌注试验、B超等

（四）诊断标准

（1）慢性咳嗽，以白天咳嗽为主。

（2）24 小时食管 pH 监测 Demeester 积分 $\geq$ 12.70，和/或 SAP $\geq$ 95%。

（3）除外 CVA、EB、UACS 等疾病。

（4）抗反流治疗后咳嗽明显减轻或消失。

（五）治疗

项目	内容
一般措施	调整生活饮食习惯
制酸治疗	（1）质子泵抑制剂：奥美拉唑、泮托拉唑、雷贝拉唑 （2）H_2 受体拮抗剂：西咪替丁（甲氰咪胍）、雷尼替丁、法莫替丁等 （3）合并夜间酸反流，可质子泵抑制剂与 H_2 受体拮抗剂联合使用
促胃动力药	多潘立酮、西沙必利等
胃黏膜保护剂	前列腺素衍生物类（米索前列醇、恩前列素）、硫糖铝、枸橼酸铋钾、替普瑞酮等
手术治疗	适用于采用足够的强度和疗程治疗后咳嗽仍无改善者

五、变应性咳嗽（AC）

（一）病因与病理

项目	内容
病因	（1）体质和环境职业因素可能是发病的危险因素 （2）理论上引起气道变应性炎症的各种特异性吸入物如尘螨、花粉和动物毛屑，呼吸道感染或定植的细菌和真菌及部分食物等都能为其病因
病理	常有变应原皮试阳性或特异性 IgE 阳性，诱导痰嗜酸细胞不增高，肺通气功能正常，无气道可逆性和高反应性，但咳嗽敏感性显著增高

（二）临床表现

项目	内容
症状	（1）常为干咳，多为阵发性，夜间睡眠或清晨起床后咳嗽比较剧烈 （2）吸入刺激性气体、讲话、运动及大笑等可诱发或加重咳嗽 （3）可伴有咽喉痒或痰液黏附在咽喉的感觉 （4）女性患者可因咳嗽出现压力性尿失禁
体征	无明显阳性体征

（三）辅助检查

项目	内容
血液检查	可有外周血 Eos 比例或绝对计数升高，或血清总 IgE 增高，血清变应原特异性 IgE 抗体阳性
诱导痰细胞学检查	诱导痰 Eos 比例正常
咳嗽敏感性检查	常显著增高
变应原皮试检查	变应原皮肤针刺试验阳性
肺功能检查	肺通气功能正常。支气管舒张试验和激发试验阴性，峰流速变异率正常
影像学检查	无异常发现或仅见肺纹理增多
纤维支气管镜检查	（1）除支气管黏膜充血外，通常无其他异常发现 （2）支气管黏膜活检病理检查可见黏膜下层较多 Eos 浸润 （3）支气管肺泡灌洗液中 Eos 无显著增多
咽拭子真菌培养	部分患者可检出白念珠菌等

（四）诊断标准

（1）慢性咳嗽。

（2）肺通气功能正常，气道高反应性检测阴性。

（3）具有以下指征之一：①过敏物质接触史；②变应原皮肤针刺试验阳性；③血清总 IgE 或特异性 IgE 增高；④咳嗽敏感性增高。

（4）除外咳嗽变异性哮喘、非哮喘性嗜酸性粒细胞性支气管炎、上气道咳嗽综合征等其他原因所致的慢性咳嗽。

（5）抗组胺药物和/或糖皮质激素治疗有效。

（五）鉴别诊断

项目	内容
非哮喘性嗜酸性粒细胞性支气管炎	（1）临床上表现为慢性咳嗽，胸片和肺通气功能正常，气道高反应性检测阴性，支气管舒张剂治疗无效及糖皮质激素可控制咳嗽等与变应性咳嗽非常类似 （2）我国定义的变应性咳嗽排除诱导痰 Eos 增高，与非哮喘性嗜酸性粒细胞性支气管炎易于鉴别
咳嗽变异性哮喘	（1）慢性咳嗽的主要病因，诱导痰中 Eos 可增高，但有气道高反应性，支气管舒张剂治疗有效等可鉴别 （2）少部分咳嗽变异性哮喘气道高反应性检测可呈假阴性，这时可予以 1 周或以上的支气管舒张剂进行诊断性治疗，若咳嗽不缓解，没有导致治疗效果不佳的有关并发症或相关因素，基本能够排除咳嗽变异性哮喘的诊断

项目	内容
上气道咳嗽综合征	典型上气道咳嗽综合征有慢性鼻炎病史，伴有鼻后滴漏感，少部分患者有鼻塞和流涕症状，鼻黏膜充血或咽后壁淋巴细胞增生呈卵石样外观有助于鉴别
病毒感染后咳嗽	绝大部分为亚急性咳嗽，但个别可能持续达数月之久，用抗组胺药物治疗咳嗽能减轻或消失，有时容易与变应性咳嗽混淆，但病毒感染后咳嗽在咳嗽症状出现前有明确的上气道感染史
慢性支气管炎	通常与吸烟或空气污染有关，除咳嗽外，多有咳痰，戒烟或脱离污染环境1个月后咳嗽能显著减轻，抗胆碱能药、支气管舒张剂和祛痰剂有利于改善症状

（六）治疗

项目	内容
抗组胺药物	氯雷他定，西替利嗪，氮䓬斯丁，依匹斯汀和非索非那定等
糖皮质激素	（1）吸入糖皮质激素是最合适的方法 （2）对咳嗽剧烈或不适合吸入糖皮质激素者，短期（1~2周）内每天口服泼尼松20~30mg有利于迅速控制症状
Th2细胞因子抑制剂	甲磺司特300mg/d治疗4周能提高变应性咳嗽患者的咳嗽阈值
其他治疗	（1）病因治疗，避免接触变应原 （2）担子菌感染所致的AC，用低剂量抗真菌药伊曲康唑（50~100mg/d）治疗2周后缓解

六、慢性咳嗽的其他病因

项目	内容
慢性支气管炎	（1）咳嗽、咳痰达3个月以上，连续2年或更长 （2）主要表现为慢性咳嗽，咳白色黏液痰或白色泡沫痰，冬季或受凉时加重，通常与吸烟有关
支气管扩张症	（1）临床表现为咳嗽、咳脓痰，甚至咯血 （2）胸部HRCT是最佳诊断方法
气管–支气管结核	（1）主要症状为慢性咳嗽，可伴有低热、盗汗、消瘦等结核中毒症状，查体有时可闻及局限性吸气期干啰音 （2）高分辨率CT可显示叶以下支气管的病变，能够间接提示诊断 （3）支气管镜检查是确诊气管–支气管结核的主要手段，镜下常规刷检和组织活检阳性率高
ACEI诱发的咳嗽	（1）停用ACEI后咳嗽缓解即可确诊 （2）可用血管紧张素Ⅱ受体拮抗剂替代ACEI类药物
支气管肺癌	（1）咳嗽常为中心型肺癌的早期症状 （2）对有长期吸烟史，出现刺激性干咳、痰中带血、胸痛、消瘦等症状或原有咳嗽性质发生改变的患者，应高度怀疑肺癌的可能，进一步进行影像学检查和支气管镜检查
心理性咳嗽	（1）也称习惯性咳嗽、心因性咳嗽 （2）典型表现为日间咳嗽，可表现为轻微或剧烈干咳，专注于某一事物及夜间休息时咳嗽消失，常伴随焦虑症状
其他病因	肺间质纤维化、支气管异物、支气管结石症、骨化性支气管病、纵隔肿瘤及左心功能不全等

第三章 肺血管疾病

思维导图框架

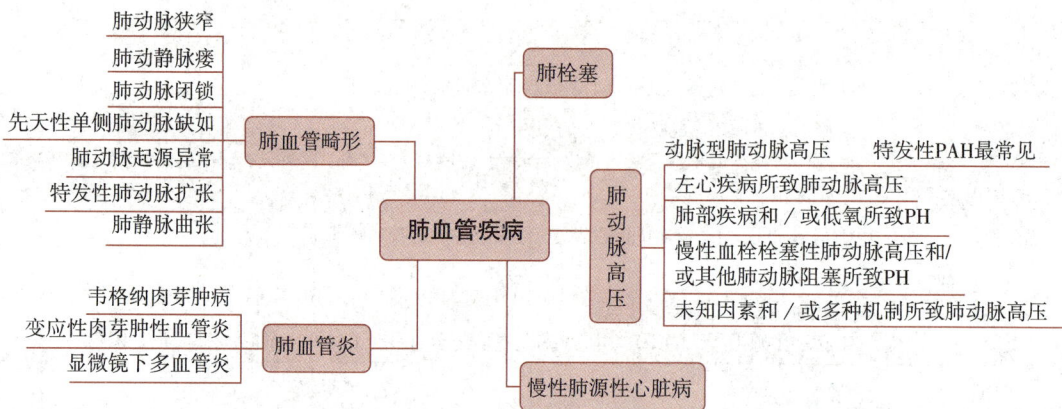

肺动脉狭窄
肺动静脉瘘
肺动脉闭锁
先天性单侧肺动脉缺如 ── 肺血管畸形
肺动脉起源异常
特发性肺动脉扩张
肺静脉曲张

韦格纳肉芽肿病
变应性肉芽肿性血管炎 ── 肺血管炎
显微镜下多血管炎

肺血管疾病

肺栓塞

肺动脉高压
- 动脉型肺动脉高压　　特发性PAH最常见
- 左心疾病所致肺动脉高压
- 肺部疾病和/或低氧所致PH
- 慢性血栓栓塞性肺动脉高压和/或其他肺动脉阻塞所致PH
- 未知因素和/或多种机制所致肺动脉高压

慢性肺源性心脏病

高分考点精编

第一节 肺栓塞

肺栓塞（PE）是以各种栓子阻塞肺动脉或其分支为其起病原因的一组疾病或临床综合征的总称，包括肺血栓栓塞症（PTE）、脂肪栓塞综合征、羊水栓塞、空气栓塞、肿瘤栓塞等，其中PTE为肺栓塞的最常见类型。PTE的血栓主要源自深静脉血栓（DVT）。DVT与PTE实质上为一种疾病的过程中，在不同部位、不同阶段的表现，两者合称为静脉血栓栓塞症（VTE）。

一、病因与发病机制

项目	内容
病因	（1）原发性因素：血浆中某些抗凝物质的先天性缺乏或功能障碍、纤溶物质的先天性异常或释放障碍，如遗传性蛋白C、蛋白S缺乏症、抗凝血酶－Ⅲ缺乏症、凝血酶原基因G20210A变异、Ⅴ因子Leiden突变、高同型半胱氨酸血症等 （2）继发性因素：多见于高龄、术后或创伤患者制动、骨折或脑卒中患者长期卧床、关节置换、脊髓损伤、口服避孕药、中心静脉置管、3个月内发生过心肌梗死、恶性肿瘤等
发病机制	多由血流淤滞、血液高凝状态、血管内膜损伤相互作用所致

二、临床表现

（一）四个临床综合征

临床综合征	表现
急性肺心病	突然呼吸困难、濒死感、发绀、右心衰竭、低血压、肢端湿冷，见于突然栓塞2个肺叶以上的患者
肺梗死	突然呼吸困难、胸痛、咯血及胸膜摩擦音或胸腔积液
无法解释的呼吸困难	栓塞面积相对较小，是提示无效腔增加的唯一症状
慢性反复性肺血栓栓塞	发病缓慢，发现较晚，主要表现为重症肺动脉高压和右心功能不全，是临床进行性的一种类型

（二）PTE的临床表现

1.主要症状

项目	内容
气短或呼吸困难	常见症状，不明原因的呼吸困难及气促，活动后明显，多为突然发作，逐步加重
胸痛	胸膜炎性胸痛和心绞痛样疼痛
晕厥	PTE的首发症状，表示存在有大的肺栓塞，发作时伴脑供血不足
烦躁	烦躁不安、恐惧甚至濒死感
咯血	表示肺梗死。多在梗死后24小时内发生，量不多，鲜红色，数天后可变成暗红色，发生率约占30%
其他	咳嗽、心悸等表现。临床上有时可出现"肺梗死三联征"，即同时出现呼吸困难、胸痛及咯血，仅见于不足20%的患者

2.体征

项目	内容
呼吸系统	常见呼吸急促；肺部有时可闻及哮鸣音和/或细湿啰音，肺野偶可闻及血管杂音；偶有胸膜摩擦音或胸腔积液的相应体征
循环系统	心动过速、P_2亢进及收缩期杂音；三尖瓣反流性杂音；心包摩擦音或胸膜心包摩擦音；可有右心衰竭体征：颈静脉怒张，肝大，伴压痛；肝颈静脉回流征阳性等；严重时可出现血压下降甚至休克
下肢静脉炎或栓塞体征	一侧肢体肿胀（比对侧＞1cm以上，髌骨上15cm、下10cm），局部压痛及皮温升高
其他	发绀；可伴发热，多为低热

三、辅助检查

项目	内容
血浆D-二聚体	（1）血栓中的交联纤维蛋白在纤溶系统作用下产生的可溶性降解产物，对急性PE诊断的敏感性超过90%，但特异性仅为40%左右 （2）出血、手术、肿瘤、炎症、感染、组织坏死等都能使D-二聚体升高。阴性对急性PE有排除价值。随着年龄增大，D-二聚体正常值也越高

续表

项目	内容
动脉血气分析	80%患者出现低碳酸血症，70%患者出现低氧血症，肺泡–动脉血氧分压差$P_{(A-a)}O_2$增大
X线胸片	局部肺纹理稀疏最为常见和具有诊断提示价值，还可见斑片影、肺不张、单侧膈肌抬高、胸腔积液，也可出现以胸膜为基底凸面朝向肺门的圆形致密阴影（Hampton驼峰征）以及扩张的肺动脉伴远端肺纹理稀疏（Westermark征），对PE诊断具有重要价值
心电图	通常为非特异性改变。较常见的有$V_1\sim V_4$的T波改变和ST段异常；典型改变为$S_IQ_{III}T_{III}$征（即I导S波加深，III导出现Q/q波及T波倒置）；以及完全或不完全右束支传导阻滞、肺型P波、电轴右偏和顺钟向转位等。随病程的演变呈动态变化
超声心动图	严重病例可发现右室壁局部运动幅度降低、右心室和/或右心房扩大、室间隔左移和运动异常、近端肺动脉扩张、三尖瓣反流速度增快、下腔静脉扩张、吸气时不萎陷。提示肺动脉高压、右室高负荷和肺源性心脏病，但还无法作为PE的确诊依据。能够发现右心、肺动脉主干内血栓
下肢深静脉超声检查	下肢为DVT多发部位，阳性可诊断为DVT，对PTE有重要提示
CT肺动脉造影（CTPA）	最常用的确诊手段之一 （1）直接征象：肺动脉内的低密度充盈缺损，部分或完全包围在不透光的血流之间（轨道征）或呈完全充盈缺损，远端血管不显影 （2）间接征象：肺野楔形密度增高影，条带状高密度区或盘状肺不张，中心肺动脉扩张及远端血管分支减少或消失
肺动脉造影	诊断的金标准，为有创检查。直接征象为肺动脉腔内充盈缺损或完全阻断。间接征象为造影剂流动缓慢、局部低灌注、静脉回流延迟等。如果缺乏直接征象，无法诊断PE。敏感性超过98%，特异性为90%~98%，但随着血管口径的变小，其准确性下降
磁共振肺动脉造影（MRPA）	（1）能够直接显示肺动脉内的栓子及PTE引起的低灌注区，从而确诊PTE，但对肺段以下水平的PTE诊断价值有限 （2）肾功能严重受损、对碘造影剂过敏或妊娠患者可考虑选择MRPA
肺通气/血流灌注（V/Q）显像	诊断PTE的重要方法。V/Q显像诊断PE的标准是肺叶、肺段或多发亚肺段显现灌注缺损，与通气显像不匹配。显像结果分3类：①高度可能，即灌注显像表现两处及以上灌注缺损，而通气显像正常，确诊率为88%。②正常或接近正常，即肺灌注显像无灌注缺损存在，能够排除PE，这时发生PE的概率仅为0.2%。③非诊断性异常，即V/Q显像灌注缺损与通气缺损并存。其征象介于高度可能与正常之间，对该部分患者需做进一步检查

四、诊断

临床诊断步骤	确立诊断依据
疑诊	患者存在危险因素，且出现不明原因的呼吸困难、胸痛、晕厥或休克，或伴有单侧或双侧不对称性下肢肿胀、疼痛等，进一步进行血浆D–二聚体、动脉血气分析、心电图、X线胸片、超声心电图、下肢静脉超声等检查，确立初步诊断
确诊	对于临床疑诊的患者，进行螺旋CT、放射性核素肺通气/血流灌注扫描、磁共振显像和肺动脉造影等确诊检查
求因	寻找PTE的成因与危险因素

五、鉴别诊断

疾病	鉴别要点
COPD	AECOPD患者短期内咳嗽、咳痰、气促和/或喘息加重，痰量增多，呈脓性或黏液脓性，可伴发热等炎症显著加重的表现，但咯血少见。行肺V/Q显像或CTPA检查可明确诊断
肺炎	（1）有部分PTE患者表现为咳嗽、咳少量白痰、低中度发热，同时有活动后气短，伴或不伴胸痛症状，化验血周围白细胞增多，X线胸片可见肺部浸润阴影，往往被误诊为上呼吸道感染或肺炎，但经抗感染治疗效果不好，症状迁延甚至加重 （2）肺炎多有明显的受寒病史，急性发病，表现为寒战、高热，随后发生胸痛、咳嗽、咳痰、痰量较多，可伴口唇疱疹；查体肺部呼吸音减弱，有湿性啰音及肺实变体征，痰涂片及培养可见致病菌及抗感染治疗有效有别于PTE
心绞痛	（1）急性PTE患者的主要症状为活动性呼吸困难，心电图可出现Ⅱ、Ⅲ、aVF导联ST段和T波改变，甚至广泛性T波倒置或胸前导联呈"冠状T"，同时存在胸痛、气短，疼痛可向肩背部放射，容易被误诊为冠心病、心绞痛 （2）需要注意询问患者有无高血压、冠心病病史，并注意检查有无下肢静脉血栓的征象
支气管哮喘	（1）急性PTE发作时可表现为呼吸困难、发绀、两肺可闻及哮鸣音 （2）支气管哮喘一般有过敏史或慢性喘息发作史，用支气管扩张药或糖皮质激素症状可缓解，病史和对治疗的反应有利于与PTE鉴别
血管神经性晕厥	部分PTE患者以晕厥为首发症状，易被误诊为血管神经性晕厥或其他原因引起的晕厥而延误治疗，最常见的要与迷走反射性晕厥及心源性晕厥（如严重心律失常、肥厚型心肌病）相鉴别
胸膜炎	（1）PTE患者特别是周围型PTE，病变可侵犯胸膜而产生胸腔积液，易被误诊为其他原因性胸膜炎，如结核性、感染性及肿瘤性胸膜炎 （2）PTE患者胸腔积液多为少量、1~2周内自然吸收，常与下肢深静脉血栓同时存在，呼吸困难，X线胸片有吸收较快的肺部浸润阴影，超声心动图呈一过性右心负荷增重表现，同时血气分析呈低氧血症、低碳酸血症等都能与其他原因性胸膜炎鉴别
主动脉夹层	急性肺栓塞出现胸痛、上纵隔增宽（上腔静脉扩张）伴休克者，可与主动脉夹层相混淆，但主动脉夹层患者多有高血压病史、肢体脉搏改变，超声或CT检查有主动脉增宽现象
肺不张	肺不张和肺栓塞在X线胸片上都能表现为片状阴影，血气改变也相似，行肺V/Q显像或CTPA检查可明确诊断

六、治疗

（一）一般治疗与支持治疗

项目	内容
一般治疗	（1）胸痛严重者可适当使用镇痛药物，但若存在循环障碍，应避免使用具有血管扩张作用的阿片类制剂，如吗啡等 （2）对于有焦虑和惊恐症状者应予以安慰并可适当使用镇静药 （3）为预防肺内感染和治疗静脉炎可使用抗生素 （4）存在发热、咳嗽等症状时可予以相应的对症治疗
呼吸支持治疗	对有低氧血症的患者，可经鼻导管或面罩吸氧
循环支持治疗	临床上可使用多巴胺、多巴酚丁胺和去甲肾上腺素治疗，三者通过不同的作用机制，能够达到升高血压、提高心排血量等作用

（二）抗凝治疗

1.适应证与禁忌证

项目	内容
适应证	（1）不伴血流动力学障碍的急性PTE和非近端肢体DVT （2）进行溶栓治疗的PTE，溶栓治疗后仍需序贯抗凝治疗以巩固加强溶栓效果避免栓塞复发 （3）临床高度疑诊PTE者
主要禁忌证	活动性出血（肺梗死所致的咯血不在此范畴）、凝血机制障碍、严重的未控制的高血压、严重肝肾功能不全、近期手术史、妊娠头3个月以及产前6周、亚急性感染性心内膜炎、心包渗出、动脉瘤等

2.常用药物

项目	内容
普通肝素（UFH）	应根据APTT调整肝素剂量，见下表
低分子肝素（LMWH）	根据体重给药，每天1~2次，皮下注射。对于大部分病例，按体重给药是有效的，不需监测APTT和调整剂量，但对过度肥胖者或孕妇宜监测血浆抗Xa因子活性并据此调整剂量
华法林	在肝素应用后的第1天加用口服抗凝剂华法林，初始剂量为3~5mg。因为华法林需要数天方可发挥全部作用，所以与肝素需至少重叠使用4~5天，当连续两天测定的国际标准化比率（INR）达到2.5（2.0~3.0）时，或PT延长至正常值的1.5~2.5倍时，方可停止使用肝素，单独口服华法林治疗

根据APTT监测结果调整静脉肝素用量的方法

APTT	初始剂量及调整剂量	下次APTT测定的间隔时间（h）
治疗前测基础APTT	初始剂量：80U/kg静注，再按18U/（kg·h）静滴	4~6
<35秒（<1.2倍正常值）	80U/kg静注，再增加静滴剂量4U/（kg·h）	6
35~45秒（1.2~1.5倍正常值）	40U/kg静注，再增加静滴剂量2U/（kg·h）	6
46~70秒（1.5~2.3倍正常值）	无需调整剂量	6
71~90秒（2.3~3.0倍正常值）	减少静滴剂量2U/（kg·h）	6
>90秒（>3.0倍正常值）	停药1小时，再减少剂量3U/（kg·h）后恢复静滴	6

（三）溶栓治疗

1.适应证与禁忌证

项目	内容
适应证	大面积PTE病例
绝对禁忌证	活动性内出血和近2个月内自发性颅内出血、颅内或脊柱创伤、手术

续表

项目	内容
相对禁忌证	10~14天内的大手术、分娩、器官活检或难以压迫部位的血管穿刺；2个月之内的缺血性卒中；10天内的胃肠道出血；15天内的严重创伤；1个月内的神经外科或眼科手术；很难控制的重度高血压（收缩压>180mmHg，舒张压>110mmHg）；近期曾进行心肺复苏；血小板计数<100×10^9/L；妊娠；感染性心内膜炎；严重的肝肾功能不全；糖尿病出血性视网膜病变；出血性疾病等

2.时间窗　溶栓治疗的时间窗一般在14天以内。

3.溶栓方案

项目	内容
尿激酶（UK）	负荷量4400U/kg静脉注射10分钟，随后以2200U/（kg·h）持续静脉滴注12小时。另可考虑2小时溶栓方案，即20000U/kg持续静脉滴注2小时
链激酶（SK）	负荷量250000U静脉注射30分钟，随后以100000U/h持续静脉滴注12~24小时。SK具有抗原性，因此用药前需肌内注射苯海拉明或地塞米松，以防止过敏反应。也可使用1500000U静脉滴注2小时
重组组织型纤溶酶原激活剂（rt-PA）	50mg持续静脉滴注2小时

（四）介入治疗

项目	内容
导管吸栓碎栓术	适应证为肺动脉主干或主要分支大面积PTE并存在下列情况者：溶栓和抗凝治疗禁忌证；经溶栓或积极的内科治疗无效
下腔静脉滤器置入术	适应证 （1）下肢近端静脉血栓，而抗凝治疗禁忌或有出血并发症 （2）经充分抗凝却仍反复发生PTE （3）伴血流动力学变化的大面积PTE （4）近端大块血栓溶栓治疗前 （5）伴有肺动脉高压的慢性反复性PTE （6）行肺动脉血栓切除术或肺动脉血栓内膜剥脱术者

（五）手术治疗

适应证包括大面积PTE，肺动脉主干或主要分支血栓堵塞，不合并固定性肺动脉高压者（尽量通过血管造影确诊）；有溶栓禁忌证者；经溶栓及其他积极的内科治疗无效者。

第二节　肺动脉高压

肺动脉高压（PH）是由已知或未知原因导致肺动脉内压力异常升高的疾病或病理生理综合征，存在肺循环障碍与右心高负荷，可引起右心衰竭甚至死亡。

一、分类

分类	疾病
动脉型肺动脉高压（PAH）	（1）特发性PAH（IPAH） （2）遗传性PAH （3）药物和毒物引起的PAH （4）PAH相关因素：结缔组织疾病、HIV感染、门静脉高压、先天性心脏病、血吸虫病 （5）钙离子通道阻滞剂长期有效的PAH （6）肺静脉闭塞性疾病、肺毛细血管瘤相关PAH （7）新生儿持续性肺动脉高压
左心疾病引起PH	（1）射血分数保留心力衰竭引起的PH （2）射血分数降低心力衰竭引起的PH （3）心脏瓣膜病引起的PH （4）先天性/获得性毛细血管后阻塞性病变引起的PH
肺部疾病和/或低氧引起PH	（1）阻塞性肺疾病 （2）限制性肺疾病 （3）其他限制性与阻塞性通气障碍并存的肺部疾病 （4）缺氧但不合并肺疾病 （5）肺发育异常性疾病
慢性血栓栓塞性PH和/或其他肺动脉阻塞引起的PH	（1）慢性血栓栓塞性肺动脉高压 （2）其他导致肺动脉阻塞的病变：肺动脉肉瘤或血管肉瘤、其他恶性肿瘤、非恶性肿瘤、肺血管炎、先天性肺动脉狭窄、寄生虫
未知因素和/或多种机制引起PH	（1）溶血性疾病：慢性溶血性贫血、骨髓增殖性疾病 （2）系统性和代谢性疾病：肺朗格汉斯细胞组织细胞增生症、糖原贮积病、神经纤维瘤病、结节病 （3）其他：慢性肾衰竭伴或不伴血液透析、纤维性纵隔炎 （4）复杂先天性心脏病

二、IPAH 的病因

我国最常见的病因为先天性心脏病，其次为IPAH和结缔组织病相关PAH，结缔组织病相关PAH最常见的病因为系统性红斑狼疮和干燥综合征。

三、IPAH 的病理与病理生理学

项目	内容
病理	（1）主要侵犯肺动脉和右心，表现为右心室肥厚，右心房扩张，肺动脉主干扩张，周围肺小动脉稀疏 （2）特征性的改变为肺小动脉内皮细胞、平滑肌细胞增生肥大，血管内膜纤维化增厚，中膜肥厚，管腔狭窄、闭塞，扭曲变形，呈丛样改变
病理生理	与肺动脉内皮细胞功能失调（肺血管收缩和舒张功能异常、内皮细胞依赖性凝血和纤溶系统功能异常）、血管壁平滑肌细胞钾离子通道缺陷、肺动脉重构等多种因素导致的血管收缩、血管重构和原位血栓形成有关

四、IPAH 的临床表现

项目	内容
症状	（1）最常见的症状为进行性活动后气短，以及乏力、晕厥、胸痛、咯血、雷诺现象等，临床上无基础心肺疾病的患者出现呼吸困难，或出现无法单纯用心肺疾病来解释的呼吸困难，都应考虑到 PAH 的可能 （2）严重病例会于静息状态下出现呼吸困难症状 （3）出现右心衰竭时可表现为下肢水肿、腹胀、厌食、咯血等，支气管动脉栓塞治疗大多有效，但以咯血为首发症状时，患者死亡率较高 （4）有些 PH 患者可出现相关疾病的某些症状，如结缔组织病相关的各种皮疹、红斑、关节肿痛等 （5）相关疾病：如先天性心脏病，HIV，慢性肝脏疾病，左心衰竭或二尖瓣、主动脉瓣瓣膜疾病，慢性肺部、胸廓疾病或睡眠呼吸障碍等，表现出相关疾病的症状或病史
体征	（1）左侧胸骨旁抬举感、肺动脉瓣第二心音（P_2）亢进、分裂，剑突下心音增强 （2）胸骨左缘第 2 肋间收缩期喷射性杂音，肺动脉明显扩张时，可出现肺动脉瓣关闭不全的舒张早期反流性杂音，即 Graham-Steell 杂音 （3）右心室扩张时，胸骨左缘第 4 肋间闻及三尖瓣全收缩期反流性杂音，吸气时增强 （4）右心衰竭的患者可见颈静脉充盈、肝大、外周水肿、腹水及肢端发冷，可出现中心型发绀 （5）肺部听诊一般正常 （6）杵状指（趾）的出现表示需寻找引起肺血管疾病的其他病因：如先天性心脏病、肝脏疾病、肺静脉闭塞症（PVOD）或特发性肺纤维化

五、IPAH 的辅助检查

检查项目	临床意义
血液检查	（1）肝功能：除外肝硬化，超过 2% 的肝病患者会发生 PAH （2）HIV 抗体：强制性 HIV 检查 （3）甲状腺功能：不少 PAH 患者患有甲状腺疾病，若病程急剧变化应进行甲状腺功能检查 （4）血常规、免疫学检查：除外隐匿的结缔组织病
心电图	作为肺动脉高压的筛查手段，敏感性为 55%，特异性为 70%，可见右心室肥大或增厚、右房扩张
超声心动图	右心血流动力学变化 （1）可疑：三尖瓣反流速率 ≤2.8m/s，肺动脉收缩压 ≤36mmHg，有其他超声心动图参数支持肺动脉高压；三尖瓣反流速率为 2.9~3.4m/s，肺动脉收缩压为 37~50mmHg，伴或不伴其他超声心动图参数支持肺动脉高压 （2）可能：三尖瓣反流速率 >3.4m/s，肺动脉收缩压 >50mmHg，伴或不伴其他超声心动图参数支持肺动脉高压
胸部 X 线	（1）肺动脉、肺纹理、右心房、右心室 （2）肺动脉高压患者可见：右下肺动脉干扩张，横径 ≥15mm，与气管横径的比值 ≥1.07，肺动脉段明显突出或高度 ≥3mm；中央动脉扩张，外周血管纤细，有"残根"征、右心室增大征
肺功能检查	表现为肺弥散功能障碍（一般是预计值的 40%~80%）和轻、中度肺容积减少。COPD 引起缺氧性肺动脉高压，表现为残气量增加，一氧化碳弥散功能降低
动脉血气分析	呼吸性碱中毒，$PaCO_2$ 下降；COPD 引起缺氧性肺动脉高压，$PaCO_2$ 正常或降低
通气/灌注扫描	除外慢性栓塞性肺动脉高压的重要手段，IPAH 患者可呈弥漫性稀疏或基本正常，敏感性高
心脏（核）磁共振影像	可直接评价右室大小、形态、功能和无创评价血流动力包括心排血量、肺动脉扩张、右室重量等。用于患者预后评估

续表

检查项目	临床意义
右心漂浮导管检查	（1）目前临床测定肺动脉压力最为准确的方法，也是评价各种无创性测压方法准确性的"金标准" （2）PAH的判定标准：静息mPAP≥25mmHg，并且PCWP≤15mmHg，PVR>3mmHg/（L·min）（Wood单位）

六、IPAH 的诊断

项目	内容
症状	早期肺动脉压轻度升高时多无自觉症状，随病情进展出现运动后呼吸困难、疲乏、胸痛、晕厥、咯血、水肿等症状
体征	颈静脉搏动，肺动脉瓣听诊区第二心音亢进、分裂，三尖瓣区反流性杂音，右心第四心音，肝大，腹水等
检查	（1）IPAH诊断标准为肺动脉平均压在静息状态下≥25mmHg，在活动状态下≥30mmHg，而肺毛细血管压或左心房压力≤15mmHg，心排血量正常或降低，并除外已知所有导致肺动脉压力升高的疾病 （2）IPAH确诊依靠右心导管及心血管造影检查

七、IPAH 的治疗

（一）一般治疗

项目	内容
活动和旅行	（1）适当调整日常活动，可提高生活质量，减少症状 （2）体力活动强度不应过强 （3）避免在餐后、气温过高及过低情况下进行活动 （4）低氧可加重PAH患者肺血管收缩，尽可能避免到海拔1500~2000m的低压低氧区 （5）尽可能避免飞机旅行，如必须乘坐时应吸氧
预防感染	建议使用流感和肺炎球菌疫苗。采用静脉导管持续给予前列环素的患者，如果出现持续发热，应警惕导管相关感染
避孕	育龄期妇女应采取适宜方法避孕。如果怀孕应及时终止妊娠
降低血液黏度	PAH患者出现头痛、注意力不集中等症状，伴有血细胞比容超过65%时，可考虑放血疗法以降低血液黏度，增加血液向组织释放氧的能力
抗凝治疗	（1）慢性血栓栓塞性肺动脉高压、特发性肺动脉高压、可遗传性肺动脉高压及食欲抑制药物相关性肺动脉高压，需要抗凝治疗 （2）常用口服抗凝剂华法林，影响抗凝剂药效或增加胃肠道出血风险的药物应避免使用
氧疗	对于各型PAH患者，低氧是加剧肺循环压力的一个重要因素，通常应进行氧疗以使动脉血氧饱和度达到90%以上
抗心力衰竭治疗	（1）联合使用抗醛固酮药物（如螺内酯）和袢利尿剂（如呋塞米、托拉塞米） （2）右心功能不全者可小剂量使用洋地黄类药物 （3）晚期PAH患者可适当使用多巴胺、多巴酚丁胺
心理治疗	治疗患者的焦虑和/或抑郁

（二）药物治疗

项目	内容
钙通道阻滞剂（CCB）	地尔硫革、氨氯地平和长效硝苯地平
前列环素类药物	（1）静脉用依前列醇、皮下/静脉用曲前列尼尔、口服贝前列素、吸入伊洛前列素等 （2）适用于各种类型的PAH，包括IPAH、结缔组织病相关PAH、体肺分流的先天性心脏病引起的PAH，以及门静脉高压、Gaucher病、HIV感染等引起的PAH
内皮素–1受体拮抗剂	（1）波生坦、安立生坦、马昔腾坦 （2）部分药物有肝功能损害要注意监测，其他不良反应包括贫血、致畸、睾丸萎缩、男性不育、液体潴留和下肢水肿等
可溶性鸟苷酸环化酶激动剂	利奥西呱适用于术后持续性/复发性CTEPH及无法手术的CTEPH及第一类PAH的治疗

（三）介入及手术治疗

项目	内容
房间隔球囊造口术	适应证：晚期NYHA分级Ⅲ级、Ⅳ级，反复出现晕厥和/或右心衰竭者；肺移植术前过渡，或其他治疗无效者
肺移植或心肺联合移植	建议移植的PAH患者情况包括：在最大药物治疗下长期处于NYHA分级Ⅲ级或Ⅳ级、6分钟步行距离短或不断下降、静脉依前列醇治疗失败、心脏衰竭且心指数小于2L/（min·m²），以及右心房压力升高（大于15mmHg）的患者

八、其他类型的肺动脉高压

（一）结缔组织病相关性肺动脉高压

项目	内容
病因	能够继发于任何一种结缔组织病，以硬皮病、混合性结缔组织病、系统性红斑狼疮多见
发病机制	还不十分清楚，可能与肺的雷诺现象（肺血管痉挛）、自身免疫因素、肺间质病变和血栓栓塞或原位血栓有关
临床表现	特殊表现为雷诺现象和自身抗体阳性
辅助检查	（1）定期对结缔组织病患者进行心脏超声检查 （2）肺CT检查有利于明确有无肺栓塞或肺间质病变的存在
治疗	积极治疗原发病，根据病情使用皮质激素和免疫抑制剂治疗结缔组织病。前列环素类、西地那非、波生坦等药物对肺动脉高压的治疗均有一定效果
预后	差，长期预后不如IPAH患者

（二）门脉高压相关性肺动脉高压

项目	内容
发病机制	因为门脉分流使肺循环血流增加和未经肝脏代谢的血管活性物质直接进入肺循环导致血管增殖、血管收缩、原位血栓形成，从而引起肺动脉高压
辅助检查	超声心动图是筛查的首选无创检查，但仅肺动脉平均压力增加而肺血管阻力正常，无法诊断门脉高压相关性肺动脉高压，右心导管检查是确诊的"金标准"

续表

项目	内容
治疗	（1）急性血管扩张试验建议使用依洛前列素或依前列醇 （2）钙通道阻滞剂可使肺高压恶化 （3）降低门脉高压相关性肺动脉高压的肺动脉压力药物主要为前列环素类、西地那非，在肝损伤患者中应注意波生坦的肝毒性
预后	较差

（三）HIV感染相关性肺动脉高压

项目	内容
发病机制	HIV通过逆转录病毒引起炎症因子和生长因子释放，诱导细胞增殖和内皮细胞损伤，造成肺动脉高压
病理改变和临床表现	与IPAH类似
治疗	抗逆转录病毒治疗和对肺动脉高压的治疗
预后	比IPAH差

（四）食欲抑制药物相关性肺动脉高压

项目	内容
病因	阿米雷司、芬氟拉明、右芬氟拉明能够明确引起肺动脉高压，苯丙胺类药物可能会引起肺动脉高压，且停药后很少逆转
发病机制	与5-羟色胺通道的影响有关，血中增高的游离5-羟色胺使肺血管收缩和肺血管平滑肌细胞增殖
病理改变和临床表现	与IPAH类似

（五）肺静脉闭塞症（PVOD）和肺毛细血管瘤（PCH）相关性肺动脉高压

项目	内容
临床表现	与IPAH类似
病理表现与辅助检查	（1）PVOD主要影响肺毛细血管后静脉，病理表现为肺静脉内膜增厚、纤维化，严重的肺淤血和间质性纤维化形成的小病灶是其特征性改变 （2）PVOD胸部CT显示肺部出现磨玻璃样变，伴或不伴界限不清的结节影，叶间胸膜增厚，纵隔肺门淋巴结肿大 （3）PCH的病理表现为大量灶状增生的薄壁毛细血管浸润肺泡组织，侵犯胸膜、支气管和血管壁，特征性的X线表现是弥漫分布的网状结节影 （4）PVOD和PCH确诊很困难，需要开胸肺活检
治疗	使用扩张肺动脉的药物会加重肺动脉高压，甚至引起严重的肺水肿和死亡 肺移植是唯一有效的治疗方法
预后	差

（六）左心疾病相关性肺动脉高压

项目	内容
病因与发病机制	冠心病、心肌病、瓣膜病、缩窄性心包炎等会导致肺静脉压力增加，进而使肺动脉压力增高，也称肺静脉高压
临床表现	不仅有劳力性呼吸困难，还有端坐呼吸和夜间阵发性呼吸困难
辅助检查	（1）X线胸片显示左心衰竭征象 （2）超声心动图对原发疾病有确诊价值
治疗	（1）主要针对原发疾病，瓣膜病、心包疾病患者适时手术治疗 （2）内科药物治疗减低心脏负荷、改善心功能

（七）肺部疾病和/或低氧相关的肺动脉高压

项目	内容
病因与发病机制	因为长期缺氧，肺血管收缩、肺血管内皮功能失衡、肺血管结构破坏（管壁增厚）、血管内微小血栓形成，以及遗传因素的影响，最终造成各种慢性肺疾病的患者发生肺动脉高压
特点	（1）肺动脉高压的程度较轻，多为轻至中度增高，间质性肺疾病可为中度至重度增高 （2）肺动脉高压的发展一般缓慢 （3）在一些特殊情况下，如活动、肺部感染加剧，肺动脉压力会突然增加 （4）基础肺疾病好转后，肺动脉高压也会明显缓解
临床表现	既有基础肺疾病又有肺动脉高压的症状和体征，肺部听诊有利于判断肺疾病的严重程度
辅助检查	肺功能检查和血气分析表示呼吸功能障碍和呼吸衰竭的类型和程度
治疗	（1）积极治疗基础肺疾病可使肺动脉高压明显缓解，长程氧疗对降低肺动脉压力有益并能提高患者的生存率 （2）晚期患者可考虑肺移植

（八）慢性血栓栓塞性肺动脉高压（CTEPH）

项目	内容
病因与发病机制	肺动脉及其分支的血栓无法溶解或反复发生血栓栓塞，血栓机化，肺动脉内膜慢性增厚，肺动脉血流受阻；未栓塞的肺血管在长期高血流量的切应力等流体力学因素的作用下，血管内皮损伤，肺血管重构；上述两方面的因素使肺血管阻力增加，引起肺动脉高压
临床表现	渐进性劳力性呼吸困难是最常见的症状
辅助检查	（1）心电图、胸部X线片、血气分析、超声心动图是初筛检查，核素肺通气/灌注显像、CT肺动脉造影、右心导管和肺动脉造影可进一步明确诊断 （2）核素肺通气/灌注显像诊断亚段及以下的CTEPH有独到价值，但也可能低估血栓栓塞程度 （3）多排螺旋CT与常规肺动脉造影相比，有较高的敏感性和特异性，但可能低估亚段及以下的CTEPH （4）需要同时做下肢血管超声、下肢核素静脉显像确定有无下肢深静脉血栓形成
治疗	（1）传统的内科治疗手段，如利尿、强心和抗凝治疗，以及新型的扩张肺动脉的药物对CTEPH有一定效果 （2）肺动脉血管内球囊扩张及支架置入术对部分CTEPH患者也有一定效果 （3）肺动脉血栓内膜剥脱术是治疗CTEPH的重要而有效的方法，术后大部分患者肺动脉压力和肺血管阻力持续下降，心排血量和右心功能提高 （4）对于无法做肺动脉血栓内膜剥脱术的患者，可考虑肺移植

第三节 慢性肺源性心脏病

肺源性心脏病，又称肺心病。慢性肺心病是因为肺动脉压力逐步升高引起右心室做功增加，而引发的心脏病，主要以右心室肥厚为主，也可伴有右心室扩张。

一、病因与发病机制

项目	内容
病因	常见于各种类型的肺动脉高压
危险因素	气管、支气管受到病毒、细菌感染；环境、理化因素改变；稳定期治疗不规范等均可导致急性发作加重
发病机制	肺功能和结构改变引起肺动脉高压是引起肺心病的病理生理学基础。因呼吸及循环系统有极大的代偿能力，所以当肺部有严重病变方可导致持续性肺动脉高压，使右心负荷增加，引起右心室肥厚、扩大，当超过其代偿能力时即出现右心衰竭

二、临床表现

分级		临床症状	临床体征
功能代偿期		主要是基础疾病的表现：慢性咳嗽、咳痰、气促，活动后可感心悸、呼吸困难、乏力和劳动耐力下降	可有不同程度的发绀和肺气肿体征。呼吸音减弱，偶有干、湿性啰音；心音遥远，肺动脉瓣区可有第二心音亢进；三尖瓣区出现收缩期杂音或剑突下示心脏搏动，表示右心室肥厚、扩大。下肢轻微浮肿，下午明显，次日晨消失；部分病例可见颈静脉充盈、肝上界及下界明显下移
功能失代偿期	呼吸衰竭	呼吸困难加剧，夜间显著，日常有头痛、失眠、食欲下降；白天嗜睡，甚至出现表情淡漠、神志恍惚、谵妄等肺性脑病的表现	明显发绀，球结膜充血水肿，严重时可有视网膜血管扩张、视神经乳头水肿等颅内压升高的表现。腱反射减弱或消失，出现病理征。皮肤多汗、潮红
	右心衰竭	气促更明显、心悸、食欲缺乏、腹胀、恶心等	发绀，颈静脉怒张，心率增快，可出现心律失常，剑突下可闻及收缩期杂音。肝大且压痛，肝颈静脉回流征阳性，下肢水肿，严重者可有腹水。少数有肺水肿及全心衰竭的体征

三、辅助检查

检查项目	临床意义
血常规	红细胞计数和血红蛋白常增高，全血黏度及血浆黏度可增加，血小板计数增高，合并感染时白细胞计数和白细胞分类中性粒细胞增加
血气分析	PaO_2 降低，伴或不伴动脉血二氧化碳潴留，不同阶段可有不同类型的酸碱失衡；肺心病肺功能失代偿期可出现低氧血症或合并高碳酸血症，当 $PaO_2 < 8.0kPa$（60mmHg），$PaCO_2 > 6.6kPa$（50mmHg），表示有呼吸衰竭

检查项目	临床意义
痰细菌培养	用于急性加重期抗菌药物的合理选择
X线检查	除肺、胸基础疾病及急性肺部感染的特征外，还可有肺动脉高压特征，如右下肺动脉干扩张，其横径≥15mm；其横径与气管横径之比≥1.07；肺动脉段明显突出或其高度≥3mm；中央动脉扩张，外周血管纤细，形成"残根"征；右心室增大
心电图检查	主要表现为右心室肥大，如电轴右偏、额面平均电轴≥+90°、重度顺钟向转位、$R_{V1}+S_{V5}$≥1.05mV及肺型P波，也可见右束支传导阻滞及低电压图形，可作为诊断肺心病的参考条件
超声心动图	通过测定右心室流出道内径（≥30mm），右心室内径（≥20mm），右心室前壁的厚度，左、右心室内径的比值（＜2），右肺动脉内径或肺动脉干及右心房增大等指标，可诊断肺心病
心电向量图检查	阳性率可达80%~95%，较心电图敏感，主要表现为右心增大图形

四、诊断

　　患者有慢支、肺气肿、其他胸肺疾病或肺血管病变，并已导致肺动脉高压、右心室增大或右心功能不全表现，如颈静脉怒张、肝大及压痛、肝颈静脉回流征阳性、下肢浮肿及体静脉高压等，并有心电图、X线表现，再参考心电向量图、超声心动图、肺功能或其他检查，可以做出诊断。

五、鉴别诊断

疾病	相似症状	鉴别要点
冠心病	多见老年人，常两病共存	有典型的心绞痛、心肌梗死病史或心电图表现，如果有左心衰竭发作史、原发性高血压、高脂血症、糖尿病史更有利于鉴别。体检、X线及心电图检查呈左心室肥厚为主的征象，应详细询问病史，进行体格检查和相关心、肺功能检查加以鉴别
风湿性心脏病	三尖瓣疾患	通常有风湿性关节炎和肌炎的病史，心脏其他瓣膜如二尖瓣、主动脉瓣常有病变，X线、心电图、超声心动图有特殊表现
原发性心肌病	右心增大	全心增大，无慢性呼吸道疾病史，无肺动脉高压的X线表现等

六、治疗

项目	内容
基础治疗	（1）治疗肺心病加重的诱因如呼吸道感染、贫血、心律失常等，适当休息，限制水、盐摄入，纠正电解质及酸碱平衡紊乱 （2）治疗引起肺动脉高压的基础疾病
氧疗	（1）COPD患者肺动脉氧分压＜55mmHg或氧饱和度＜90%，建议长期低流量氧疗 （2）肺动脉高压患者当外周血氧饱和度低于92%或动脉血氧分压＜60mmHg时，建议吸氧使血氧饱和度＞92% （3）氧分压和氧饱和度较高的患者氧疗效果较好

续表

项目	内容
机械通气	用于治疗右心衰竭引起呼吸疲劳者
正性肌力药	（1）肺心病血流动力学稳定者首选多巴酚丁胺，肺高血压患者予以2~5μg/（kg·min）可增加心排血量，降低肺血管阻力 （2）对于心率偏快的肺动脉高压合并重症右心衰竭患者可选择左西孟旦，改善心排血量及维持体循环血压首选去甲肾上腺素和多巴胺
地高辛	合并有房性快速型心律失常，可予以地高辛控制心室率
利尿治疗	口服氢氯噻嗪25~50mg/d、呋塞米20mg/d、托拉塞米10~20mg/d、布美他尼1mg/d，可逐步增加剂量至尿量增加，直至体重恢复后维持剂量
选择性肺血管扩张剂	PAH的特异性药物治疗有钙离子通道阻滞剂、前列环素类、内皮素受体拮抗剂、5型磷酸二酯酶抑制剂等
复律治疗	电复律或射频消融治疗
抗凝	CTEPH患者需终生抗凝；特发性PAH、遗传性PAH和减肥药相关PAH如无抗凝禁忌证可考虑长期抗凝治疗
循环机械支持	右心衰竭患者可用
外科或介入治疗	（1）肺动脉内膜剥脱术（PEA）：CTEPH的首选治疗方法 （2）经皮肺动脉腔内成形术（PTPA）适应证 ①影像学（肺动脉CT或肺动脉造影）显示合并有较严重的外周肺动脉狭窄性病变而不适合行PEA的患者（Ⅲ型或Ⅳ型） ②高龄（75岁以上）或有其他严重合并症而不适合行PEA的CTEPH患者 ③PEA术后仍残余肺动脉高压或仍有临床症状（运动耐力下降或低氧血症）的患者 ④大动脉炎引起肺动脉狭窄 （3）经皮房间隔造口术 ①适应证：晚期肺动脉高压心功能Ⅲ、Ⅳ级，反复出现晕厥和/或右心衰竭者；等待肺移植或者无法接受内科治疗者 ②禁忌证：右心房压＞20mmHg而静息状态下氧饱和度＜85%者 （4）肺或心肺移植：晚期NYHA心脏功能Ⅲ级或Ⅳ级，经现有治疗病情无改善的患者

第四节　肺血管炎

　　肺血管炎是指肺血管壁及其周围的炎性病变引起血管壁破坏，导致相应器官的功能异常或衰竭的一组疾病，也称为坏死性血管炎。

一、分类

分类	疾病
大血管炎	（1）大动脉炎（TAK） （2）巨细胞动脉炎（GCA）
中血管炎	（1）结节性多动脉炎（PAN） （2）川崎病（KD）

续表

分类	疾病
小血管炎	（1）ANCA相关性血管炎（AAV） ①显微镜下多血管炎 ②肉芽肿性多血管炎（GPA） ③变应性肉芽肿性血管炎（EGPA） （2）免疫复合物性血管炎 ①抗肾小球基底膜病 ②IgA血管炎（过敏性紫癜）：侵犯小血管（毛细血管、微小静脉、微小动脉）、伴有IgA免疫物沉积为主的血管炎，常侵犯皮肤、肠道及肾小球，伴有关节痛或关节炎 ③冷球蛋白血症性血管炎：侵犯小血管（毛细血管、微小静脉、微小动脉）、伴有冷球蛋白免疫物沉积和冷球蛋白血症的血管炎。常侵犯皮肤及肾小球 ④低补体荨麻疹性血管炎（HUV）（抗C1q性血管炎）
变异性血管炎	（1）白塞病（BD） （2）科根综合征（CS）
单器官的血管炎（SOV）	（1）皮肤白细胞破碎性血管炎 （2）皮肤血管炎 （3）原发性中枢神经系统血管炎 （4）孤立性主动脉炎 （5）其他
与系统性疾病相关的血管炎	（1）狼疮性血管炎 （2）类风湿血管炎 （3）结节病性血管炎
与可能的病因相关的血管炎	（1）丙肝病毒相关性冷球蛋白血症性血管炎 （2）乙肝病毒相关性血管炎 （3）梅毒相关性主动脉炎 （4）血清病相关性免疫复合物性血管炎 （5）药物相关性免疫复合物性血管炎 （6）肿瘤相关性血管炎 （7）其他

二、韦格纳肉芽肿病

韦格纳肉芽肿病（WG），也称为肉芽肿性多血管炎（GPA），是一种坏死性肉芽肿性血管炎，病变侵犯小动脉、静脉及毛细血管，偶尔侵犯大动脉。

（一）病因与发病机制

项目	内容
病因	尚不清楚，诱因可能为呼吸道感染或吸入性变应原
发病机制	与抗中性粒细胞胞质抗体（ANCA）有关，cANCA/抗PR3抗体与WG密切相关，对韦格纳肉芽肿具有很高的特异性

（二）病理

项目	内容
坏死性肉芽肿	（1）中心为坏死性病灶，形状不规则，坏死灶中可有白细胞聚集，其中有坏死细胞核碎片，周围有淋巴细胞、浆细胞、组织细胞、多核巨细胞浸润 （2）如果坏死灶中有大量中性粒细胞聚集则形成微脓肿
坏死性血管炎	（1）侵犯小动脉、小静脉及毛细血管 （2）管壁有纤维素样坏死，全层有炎症细胞浸润 （3）早期浸润以中性粒细胞为主，晚期以淋巴细胞为主 （4）管腔可有血栓形成，因为管壁肌层、弹力层破坏可致管腔狭窄、阻塞或小动脉瘤形成

（三）临床表现

典型的WG有三联征：上呼吸道、肺和肾病变。

项目	内容
一般症状	（1）起病缓慢，或为快速进展性发病 （2）病初症状包括发热、疲劳、抑郁、食欲缺乏、体重下降、关节痛、盗汗、尿色改变和虚弱，其中发热最常见，热型多不规则
上呼吸道	（1）大部分患者以上呼吸道病变为首发症状。一般表现是持续性流涕，而且不断加重。伴有鼻黏膜溃疡和结痂、鼻出血、唾液中带血丝 （2）鼻窦炎可有轻有重，严重者鼻中隔穿孔，鼻骨破坏，出现鞍鼻 （3）外耳受累表现为耳垂软骨炎、耳垂萎缩、外耳道炎，内耳受累表现为感觉神经性耳聋、眩晕，中耳可有浆液性中耳炎且常伴感染 （4）部分患者可因声门下狭窄出现声音嘶哑及呼吸喘鸣，喉镜下可见急性充血、黏膜易碎或瘢痕形成
肺	（1）最常见的症状是胸闷、气短、咳嗽、咯血以及胸膜炎 （2）大量肺泡性出血较少见，但一旦出现，则可发生呼吸困难和呼吸衰竭 （3）有约1/3的患者肺部影像学检查有肺内阴影，但缺乏临床症状 （4）查体可有叩诊浊音、呼吸音减低以及湿啰音等体征 （5）55%以上的患者在肺功能检查时可出现阻塞性通气功能障碍，30%~40%的患者可出现限制性通气功能障碍以及弥散功能障碍
肾	出现蛋白尿、红细胞、白细胞及管型尿，严重者伴有高血压和肾病综合征，最终可引起肾功能衰竭，是WG的重要死因之一
眼	（1）可为首发症状，眼的任何部位都可受累，表现为角膜炎、结膜炎、巩膜炎、表层巩膜炎、葡萄膜炎、眶后假性肿瘤或突眼、鼻泪管阻塞、视网膜血管阻塞和视神经炎等 （2）有8%的患者会引起失明
皮肤、黏膜	（1）紫癜最为常见，好发于下肢，但也可见于躯干、上肢及面部 （2）皮肤损害的其他表现还有溃疡、皮下结节和斑丘疹等 （3）活动性的皮肤损害是系统性疾病活动的标志
神经系统	（1）外周神经病变最常见，多发性单神经炎是主要的病变类型 （2）临床表现为对称性的末梢神经病变 （3）肌电图以及神经传导检查有利于外周神经病变的诊断
关节	多数表现为关节疼痛以及肌痛，1/3的患者可出现对称性、非对称性以及游走性关节炎（可为单关节、寡关节或多关节的肿胀和疼痛）

项目	内容
心脏	（1）多为心包炎，患者可有无症状性心包渗出或主诉胸痛，偶见心脏压塞 （2）其他心脏受累表现有冠状动脉炎引起的心脏缺血、心肌炎、心内膜炎、瓣膜炎、心律失常及传导阻滞等
消化道	（1）大肠或小肠溃疡所致的腹痛、腹泻、出血为常见症状，严重者可有肠穿孔 （2）可有胆囊炎，不明原因的腹水、肛周溃疡、胰腺炎或肝酶升高等表现 （3）临床上脾受累症状少见

（四）辅助检查

1.实验室检查

项目	内容
一般项目	（1）50%以上患者有正细胞正色素性贫血、白细胞中度增多、血小板增多。疾病活动期，大部分患者血小板计数超过 $400 \times 10^9/L$ ，少数患者甚至高达 $1000 \times 10^9/L$ （2）血沉加快、C-反应蛋白及免疫球蛋白升高等。血沉及C-反应蛋白在疾病的活动期升高，缓解期降低或恢复正常，可用于监测疾病的活动性 （3）免疫球蛋白升高以IgA最为明显。此外50%以上患者类风湿因子阳性。抗核抗体及冷球蛋白常为阴性。总补体及C3水平正常或略微升高 （4）有肾脏损害时，尿检可见蛋白尿、血尿或镜下血尿及管型尿等
ANCA	用间接免疫荧光法测定，cANCA/PR3对韦格纳肉芽肿的特异性达95%~98%
活组织检查	（1）上呼吸道、支气管内膜及肾脏活检是诊断的重要依据 （2）当诊断困难时，有必要进行胸腔镜或开胸活检以提供诊断的病理依据

2.影像学检查

项目	内容
胸部	（1）胸片：常为双侧，多发结节状阴影是最典型的表现。浸润影像表现为双侧弥漫低密度影，伴肺泡出血；散在低密度影，部分可自行消退，或可融合成团，边缘模糊。气道局部狭窄，肺段或肺叶不张，胸膜肥厚或胸腔积液 （2）胸部CT：双肺多发的大小不等的结节状团块影，其中可见空洞。病灶的周围可看到放射状的线状瘢痕、毛刺
鼻窦	黏膜增厚

（五）诊断

项目	内容
鼻或口腔炎症	痛性或无痛性口腔溃疡，脓性或血性鼻分泌物
胸片异常	胸片示结节、固定浸润病灶或空洞
尿沉渣异常	镜下血尿（红细胞超过5个/高倍视野）或出现红细胞管型
活检有肉芽肿性炎性	病理显示动脉壁内或血管周围或血管外区域有肉芽肿性炎症

符合4项标准中2项或2项以上时，可诊断为韦格纳肉芽肿病。

（六）鉴别诊断

项目	内容
变应性肉芽肿性血管炎	（1）受累的脏器类似于韦格纳肉芽肿，为坏死性、肉芽肿性血管炎 （2）WG与AGA都能侵犯上呼吸道，但前者常有上呼吸道溃疡，胸片示肺内有破坏性病变如结节、空洞形成，而在AGA中不多见 （3）WG病灶中很少有嗜酸性粒细胞浸润，周围血嗜酸性粒细胞增高不明显，也无哮喘发作，可与AGA相鉴别
显微镜下多血管炎	（1）一种主要侵犯毛细血管、小动脉和小静脉的坏死性血管炎，坏死性肾小球肾炎及肺毛细血管炎常见，但无肉芽肿形成 （2）主要为pANCA阳性，特异性为80%，敏感性约50%
淋巴瘤样肉芽肿病	为多形细胞浸润性血管炎和血管中心性坏死性肉芽肿病，浸润细胞为小淋巴细胞、浆细胞、组织细胞等，病变主要侵犯肺、皮肤、神经系统及肾间质，不累及上呼吸道
Goodpasture综合征	（1）主要表现为肺出血和肾小球肾炎 （2）特征是有抗基底膜抗体存在，免疫组化方法可见此抗体线性沉积于肺和肾组织中 （3）肺、肾以外其他脏器受累少见
结节性多动脉炎	（1）为中、小动脉受累的坏死性血管炎，但不侵犯微血管 （2）无上呼吸道受累，很少侵犯肺脏 （3）肾脏受累常见，但主要是叶间动脉和弓形动脉壁坏死性炎症，动脉壁纤维化可形成动脉瘤 （4）无肉芽肿形成 （5）ANCA阳性率低
复发性多软骨炎	以软骨受累为主要表现，临床表现也可有鼻塌陷、听力障碍、气管狭窄等，但该病通常有上耳廓受累，而无鼻窦受累，实验室检查ANCA阴性，活动期抗Ⅱ型胶原抗体阳性

（七）治疗

1.肾上腺皮质激素和免疫抑制剂联合治疗

项目	内容
环磷酰胺（CTX）和激素联合治疗	（1）通常开始口服环磷酰胺2mg/（kg·d）加上大剂量的泼尼松1mg/（kg·d） （2）急性症状消失后（通常需要1个月），泼尼松可逐步减量直至完全停止。但环磷酰胺在临床症状完全缓解后至少应维持1年，然后减量，通常在2~3个月减25mg直至停药 （3）对危及生命的重症（弥漫性肺出血，急性进展性肾小球肾炎），可采用大剂量静脉甲泼尼龙冲击治疗，1g/d，连用3天。然后用常规量激素治疗 （4）环磷酰胺起始可用3~5mg/（kg·d），3~4天后改为2mg/（kg·d）
硫唑嘌呤	有抗炎和免疫抑制双重作用，可替代CTX。一般用量为2~2.5mg/（kg·d），总量不超过200mg/d，如CTX无法控制病情，可合并使用硫唑嘌呤或改用硫唑嘌呤
甲氨蝶呤（MTX）	一般用量为10~25mg，1周1次，口服、肌内注射或静脉滴注疗效相同。易复发
环孢素	无骨髓抑制作用，但免疫抑制作用也较弱。常用剂量为3~5mg/（kg·d）
吗替麦考酚酯	初始用量1.5g/d，分3次口服，维持3个月，维持剂量1.0g/d，分2~3次口服，维持6~9个月

2.高剂量免疫球蛋白静脉注射治疗 丙种球蛋白通常与激素及其他免疫抑制剂合用，剂量为300~400mg/（kg·d），连用5~7天。

3.其他治疗

项目	内容
复方新诺明片	对于病变局限于上呼吸道以及已用泼尼松和CTX控制病情者，可选用复方新诺明片进行抗感染治疗，被认为有良好疗效，能预防复发，延长生存时间
生物制剂	对泼尼松和CTX治疗无效的患者也可试用肿瘤坏死因子α受体拮抗剂
血浆置换	对活动期或危重病例，血浆置换可作为临时性治疗，但仍需与激素及其他免疫抑制剂合用
免疫吸附	用髓过氧化物酶（MPO）附着的免疫吸附柱清除MPO-ANCA，必须联用其他免疫抑制剂
CD20治疗	利妥昔单抗可有效诱导治疗AAV，且相对安全
透析治疗	用于肾功能衰竭者
手术治疗	针对鞍鼻，可手术矫形。主支气管狭窄可经纤维支气管镜行扩张术或放入支架

三、变应性肉芽肿性血管炎

变应性肉芽肿性血管炎（AGA），也称为嗜酸性肉芽肿性多血管炎（EGPA）、Churg-Strauss综合征（CSS），是一种以哮喘、血和组织中嗜酸性粒细胞数增多，嗜酸细胞性坏死性血管炎伴有坏死性肉芽肿为特征的系统性小血管炎。

（一）病因、发病机制及病理表现

项目	内容
病因	病因不明
发病机制	（1）可能是嗜酸性粒细胞组织浸润、脱颗粒，释放的阳离子蛋白和主要碱基蛋白具有细胞毒性，破坏血管内皮细胞，从而导致全身性血管炎 （2）与嗜酸性粒细胞释放的髓过氧化物酶刺激机体产生的抗中性粒细胞胞质抗体（ANCA）导致的Ⅲ型变态反应有关
病理表现	（1）嗜酸性粒细胞组织浸润，血管外的肉芽肿形成和坏死性血管炎，各种病理表现可单独出现或同时存在，且分布广泛 （2）典型表现为肉芽肿和坏死性病变，坏死灶内可见嗜酸性粒细胞、嗜酸性坏死碎片、嗜酸性颗粒和夏科-莱登结晶，周边有嗜碱性物质、组织细胞和巨细胞；血管壁内、肉芽肿内可见大量嗜酸性粒细胞碎片和嗜酸性小脓肿

（二）临床分期

项目	内容
前驱期	（1）合并上呼吸道病变的支气管哮喘期 （2）以过敏性哮喘和过敏性鼻炎为主要表现，常伴发鼻窦炎、鼻息肉。此期哮喘症状较轻
嗜酸性粒细胞浸润期	（1）一过性肺嗜酸性粒细胞浸润而出现难治性哮喘 （2）外周血嗜酸性粒细胞计数平均＞1000个/ml
血管炎期	可侵犯肺、神经系统、皮肤、肾脏、心脏及胃肠道

（三）临床表现

项目	内容
呼吸道	90%以上疾病初期有支气管哮喘和过敏性鼻炎病史，哮喘的病情变化与血管炎的严重程度相关
肺部	（1）多为咳嗽、咯血、呼吸困难和发热、乏力以及体重下降等临床表现 （2）胸部X线表现呈多样化改变 （3）绝大部分患者表现为浸润性肺病变，也可表现为网状结节影、局限性或弥漫性斑点状阴影或肺门淋巴结肿大 （4）病程长者可发生肺间质纤维化 （5）1/3的患者有胸腔积液
肾脏病变	约85%的患者有局灶性节段性肾小球肾炎，但病变较轻，可有血尿、蛋白尿等急性肾炎表现，少数发生急性肾衰竭
神经系统损害	（1）多发性神经炎。66%~75%的患者出现外周单神经病或多发性单神经病 （2）表现为肌痛、肌力下降，深、浅感觉减退 （3）颅神经受累少见，偶有缺血性视神经炎所致的眼部病变 （4）中枢神经系统受累，约占27%，可有惊厥、意识错乱、昏迷及脑梗死表现
皮肤损害	多见，表现为可触知性紫癜、红斑、皮下结节、荨麻疹等
心脏病变	（1）发生率高，且严重，是最常见的死亡原因 （2）心肌肉芽肿形成和冠状动脉血管炎可引起充血性心力衰竭、心律失常、心内膜炎、心包积液和限制性心肌病 （3）CSS死亡患者中近半数死于心衰、心肌梗死、心搏骤停
胃肠道	（1）胃肠道受累较多见，约占31% （2）出现腹痛、腹泻，少数患者可有便血。偶有胃肠道穿孔。部分患者出现肝大、氨基转移酶升高、胆囊炎等表现
全身症状	（1）可有发热、乏力、食欲缺乏、全身不适及体重减轻 （2）体温超过38℃，持续3周以上

（四）辅助检查

项目	内容
实验室检查	（1）外周血嗜酸性粒细胞计数 > 1.5×10^9/L，常大于白细胞计数的10%，甚至高达80%。支气管肺泡灌洗液（BALF）中嗜酸性粒细胞的百分比明显升高，个别可达33%。血小板升高，大于400×10^9/L （2）血清IgE水平明显升高（ > 600U/L），且与疾病的活动性有关。IgA、IgG和IgM增高。大部分患者有贫血和血沉升高，循环免疫复合物阳性。部分患者C-反应蛋白阳性，类风湿因子阳性，但补体水平正常 （3）10%~60%的患者ANCA阳性，多为核周型ANCA（pANCA），也可有胞质型ANCA（cANCA） （4）尿素氮、肌酐可升高。乳酸脱氢酶（LDH）升高 （5）活组织检查，包括肺活检、神经-肌肉活检、皮肤活检，可见血管炎及嗜酸性细胞浸润，血管周围有肉芽肿形成
影像学检查	（1）胸片为浸润性阴影，可见斑点状或结节状阴影，可发生弥漫性肺间质病变，30%患者有胸腔积液 （2）胸部CT主要表现为磨玻璃样改变或实变阴影，也可见肺部小结节影、叶间隔增厚和支气管管壁增厚

（五）诊断

　　患者有支气管哮喘或过敏性鼻炎病史，并且无明显诱因出现咳嗽、咯血等呼吸道症状，外周血嗜酸性粒细胞增高，可疑血管炎的临床表现，应考虑为CSS，必要时可行皮肤肌肉活检，明确诊断。

（六）鉴别诊断

项目	内容
WG	上呼吸道病变以溃疡、坏死及鼻痛为主。肺内病变易形成空洞，无哮喘和嗜酸性粒细胞浸润，病变最终多侵犯肾脏，主要为cANCA阳性
肺嗜酸性粒细胞增多症	一组以嗜酸性粒细胞增多（>6%）并伴有咳嗽、胸闷、气急等临床特点的疾病，但是无哮喘和血管炎的改变
结节性多动脉炎	为中、小动脉受累的坏死性血管炎，不侵犯微血管，极少形成肉芽肿，无哮喘症状，无肺部浸润和嗜酸性粒细胞增多，肾损害严重，主要死于肾功能衰竭
变应性支气管肺曲霉病	有哮喘、外周血嗜酸性粒细胞增多及嗜酸性粒细胞浸润性肺炎表现。但无坏死性血管炎及坏死性肉芽肿表现

（七）治疗

1.药物疗法

（1）糖皮质激素

项目	内容
适应证和剂量	1）有皮肤、关节症状，多发性神经炎及嗜酸性粒细胞增多，IgE升高，但不伴内脏病变者，口服泼尼松龙20~40mg/d 2）上述症状加上重症支气管哮喘或伴有胸部X线肺浸润病变时，口服泼尼松龙40~60mg/d 3）上述1）甚至2）的症状加上中枢神经症状、消化系统病变、心力衰竭等严重的脏器病变时，口服泼尼松龙60~80mg/d
疗程	1）以初始剂量连续服用泼尼松龙2~4周后，根据临床症状、体征、各种功能检查、X线检查所见、炎症反应、嗜酸性粒细胞数等多项指标，逐步减量，每2~3周减量10% 2）对泼尼松龙初始剂量无反应时，试将药量增加50%。因为血管炎造成的脏器缺血、梗死、肺等的弥漫性肉芽肿性病变时，有时用冲击疗法。即甲基泼尼松龙1g/d，连用3天 3）维持量为泼尼松龙10mg/d以下。完全缓解且再复发的可能性非常小时，可停用

（2）免疫抑制剂

项目	内容
适应证	1）对激素治疗反应差或产生依赖的患者 2）有致命性合并症，如进展性肾衰竭或心脏受累的患者 3）出现与疾病进展相关的合并症，如血管炎伴有周围神经病 4）使用糖皮质激素出现严重的副作用，很难继续服用时
代表药物	环磷酰胺或硫唑嘌呤
给药方法	1）环磷酰胺1000mg加入200ml生理盐水中静滴，每周1次，6~8周 2）环磷酰胺200mg加入200ml生理盐水中静滴，每周3次，约3个月 3）环磷酰胺400mg加入200ml生理盐水中静滴，每周2次，约2个月 环磷酰胺总量通常可达6000~8000mg。但需监测白细胞和血小板，当白细胞<4×10⁹/L，或血小板<100×10⁹/L时，应停用环磷酰胺，可改用硫唑嘌呤 如果对环磷酰胺或硫唑嘌呤反应差，可在激素基础上加用环孢素A，疗程不可少于1年

（3）其他药物

项目	内容
抗凝疗法、血小板凝集抑制剂、血管扩张药	对于血栓造成的脏器缺血和梗死、皮肤溃疡、难治性末梢神经损伤等，宜合用肝素、尿激酶、华法林、小剂量阿司匹林、双嘧达莫、地诺前列酮等
非类固醇类抗炎药	适用于发热、有关节症状和肌肉症状者

2.血浆置换疗法

项目	内容
适应证	（1）使用包括糖皮质激素在内的免疫抑制疗法无效时 （2）出现高免疫复合物，高黏滞综合征，可能与病情有关时
使用注意事项	（1）与包含糖皮质激素在内的免疫抑制剂合用 （2）反复进行

四、显微镜下多血管炎

显微镜下多血管炎（MPA）也称显微镜下多动脉炎，是一种系统性、坏死性血管炎，属于自身免疫性疾病。

（一）病因、发病机制及病理表现

项目	内容
病因与发病机制	MPA的病因尚不清楚，ANCA可能直接或间接造成血管损伤。MPA也可能与巨细胞病毒及细菌感染有关
病理表现	（1）肺活检显示主要为肺毛细血管炎，弥漫性肺泡出血，肺泡间隔及间质有中性粒细胞浸润，可见到核尘，肺间质中有红细胞 （2）小血管内血栓形成和纤维素样坏死性毛细血管炎较少见。肾脏活检为阶段性、血栓性、坏死性肾小球肾炎，肾小球和肺泡间隔免疫复合物稀少或阴性

（二）临床表现

项目	内容
肾	（1）70%~80%的患者肾脏受累，几乎全有血尿，肉眼血尿者约占30%，伴有不同程度的蛋白尿，高血压不多见或较轻 （2）约半数患者呈急进性肾炎综合征，表现为坏死性新月体肾炎，早期出现急性肾功能衰竭
肺	（1）仅次于肾脏的最易受累的器官（约占50%），临床上表现为哮喘、咳嗽、咳血痰或咯血 （2）严重者可表现为肺肾综合征，表现为蛋白尿、血尿、急性肾功能衰竭、肺出血等
消化道	可出现肠系膜血管缺血和消化道出血的表现，如腹痛、腹泻、黑粪等
心脏	可有心力衰竭、心包炎、心律失常、心肌梗死等
耳	耳部受累可出现耳鸣、中耳炎、神经性听力下降
眼	可出现虹膜睫状体炎、巩膜炎、葡萄膜炎等

项目	内容
关节	常表现为关节肿痛，其中仅10%的患者有关节渗出、滑膜增厚和红斑
神经	20%~25%的患者有神经系统受累，可有多发性神经炎、末梢神经炎、中枢神经血管炎等，表现为局部周围感觉或运动障碍、缺血性脑病等
皮肤	约30%的患者有肾-皮肤血管炎综合征，典型的皮肤表现为红斑、斑丘疹、红色痛性结节、湿疹和荨麻疹等

（三）辅助检查

项目	内容
一般实验室检查	白细胞增多、血小板增高及与出血不相称的贫血；血沉升高、C-反应蛋白增高、类风湿因子阳性；蛋白尿、血尿、血尿素氮升高、肌酐升高等
抗中性粒细胞胞质抗体（ANCA）	（1）MPO-ANCA也称为核周型ANCA（pANCA），70%的MPA患者该抗体阳性，是本病诊断、监测病情活动和预测复发的重要血清学指标，其滴度一般与血管炎的活动度有关 （2）PR3-ANCA也称为胞质型ANCA（cANCA），多见于韦格纳肉芽肿病，但无肾外表现的坏死性新月体肾小球肾炎患者中有20%~30% PR3-ANCA阳性
活组织检查	MPA的诊断通常依靠组织活检，特别是肾组织的活检，是MPA区别于其他血管炎的鉴别要点
胸片	显示肺充血征，双侧肺野呈模糊阴影，间质可见浸润性改变，病变为双侧对称性改变
支气管肺泡灌洗	支气管肺泡灌洗液为血性，巨噬细胞内有吞噬的含铁血黄素

（四）诊断

项目	内容
年龄、性别	中老年，以男性多见
症状	（1）具有发病的前驱症状 （2）肾脏损害表现：蛋白尿、血尿和/或急进性肾功能不全等 （3）伴有肺部或肺肾综合征的临床表现 （4）伴有关节、眼、耳、心脏、胃肠道等全身各器官受累表现
体征	pANCA阳性
病理活检	肾、肺活检有利于诊断

（五）鉴别诊断

项目	内容
结节性多动脉炎	（1）坏死性血管炎的一种，但多发生于中等口径的肌型动脉，极少形成肉芽肿 （2）肾脏表现多为肾血管炎及肾血管性高血压、肾梗死和微动脉瘤，通常不表现为急性进展性肾炎，并且临床无肺出血表现 （3）ANCA阳性率约20%，可是胞质型或核周型
韦格纳肉芽肿	（1）病因不明的中、小血管坏死性肉芽肿性炎性疾病。临床也可有肺出血和肾小球肾炎 （2）韦格纳肉芽肿与ANCA相关性强，cANCA特异性95%~98%，活动期敏感性70%~100% （3）韦格纳肉芽肿肾脏病理表现为灶性、阶段性坏死性肾小球肾炎，MPA有明显动脉炎者仅占20%，大、中血管正常

续表

项目	内容
变应性肉芽肿性血管炎	侵犯小、中型血管的系统性血管炎，有血管外肉芽肿形成及高嗜酸性粒细胞血症，患者常表现为变应性鼻炎、鼻息肉及哮喘，可累及肺及肾脏，出现相应症状，可有 ANCA 阳性，但以 pANCA 阳性为多
肺出血-肾炎综合征	以肺出血和急进性肾炎为特征，抗肾小球基底膜抗体阳性，肾病理可见基底膜有明显免疫复合物沉积
狼疮肾炎	具有典型系统性红斑狼疮表现，蛋白尿，肾活检见大量各种免疫复合物沉着

（六）治疗

项目	内容
肾上腺皮质激素和免疫抑制剂联合治疗	（1）糖皮质激素对肺出血的疗效显著，治疗 24~48 小时出血能够减轻，2 周后缓解。泼尼松初始剂量 1mg/（kg·d），见效后逐步减量，至 10mg/d 维持，直至患者单独使用环磷酰胺即可控制病情时停用 （2）免疫抑制剂首选环磷酰胺（CTX），剂量 2mg/（kg·d），病情缓解后逐步减量，每 2~3 周减量 25mg，维持治疗至少 1 年 （3）因为 CTX 长期使用副作用多，诱导治疗一旦达到缓解（一般 4~6 个月后），也可改用硫唑嘌呤，1~2mg/（kg·d）口服，维持至少 1 年 （4）吗替麦考酚酯 1.0~1.5g/d，用于维持缓解期和治疗复发的 MPA 有一定疗效
高剂量免疫球蛋白静脉注射（IVIG）治疗	在合并感染、体弱、病重等原因引起无法使用糖皮质激素和细胞毒药物时或对于糖皮质激素和免疫抑制药无效的患者可用 IVIG 治疗，0.4g/（kg·d），3~5 天为 1 个疗程
其他治疗	（1）使用抗胸腺细胞球蛋白和抗 T 淋巴细胞单克隆抗体治疗 （2）对于病毒（如乙肝病毒）所致的血管炎可试用干扰素治疗 （3）特异性免疫吸附有效，即使用特异性抗原结合树脂，吸附患者血清中相应的 ANCA （4）进入终末期肾功能衰竭者，需要依靠维持性透析或进行肾移植

第五节　肺血管畸形

肺血管畸形包括一组肺动脉瓣的先天异常及肺动、静脉管径和起源异常的先天畸形。可单发，可并发于其他先天性心血管异常。

一、肺动脉狭窄

肺动脉狭窄包括肺动脉瓣和瓣下狭窄、肺动脉干及外围分支狭窄。

（一）肺动脉瓣、瓣下狭窄

项目	内容
病理生理	（1）肺动脉瓣膜性狭窄：三个瓣叶增厚，交界处不同程度粘连，瓣口狭窄呈鱼口状，收缩期瓣叶呈圆顶状突出，中心留有几毫米至十余毫米的小孔，肺动脉干狭窄后扩张，为特征性改变之一 （2）漏斗部狭窄：分为纤维膜状或环状狭窄（瓣下形成纤维隔膜或纤维环）和局限性纤维肌性狭窄（漏斗部肌肉增厚，形成长而狭窄的通道）。右心排血受阻，右室压力升高，右室肥厚，继发右心功能不全，肺动脉压正常或偏低

项目	内容
临床表现	（1）轻度狭窄者，通常无症状，中度以上狭窄者，可有劳累后气喘、乏力、心悸以及晕厥。晚期可有右心衰竭 （2）查体胸骨左缘2、3肋间闻及Ⅲ~Ⅳ级收缩期喷射性杂音，伴震颤；肺动脉第二心音减弱或消失为其特征
影像学检查	（1）胸部X线片：肺动脉段"直立样"凸出，两肺门不对称，肺血减少，右心增大。漏斗部狭窄时肺动脉段凹陷 （2）超声心动图：是该病最有价值的常规影像技术，显示肺动脉瓣狭窄的性质、部位及程度，是否并存肺动脉瓣畸形及发育不良。剑突下双动脉短轴可显示漏斗部狭窄。胸前切面可观察到右心室、右心房增大。并可计算右室–肺动脉间的跨瓣压差 （3）心导管检查：可提供肺动脉狭窄的血流动力学变化数据。右心室与肺动脉间收缩期压力阶差＞20mmHg为轻度狭窄；压差＞40mmHg为有意义狭窄，应进行治疗
治疗	对于症状明显，右心室增大，右心室与肺动脉间收缩期压力阶差＞40mmHg者，实施手术治疗、经皮肺动脉瓣球囊扩张或加支架置入术
预后	轻、中度狭窄者预后好

（二）肺动脉干及外围分支狭窄

项目	内容
分型	根据狭窄位置将其分成三个主要类型 （1）中心型：病变侵犯主肺动脉和/或左、右肺动脉干，可为单发局限性狭窄，也可为阶段性狭窄 （2）外围型：外围肺动脉分支的狭窄，常为多发性，狭窄常发生在肺段动脉开口处，可侵犯肺叶或肺亚段动脉分支。局限性狭窄远端可有狭窄后扩张 （3）混合型：病变同时侵犯中心和外围肺动脉分支者
病理生理	单发、轻度狭窄通常无明显血流动力学影响，中心型、重度狭窄或两侧肺动脉分支的多发狭窄使肺循环阻力增加、右室肥厚增大以致衰竭。单独存在的多发性肺动脉狭窄虽少见，但多伴有明显的肺动脉高压
临床表现	（1）劳累后心悸、气短，少数可见咯血 （2）体征主要有一侧或两侧肺野闻及广泛连续性或粗糙的收缩期杂音，甚至因此误诊为动脉导管未闭。伴重度肺动脉高压者可出现发绀、杵状指（趾）、红细胞增多及肺动脉第二心音亢进
影像学检查	（1）胸部X线片 ①心影：肺动脉高压者呈二尖瓣型，心脏及右室多轻、中度增大 ②肺动脉段：多不同程度凸出、搏动增强，但主肺动脉狭窄显著者，可不凸出。肺门动脉随狭窄类型或左、右肺动脉的受累情况，可表现为正常、缩小、扩张或两侧不对称，后者尤其是右肺门阴影缩小变形者，有时很难与一侧肺动脉缺如或发育不全鉴别 ③病变侵犯一侧或两侧外围肺动脉分支时，可相应出现两侧肺血管纹理不对称（患侧肺血减少，健侧代偿性肺血增多）或均减少，肺纹理多粗细不均（狭窄及狭窄后扩张改变），具有一定的诊断意义 （2）超声心动图可显示主肺动脉及左、右肺动脉干的局限性或节段性狭窄，偶可探查到叶动脉分支的狭窄，对外围分支病变诊断有限度 （3）MRI和CT可检查出段以上分支的狭窄及狭窄后扩张，后者的空间分辨率更高，甚至能够显示部分亚肺段分支的病变，并有利于同肺血管炎引起的肺动脉狭窄鉴别（后者管壁多环形增厚，伴中膜或全层钙化，活动期管壁多非均匀强化） （4）肺动脉狭窄尤其是外围分支狭窄的全面诊断仍有赖于心血管造影
治疗	对孤立性肺动脉狭窄，伴或不伴置入支架的球囊扩张术缓解梗阻有效。外科手术对那些伴有弥漫性外周肺动脉狭窄的患者无效

二、肺动静脉瘘

肺动静脉瘘（PAVM）为肺内动、静脉直接沟通形成短路。

项目	内容
病理生理	（1）囊状型：又分为单纯型和复杂型，单纯型为一支供血肺动脉和一支引流肺静脉直接相通，囊壁无分隔；复杂型常为2支以上供血肺动脉和引流肺静脉直接相通，囊壁常有分隔。可单发或多发 （2）弥漫型：多为双肺广泛的弥漫性肺小动静脉瘘，有家族性，与遗传因素有关，常发生于遗传性出血性毛细血管扩张症的患者，有些合并肺动脉高压。因为静脉血从肺动脉直接分流入肺静脉，血流动力学上属于"心外"右向左的分流，其分流量可达18%~89%，造成体循环血氧饱和度下降，导致一系列缺氧改变
临床表现	（1）症状的轻重及起病的早晚取决于PAVM分流量的大小 （2）13%~55%的患者无症状，仅在肺部X线检查时发现 （3）主要临床症状包括劳累后呼吸困难、发绀、咯血、胸痛、栓塞等 （4）约25%的病例出现神经系统症状，如抽搐、语言障碍、复视、暂时性麻木（因红细胞增多、低氧血症、血管栓塞、脑脓肿等导致） （5）遗传性出血性毛细血管扩张症者可见皮肤、黏膜血管痣及出血症状，约50%的病例病变区可闻及收缩期杂音或双期连续性杂音，随吸气增强，呼气减弱
影像学检查	（1）胸部X线片显示肺部有单个或多个结节状、多囊状阴影，与肺血管影相连。在不同的呼吸时相，较大瘤囊的大小、形态随胸内压力变化而改变。多发小动静脉瘘或弥漫性肺动静脉畸形多表现为一侧或两侧肺野内（多在中、下肺野）弥漫性结节网状或粗细不均的血管纹理，有时与肺间质性改变相似 （2）超声心动图声学造影：对诊断有临床意义的PAVM的敏感性几乎为100%，甚至能发现那些非常小的没有临床意义的PAVM （3）胸部CT随分型不同表现不同 ①有"瘤囊"者，表现为大小不等、边缘清晰的类圆形或多囊状阴影，典型者可见迂曲扩张的供血及引流血管与其相连；增强后"瘤囊"快速明显强化 ②多发、弥漫性肺小动静脉瘘表现为众多小结节及网状结构，可见增强和扩张的血管影，但难看到动、静脉的连通 ③胸部CT被认为是无创性评价PAVMs的最佳方法，在诊断肺动静脉瘘方面，其敏感性和特异性不亚于肺动脉造影
治疗	手术切除有动静脉瘘的肺叶和肺段是最早的治疗方法，现已被经导管栓塞治疗取代

三、肺动脉闭锁

（一）肺动脉闭锁合并室间隔缺损

肺动脉闭锁合并室间隔缺损（PAVSD）是一类严重的发绀型先天性心脏病。

项目	内容
病理生理	（1）主肺动脉及左、右肺动脉干闭锁或不发育，肺动脉与心脏无连接 （2）主动脉瓣下室间隔缺损 （3）肺动脉供血均来自体动脉系统，主动脉骑跨于两心室上，可完全起自右心室 （4）右室增大、肥厚，缺损的室间隔是其唯一出口，左室腔大小多正常 （5）两心室血流均射入升主动脉，体动脉血氧明显不饱和

项目	内容
临床表现	（1）多有明显发绀，发育差，活动受限，部分患儿有晕厥史 （2）胸骨左缘2~4肋间轻度收缩期杂音 （3）临床表现类似于重型法洛四联症
影像学检查	（1）胸部X线片示靴形心，两肺血明显减少，两肺血管纹理不对称、粗细不均，多无肺动脉干影 （2）超声心动图与法洛四联症表现类似，但难探及肺动脉瓣。剑突下左室短轴、右室流出道长轴断面可清楚地显示右室流出道盲端及肺动脉瓣闭锁等情况，有利于进一步诊断 （3）心血管造影是该病诊断的"金标准"，主要作用在于评价肺动脉发育情况（包括主肺动脉及分支的分布和发育情况、左、右肺动脉有无融合、体–肺侧支连接处有无狭窄、各肺段的供血情况等）及观察体–肺侧支血管情况 （4）降主动脉造影对上述各种侧支血管都能显示，并可同时进行选择性侧支血管造影和栓塞术 （5）CT或MRI可作为造影的辅助检查方法，尤其是当固有肺动脉在心血管造影显示不佳时，可补其不足
治疗	体肺分流术和矫正手术治疗

（二）室间隔完整的肺动脉闭锁

室间隔完整的肺动脉闭锁（PA/IVS）是一种少见而预后不佳的发绀型先天性心脏病。

项目	内容
病理生理	（1）90%肺动脉瓣纤维性隔膜闭锁，约80%的肺动脉发育良好 （2）多有不同程度的三尖瓣发育不良，伴瓣膜畸形，右室发育差 （3）右室压力增高，保持胎儿期心肌窦状隙与冠状动脉间的交通 （4）主肺动脉及左、右肺动脉发育情况对临床治疗及预后的判断具有重要的意义 （5）室间隔完整，右室血流无出口，致右室压力增高，如合并三尖瓣关闭不全，右室压力减低，右房压增高；体循环回流的静脉血经房间交通入左心，使其血氧饱和度下降，如心房水平分流不充分，则引起右心衰竭而早期死亡；肺循环通过动脉导管和/或体–肺侧支实现 （6）窦状隙的开放使一部分静脉血在右心室收缩时倒流入冠状动脉
临床表现	（1）出生后迅速出现发绀，逐步加重，右心衰竭更多见于三尖瓣关闭不全的患者 （2）胸前区闻及轻柔的收缩期杂音或胸骨左缘第2、3肋间Ⅲ级连续性杂音
影像学检查	（1）胸部X线片示双肺血减少，心脏进行性增大 （2）超声心动图可清楚显示心内各部分结构的连接方式，右心室、三尖瓣及肺动脉发育情况，肺动脉瓣的发育及活动情况 （3）但对肺内动脉分支和体–肺侧支、窦状隙是否存在、其与冠状动脉的交通情况等，还需行心血管造影 （4）右室造影为显示本病解剖特征的关键 （5）CT或MRI图像清晰、无重叠，当心血管造影三尖瓣发育不良致右心室显示不清、固有肺动脉显示不佳时，可作为造影辅助检查方法，补其不足；对危重患儿造影风险大者，可作为造影的替代影像检查方法
治疗	一旦确诊宜立即实施体–肺动脉分流术和/或肺动脉瓣切开术

四、先天性单侧肺动脉缺如

单纯先天性单侧肺动脉缺如（UAPA）主要为右肺动脉受累。约80%左UAPA合并其他心血管畸形；右UAPA合并其他先天性心脏病，常为动脉导管未闭或间隔缺损。

项目	内容
病理生理	患侧肺血供差，主要来自体–肺侧支血管，多伴有不同程度肺发育不全。单发UAPA中，20%~25%并发肺动脉高压
临床表现	（1）单发UAPA在相当长的时期内可无症状，临床表现不典型，易被忽视。常见的症状包括：反复肺部感染、咯血、胸痛、呼吸困难等。常见的体征有：患侧胸廓缩小，呼吸音减低，心脏与纵隔向患侧移位；偶在心底闻及收缩期杂音 （2）发生肺动脉高压者可出现呼吸困难、青紫、肺动脉第二心音亢进及右心衰竭等，临床上常需与发绀型先天性心脏病或各种肺动脉高压鉴别
影像学检查	（1）胸部X线片示患侧肺门动脉影细小或缺如，肺血明显减少，对侧肺血增多，两肺纹理不对称。患侧肺容积缩小征象，如胸廓缩小、肋间隙变窄、膈肌上抬和纵隔向患侧移位。并发肺动脉高压时，肺纹理有相应改变，同时右室增大 （2）超声心动图表现为一侧肺动脉自根部缺失，对侧肺动脉扩张，还可估测肺动脉压力及有无并发心内畸形等 （3）MRI和CT对该病的直接征象（一侧肺动脉自起始部缺失）及间接征象（包括：不同程度胸廓缩小、乳内或肋间动脉等侧支血管扩张、对侧肺动脉干及主肺动脉扩张、不同程度的肺动脉高压等）都能清晰显示 （4）目前UAPA诊断通常已不需要血管造影，但对于体–肺侧支的显示及肺动脉高压的评价，造影及右心导管检查仍为最佳方法
治疗	发生肺动脉高压者预后较差。如患者的患侧肺部病变严重可行肺切除术

五、肺动脉起源异常

（一）肺动脉异常源自升主动脉

肺动脉异常源自升主动脉（AOPA），指右肺动脉或左肺动脉中一支异常起源升主动脉，而另一支仍与主肺动脉延续。肺动脉发自弓部和降主动脉上段者不包括在内。右侧较左侧常见。

项目	内容
病理生理	（1）一侧肺动脉源自升主动脉时，直接接受来自主动脉的高压血流灌注，肺血流量及压力明显增加 （2）回流入右心系统的静脉血经对侧肺动脉全部注入健侧肺血管床，肺血流量增加显著，所以自新生儿期常有重度肺动脉高压改变，右心压力负荷增加，导致右心衰竭 （3）主动脉不仅供血给体循环，还供给一侧肺动脉，左心容量负荷增加，引起左心衰竭。难治性心力衰竭一般是本病的死亡原因 （4）患者的发绀是因为右心室、右心房的压力增高，而使卵圆孔开放，或经间隔缺损产生右向左分流引起
影像学检查	（1）胸部X线诊断本病比较困难 （2）超声心动图可直接显示一侧肺动脉异常源自升主动脉，但易漏诊 （3）MRI和CT都能清楚显示一侧肺动脉与主肺动脉无连接，而源自升主动脉，同时可观察并存的心血管畸形 （4）心血管造影可明确诊断、显示解剖及并存畸形
治疗	早期发现，早期行根治手术

（二）迷走左肺动脉

先天性迷走左肺动脉是一种罕见的先天性心血管畸形，指左肺动脉源自右肺动脉近心段后上壁；也可认为主肺动脉延长、延伸为右肺动脉，左肺动脉起始于延长的主肺动脉。

项目	内容
病理生理	在异常左肺动脉走行过程中可压迫相邻的右、左主支气管及食管，导致不全梗阻
临床表现	临床症状取决于气道受压的程度，有症状者可表现为反复发作的呼吸道感染、哮喘、肺部感染和阵发性呼吸困难
影像学检查	（1）胸部X线平片示左肺血管纹理多较右侧细小，左肺动脉干细，位置较低。左侧位于气管下端后方可见类圆形密度增高影，食道服钡该区食管前缘示局限性压迹，为异位左肺动脉压迫引起 （2）超声心动图、CT、MRI及心血管造影（右室-肺动脉造影）均能显示左肺动脉起源及走行异常，右肺动脉正常，左肺动脉细小，直径为对侧的1/3~1/2
治疗	有气道梗阻者，需手术治疗，预后较差

六、特发性肺动脉扩张

特发性肺动脉扩张（IDPA）是指主肺动脉"异常扩张"，而无明确病理和血流动力学基础者。少见于4岁以下的小儿。

项目	内容
病因	还不明确，有人认为是因为先天或后天性肺动脉弹性组织发育不良。也有人将其视为一种极端的解剖变异
临床表现	（1）多无自觉症状，如扩张肺动脉压迫毗邻结构，可相应出现咳嗽、声音嘶哑等 （2）肺动脉听诊区多可闻及收缩期杂音
影像学检查	（1）胸部X线片表现为肺动脉段中度以上凸出，心脏各房室无增大，肺血无变化 （2）右心导管血氧测定、压力分析均在正常范围
诊断	诊断时必须除外引起肺动脉扩张的先天性或后天性疾病
治疗	本病预后较好，有症状者予以对症治疗

七、肺静脉曲张

肺静脉曲张为肺内静脉的局限性扩张，又称肺静脉瘤，为罕见的先天性肺血管异常。

项目	内容
临床表现	本身无血流动力学异常，如破裂可导致咯血，甚至危及生命
影像学检查	（1）胸部X线平片可见肺内（特别是下叶）圆形或带状迂曲的异常血管影 （2）CT及MRI都能清晰显示该病灶为异常扩张的肺静脉，无供应动脉，有利于同肺动静脉瘘鉴别 （3）诊断通常无需心血管造影

第四章　弥漫性肺实质疾病

思维导图框架

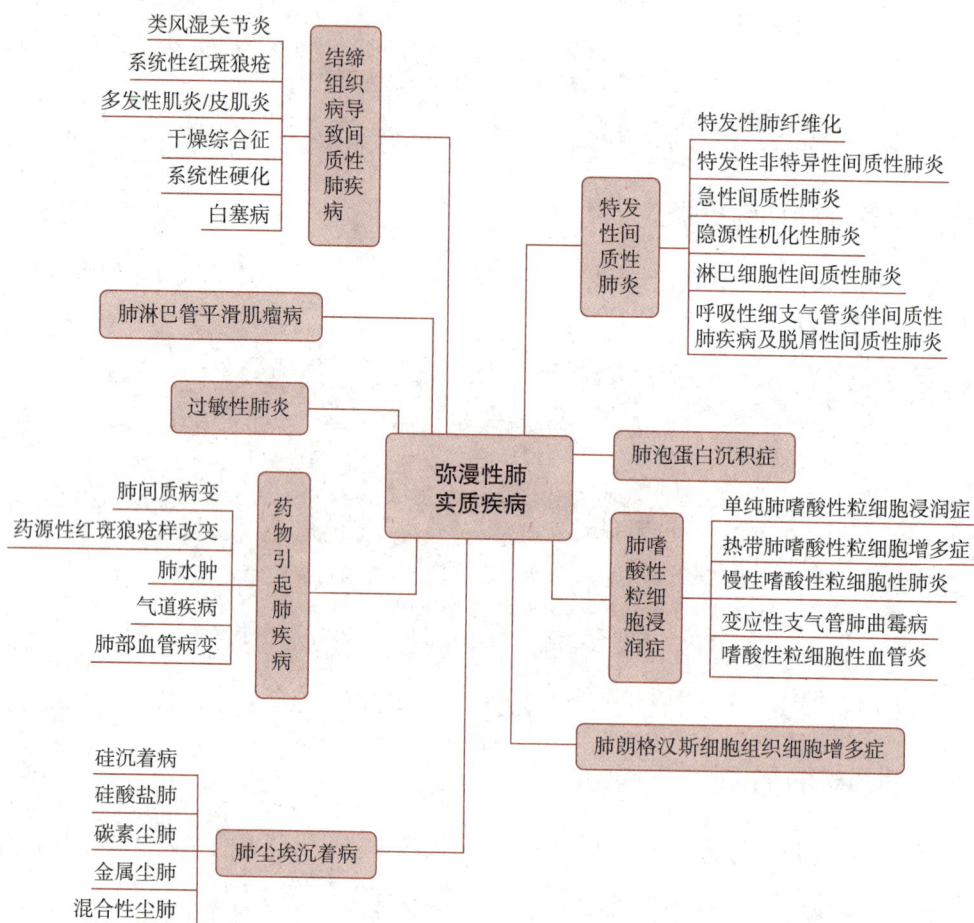

类风湿关节炎
系统性红斑狼疮
多发性肌炎/皮肌炎
干燥综合征
系统性硬化
白塞病
→ 结缔组织病导致间质性肺疾病

特发性肺纤维化
特发性非特异性间质性肺炎
急性间质性肺炎
隐源性机化性肺炎
淋巴细胞性间质性肺炎
呼吸性细支气管炎伴间质性肺疾病及脱屑性间质性肺炎
→ 特发性间质性肺炎

肺淋巴管平滑肌瘤病

过敏性肺炎

弥漫性肺实质疾病

肺泡蛋白沉积症

肺间质病变
药源性红斑狼疮样改变
肺水肿
气道疾病
肺部血管病变
→ 药物引起肺疾病

单纯肺嗜酸性粒细胞浸润症
热带肺嗜酸性粒细胞增多症
慢性嗜酸性粒细胞性肺炎
变应性支气管肺曲霉病
嗜酸性粒细胞性血管炎
→ 肺嗜酸性粒细胞浸润症

肺朗格汉斯细胞组织细胞增多症

硅沉着病
硅酸盐肺
碳素尘肺
金属尘肺
混合性尘肺
→ 肺尘埃沉着病

高分考点精编

第一节　特发性间质性肺炎

特发性间质性肺炎（IIP）的分类

项目	内容
主要特发性间质性肺炎	特发性肺纤维化（IPF） 特发性非特异性间质性肺炎（NSIP） 呼吸性细支气管炎伴间质性肺疾病（RB–ILD） 脱屑性间质性肺炎（DIP） 隐源性机化性肺炎（COP） 急性间质性肺炎（AIP）
罕见特发性间质性肺炎	特发性淋巴细胞性间质性肺炎（LIP） 特发性胸膜肺实质弹力纤维增生症
无法分类的特发性间质性肺炎	—

一、特发性肺纤维化

特发性肺纤维化（IPF）是原因不明的慢性间质性肺疾病中比较常见的代表性疾病，归属特发性间质性肺炎（IIP）的分类中，病理表现为普通型间质性肺炎（UIP）。

（一）病因、发病机制及病理表现

项目	内容
病因与发病机制	（1）其病因和发病机制不明，风险因素可能包括吸烟、抗抑郁剂、胃食管反流症、职业粉尘接触、病毒感染和遗传因素（家族性肺纤维化）等 （2）致病因素引起肺泡上皮的损伤，此种慢性损伤和纤维增生修复过程引起肺纤维化
病理表现	（1）大体病理：肺容积缩小，质地韧硬，脏层胸膜可见局限性瘢痕。切面观，弥漫性实变区和相对正常的肺结构相间存在，依疾病轻重不同其比例各异，严重受累处可见蜂窝肺 （2）组织病理学表现为UIP，成纤维细胞灶是其重要的特征性表现 ①典型UIP：明显的结构破坏和纤维化伴或不伴胸膜下蜂窝肺；肺实质可见斑片状纤维化；成纤维细胞灶；无不支持UIP诊断的特征 ②可能UIP：明显的结构破坏和纤维化伴或不伴胸膜下蜂窝肺；仅有斑片状纤维化和成纤维细胞灶其一者；无不支持UIP诊断的特征 ③疑似UIP：斑片或弥漫的肺实质纤维化，伴或不伴肺间质炎症；缺乏UIP其他诊断条件；无不支持UIP诊断的特征 ④不符合UIP：透明膜形成；机化性肺炎；多见肉芽肿病变；远离蜂窝区有明显炎症细胞浸润；病变主要以气道为中心分布；其他提示另一种诊断的特征

（二）临床表现

项目	内容
主要症状	（1）呼吸困难：劳力性呼吸困难并进行性加重，呼吸浅快，可有鼻翼煽动和辅助肌参与呼吸，大多数无端坐呼吸或喘息 （2）咳嗽、咳痰：早期无咳嗽，以后有刺激性干咳或咳少量黏液痰，继发感染时出现黏液脓性痰或脓痰，偶见血痰 （3）全身症状：消瘦、乏力、食欲不振、关节酸痛等，通常较少见
常见体征	（1）呼吸困难和发绀 （2）胸廓扩张和膈肌活动度降低 （3）两肺中下部Velcro啰音，有一定特征性 （4）杵状指（趾） （5）终末期呼吸衰竭和右心衰体征
IPF急性加重（AE–IPF）	（1）症状有发热、咳嗽加剧等，颇似流感样表现 （2）HRCT可见新发的弥漫性磨玻璃样斑片状影或大片实变，肺功能和氧合能力明显降低

（三）辅助检查

检查项目	临床意义
胸部影像学	（1）早期X线胸片呈磨玻璃样阴影。随病变发展，双肺显示弥漫性结节状、网状或网状结节状阴影，双下肺和外周明显，严重者出现蜂窝肺 （2）高分辨率CT（HRCT）可见双肺下叶周边部及胸膜下的网格改变伴有囊性小气腔形成
呼吸功能检查	限制性通气功能障碍和弥散量减少，肺活量和肺总量降低，残气量随病情进展而减少
支气管肺泡灌洗	使用纤维支气管镜对右肺中叶或左肺舌叶用生理盐水进行局部灌洗，收集回收液并对其中的细胞成分及有关物质进行病理分析；有利于疾病的诊断、鉴别诊断和治疗
血液检查	（1）血沉加快、血乳酸脱氢酶增高和免疫球蛋白增高 （2）类风湿因子和抗核抗体阳性
肺组织活检	通过纤维支气管镜进行经支气管肺活检和电视胸腔镜肺活检或局部开胸，选取肺组织标本进行病理检查，有利于诊断

（四）诊断

诊断条件	诊断标准
无外科性肺活检（应符合4条主要指标和3条以上的次要指标）	（1）主要指标 ①除外其他已知病因的间质性肺疾病 ②肺功能呈限制性通气功能障碍和/或气体交换障碍 ③胸部HRCT：两肺底和周边部的线状、网格状阴影和蜂窝状改变，可伴有极少量磨玻璃样阴影 ④经纤维支气管镜肺活检（TBLB）或支气管肺泡灌洗液（BALF）检查不支持其他疾病的诊断 （2）次要指标 ①年龄＞50岁 ②隐匿发病，原因不明的活动后呼吸困难 ③疾病持续时间≥3个月 ④听诊双肺底可闻及吸气性Velcro啰音
外科肺活检	肺组织病理学符合普通型间质性肺炎；同时应具备下列条件 （1）排除其他已知病因引起的间质性肺疾病，如药物、环境因素和风湿性疾病等 （2）肺功能异常，表现为限制性通气障碍和/或弥散功能下降 （3）胸片和高分辨率肺CT可见典型的异常影

（五）鉴别诊断

项目	内容
慢性过敏性肺炎（CHP）	（1）胸部影像学可见小叶间隔及小叶内间质不规则增厚，蜂窝肺伴牵拉性支气管或细支气管扩张和肺大疱，与IPF改变相似 （2）鉴别要点在于详细了解和明确抗原接触史，明确症状发作与抗原暴露的关系。CHP是抗原吸入后引起肺脏巨噬细胞-淋巴细胞性炎症和肉芽肿性疾病，BALF检查显示淋巴细胞明显增加（一般＞40%），TBLB取得合格病理标本可进一步支持诊断
结缔组织病相关性间质性肺疾病（CTD-ILD）	（1）类风湿关节炎、皮肌炎、干燥综合征等导致的肺损伤可为UIP，其影像学表现有时与IPF相仿 （2）鉴别要点在于详细了解有无风湿病的临床表现和分析血清学实验室检查结果等，特别是对女性，年龄＜50岁者，应格外注意

项目	内容
尘肺	详细询问患者的职业史，明确接触时间、吸入粉尘浓度、粉尘性质及同工种其他从业人员的健康情况等，在此基础上结合影像学特点可做出鉴别诊断
其他IIP	（1）NSIP：可发生于任何年龄，肺HRCT表现为双侧任何部位间质性浸润影和斑片状磨玻璃影。BALF主要表现为淋巴细胞增高 （2）COP：亚急性发病，起病前常有"流感样"症状。双肺闻及Velcro啰音，但无杵状指。影像学表现为弥漫分布的肺泡和/或肺间质浸润影，表现多样，无蜂窝肺。肺部复发性和游走性异常影像是本病的重要特点。BALF主要表现为淋巴细胞增高 （3）RB-ILD/DIP：多见于男性吸烟者。RB-ILD肺HRCT主要表现为网状、小结节影，DIP早期出现双肺磨玻璃样改变，后期可出现线状、网状和结节影，通常不出现蜂窝肺。BALF中见到大量棕色巨噬细胞有提示意义

（六）治疗

项目	内容
药物治疗	（1）吡非尼酮：具有抗炎、抗纤维化和抗氧化特性。其不良反应发生率较高，包括光敏感、疲劳感、胃部不适、厌食症等 （2）尼达尼布：用于治疗轻至中度肺功能障碍的IPF患者。最常见的不良反应是腹泻，多数程度不严重；部分患者可出现肝功能异常 （3）抗酸药物：质子泵抑制剂或组胺2受体拮抗剂，可降低胃食管反流相关肺损伤的风险 （4）N-乙酰半胱氨酸：单药治疗能够改善IPF患者的咳痰症状，长期服用安全性好
合并症治疗	（1）PH：多数IPF相关性肺动脉高压患者并未从针对肺动脉高压的治疗中明显获益，所以总体不建议IPF患者行此项治疗。但是随着新的PH治疗药物涌现，效果还需进一步评估 （2）呼吸衰竭：对因病情持续进展而致呼吸衰竭的IPF患者通常不建议使用机械通气
非药物治疗	（1）对临床出现明显静息性低氧血症IPF患者应予以长期氧疗 （2）多数IPF患者应该进行肺康复治疗 （3）肺移植是目前治疗IPF最有效的手段。在充分评估患者预期寿命的基础上，对有条件者应积极进行本项治疗方法
IPF急性加重的治疗	甲基泼尼松龙，起始剂量为500~1000mg/d，静脉滴注；连续3天后改为1~2mg/（kg·d），一般为每天120mg，分次静脉注射，之后改为每天泼尼松40~60mg或甲基泼尼松龙32~48mg口服，4~8周后逐步减至维持量

二、特发性非特异性间质性肺炎

（一）病因、发病机制及病理表现

项目	内容
病因与发病机制	（1）病因不明。其起病可能与抗原吸入、胶原血管病、某些药物等引起的肺泡损伤有关 （2）慢性炎症与病毒感染可通过激活树突状细胞协同参与自身免疫反应
病理表现	（1）富细胞型：主要表现为间质的炎症，很少或几乎无纤维化，肺泡间隔内的慢性炎细胞主要是淋巴细胞和浆细胞浸润，炎性细胞浸润的程度较UIP和DIP等其他类型的间质性肺炎更为突出 （2）混合型：以间质有大量的慢性炎症细胞浸润和明显的胶原纤维沉着为特点 （3）纤维化型：肺间质以致密的胶原纤维沉积为主，伴有轻微的炎症反应或者缺乏炎症反应

（二）临床表现

项目	内容
症状	（1）可发生于任何年龄段，无性别差异，与吸烟无关 （1）发病一般呈慢性渐进性，少数患者为亚急性表现。咳嗽、呼吸困难和乏力是常见的症状，几乎半数患者有体重减轻的表现。仅少数患者出现全身症状如发热
体征	10%~35%的患者有杵状指（趾）。爆裂音起初以双下肺明显，但随着病情进展可逐步扩展

（三）辅助检查

项目	内容
X线胸片	典型的特发性非特异性间质性肺炎X线胸片表现为双肺弥漫性浸润影或斑片状模糊影，经常侵犯双下肺
胸部HRCT	（1）富细胞型主要表现为磨玻璃影 （2）混合型为磨玻璃影伴有不规则的线状或网状影 （3）纤维化型则表现为以网格为主伴有不同程度的磨玻璃影和牵拉性支气管扩张，少数患者可有少量蜂窝状改变 （4）双肺阴影常呈对称性分布，以胸膜下最为显著
肺功能	肺功能表现与IPF类似，但其生理学异常程度比IPF轻，超过90%的患者表现为限制性通气功能障碍，极少数患者有轻度的阻塞性通气功能障碍，所有患者均有肺弥散功能下降，超过2/3的患者运动时可出现低氧血症
支气管肺泡灌洗液	绝大部分患者淋巴细胞比例增高，支气管肺泡灌洗液CD4$^+$/CD8$^+$比值多降低，极个别患者中性粒细胞和/或嗜酸性粒细胞数目也有增加

（四）诊断

（1）慢性或亚急性发病，可发生于各年龄段。

（2）临床表现为咳嗽、活动后气短，伴或不伴发热。

（3）影像学表现为双肺胸膜下或基底部弥漫性分布的磨玻璃影和网格影，伴或不伴牵拉性支气管扩张。

（4）病理学诊断或符合NSIP表现。

（5）除外其他可能的原因，如CTD–ILD、药物性肺损伤、外源性过敏性肺炎和感染等。

（五）鉴别诊断

项目	内容
IPF	（1）老年男性（多为50岁以上的男性），常有吸烟史 （2）胸部HRCT主要表现为双肺胸膜下和基底部为主的网状影和蜂窝影，伴或不伴牵张性支气管扩张 （3）对糖皮质激素无反应，预后差 （4）组织病理呈斑片状分布，病变时相不一，间质有不同程度的慢性炎症和纤维化，有成纤维细胞灶和镜下蜂窝肺
COP	（1）临床上呼吸困难和发热比较突出 （2）HRCT表现为胸膜下或支气管周围分布的磨玻璃或实变影，可呈游走性 （3）病理符合机化性肺炎表现

续表

项目	内容
DIP	（1）有吸烟史 （2）胸部HRCT显示双肺基底部和胸膜下分布的磨玻璃样影，其内可发现小囊泡样改变 （3）病理可见含色素颗粒的肺泡巨噬细胞弥漫分布在呼吸性细支气管及其远端的气腔
其他继发性NSIP	结缔组织疾病相关性间质性肺疾病、药物性肺损伤、外源性过敏性肺炎、无机粉尘吸入和感染等都能引起NSIP样病理表现，临床需要详细询问职业史、个人史、用药史和完整的结缔组织疾病抗体筛查

（六）治疗

（1）肾上腺皮质激素可作为首选的治疗药物，常规剂量建议泼尼松0.5~1.0mg/（kg·d）（或等效其他激素）口服，对于发病比较急、症状比较重的患者也可予以甲泼尼龙40~80mg/d静脉滴注3~5天，然后序贯口服激素治疗，4~6周后可酌情减量，以10~15mg/d维持。

（2）对激素不敏感或纤维化型NSIP的患者，可加用细胞毒性药物或抗纤维化药物，总疗程需要根据病情决定，通常为1~1.5年。

三、急性间质性肺炎

急性间质性肺炎（AIP）是一种暴发性重症间质性肺疾病，常快速发展为急性呼吸衰竭甚至死亡。

（一）病因、发病机制及病理表现

项目	内容
病因与发病机制	AIP的病因至今不明，弥漫性肺泡损伤（DAD）是AIP发生、发展的病理基础
病理表现	（1）急性期（渗出期）有水肿、透明膜形成和间质急性炎症。此外还有肺泡上皮和基底膜损伤，Ⅱ型肺泡上皮增生取代损伤的Ⅰ型肺泡上皮，随着病变的进展这一变化更为突出，呼吸上皮也可表现非典型改变。此期肺泡间隔逐渐出现成纤维细胞，进而引起肺泡腔内纤维化 （2）机化期（增殖期）的特点是肺泡隔和肺泡腔内出现纤维化并有肺泡隔的显著增厚。纤维化病灶主要由增生的成纤维细胞和肌成纤维细胞组成，伴有轻度的胶原沉积，不同区域病变时呈正相关，这是与其他ILD鉴别的关键点。若患者存活，肺脏能够恢复到正常，也可向终末期蜂窝纤维化发展

（二）临床表现

项目	内容
症状	（1）AIP一般发生于以往无肺病史的健康个体，男女起病率大致相等，与吸烟无关 （2）大部分患者年龄超过40岁，平均年龄在50~55岁 （3）AIP发病时间为0~90天不等，但是中位时间为7~14天 （4）AIP早期可出现感冒样前驱症状如咽痛、头痛和肌痛 （5）几乎所有患者均有咳嗽，其中大部分出现呼吸困难，75%患者可有发热
体征	查体没有特异性，多表现为心动过速、呼吸增快和低氧血症等急性表现，听诊可闻及爆裂音（Velcro音）

（三）辅助检查

项目	内容
影像学检查	（1）X线胸片显示双侧弥漫性磨玻璃样阴影 （2）高分辨率CT（HRCT）检查一般显示双侧、对称的斑片状磨玻璃样影，常伴有气腔实变、小叶内隔增厚及牵拉性支气管扩张
支气管肺泡灌洗检查	（1）支气管肺泡灌洗（BAL）检查的主要作用是在AIP的鉴别诊断中排除其他疾病，如肺泡出血、嗜酸性粒细胞增多症、感染及肺癌或淋巴瘤肺弥漫性浸润等 （2）AIP的BAL细胞学分类可显示中性粒细胞比例明显增加，但这些表现是非特异性的
肺活检	（1）行经支气管镜肺活检（TBLB）、电视胸腔镜外科手术肺活检或开胸肺活检以协助诊断 （2）电视胸腔镜外科手术肺活检或开胸肺活检是首推的活检选择

（四）诊断

　　当患者有ARDS临床综合征表现但仔细检查无法发现致病原因时，必要时开胸或胸腔镜活检，病理证实有机化性弥漫性肺泡损害时，可诊断AIP。

（五）治疗

项目	内容
支持疗法	辅助供氧、通气支持及预防并发症（如静脉血栓栓塞、消化道出血和院内肺炎等）
糖皮质激素	尽早全身使用大剂量糖皮质激素，如甲泼尼龙500~1000mg/d，分次静脉给药，通常连用3天，之后根据病情进行逐步减量
免疫抑制治疗	糖皮质激素联合免疫抑制剂治疗，常用的免疫抑制剂包括环磷酰胺、环孢素和硫唑嘌呤等
抗感染治疗	糖皮质激素治疗的同时经验性予以广谱抗生素
肺移植	目前唯一能够治愈AIP并延长患者生存期的有效的治疗方法

四、隐源性机化性肺炎

（一）病因、发病机制及病理表现

项目	内容
病因与发病机制	（1）病因目前还不清楚，因为发病时多数患者有类似流感样表现，推测可能与感染有关 （2）呼吸道病毒感染参与COP的形成
病理表现	病变呈斑片状分布，在呼吸细支气管、肺泡管和细支气管周围肺泡腔内有由成纤维细胞组成的息肉样组织。病变区附近的肺泡间隔常增厚，单核细胞浸润，肺泡Ⅱ型细胞增生

（二）临床表现

项目	内容
特点	发病率男女基本相等，年龄在50~60岁之间
症状	亚急性发病，表现为发热、刺激性咳嗽、乏力、食欲缺乏和体重下降，气短的症状较轻。上述临床症状在数周内进展
体征	体检时可发现散在的湿性啰音

（三）辅助检查

项目	内容
常规实验室检查	无特异性，起初血沉常升高，白细胞总数增加，中性粒细胞比例增加
X线胸片	（1）双侧性弥漫性肺泡性密度增高阴影。阴影呈外周性分布，也可发现类似于慢性嗜酸性粒细胞性肺炎的特征性表现 （2）极少见情况下，肺泡性密度增高阴影呈单侧性 （3）反复性游走性肺部阴影常见。表现为线状或结节状间质性阴影少见
CT	（1）HRCT扫描显示斑片状气腔实变，磨玻璃样阴影，小结节阴影以及支气管壁增厚和扩张。斑片状阴影在肺外周更常见，常位于肺底部 （2）CT扫描比胸部X线能显示更广泛的病变
肺功能检查	限制性障碍，20%的病例中可发现阻塞性通气功能障碍
血气分析	静息及运动后低氧血症常见
支气管镜检查	（1）支气管肺泡灌洗液，细胞分类中淋巴细胞和中性粒细胞增高，嗜酸性细胞也可增高 （2）$CD4^+$与$CD8^+$比值明显降低，TBLB有时可明确诊断

（四）诊断

COP依据临床-放射-病理进行诊断。肺活检是确诊的依据。

（五）鉴别诊断

项目	内容
慢性嗜酸性粒细胞性肺炎（CEP）	（1）该病的影像学病灶游走性不明显，复发时在原来部位出现，BALF以嗜酸性粒细胞增加为主，而COP以淋巴细胞增加为主 （2）最终鉴别诊断主要依靠病理学检查，CEP病理特征为肺泡、肺间质以嗜酸性粒细胞浸润为主，而COP则以肉芽组织增生为主
外源性变应性肺泡炎（EAA）	（1）又称过敏性肺炎（HP），是由反复吸入有机粉尘或化学活性物质所致的免疫介导的肺部疾病 （2）慢性期影像学表现呈弥漫性肺间质纤维化改变，可见肺容积缩小，有蜂窝肺，与COP鉴别诊断并无困难，但急性期HP的X线及HRCT表现为双肺斑片状浸润影，与气道走向一致，可呈游走性，病理表现也可有部分COP的改变，易与COP混淆 （3）需结合职业环境、吸入抗原激发试验、皮肤抗原试验及血清查沉淀抗体等进行鉴别诊断
细支气管肺泡癌（BAC）	（1）影像学上可表现为局部或弥漫的浸润、实变影，特别是后者需要与COP鉴别，BAC多发实变影无游走性，同时伴多发性结节的特点 （2）临床上患者常有大量泡沫痰，痰中可查到癌细胞，细胞学或组织病理学可除外
肺原发性恶性淋巴瘤	主要需与低度恶性黏膜相关淋巴组织（MALT）B细胞淋巴瘤相鉴别，患者常隐匿发病，病史较长，部分无症状，其HRCT可表现为单发或多发性类结节影和实变影，与COP颇为相仿，鉴别诊断依赖肺活检病理结果
UIP	晚期的COP与UIP的鉴别要点见下表

晚期的COP与UIP的鉴别要点

鉴别方法	COP	UIP
年龄	通常小于50岁	通常大于50岁
X线胸片	大部分患者以结节影为主，网状影少，周边分布特点不如UIP明显	主要是网状影，周边和肺底部较为明显

续表

鉴别方法	COP	UIP
CT	蜂窝肺相对较少或为局限性	蜂窝肺明显
病理变化	肺泡和细支气管腔内有明显肉芽组织，间质内成纤维细胞灶相对较少	间质内有大量成纤维细胞灶，而气腔内肉芽组织较少

（六）治疗

（1）糖皮质激素起始剂量0.5~0.75mg/（kg·d），2~4周后减量。总疗程应在6~12个月。

（2）对于起病急且出现呼吸衰竭的患者建议使用静脉甲基泼尼松龙，80~160mg/d，在病情缓解后改用口服泼尼松会取得较好的疗效。

五、淋巴细胞性间质性肺炎（LIP）

（一）病因、发病机制及病理表现

项目	内容
病因与发病机制	病因还不清楚，临床与自身免疫性疾病（干燥综合征、类风湿关节类、系统性红斑狼疮、多发性肌炎）和感染有关
病理表现	（1）弥漫性肺间质致密淋巴细胞浸润，常可见淋巴滤泡，有时支气管周围受累，但一般病变轻微 （2）腺泡内无病变特别严重的区域（如腺泡周围或腺泡中央），偶有非坏死性肉芽肿形成 （3）淋巴细胞呈多克隆性，主要是T细胞，内有散在的B细胞、浆细胞和组织细胞，同时有Ⅱ型肺泡细胞的增加及肺泡巨噬细胞的轻度增生

（二）临床表现

项目	内容
特点	常为女性，起病时的年龄为40~70岁，平均为50岁左右
症状	（1）发病缓慢，表现为进行性干咳、呼吸困难，可有发热、盗汗、消瘦，偶有咯血、胸痛、关节痛，一些患者无症状 （2）儿童多在2~3岁起病，表现为咳嗽、呼吸困难、发热、发育停滞
体征	体检时可在双肺底闻及爆裂音。杵状指及外周淋巴结肿大或肝脾大在儿童患者中多见

（三）辅助检查

项目	内容
X线胸片	双下肺为主的网状、网状结节状影，还可有界限不清的结节或斑片磨玻璃影或实变影

续表

项目	内容
胸HRCT	（1）两肺支气管血管束增厚或小叶间隔增厚、斑片磨玻璃样影，边界不清楚的小叶中心结节，胸膜下大小不等的结节 （2）特征性表现为两肺散在多发性、大小不等的薄壁囊腔（1~30mm），见于80%的患者 （3）可见纵隔淋巴结增大
实验室检查	可有高球蛋白血症，球蛋白增高常以γ球蛋白为主
肺功能	常表现为限制性通气功能障碍及弥散功能受损
支气管肺泡灌洗	BALF可见大量淋巴细胞
外科肺活检	确诊方法

（四）诊断

根据起病症状、体征，病程、肺部影像学可考虑诊断LIP，确诊有赖于肺部活检病理结果。

（五）鉴别诊断

项目	内容
原发性肺低度恶性淋巴瘤	（1）淋巴瘤的淋巴细胞呈单克隆性，浸润更致密，形态单一，可有肺结构的破坏、Dutcher小体（包含免疫球蛋白的核内包涵体）、胸膜浸润，病变沿淋巴通路分布（支气管血管束、胸膜和小叶间隔） （2）HE染色常很难区分这两种疾病，需要进行免疫组化染色及分子基因重排检测，如使用PCR技术对免疫球蛋白重链基因的克隆性重排进行检测
细胞型NSIP	细胞型NSIP以男性稍多，HRCT上磨玻璃样影为其显著特征，病理上间质炎症细胞浸润程度轻于LIP，一些肺泡壁可无受累
外源性过敏性肺泡炎	（1）HRCT表现为磨玻璃样影及界限不清的小叶中央性结节，但呼气相可显示气体陷闭所致的斑片状密度减低区，表示存在细支气管的炎症 （2）囊性气腔、小叶间隔增厚、淋巴结增大罕见 （3）外源性过敏性肺泡炎患者常有吸入有机气雾颗粒或低分子化学物质史，症状的出现与从事某些活动存在时间相关性，可呈急性或亚急性起病 （4）病理上病变常为细支气管周围分布，炎症细胞浸润程度轻于LIP，常见肉芽肿、机化性肺炎等特征表现，由此可与LIP鉴别

（六）治疗

项目	内容
对症治疗	患者出现低氧或呼吸衰竭时，予以氧疗
免疫抑制剂治疗	泼尼松0.75~1mg/（kg·d）服用8~12周或直至病情稳定，然后逐步减量至0.25mg/（kg·d）继续服用6~12周

六、呼吸性细支气管炎伴间质性肺疾病和脱屑性间质性肺炎

项目	内容
病因与发病机制	与吸烟有关
特点	多在40~50岁时出现临床症状，男性多发
临床表现	进行性加重的咳嗽及气短，肺部听诊可闻及吸气末爆裂音
影像学表现	细网格影，网格结节影，还可表现为磨玻璃样变，支气管管壁增厚
治疗	主要是戒烟，对于戒烟后病情无改善或出现一定程度加重的患者，可使用糖皮质激素

呼吸性细支气管炎伴间质性肺疾病（RB-ILD）与脱屑性间质性肺炎（DIP）的不同点

特点	RB-ILD	DIP
组织病理学	细支气管中心性巨噬细胞聚集	肺泡腔内巨噬细胞聚集
吸烟者	100%	65%~90%
起病方式	慢性较多	亚急性较多
杵状指（趾）	很少见	25%~40%
HRCT	弥漫分布的磨玻璃影和小叶中心性结节影	中下肺野为主分布的磨玻璃影，可见囊状影
肺功能	混合性通气功能障碍	限制性通气功能障碍
BALF	吸烟者特点	嗜酸细胞可增多

第二节　肺泡蛋白沉积症

肺泡蛋白沉积症（PAP）是表面活性物质体内代谢失衡所致的一种综合征。

一、病因与发病机制

PAP的确切病因和发病机制尚不清楚，但肺泡蛋白沉积物是由于肺泡表面活性物质清除障碍所致，而不是产生过多所致。

二、病理表现

项目	内容
肉眼观察	（1）肺大部呈实变，胸膜下可见弥漫性黄色或灰黄色小结节或小斑块，结节直径由数毫米到2cm不等，切面可见黏稠黄色液体流出 （2）若不合并感染，胸膜表面光滑
光镜检查	（1）肺泡及细支气管腔内充满无形态的、过碘酸希夫（PAS）染色阳性的富磷脂物质 （2）肺泡间隔正常或肺泡隔数目增多，但间隔内无明显的纤维化 （3）肺泡腔内除偶尔发现巨噬细胞外无炎症表现
电镜检查	肺泡腔内碎片中存在着大量的层状结构，由盘绕的三层磷脂组成，其结构类似于肺泡表面活性物质

三、临床表现

项目	内容
特点	男性多于女性（2.65∶1），本病任何年龄都能发病，诊断中位年龄为39岁，72%的患者有吸烟史
症状	（1）约1/3的患者可无症状，有些患者可有轻微咳嗽、咳少量白黏痰，病情进展时可出现活动后气促，其他少见的症状有乏力、体重减轻等 （2）继发感染时，可出现发热、脓性痰，也可出现胸痛、咯血等
体征	（1）体格检查可无阳性体征或肺底可闻及少量湿啰音，如出现明显湿啰音则表示可能合并感染 （2）严重缺氧的患者可出现发绀、杵状指（趾）

四、辅助检查

项目	内容
X线胸片	（1）双肺弥漫性细小的羽毛状或结节状浸润影，界限模糊，并可见支气管充气征 （2）通常以肺门区病变密度较高，外周密度较低，类似于心源性肺水肿 （3）病变通常不发生钙化，也不伴有胸膜病变或肺门及纵隔淋巴结肿大
CT检查	（1）HRCT可呈磨玻璃样和/或网状及斑片状阴影，可为对称或不对称性，有时可见支气管充气征 （2）病变与周围肺组织间常有明显的边界，且界限不规则，形成较特征的"地图样"改变 （3）病变部位的小叶内间隔和小叶间间隔常有增厚，表现为多角形态，称为"疯狂的堆砌"或"铺路石"
血常规	多数患者血红蛋白正常，仅少数轻度增高，白细胞通常正常。血沉正常
血生化检查	（1）多数患者的血清乳酸脱氢酶（LDH）明显升高，而其特异性同工酶无明显异常 （2）少数患者可有球蛋白的增高，但无特异性
GM-CSF抗体检测	特发性PAP患者血清和BALF中都能检测到GM-CSF抗体，而在先天性PAP、继发性PAP以及其他肺疾病中无此抗体存在
支气管肺泡灌洗液检查	（1）典型的支气管肺泡灌洗液呈牛奶状或泥浆样 （2）在弥漫性的嗜酸颗粒的背景中，可见大的、无细胞结构的嗜酸性小体；PAS染色阳性，而阿尔辛蓝染色及黏液卡红染色阴性
肺功能	（1）通气功能可正常或呈轻度限制性通气功能障碍。绝大多数患者存在弥散功能不同程度降低 （2）肺一氧化碳弥散量（DL_{CO}）与疾病严重程度相关，可用于评估病情
肺活检	确诊手段

五、诊断

　　临床依据咳嗽、咳痰、活动后气促或无症状；胸部HRCT呈典型"地图样"、"铺路石"表现；BALF呈典型的"牛奶状"液体以及特征的病理表现多能明确诊断。经支气管肺活检（TBLB）或CT引导下经皮肺穿刺可行组织病理学诊断，极少需开胸肺活检。血清GM-CSF抗体在特发性PAP患者中可协助诊断。

六、治疗

项目	内容
全肺灌洗（WLL）	（1）适应证：①诊断明确；②肺内分流率＞10%；③呼吸困难等症状明显；④显著的运动后低氧血症 （2）方法：①全麻下经卡伦双腔管行一侧全肺灌洗；②无法耐受全身麻醉或单侧肺通气的患者以及病情较轻者可采用经支气管镜灌洗治疗 （3）并发症：①肺内分流增加，影响气体交换；②灌注的生理盐水流入对侧肺；③低血压；④液气胸；⑤支气管痉挛；⑥肺不张；⑦肺炎等
GM-CSF治疗	对大部分特发性PAP患者有效，吸入治疗有效率高于皮下注射
血浆置换	去除血液中的GM-CSF抗体
利妥昔单抗	抑制B细胞作用，降低GM-CSF抗体水平，对自身免疫性PAP可能有效

第三节 肺嗜酸性粒细胞浸润症

一、单纯肺嗜酸性粒细胞浸润症

单纯肺嗜酸性粒细胞浸润症（SPE）又名莱夫勒综合征。

项目	内容
病因与发病机制	肺泡的一过性变态反应，常见病因为寄生虫感染和药物反应
病理变化	病变位于肺间质、肺泡壁及终末细支气管壁，有不规则的嗜酸性粒细胞浸润灶，有时肺泡内可见成堆的嗜酸性粒细胞，极少侵犯血管
临床表现	（1）轻者只有微热、疲倦及轻微干咳等，重者可发高热、阵发性咳嗽及喘息等急性症状；严重时，偶可发生呼吸衰竭 （2）胸部听诊有湿性或干性啰音，有时叩诊可为浊音。脾可稍大
辅助检查	（1）X线胸片：可见云絮状斑片影，大小、形状及位置都不恒定，呈游走样，多在1个月内自行消退。此种阴影通常是非节段性，单发或多发，边缘模糊，常主要位于周围肺野 （2）HRCT：磨玻璃阴影或阴影内有充气征，主要位于中下肺叶的周围区域，或表现为单个或多个含气的结节，周围呈磨玻璃样改变 （3）外周血嗜酸性粒细胞增多，可达10%~20%，有时高达60%~70%，且正常嗜酸性粒细胞大，并含有大型颗粒。痰液中可发现较多嗜酸性粒细胞
诊断	（1）主要根据外周血嗜酸性粒细胞增高伴游走性肺部浸润灶，且临床症状轻微，能自愈等特点 （2）怀疑由蛔虫感染所致者，可在症状出现2个月后，即尾蚴在体内发育成虫后，做粪便集卵检查
鉴别诊断	（1）在影像学上应与其他游走性阴影性疾病，如肺出血、肺血管炎、隐源性机化性肺炎或反复吸入性肺炎相鉴别 （2）表现为含气的结节周围呈磨玻璃样晕征时应与肺部感染（如侵袭性肺曲霉病、毛霉菌病和念珠菌病）、原发性或转移性出血性肿瘤、细支气管肺泡癌或肺淋巴瘤等相鉴别
治疗	通常不需治疗。疑为药物导致者应立即停药。寄生虫引起者可予驱虫治疗。如症状显著或反复发作，可使用肾上腺皮质激素

二、热带肺嗜酸性粒细胞增多症

热带肺嗜酸性粒细胞增多症是以痉挛性细支气管炎、白细胞增高和高嗜酸细胞血症为特点的综合征。

项目	内容
病因与发病机制	与丝虫感染所致的过敏反应有关。成虫停留于淋巴管，引起淋巴管堵塞和象皮肿。循环中的微丝蚴滞留于肺血管，释放抗原从而促发了肺的炎症反应
临床表现	（1）起病高峰为20~30岁，男性多见 （2）剧烈干咳，夜间加重（特别是凌晨1~5点）。呼气性呼吸困难和喘息常见，症状与哮喘类似。也可出现心脏、心包和中枢神经受累。发热、纳差及体重下降等全身症状常见 （3）体格检查可闻及粗湿啰音或干啰音，儿童比成人更易出现淋巴结肿大和肝、脾肿大。大约20%的患者无阳性体征
辅助检查	（1）实验室检查：外周血嗜酸性粒细胞显著升高。总IgE增高，丝虫IgG抗体增高，ESR中度升高。活动期痰检嗜酸性粒细胞增高，血液或痰液中找不到微丝蚴。但若有淋巴结肿大，可在肺组织和淋巴结中查到微丝蚴 （2）影像学改变：胸片可表现为界限不清的弥漫的网状结节影，主要侵犯中下肺野，偶可见肺门淋巴结肿大和胸腔积液。20%的患者初时可正常。胸部CT可见双下肺为主的不规则阴影。多数患者CT为网格结节状影，其他征象包括支气管扩张、气体陷闭和纵隔淋巴结肿大 （3）肺功能：病程早期表现为阻塞性通气功能障碍，进入慢性期可表现为限制性通气功能障碍和弥散功能下降 （4）BALF：嗜酸细胞显著升高，平均为54%，枸橼酸乙胺嗪治疗2周内嗜酸细胞可降至正常 （5）肺活检：组织病理学改变取决于病程和持续时间 ①病程早期（＜2周）虽血嗜酸细胞显著升高，但肺内无显著嗜酸细胞浸润，早期肺内主要是肺泡、间质、支气管周围和血管周围间隙组织细胞浸润，而肺结构正常 ②1~3个月可有嗜酸细胞炎，并形成嗜酸细胞脓肿，肺泡壁破坏明显，或者形成嗜酸细胞肉芽肿，表现为异物巨细胞、成纤维细胞和上皮样细胞，肉芽肿周围有显著的嗜酸细胞浸润 ③长时间未治疗可有纤维化表现 ④淋巴结活检可见到退化的微丝蚴或者成虫，周围聚集嗜酸性粒细胞和巨细胞
诊断	（1）丝虫病流行地区居住史 （2）夜间加重的咳嗽 （3）血嗜酸细胞增高＞$3 \times 10^9/L$ （4）丝虫IgG抗体增高 （5）影像学表现 （6）抗丝虫药物治疗有效
治疗	（1）抗丝虫治疗：首选药物为枸橼酸乙胺嗪，2mg/kg，3次/天，治疗14~21天。常在治疗的7~10天出现临床症状显著改善和嗜酸性粒细胞减少。20%的患者复发，枸橼酸乙胺嗪可加至2~4mg/kg，3次/天，疗程21~30天 （2）激素治疗：部分患者在抗丝虫治疗上加用激素治疗有效

三、慢性嗜酸性粒细胞性肺炎

慢性嗜酸性粒细胞性肺炎（CEP）多为慢性和进行性加重的临床表现和组织学特征。

项目	内容
病因与发病机制	病因还不清楚，可能是一种自身免疫性疾病，也可能与寄生虫（钩虫、蛔虫等）及药物引起的变态反应有关
病理变化	（1）在肺泡腔及间质内，有不同程度的炎症细胞浸润，其中包含大量的嗜酸性粒细胞 （2）聚集的嗜酸性粒细胞可发生坏死形成"嗜酸性脓肿"，但常不出现组织坏死 （3）在肺泡腔及巨噬细胞内还可见到游离的夏科–莱登结晶体 （4）肺间质内可伴有成纤维细胞增生及轻度的胶原增多，有的病例可出现闭塞性细支气管炎的改变及非坏死性、机化性小血管炎
临床表现	（1）发病常隐匿，有些患者在确诊前已患病数月，平均时间长达7.7个月 （2）常见症状为发热。患病初期为干咳，偶有咯血，可有胸痛。疾病进展后可出现进行性气短，严重者还可发生呼吸衰竭或急性呼吸窘迫综合征（ARDS）。部分患者可出现淋巴结肿大及肝大
辅助检查	（1）周围血白细胞总数常中度升高，可出现血小板增加、正常细胞正常色素性贫血、血沉增快。血清IgE水平升高。痰液及BALF中嗜酸性粒细胞增多 （2）肺功能变化主要为中、重度限制性通气障碍和弥散功能减低，伴哮喘时可有阻塞性通气障碍。急性期可出现低氧血症 （3）普通X线胸片的主要特征 ①非节段性均匀的肺实变阴影，病变边缘模糊，可有非典型性改变如结节状阴影、弥漫性磨玻璃样改变、肺不张及病变内空腔形成 ②肺内病变发生于外2/3肺野，即位于外周，呈"肺水肿反转"表现。一般为双侧，以中上肺野多见。所以如发现位于外周的、双上肺的实变阴影，高度提示CEP ③肺内病变为非游走性。如未进行治疗肺内阴影可持续数周，而在糖皮质激素治疗后48小时病变即可快速消失 ④病变可在同一部位复发 ⑤CEP还可侵犯胸膜出现胸腔积液 （4）CT检查：分布于外周的实变影，如有磨玻璃样改变，常与实变区相连，偶可独立存在
治疗	（1）口服泼尼松的初始剂量为每天30~60mg，或甲泼尼龙24~48mg，10~14天后逐步减少口服剂量 （2）口服激素后6小时内体温即可下降，2~3天低氧血症纠正，2周内多数患者症状完全消失、X线胸片显著改善，最后肺内可遗留纤维化改变

四、变应性支气管肺曲霉病

变应性支气管肺曲霉病（ABPA）是一种非感染性炎症性疾病，以机体对寄生于支气管内的曲霉发生变态反应为主要特点。

（一）病因、发病机制及病理变化

项目	内容
病因与发病机制	大部分病例是由于对曲霉高度过敏引起，以烟曲霉最常见
病理变化	早期主要表现为支气管壁被单核细胞和嗜酸性粒细胞浸润，然后出现黏液嵌塞和嗜酸性粒细胞肺炎，进一步进展为慢性或渗出性毛细支气管炎和中心性支气管肉芽肿，晚期出现广泛纤维化及瘢痕形成

（二）临床分期

项目	内容
Ⅰ期（急性期）	典型发作症状，可有肺部浸润影，血清总IgE升高
Ⅱ期（缓解期）	哮喘症状靠支气管扩张药及吸入糖皮质激素可控制，血清IgE和X线胸片正常至少6个月
Ⅲ期（复发加重期）	急性症状发作或无症状但肺部出现新的浸润影，且血清IgE升高2倍以上
Ⅳ期（糖皮质激素依赖哮喘期）	进入此期后，症状必须靠口服糖皮质激素控制，即使症状缓解也很难停药
Ⅴ期（肺间质纤维化期）	肺呈广泛纤维化改变，不可逆性的肺损害，最终因呼吸衰竭而死亡

（三）临床表现

项目	内容
症状	（1）复发和缓解常交替出现，症状无特异性，如咳嗽、咳痰、喘息、咯血、发热、胸痛，典型的患者可咳出支气管树状痰栓，痰栓咳出后支气管痉挛症状常明显改善 （2）许多患者同时伴有其他变态反应，如鼻炎、结膜炎、过敏性皮炎及对常见肺部变应原和花粉的敏感性增强 （3）疾病晚期发展为肺纤维化，可出现呼吸衰竭表现
体征	缺乏特异性，发作时可有湿啰音，出现肺实变或纤维化时可在吸气末闻及裂帛音（Velcro音）

（四）辅助检查

项目	内容
影像学检查	（1）暂时性改变包括肺部的浸润影、痰栓（单支受累表现为牙膏状、纺锤状、闭块状，相邻支气管受累表现为V形或Y形）、肺不张 （2）永久性改变包括支气管扩张、支气管管壁增厚、肺大疱、胸膜增厚、肺纤维化等
肺功能变化	（1）主要表现为包括限制和阻塞的混合性通气功能障碍和弥散功能降低（在Ⅲ期和Ⅴ期明显） （2）个体差异极大，有些患者肺功能相对稳定，而另一些患者肺功能呈进行性下降

（五）诊断

项目	内容
非囊性纤维化患者的诊断标准	（1）发作性支气管哮喘 （2）霉菌变应原速发性皮肤试验阳性 （3）霉菌变应原沉淀抗体阳性 （4）血清总IgE浓度（＞1000ng/ml）升高 （5）抗霉菌变应原特异性IgE、IgG抗体效价升高 （6）周围血嗜酸性粒细胞增多 （7）肺部游走性浸润病灶 （8）近端支气管扩张症 其中（6）、（7）主要出现在ABPA急性期或加重恶化期，因而不是诊断所必需的。（8）对ABPA诊断很有帮助但不是所有患者都会出现

续表

项目	内容
继发于囊性纤维化患者的诊断标准	（1）临床恶化（咳嗽、喘息、痰量增多、活动受限和肺功能降低） （2）曲霉变应原速发性过敏反应（皮肤试验阳性或IgE反应） （3）血浆总IgE浓度＞1000ng/ml （4）曲霉变应原沉淀抗体阳性 （5）有异常的胸片表现（浸润影、黏液痰栓或与以前胸片比较表现出很难解释的改变） 确诊必须同时满足以上5项

（六）治疗

项目	内容
药物治疗	口服激素联合依曲康唑是目前传统的治疗方案 （1）Ⅰ期和Ⅲ期患者使用泼尼松0.5mg/（kg·d），通常2周或至症状控制或肺部浸润影改善后改为相同剂量隔天口服维持3个月，随后逐步减量，减量过程至少3个月以上 （2）依曲康唑作为ABPA的辅助治疗可有效控制哮喘，改善肺功能，减少激素使用量，降低血浆中IgE水平
一般治疗	避免接触曲霉污染的环境；若无法脱离，采取各种防护措施如防尘、戴防护口罩等

五、嗜酸性粒细胞性血管炎

Churg-Strauss综合征（CSS）也称变应性肉芽肿性血管炎（AGA）或嗜酸性粒细胞性血管炎，是一种以哮喘、血和组织中嗜酸性粒细胞增多、嗜酸性粒细胞性坏死性血管炎伴有坏死性肉芽肿为特征的系统性小血管炎。

项目	内容
病因与发病机制	病因尚未明确，可能与免疫反应或变态反应及白三烯受体拮抗剂有关
病理变化	嗜酸性粒细胞组织浸润，坏死性血管炎，血管外肉芽肿形成
临床表现	（1）患者出现肺部嗜酸性粒细胞浸润或血管炎后可有发热、咳嗽、呼吸困难 （2）约85%的患者有局灶性节段性肾小球肾炎，但病变较轻，可有血尿、蛋白尿等急性肾炎表现，少数发生急性肾衰 （3）66%~75%的患者出现外周单神经病或多发性单神经病，表现为肌痛、肌力下降，深、浅感觉减退 （4）皮肤损害多见，约占70%，表现为可触知性紫癜、红斑、皮下结节、荨麻疹等 （5）心脏病变发生率高且严重，是最常见的死亡原因 （6）心肌肉芽肿形成和冠状动脉血管炎可引起充血性心力衰竭、心律失常、心内膜炎、心包积液和限制性心肌病 （7）全身症状可有发热、乏力、食欲缺乏、全身不适及体重减轻。体温超过38℃，持续3周以上
辅助检查	（1）影像学上CSS常呈双侧非节段性实变影或呈网格结节状阴影 （2）薄层CT扫描能够发现胸膜下磨玻璃样阴影或肺叶分布的实变影，小叶中心性结节，支气管壁增厚和小叶间隔增厚等 （3）少见的表现有肺气肿、纵隔或肺门淋巴结腺病、胸膜腔或心包积液等

续表

项目	内容
诊断	（1）哮喘 （2）不论白细胞总数多少，嗜酸性粒细胞＞10% （3）单神经炎（包括多神经炎）或多发性神经炎 （4）X线表现为非固定的肺部浸润 （5）鼻窦异常 （6）活检示血管以外的嗜酸性粒细胞浸润。活检仍然是诊断的"金标准" 满足上述任意4项者即可诊断
鉴别诊断	（1）在CT上，CEP表现为同源性周围肺野含气的实变影，而CSS的肺实变影则倾向于呈肺叶分布，常有小叶中心性结节形成，周围呈磨玻璃样变 （2）韦格纳肉芽肿、淋巴瘤样肉芽肿和坏死性结节性肉芽肿病常表现为可伴有空洞形成的单个或多个结节，而CSS常表现为周围肺实变，多个结节很少见
治疗	（1）一般患者（无威胁生命表现者）可口服泼尼松40~80mg直至症状好转 （2）急性期、有多脏器受累者，予以甲泼尼龙1g，静脉滴注，1次/天，连续使用3天，后改为泼尼松80mg/d，连续服用1~15个月，随后逐步减量 （3）免疫抑制剂适应证：①对激素治疗反应差或产生依赖的患者；②有致命性合并症的患者，如进展性肾衰或心脏受累的患者；③出现与疾病进展相关的合并症，如血管炎伴有周围神经病

第四节　肺朗格汉斯细胞组织细胞增多症

肺朗格汉斯细胞组织细胞增多症（PLCH）是以肺脏单器官朗格汉斯细胞增生浸润为特征，形成多发的细支气管旁间质结节和囊腔的一种慢性进展性肺疾病。

一、病因、发病机制及病理表现

项目	内容
病因与发病机制	与吸烟关系较密切，与病毒感染、遗传因素、种族因素有关
病理表现	朗格汉斯细胞（LC）呈弯曲形或分叶形；胞质密度低，无角蛋白丝和桥粒；胞质内伯贝克颗粒

二、病理分期

项目	内容
富细胞期	由数量不等的LC、成纤维细胞、嗜酸性粒细胞等组成的肉芽肿结节。正常肺组织内有LC，占比大于5%方可诊断该病，免疫组化有S-100、CD68、CD1a和伯贝克颗粒也能明确诊断
增生期	肺泡内大量巨噬细胞浸润，伴炎症细胞浸润，肺间质纤维化，LC数目逐步减少
愈合或纤维化期	LC基本消失，可见间质纤维化明显及肺囊肿、肺气肿和蜂窝肺

三、临床表现

项目	内容
气胸	自发性气胸,是本病的首发症状,单侧或双侧气胸能够反复发生
咯血	少见
呼吸道症状	咳嗽和活动性呼吸困难
全身症状	消瘦、乏力、发热、盗汗和食欲减退,注意检查是否存在潜在的肿瘤
其他器官受累症状	(1)骨骼受累引起疼痛,髋关节受累时出现跛行 (2)下丘脑受累导致尿崩症,出现多尿、烦渴 (3)皮肤LCH导致皮疹 (4)浅表淋巴结受累导致淋巴结肿大 (5)甲状腺受累引起甲状腺肿大及功能异常 (6)肝脏和脾脏受累引起腹部不适
体征	体格检查肺部多无异常发现,杵状指(趾)罕见

四、辅助检查

项目	内容
实验室检查	外周血白细胞及其分类计数一般正常。血沉呈中等程度增快。患者血清中可能存在多种低效价的自身抗体和免疫复合物
肺功能检查	(1)早期患者的肺功能正常。随病变范围的扩大和纤维化的进展,最常见的肺功能异常为弥散功能障碍,晚期可出现阻塞性、限制性和混合性通气功能障碍 (2)虽然患者的肺活量(VC)减低,但残气量(RV)正常或增加
血气分析	早期正常,晚期可出现低氧血症和/或高碳酸血症
支气管镜检和支气管肺泡灌洗	(1)支气管镜直视下可见气管-支气管树大致正常或表现为非特异性炎症 (2)支气管肺泡灌洗液的细胞学检查显示细胞总数增多(可达10^6/ml),其中巨噬细胞和嗜酸性粒细胞比例增加,淋巴细胞比例正常或下降,$CD4^+$/$CD8^+$下降。CD1a阳性朗格汉斯细胞分类计数大于5%才有诊断意义
X线胸片	(1)胸片上的肺内病变一般是弥漫的、双侧对称的,以上、中肺野受累为主,而肋膈角一般未受累 (2)病程的早期,可见界限不清的微小结节(<5mm) (3)随后可见典型的网格结节影,表示已有囊性损伤 (4)到病程晚期,肺呈囊样变或假性肺气肿表现,邻近囊腔直径可达2cm,常和淋巴管肌瘤病影像学表现难以鉴别 (5)在放射影像学上,PLCH与其他弥漫性肺间质疾病的区别包括肺容积的显著增大,病变的分布特征,纵隔淋巴结和胸膜很少受累,部分患者可有反复发作性气胸和溶骨性肋骨损伤
胸部HRCT	(1)病灶均匀地分布在肺野的内、外带之间,一般间隔有正常的肺实质,肺底部相对病变较轻 (2)病变早期不仅可见界限不清的小结节,还可见这些小结节呈小叶中心型分布,可伴有薄或厚壁空洞 (3)当病变进展时囊样变越来越明显,这些囊泡大小不等,可孤立存在也可相互融合,当肺野广泛囊变时,呈肺气肿样改变 (4)病程早期的结节性病变可自然或经治疗而消退,但囊样变难以恢复正常 (5)多数患者的HRCT可见到结节影和囊泡影 (6)胸部HRCT一般比胸部X线更敏感,可发现后者无法显示的病灶 (7)HRCT片上出现的其他改变包括磨玻璃样渗出影、线状影,与小叶中央型的肺气肿等类似,偶见胸膜腔积液和肺门淋巴结增大

五、诊断

项目	内容
询问病史	应注意患者的起病年龄，吸烟病史对诊断有一定帮助
特征性临床和影像学表现	（1）尤其应注意患者除干咳、气短外，是否合并多饮、多尿、溶骨性骨质破坏、皮疹、肝、脾淋巴结肿大等多系统损害 （2）肺功能检查显示肺总量正常或轻度升高和/或存在显著的阻塞性通气功能障碍，这些改变在其他肺间质疾病中很少见 （3）胸片/HRCT上肺内病变的分布特点，及其从结节影到弥漫性间质纤维化伴多发囊泡形成的影像特征均有利于该病的诊断
病理学检查	发现病变部位的LC浸润及细胞内伯贝克颗粒和细胞表面CD1a抗原阳性是确诊的依据。当肺内病变以结节和网状结节改变为主时，为确诊可行开胸肺活检

六、鉴别诊断

项目	内容
结节病	（1）当病变仅表现为多发性结节时，鉴别诊断应考虑结节病，它是系统性肉芽肿性疾病，侵犯全身多脏器，如外周淋巴结、皮肤、眼、关节、肾脏、神经系统等 （2）呼吸道症状轻微，少数有发热，胸片有双肺门及纵隔对称性淋巴结肿大、伴或不伴肺内结节样、纤维化改变，Kvein试验阳性，ACE升高，5U PPD阴性或弱阳性，BALF中T细胞增多、CD4+/CD8+升高，高尿钙，高血钙，血浆免疫球蛋白增高 （3）鉴别主要依靠肺组织活检
韦格纳肉芽肿	（1）病变除发热、乏力、体重下降等全身表现外，常有肺、眼、皮肤、关节等多器官受累，化验检查有贫血、血沉增快、白血病增高、血尿、蛋白尿、cANCA阳性 （2）胸片有肺浸润影或空洞形成 （3）确诊依靠病理检查
过敏性肺泡炎	（1）起病前常有明确的有机抗原接触史，特别是脱离特异抗原后症状减轻，有呼吸困难、干咳、发热症状，无全身系统受累表现，体检有双肺散在捻发音及湿啰音，胸部X线变化多端，并呈游走性改变，肺功能检查以限制性通气功能障碍为主，弥散功能下降 （2）BALF中淋巴细胞增多 （3）血清特异性抗体阳性，必要时肺活检可明确诊断
粟粒型肺结核	（1）粟粒型肺结核常发生于儿童或青少年，有发热、全身中毒症状 （2）X线显示病灶细小、分布均匀、密度较淡的粟粒样结节，组织学或细菌学检查不难鉴别
转移瘤	（1）由其他原发部位的原发性肿瘤或肺内肿瘤经淋巴管转移引起，肺门和纵隔淋巴结同时受侵 （2）原发肿瘤以胃、乳腺和肺最常见 （3）原发灶非常小而肺门淋巴结肿大明显，但许多为单侧性，而且病变发展快，患者全身情况差
特发性肺纤维化	（1）主要好发于中老年人，病变范围为肺脏，通常不涉及肺外脏器，临床上以干咳和进行性呼吸困难加剧为主要表现 （2）肺功能检查障碍程度较重；BALF检查以中性粒细胞为主；蜂窝样改变位于肺基底部胸膜下，其间肺组织也呈纤维化样异常；预后差 （3）本病多见于青少年和成人，病变除肺组织外，还有骨骼 （4）临床呼吸系统症状相对较轻，同时有骨骼痛；BALF检查以嗜酸性粒细胞为主；预后良好 （5）两者最后的确诊依靠肺组织活检

续表

项目	内容
淋巴管平滑肌瘤病	PLCH以囊泡影为主时应与淋巴管平滑肌瘤病相鉴别 （1）PLCH的肺囊泡常为不规则怪异形，与结节并存，主要位于上肺野 （2）淋巴管肌瘤肺囊泡形状规则一致，呈弥漫性分布，并伴有乳糜胸液，多发生于不吸烟的育龄女性
支气管扩张	常有慢性咳嗽、咳脓痰和反复咯血的病史。囊状支气管扩张的壁较厚，沿支气管树分布，并可见双轨状与静脉曲张样扩张的支气管存在，通常容易鉴别
肺气肿	通常继发于慢性支气管炎，有反复咳嗽、咳痰病史。影像学上肺气肿为无壁透亮区，两肺底受累，与PLCH明显不同

七、治疗

项目	内容
戒烟	戒烟能够使部分患者症状趋向稳定，甚至部分患者影像学和肺功能也有改善
糖皮质激素	（1）适用于肺内病变以结节或网状结节改变为主时 （2）泼尼松0.5~1mg/（kg·d），疗程6~12个月
化疗药物	（1）长春新碱、依托泊苷、巯嘌呤、甲氨蝶呤等化疗药物已被用于多器官受累或对糖皮质激素治疗无反应的疾病进展期患者的治疗 （2）PLCH的临床治疗中仍可选择全身化疗 （3）对多数患者，PLCH与肿瘤化疗相比，强度宜弱，时间宜短 （4）当化疗停止后病情复发时可反复化疗
免疫调节剂	可考虑环孢素、2-氯脱氧腺苷、IL-2及干扰素-α
肺移植	对合并严重呼吸功能受损、影响生存期及生活质量时，应考虑肺移植

第五节　肺尘埃沉着病

　　肺尘埃沉着病，也称尘肺，是指在职业活动中长期吸入生产性粉尘而导致的以肺组织弥漫性纤维化为主的全身性疾病。

一、分类

　　按照致病性粉尘的种类，可将尘肺大致分为五大类。

项目	内容
硅沉着病	也称硅肺，系吸入包含游离二氧化硅的粉尘引起
硅酸盐肺	系吸入含与金属离子相结合的二氧化硅（硅酸盐）粉尘引起，如石棉肺、滑石尘肺、云母尘肺、水泥尘肺等
碳素尘肺	系吸入含炭粉尘引起，如煤肺、石墨尘肺、炭黑尘肺、活性炭尘肺等
金属尘肺	系吸入某种金属粉尘引起，如铝尘肺、钡尘肺等
混合性尘肺	系吸入两种或多种粉尘引起，如电焊工尘肺、煤硅肺、铁硅肺等

二、病因、发病机制及病理表现

项目	内容
病因	硅尘、煤尘、石棉尘、滑石尘、炭黑尘等导致肺纤维化
发病机制	机械作用学说、表面活性学说、免疫反应学说、肺泡巨噬细胞激活学说
病理表现	巨噬细胞性肺泡炎、尘细胞肉芽肿和尘性纤维。这类病理改变主要位于肺间质，三者并存，随时间推移逐步以肺纤维化为主

三、尘肺肺纤维化的基本类型

项目	内容
结节型肺纤维化	（1）硅肺、煤硅肺的主要病理表现，基本病理改变是胶原和纤维组织（粉尘能够和胶原纤维共存，但以后者为主），称为"硅结节"，也可融合形成大块纤维化，多分布在支气管和血管周围，以及肺泡、肺小叶间隔和胸膜，肺淋巴引流区域的淋巴结也可见结节和纤维化 （2）肉眼观察呈圆形或类圆形，境界清楚，色灰黑，触摸有坚硬感，直径为2~3mm（范围多在1~5mm）；也可为硅结核结节，即硅结节或混合尘结节与结核性病变混合形成结节 （3）晚期或重度硅肺的病理特点是数量不等的硅结节互相融合形成团块，或代之以粗大的胶原纤维；团块中血管、淋巴、气道俱被损毁，肺组织重塑严重，组成死腔通气、肺大疱、肺气肿、肺内分流、淋巴循环受阻、肺循环高压、严重低氧血症的病理基础 （4）肺引流淋巴结也可查见硅结节，且早于肺内硅结节形成；硅肺病例尸检发现肝、脾、腹腔淋巴结中也可有硅结节，表示肺内硅尘可通过淋巴进入血液循环，说明肺内淋巴系统为肺内粉尘的重要排泄途径
尘斑型肺纤维化	（1）多见于含炭粉尘及金属粉尘引起的尘肺，见于铸工和电焊工尘肺 （2）尘斑主要由尘粒和胶原纤维组成，偶见结节形成，灶周有肺气肿，所在区域小叶间隔及胸膜下纤维化明显，脏层胸膜表面尘斑甚至聚合成大小不等的黑色斑片 （3）尘斑外观呈灰黑色，质软，边界不清，直径0.5~1.5mm，灶中可见网状纤维、胶原纤维与粉尘相间杂，但以粉尘为主；病灶与纤维化肺泡壁或肺间质相连呈星芒状，位于小叶中心 （4）煤尘还易造成肺内大块纤维化（直径大于20mm）；个别免疫功能异常的煤尘接触者甚至可在类风湿关节炎的基础上伴发"类风湿尘肺结节"
弥漫型肺纤维化	（1）主要发生于石棉肺，也可见于水泥、滑石、电焊尘等引起的尘肺 （2）主要病理改变为弥散全肺的肺纤维化，病变由剥脱性支气管–肺泡炎开始，逐渐发展为支气管及其周围肺泡纤维化 （3）因为无气肺泡增多，常形成小支气管的囊样扩张，组成蜂窝样改变，甚至进展成胶原纤维硬化区 （4）胸膜病变与肺内病变同步进行，可因石棉纤维刺激而发生急、慢性炎症，形成局部或弥漫性增厚 （5）肺引流淋巴结无特殊变化

四、临床表现

项目	内容
早期症状	无明显症状

续表

项目	内容
呼吸困难	（1）为本病重要的临床特点。随尘肺病情进展，肺内纤维化加重，肺组织重塑，引起小血管扭曲闭塞、肺循环高压、小气道受压闭锁、肺内死腔通气增加、肺气肿、换气功能障碍，常出现劳力性呼吸困难（如登高、较强体力负荷等时），且逐步加剧，严重时在无体力负荷时也出现胸闷、气短 （2）症状出现早晚和程度轻重与尘肺种类、病情、有无并发症等有密切关系
胸痛	（1）可见于各期患者，尤多见于石棉肺和硅肺，但与尘肺分期、病情严重程度无明显关系 （2）其部位不一，多为局部隐痛，也有诉为胀痛、刺痛者；程度轻，可耐受 （3）其原因多与肺内纤维病变牵拉，以及胸膜炎症、增厚所致的刺激有关
咳、痰、喘	粉尘可引起"尘性支气管炎"，晚期患者可发生或加剧咳、痰、喘症状

五、常见并发症

项目	内容
消化功能障碍	表现为食欲不振、消化不良、腹胀、便秘等
抵抗力降低	（1）表现为易感冒或感染（特别是呼吸系统感染，如支气管、肺等），且不易康复 （2）反复发生和持续存在的肺内感染很易诱发支气管扩张、肺气肿、肺大疱、气胸
肺结核	（1）尘肺极易合并结核（患病率平均约为23%），可能与尘肺肺间质广泛纤维化造成血液和淋巴循环不良，使肺组织对结核分枝杆菌的防御功能降低，肺巨噬细胞吞噬粉尘后噬菌能力下降等原因有关 （2）尘肺并发结核后，两者可相互促进，加速病情进展，且易诱发咯血、气胸、呼吸衰竭等表现；且因为肺内广泛纤维化，抗结核治疗效果通常较差，易于复发，故成为威胁尘肺患者生命的主要原因之一
肺源性心脏病	尘肺时广泛的肺纤维化，肺组织重塑，造成肺内血管和细支气管变形堵塞、肺循环阻力增高，常可引起右心扩大、右心功能不全，最终进展为肺心病，表现为发绀、颈静脉怒张、肝大、下肢水肿、进行性呼吸困难等
呼吸衰竭	肺内弥漫性纤维化、肺组织重塑、肺气肿，最终常引起通气不足、V/Q比例失调、病理性分流增加，兼之呼吸氧耗增加，很易诱发呼吸衰竭，肺内弥散功能障碍更可加重低氧血症（特别是运动性低氧血症）；如同时合并慢性肺心病，则更易诱发呼吸功能衰竭
肺癌	人类确定致癌物（Ⅰ类）二氧化硅可引起肺癌

六、X线表现

项目	内容
小阴影	主要指肺野内最大直径不超过10mm的阴影，根据其形态不同，可分为圆形或不规则形两类 （1）圆形小阴影按直径大小又分成p（<1.5mm）、q（1.5~3mm）、r（>3mm）三种 （2）不规则小阴影也可按直径大小分成s（<1.5mm）、t（1.5~3mm）、u（>3mm）三种
大阴影	（1）指直径和宽度大于10mm的阴影，除肺部表现外，还可出现胸膜和肺门阴影的改变 （2）相应的病理学基础是肺间质出现范围较大的纤维化，使众多尘结节被融合在一起 （3）大小差异极大，可从直径10mm到侵占一侧肺的大半，且不受叶间裂的限制，多见于SiO_2含量较高的粉尘所致的尘肺，如硅肺

项目	内容
肺纹理	（1）主要为肺血管（也包括伴随的小气管、淋巴管）的投影形成，正常时从肺门向外延伸，由粗变细，逐步减少或消失 （2）尘肺患者则见肺纹理增多、增粗，直至外带，乃血管周围发生纤维变性引起，支气管壁增厚时还可形成与肺纹理平行的双线影 （3）肺内纤维化严重时，因为发生肺组织重塑、纤维组织牵拉、血管走向改变或管腔闭锁，可使肺纹理紊乱、模糊、减少、中断，甚至消失；支气管和肺泡感染也可产生以上变化
肺门	肺门增大、密度增高影像。纤维增生的淋巴结易发生坏死、钙盐沉积（于包膜下），形成肺门"蛋壳样钙化"，多见于双侧肺门或肺门附近肺野
胸膜	（1）胸膜改变以石棉肺最为突出，最常见"弥漫性胸膜增厚"，主要由脏层胸膜增厚所致，也可见于其他尘肺及非尘肺性肺疾病（如结核性胸膜炎、脓胸及肺内慢性炎症等），并非尘肺的特异性改变 （2）对石棉肺具有诊断意义的胸膜改变为"胸膜斑"，其为厚度大于5mm的局限性胸膜增厚阴影，多发生于中、下肺野侧后壁层胸膜，也可波及心包膜和膈面胸膜，使该部膈肌呈现局限性僵直；如心包膜与胸膜粘连、增厚，则易造成心缘模糊蓬乱，形如毛发，故称"蓬发心"；胸膜斑易发生钙化，使其更易辨认
肺气肿	（1）弥漫性肺气肿：X线胸片上表现为两肺透光度普遍增高，肺纹理稀疏，肋骨趋于水平，肋间隔增宽；横膈降低；心膈角和肋膈角均增大 （2）瘢痕旁肺气肿：多表现为环绕大阴影周围的透明带 （3）泡性肺气肿：X线胸片可见蜂窝样改变 （4）肺大疱：大小不一，分布广泛，X线胸片可见薄壁透亮区，可呈多房性，疱壁也可不完整；其可压迫附近肺组织造成肺纹理靠拢、小阴影密集，多见于晚期尘肺

七、诊断

诊断标准将尘肺病情分为三期，有下述表现之一者即可诊断。

项目	内容
尘肺 I 期	（1）总体密集度1级的小阴影，分布范围至少达到2个肺区 （2）接触石棉粉尘，有总体密集度1级的小阴影，分布范围只有1个肺区，同时出现胸膜斑 （3）接触石棉粉尘，小阴影总体密集度为0，但至少有两个肺区小阴影密集度为0/1，同时出现胸膜斑
尘肺 II 期	（1）有总体密集度2级的小阴影，分布范围超过4个肺区 （2）有总体密集度3级的小阴影，分布范围达到4个肺区 （3）接触石棉粉尘，有总体密集度1级的小阴影，分布范围超过4个肺区，同时出现胸膜斑并已有部分心缘或膈面受累 （4）接触石棉粉尘，有总体密集度2级的小阴影，分布范围达到4个肺区，同时出现胸膜斑并已有部分心缘或膈面受累
尘肺 III 期	（1）出现大阴影，其长径不小于20mm，短径大于10mm （2）总体密集度达到3级的小阴影，分布范围超过4个肺区，并有小阴影聚集 （3）总体密集度达到3级的小阴影，分布范围达到4个肺区，并出现大阴影 （4）石棉粉尘接触者，总体密集度达到3级的小阴影，分布范围超过4个肺区，同时单侧或双侧多个胸膜斑长度之和超过单侧胸壁长度的1/2或侵犯心缘使其部分区域显示模糊蓬乱

八、鉴别诊断

项目	内容
急性粟粒型结核	急性粟粒型结核发病急，全身中毒症状明显，双肺出现分布均匀的急性粟粒状阴影，患者血沉加快，抗结核治疗有效，肺部粟粒性阴影可消散
肺含铁血黄素沉着症	双肺对称性出现粟粒样小阴影，以中下肺野为多，常见于风湿性心脏病及二尖瓣狭窄有反复心衰的患者
其他疾病	细支气管肺泡癌、结节病、肺泡微结石症及结缔组织病等可根据职业史、胸片、典型症状及实验室检查进行鉴别

九、治疗

（一）改善咳、痰、喘症状

项目	内容
加强肺内感染预防	适当加强深呼吸锻炼，注意防寒，避免出汗时脱衣，避免流感流行期间出入公共场所，每年入冬前接种流感疫苗等
抗感染	及时选择敏感抗菌药物
加强排痰	（1）学会体位、手法、机械辅助等排痰方式 （2）常使用的祛痰药是黏液溶解剂，如蛋白分解酶（如链道酶）、二硫键裂解剂（如乙酰半胱氨酸，羧甲司坦，厄多司坦）和糖蛋白溶解剂（如溴己新，氨溴索等）
平喘	通常可用甲基黄嘌呤类平喘药如氨茶碱、多索茶碱等，β_2受体激动剂如丙卡特罗、沙美特罗、福莫特罗、特布他林等，抗胆碱能药如异丙托溴铵、噻托溴铵等
止咳	使用兼具祛痰、平喘作用的药物，如复方福尔可定等；刺激性干咳还可选用右美沙芬、苯丙哌林、苯佐那酯、左羟丙哌嗪等

（二）抗炎治疗

项目	内容
抗炎	全面抑制炎症反应（NSAID、改性四环素类、免疫抑制剂等）；或抑制相关炎症因子的合成酶，如脂氧合酶（苯恶洛芬、黄芩黄素等）、磷酸酯酶A2（糖皮质类固醇等）、血栓素合成酶（咪唑、酮康唑等）；或抑制白细胞与血管内皮吸附（可用白介素-4、白介素-8、转移生长因子β、氨苯砜等）；乌司他丁
抗氧化	维生素类（维生素C、维生素E、β胡萝卜素等）、金属类（硒、锌等）以及活性物质如半胱氨酸、金属硫蛋白和氨基酸类（色氨酸、DL-甲硫氨酸、DL-组氨酸、L-半胱氨酸等）
减少粉尘侵袭	脱离粉尘接触，采用肺灌洗疗法

（三）改善呼吸困难

项目	内容
降低肺循环压力	（1）缓和的扩胸和深呼吸运动 （2）鼓励经常饮水 （3）适当抗凝，如阿司匹林、华法林、蛇毒溶栓剂等 （4）血管舒张药，如地巴唑、烟酸肌醇、单硝酸异山梨酯、钙离子通道阻滞剂（地尔硫䓬、硝苯地平、氨氯地平）等 （5）扩血管药物如5型磷酸二酯酶抑制剂、内皮素1受体拮抗剂、前列环素类等
合理氧疗	出现发绀或有低氧血症者，需及时给氧
改善间质淤积状况	通络活血化瘀类中药（如通心络胶囊、蚓激酶胶囊、溶栓胶囊、三七丹参片、血塞通胶囊等）辅以西医扩张血管、抗凝溶栓等药物

（四）辅助治疗

适当营养、合理的生活方式、适度的体育活动，以及对症治疗有利于提高机体抵抗力、改善肺功能、预防感染和并发症。

第六节　药物引起肺疾病

一、病因与发病机制

项目	内容
氧化剂引起的肺损伤	长期服用呋喃妥因引起的肺部损伤
细胞毒性药物对肺泡毛细血管内皮细胞的直接细胞毒性作用	氧化剂损害加重此类损伤
细胞内磷脂的沉积	使用胺碘酮后磷脂在细胞内的沉积
免疫介导引起的肺损伤	使用药物后诱发系统性红斑狼疮

二、分类

项目	内容
肺间质病变	（1）过敏性肺炎：青霉素类、红霉素、磺胺类、氧氟沙星、呋喃妥因、氯丙嗪、复方氨林巴比妥、对氨基水杨酸钠、干扰素、甲氨蝶呤、利巴韦林、5-氟尿嘧啶、吲达帕胺、皮质激素等 （2）间质性肺炎：抗肿瘤药物如甲氨蝶呤、博莱霉素、丝裂霉素、环磷酰胺、氟达拉滨，肺癌靶向治疗药物如吉非替尼和厄洛替尼等，胺碘酮、肼屈嗪等心血管药物 （3）肺间质纤维化：最常见的为细胞毒性药物
药源性红斑狼疮样改变	（1）肼屈嗪、普鲁卡因胺、异烟肼、乙内酰脲类和青霉胺等能够导致抗核抗体效价升高 （2）主要表现有多关节疼痛、发热、咳嗽、气急、胸痛、胸腔积液、胸膜肥厚和肺间质纤维化，1/3的患者Coombs试验阳性 （3）停药后患者多可自愈，激素治疗有效

续表

项目	内容
肺水肿	（1）药物进入肺脏可因细胞毒性作用、变态反应、代谢异常等引起肺水肿 （2）主要表现为突然气急、咳嗽、发绀、低血压、心动过速、低氧血症等症状 （3）肺部影像学有云絮状或大片状浸润阴影 （4）预后好，停药后对症处理症状会逐步改善
气道疾病	（1）气道痉挛最常见，表现为喘息和呼吸困难，X线胸片显示肺过度充气状态 （2）解热镇痛类药物如阿司匹林、吲哚美辛等，抗菌药物、酶类药物及生物制剂如青霉素类、头孢菌素类、喹诺酮类、多黏菌素B、胰蛋白酶、糜蛋白酶、疫苗、抗毒素、血清制剂等
肺部血管病变	（1）肺栓塞、肺动脉高压、肺血管炎和肺出血 （2）口服避孕药、肾上腺皮质激素、雌激素拮抗剂氯米芬、他莫昔芬以及氯丙嗪、苯妥英钠、门冬酰胺酶等可造成肺栓塞

三、辅助检查

项目	内容
肺功能	细胞毒性药物和部分非细胞毒性药物（如呋喃妥因、金盐、胺碘酮）可引起混合性通气功能障碍和弥散功能障碍
X线检查	（1）细胞毒性药物导致进行性肺纤维化，表现为弥漫性网状结节阴影 （2）呋喃妥因表现为间质型、肺泡型或混合型，两肺底明显不对称，部分出现胸腔积液 （3）两性霉素B导致弥漫性间质性浸润 （4）胺碘酮导致弥漫性间质改变或斑片分布的肺泡浸润，少数患者有双侧胸腔积液 （5）苯妥英钠可见两肺网状结节阴影或腺泡浸润，少数患者有肺门淋巴结肿大 （6）氨甲酰氮苄表现为弥漫性网状结节浸润
血液细胞学检查	部分细胞毒性药物和非细胞毒性药物可使周围血嗜酸细胞增多，血沉加快

四、诊断

（1）确定可能引起肺毒性的药物。
（2）具有用药前正常的胸部X线片和/或其他检查资料。
（3）相关症状和体征的发生与用药时间一致。
（4）具有该药物损害的临床特征及影像表现。
（5）病情在停药后缓解。
（6）再次用药又可引起相同病损。

五、治疗

（一）抗菌药物引起肺部疾病的治疗

项目	内容
呋喃妥因肺病	对急性毒性作用，首先停用前药；慢性期，酌情用皮质激素治疗
柳氮磺胺吡啶肺病	选用皮质激素，加快病变的吸收
两性霉素B、磺胺类肺病	停用前药，用皮质激素加快病变的吸收

（二）抗炎药物引起肺部疾病的治疗

项目	内容
阿司匹林肺病	严重者插管和血液透析
金盐肺病	停药
青霉胺肺病	酌情选择免疫抑制剂以及血浆疗法、血液透析

（三）心血管药物引起肺部疾病的治疗

项目	内容
胺碘酮肺病	糖皮质激素治疗
利多卡因肺病	停用前药，用皮质激素治疗

（四）其他药物引起肺部疾病的治疗

项目	内容
拟交感神经药肺病	停前药，或给氧和利尿剂治疗
阿片类肺病	辅助通气并予阿片拮抗剂（如烯丙吗啡）
抗惊厥类药肺病	停前药，用糖皮质激素
安定类药肺病	支持疗法，或用丹曲林和溴隐亭等

第七节　过敏性肺炎

过敏性肺炎（HP），也称为外源性变应性肺泡炎（EAA），是易感人群反复吸入职业或环境接触的特异性抗原而引起的一组弥漫性间质性肉芽肿性肺疾病。

一、病因、发病机制及病理表现

项目	内容
病因与发病机制	（1）抗原主要有三类：微生物、动物源性蛋白和低分子化学物质 （2）发病机制未明，患者的基因易感性和环境中各种促进发病的因素是HP发生的基本要素，诱因则是抗原暴露
病理表现	细胞性细支气管炎，以气道为中心的炎症；间质性单核细胞浸润；散在而微小的非坏死性肉芽肿

二、临床表现

项目	内容
急性期	（1）患者在接触抗原后4~8小时内起病，主要表现为发热、寒战、肌肉酸痛等全身不适，也可出现咳嗽、呼吸困难等呼吸系统症状 （2）查体可发现患者呼吸急促，可闻及吸气相水泡音
亚急性和慢性期	（1）患者发病隐匿，多表现为咳嗽、呼吸困难等呼吸系统症状，并伴发乏力、低热、体重减轻等全身症状 （2）体检可无阳性体征或仅有双肺基底部散在湿啰音。杵状指出现在一半左右的饲鸽者肺患者中，但在其他类型的过敏性肺炎中少见，出现杵状指的患者预后更差。发展到疾病晚期，患者还可出现肺源性心脏病

三、辅助检查

项目	内容
胸部X线	（1）急性期X线主要表现为以双侧中、下肺野为主的弥漫性界限不清的结节影，斑片状磨玻璃影或伴实变 （2）亚急性期病灶界限逐步清晰，可见线条状浸润影和小结节形成的网状结节影 （3）慢性HP病变主要分布在上、中肺野，下肺病变相对较轻。表现为上、中肺野为主广泛分布的网格结节状和粗线条影，肺体积缩小，肺大疱，常有多发性小囊性透明区，呈蜂窝肺
胸部CT	（1）急性期表现为两肺弥漫的磨玻璃影或广泛的肺实变影，主要分布在中、下肺 （2）亚急性期特征表现为两肺散在的边缘模糊的小叶中心性结节影（直径2~4mm）、地图样补丁状磨玻璃影以及马赛克样衰减或空气潴留 （3）慢性期表现为两肺内不规则的线样、网状或蜂窝状阴影，可伴有局部磨玻璃样改变
肺功能	（1）急性HP时，肺功能表现为限制性通气功能障碍和中至重度的弥散功能下降；少部分患者的肺功能可正常 （2）部分从事农业的HP患者则表现为阻塞性通气功能障碍 （3）大部分患者表现为活动后低氧血症，而静息状态下时无低氧血症
血清学检查	（1）急性期外周血白细胞升高，ESR和CRP明显升高，IgE和血嗜酸性粒细胞大多正常 （2）绝大多数患者血清特异性沉淀抗体增高，但只能表明有过敏原接触史，而无诊断特异性，抗体阴性也无法除外HP诊断
支气管肺泡灌洗	BALF中淋巴细胞高达30%~70%，特别是以CD8[+]淋巴细胞增加明显，嗜酸性粒细胞和中性粒细胞不增多
肺活检	除外其他需要不同处理的疾病

四、诊断

项目	内容
抗原暴露史	—
临床特点	一般在接触抗原后的4~12小时出现发热、呼吸困难等症状，肺部听诊闻及湿啰音和哮鸣音，以上表现可反复发生和缓解，体重减轻见于病程较长者
影像学检查	HRCT改变对诊断更有帮助。BALF以淋巴细胞为主
组织病理学	典型三联征表现，但不作为常规检查

五、鉴别诊断

项目	内容
肺间质疾病	如良性淋巴肉芽肿病、慢性铍病、特发性肺间质纤维化等，单凭症状和体征，难以将过敏性肺炎同这些疾病相鉴别。但是，过敏性肺炎不会发生严重的肺动脉高压。典型的组织学三联征也有利于鉴别，但是抗原接触史仍是重要鉴别内容
支气管哮喘	少数患者以气流受限和高反应性为主要特征，但患者的喘息较轻，且全身症状较明显，结合病史、免疫学检查和X线胸片表现可鉴别
肺部感染	通常细菌性肺炎不难鉴别，但还应与病毒、支原体、真菌性肺炎等相鉴别

六、治疗

项目	内容
对症治疗	避免接触抗原
药物治疗	急性重症患者可用泼尼松，初始剂量为30~40mg/d，持续口服4~6周。若肺功能明显改善，激素应开始逐步减量至最小维持量；如果生理功能不再改善，则应减量至停用
肺移植	适用于晚期的慢性HP患者

第八节　肺淋巴管平滑肌瘤病

淋巴管平滑肌瘤病（LAM），也称淋巴管肌瘤病，是一种罕见的以双肺弥漫性囊性变为主要特征的多器官受累肿瘤性疾病，主要发生于育龄期女性。

一、病因、发病机制及病理表现

项目	内容
病因	还未明确，遗传基因和性激素在疾病发展中起着重要作用
发病机制	（1）由结节硬化症基因的突变导致，通过TSC1或TSC2调节、调控细胞的生长、发育和死亡，TSC1或TSC2基因突变引起其编码蛋白失调，蛋白过度表达和细胞过度增生 （2）平滑肌瘤细胞有雌激素及孕激素受体异常表达 （3）蛋白酶水平的失衡包括基质金属蛋白酶MMP-2、MMP-9和金属蛋白酶-3抑制剂都与LAM的起病相关
病理表现	（1）大体标本可显示肺部弥漫性囊性改变 （2）显微镜下显示肺间质、小气道、肺泡间隔等处分布着异常增生的梭形平滑肌样和血管周上皮样肿瘤细胞 （3）肺外病变的病理标本可显示类似的异常平滑肌细胞增生 （4）血管肌脂瘤病理检查还可看到脂肪细胞等成分

二、临床表现

项目	内容
肺部表现	呼吸困难、咳嗽、胸痛、咯血、反复出现的气胸和乳糜胸，66%的LAM患者出现气胸，右侧多于左侧；初次气胸发生后70%的患者可再次复发；33%的LAM患者可出现乳糜胸
肺外表现	损害可侵犯纵隔、腹膜后组织，也可侵犯下肢、肝、肾、输尿管，表现为下肢水肿、乳糜尿，极少侵犯子宫、卵巢、骨骼、胃、十二指肠、胰腺等，可伴有内分泌功能紊乱
腹膜后肿块	腹膜后淋巴管肌瘤病可出现腹膜后肿块，大部分LAM患者可伴有血管肌脂瘤，出现血尿

三、辅助检查

项目	内容
X线胸片	无法显示肺部囊性改变，仅可显示透亮度增加。出现胸膜并发症时可显示气胸和胸腔积液
胸部HRCT	（1）双肺弥漫性薄壁囊性改变，伴或不伴气胸或乳糜胸 （2）囊性病变的直径在数毫米到数厘米之间 （3）病变可呈散在的多发囊性改变，也可分布于全肺，典型改变时双侧肺部均被弥漫相连的薄壁囊性结构所替代
腹部CT	了解有无腹部病变，判断是否存在肾脏、腹膜后或其他部位的血管肌脂瘤或LAM
肺功能检查	早期略正常，随疾病进展可出现阻塞性通气功能障碍或以阻塞为主的混合性通气功能障碍

四、诊断

项目	内容
年龄、性别	育龄期妇女
常见症状	活动后呼吸困难、咳嗽、胸痛、咯血、反复出现的气胸和乳糜胸
肺功能检查	常见阻塞性肺功能障碍和限制性通气功能障碍，可出现气体交换障碍和低氧血症。一氧化碳的弥散功能常降低
胸部HRCT特征性表现	两肺弥漫性分布的薄壁小囊状病变
肺外表现	肺外损害可侵犯纵隔、腹膜后组织，也可侵犯下肢、肝、肾、输尿管，表现为下肢水肿、乳糜尿等
肺组织活检	肺淋巴管、小血管、小气道壁及其周围平滑肌细胞的进行性增生。平滑肌Actin抗体和HMB45免疫组化染色阳性

五、鉴别诊断

项目	内容
阻塞性肺部疾病	（1）原发性自发性气胸（PSP）在年轻女性中常见，且总是与吸烟有关 （2）哮喘患者可出现气胸，但有明显气道高反应性和反复发作的支气管痉挛史

续表

项目	内容
PLCH	（1）PLCH的囊腔壁比较厚，肺部的中上肺野为主，通常形状不规则；肺气肿仅呈小透亮区，周围无囊壁 （2）LAM患者两肺弥漫性分布的薄壁小囊性病变
结节性硬化症	（1）典型表现为癫痫发作、痴呆、皮脂腺腺瘤三大特点，通常起病于婴幼儿，且75%在成年以前死亡 （2）有肺受累的结节性硬化症患者临床同样表现为气短、气胸、咯血等，其病理与淋巴管肌瘤病类似，但结节性硬化症主要侵犯血管平滑肌而极少累及淋巴管和淋巴结，同时乳糜胸罕见。伴有肾脏血管肌脂瘤的淋巴管肌瘤病仅占15%，而结节性硬化症却有80%伴有血管肌脂瘤

六、治疗

项目	内容
一般治疗	正常的工作、生活，饮食保持均衡营养，保持正常体重，避免吸烟。注射流感疫苗和肺炎疫苗
呼吸困难治疗	支气管扩张药可改善气道阻塞症状，对有低氧血症的LAM患者进行氧疗
抗雌激素治疗	（1）肺功能下降速度显著增加时尝试使用肌内注射黄体酮 （2）避免使用含有雌激素的药物和食物 （3）药物治疗如孕酮、促性腺激素释放激素（GnRH）激动剂、选择性雌激素受体调节剂（例如他莫昔芬）以及卵巢切除术等
西罗莫司	首选治疗药物
肺移植	适用于重症或终末期LAM的治疗

第九节 结缔组织病导致间质性肺疾病

肺间质是结缔组织病（CTD）最常侵犯的部位之一，15%~25%的CTD并发间质性肺疾病（ILD），肺部表现可与全身疾病同时或先后出现，肺损伤的程度和活动性可与其他脏器受累不平行。

一、病因、发病机制及病理表现

项目	内容
病因	不完全清楚，可能与遗传、感染（主要是病毒感染）以及内分泌紊乱等有关
发病机制	免疫功能紊乱，免疫复合物沉积于病变部位，通过补体激活引起细胞溶解，抗体主要依靠细胞介导细胞毒性及致敏淋巴细胞等途径导致小血管炎和肺损伤
病理表现	间质炎症和纤维化、肺泡间隔炎症、血管炎、微血管栓塞、肺泡渗出、肺泡出血和肉芽肿形成等

二、临床表现

项目	内容
原发病表现	（1）类风湿关节炎（RA）患者常有对称性多关节肿痛，主要侵犯小关节，如双手足及腕关节，活动期可有明显的晨僵；部分RA患者尚可出现类风湿结节 （2）系统性红斑狼疮（SLE）患者可有面部蝶形红斑、盘状红斑、口腔溃疡、关节肿痛及肾损害等多脏器受累的表现 （3）多发性肌炎（PM）可有特征性的四肢近端对称性肌无力，常可侵犯颈部肌肉 （4）皮肌炎（DM）患者除有肌炎的表现外，还有典型的皮损如上眼睑或眶周的水肿性暗紫红斑，鼻梁、颈部、前胸V形区及上背部红色皮疹；关节伸面Gottron斑丘疹以及典型的甲周病变 （5）干燥综合征（SS）患者有口干、眼干症状，硬皮病患者表现为局部或弥漫的皮肤硬肿，面部皱纹减少，张口受限，常伴有雷诺现象
肺部表现	（1）SLE：以胸膜炎、急性狼疮性肺炎最为常见，其他还有肺泡出血、肺血管炎、肺血栓栓塞和肺动脉高压、肺萎缩综合征（膈肌抬高、双下肺膈面盘状肺不张和小片模糊影）以及慢性肺间质病变等 （2）RA：主要有间质性肺炎、肺内类风湿结节、胸膜炎、肺血管炎和类风湿尘肺 （3）系统性硬化：限制性通气功能障碍伴弥散功能下降，呼吸性细支气管炎伴间质性肺疾病（RB-ILD）、肺癌、弥漫性肺泡出血、结节病、吸入性肺炎和机化性肺炎等少见 （4）PM和DM：急性肺实质炎伴混合性肺间质浸润，可快速出现呼吸衰竭 （5）SS患者有呼吸系统症状，主要表现为呼吸道分泌物缺乏导致的声嘶、咳嗽、支气管炎、细支气管炎、闭塞性细支气管炎伴机化性肺炎、淋巴细胞性间质性肺炎、淋巴瘤和假性淋巴瘤 （6）混合性CTD：主要表现为弥漫性肺间质纤维化、肺实质损害、肺血管病变和胸膜炎 （7）白塞病：主要表现为肺血管炎以及由此造成的肺血栓栓塞、肺梗死、肺出血和肺动脉瘤形成以及气管-支气管树小溃疡
呼吸系统症状	（1）劳力性呼吸困难并进行性加重，呼吸浅促 （2）早期无咳嗽，逐步发展为干咳或咳少量黏液痰，继发感染时可出现黏液脓性痰或脓痰 （3）急性肺间质病变或合并感染时可有发热，也有少部分CTD-ILD病例呈急性经过，出现迅速进行性的呼吸困难，短期内可死于呼吸循环衰竭
常见体征	（1）呼吸困难和发绀 （2）两肺中下部特征性爆裂（Velcro）音 （3）杵状指（趾） （4）可合并肺动脉高压及终末期呼吸衰竭和右心衰竭的征象
不典型表现	以肺间质病变为首发症状或主要表现，而缺乏典型的CTD临床表现，该类患者经长期随诊可在以后的病程中出现CTD的相关临床表现

三、HRCT 表现

类型	内容
寻常型间质性肺炎（UIP）	病变以肺基底部和外周为主，网状阴影，伴牵拉性支气管扩张和蜂窝肺，少见磨玻璃影，晚期肺结构改变和容积缩小
非特异性间质性肺炎（NSIP）	双侧对称性胸膜下磨玻璃影，可伴有网状阴影和牵拉性支气管扩张，少数蜂窝肺及实变
弥漫性肺泡损害（DAD）	以两肺磨玻璃影和实变影为主，伴有慢性间质性肺炎及胸膜渗出。随病变发展双肺可出现弥漫性实变，支气管扩张和肺结构破坏
淋巴细胞性间质性肺炎（LIP）	以磨玻璃影、结节影、支气管血管束和小叶间隔增厚以及广泛的囊状影表现为特点。囊状影多发

类型	内容
闭塞性细支气管炎（BO）和闭塞性细支气管炎伴机化性肺炎（BOOP）	呈马赛克样灌注，伴有气腔的实变，中央和外围都可能看到扩张的支气管。当BO病变扩展到肺实质（肺泡）时即为BOOP

四、诊断

明确诊断为结缔组织病患者出现呼吸系统症状要考虑CTD-ILD诊断，但要除外合并肺部感染。X线胸片、胸部CT与HRCT、血气分析及肺功能检查均有助于明确诊断。

五、鉴别诊断

项目	内容
IPF	以肺部症状和体征为主，缺少CTD典型的临床表现及相应的各种特征性自身抗体。对于IPF患者应做CTD相应的实验室检查以排除CTD-ILD
CTD合并肺部感染	（1）痰培养及相关的病原学检查可进一步确诊，针对病原体的治疗可缓解症状及体征 （2）卡氏肺孢子菌感染表现为发热、干咳、呼吸急促、呼吸困难及发绀，但肺部体征很少，与症状不平衡，可有少量散在的干、湿啰音或呼吸音减低。可做病原菌及免疫学的检查，必要时可做支气管肺泡灌洗及肺活检。磺胺甲噁唑及喷他脒治疗有效

六、治疗

项目	内容
糖皮质激素	（1）首选泼尼松0.5~1mg/（kg·d），维持6~8周，然后每隔1~2周减量5mg，至维持量5~10mg/d （2）对于HRCT示有大片状磨玻璃模糊阴影或临床上表现为急性肺间质病变者，可考虑大剂量甲泼尼龙冲击治疗（1000mg/d），连续3天
免疫抑制剂	（1）环磷酰胺2mg/（kg·d）口服，疗程通常为6个月，或环磷酰胺静脉0.5~1.0g/m² 冲击治疗，每月1次，疗程为6个月 （2）硫唑嘌呤，用量为1~2mg/（kg·d）即50~100mg/d，口服，疗程为0.5~4年
N-乙酰半胱氨酸（NAC）	大剂量NAC（600mg，3次/天）口服治疗
抗纤维化药物	秋水仙碱、γ-干扰素、内皮素受体拮抗剂（可用波生坦治疗，常用剂量62.5mg，2次/天）、吡非尼酮
生物制剂	英夫利西单抗用于治疗RA合并ILD患者
对症和支持治疗	晚期出现低氧血症的患者应予以氧疗；合并气道痉挛者，可予以支气管扩张药；合并感染应予以抗感染治疗
肺移植	终末肺（蜂窝肺）阶段唯一有效的治疗方法

第五章　肺结节病

思维导图框架

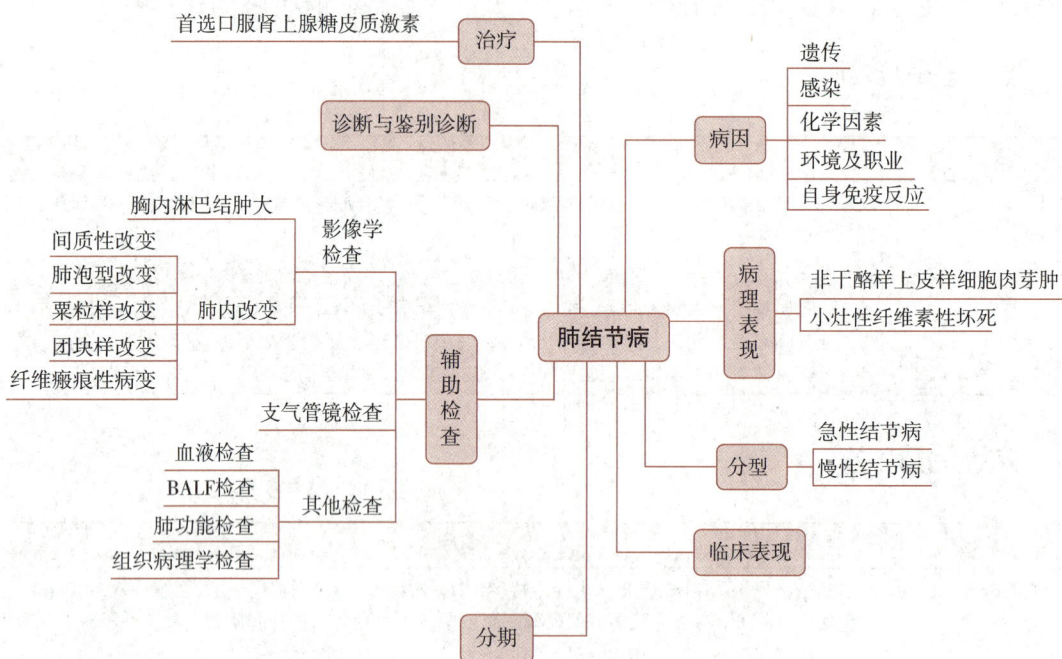

```
                                首选口服肾上腺糖皮质激素 ── 治疗 ┐                              遗传
                                                                │                        ┌── 感染
                                            诊断与鉴别诊断 ┐     │                  病因 ┤── 化学因素
                                                          │     │                  │    ├── 环境及职业
                                                          │     ├── 病因            │    └── 自身免疫反应
              胸内淋巴结肿大 ┐                            │     │
    间质性改变 ┐            │                             │     │
    肺泡型改变 ┤            ├── 影像学                    │     │
    粟粒样改变 ┤── 肺内改变 │    检查 ┐                   │     │        病理      非干酪样上皮样细胞肉芽肿
    团块样改变 ┤            │        │                    │     │        表现 ┤── 小灶性纤维素性坏死
    纤维瘢痕性病变 ┘        │        ├── 辅助 ── 肺结节病 ┤
                            支气管镜检查 │    检查         │     │
    血液检查 ┐                        │                   │     │        分型 ┤── 急性结节病
    BALF检查 ┤                        │                   │     │             └── 慢性结节病
    肺功能检查 ┤── 其他检查           │                   │     │
    组织病理学检查 ┘                  │                   │     └── 临床表现
                                      │
                                      分期
```

高分考点精编

第一节　病因、病理及发病机制

　　结节病是一种原因不明的以非干酪样坏死性上皮样细胞肉芽肿为病理特征的系统性疾病。以中青年起病为主。

项目	内容
潜在病因	遗传、感染、化学因素、环境及职业、自身免疫反应等
发病机制	与免疫反应有关，细胞免疫功能与体液免疫功能紊乱是重要的发病机制

项目	内容
病理表现	（1）非干酪样上皮样细胞肉芽肿，肉芽肿的中心部分主要是由单核-吞噬细胞分化而来的类上皮细胞，其中散在分布CD4$^+$淋巴细胞及成熟的巨噬细胞 （2）肉芽肿周围可见CD4$^+$及CD8$^+$淋巴细胞浸润 （3）偶见小灶性纤维素性坏死，但不发生干酪样坏死 （4）随疾病进展，肉芽肿可自行消退或形成纤维化

第二节　临床表现

根据结节病临床表现，可将结节病分为急性和慢性两种类型。

类型	内容
急性结节病	急性发作的结节性红斑、双肺门淋巴结肿大、发热和多关节炎，临床称为Lofgren综合征，该类患者预后好，自愈率高
慢性结节病	常隐匿发病，容易出现狼疮样冻疮结节、多脏器受累和眼部慢性表现，病程通常超过2年

结节病具体临床表现

项目	内容
胸内结节病	（1）呼吸道症状比较轻，以干咳多见，临床上有呼吸困难、干咳和胸痛表现。咯血偶然可见，多为痰中带血丝 （2）杵状指（趾）罕见 （3）肺门和纵隔淋巴结肿大以双侧对称性肿大为特征，肺内改变早期为肺泡炎，继而发展为肺间质浸润，晚期为肺间质纤维化，可听到爆裂音 （4）不典型胸内结节病表现：支气管狭窄或压迫造成的肺不张、肺内孤立阴影、空洞病变、单侧或双侧肺实变、双肺粟粒样结节、胸腔积液、气胸、单侧纵隔和/或肺门淋巴结肿大、双侧肺门淋巴结不对称肿大以及淋巴结钙化等 （5）胸内改变分期见下表
周围淋巴结	（1）周围淋巴结受累以颈前、颈后、锁骨上淋巴结多见；腹股沟、腋窝、肘窝次之 （2）淋巴结大小差异极大，小的如绿豆大小，大的如核桃大小，常为孤立的，偶为多发，可活动，较韧，质如橡皮状，无痛 （3）结节病累及周围表浅淋巴结时多常伴有双侧肺门淋巴结肿大 （4）若无双侧肺门和纵隔淋巴结肿大，单以周围淋巴结肿大为临床表现的结节病临床很难注意
皮肤	结节病的皮肤受损分为特异性和非特异性两种 （1）非特异性：结节性红斑最常见，多为结节病的早期表现，多发于女性，典型的结节性红斑表现为无痛性皮肤微隆起的红斑损害，多见于下肢 （2）特异性皮肤表现有斑片或结节状病变：冻疮样狼疮结节（主要在面颊、鼻、唇和耳）、斑丘疹、色素减退、红皮病、皮肤溃疡、银屑病样损害、瘢痕性脱发、皮下结节等
心脏	（1）受累部位以传导系统及心肌为主，病变广泛时可侵犯主动脉、肺动脉、心内膜或心包 （2）心脏结节病是结节病患者突然死亡的重要原因 （3）结节病的心脏表现并无特异性，主要临床表现是心律失常、充血性心力衰竭、心包积液、瓣膜病变和心肌炎等

续表

项目	内容
眼睛	（1）眼部结节病约占全身结节病的25%，其中1/3急性发病，以年轻女性多见，主要发生在结节病的早期 （2）患者常伴有眼部疼痛和视力障碍，其余病例发病隐匿，病情呈慢性过程 （3）结节病的眼部病变主要表现为葡萄膜炎（最常见于虹膜睫状体炎，双侧典型表现多见视神经乳头变形），也可表现为急性结膜炎和干燥性角膜结膜炎
神经系统	（1）结节病可累及神经系统的任何部位 （2）脑部损害以肉芽肿浸润性损害为主，最常见的受累部位是脑膜、丘脑和垂体 （3）脑实质的损害以脑室周围及室管膜受累为主 （4）脊髓主要表现为亚急性或慢性脊髓病 （5）周围神经和脑神经损害常表现为多发性神经炎、多发性神经根病等 （6）几乎所有的脑神经都可受累，但以面神经受累最为常见
泌尿系统	肾结石和肾功能不全
消化系统	（1）消化系统结节病主要见于肝脏、胰腺和胃肠道，结节病脾脏肿大者并不少见，但多无临床症状 （2）肝脏受累者可有血清氨基转移酶、碱性磷酸酶或胆红素升高，极少数患者可发展为肝硬化和门脉高压或因肝内胆管肉芽肿形成而产生慢性胆汁淤积
外分泌腺	（1）结节病侵犯腮腺、泪腺、颌下腺时，表现为单侧或双侧的腺体肿大 （2）若腮腺肿大伴发热、葡萄膜炎及神经麻痹则称为葡萄膜腮腺炎，或Heerfordt综合征
骨骼、关节	（1）结节病性关节炎主要累及大关节，表现为单发性或多发性关节炎 （2）症状与风湿性关节炎和类风湿关节炎类似 （3）结节病最常见的骨关节炎表现为急性多关节炎，可发生于结节病早期，表现为关节的红肿、疼痛 （4）膝关节和踝关节最常受累，其次为肘、腕、肩关节，手或足部末端指（趾）关节也可受累
内分泌系统	（1）长时间的高钙血症可能引起肾钙质沉着症、肾结石和肾衰竭 （2）若结节病侵犯垂体和下丘脑，则会发生隐匿性糖尿病
生殖系统	女性生殖器官和乳房内可发生无症状的肉芽肿，子宫是最易受累的器官，但男性的生殖系统很少受累

根据胸部X线表现，结节病的胸内改变可分为五期

分期	X线表现
0期	无异常
Ⅰ期	肺门淋巴结肿大，而肺部无异常
Ⅱ期	肺部弥漫性病变，同时有肺门淋巴结肿大
Ⅲ期	肺部弥漫性病变，不伴肺门淋巴结肿大
Ⅳ期	肺纤维化

第三节　辅助检查

一、影像学检查

（一）典型胸内结节病的X线表现

项目	内容
胸内淋巴结肿大	（1）肺门淋巴结肿大：为对称性肿大，常呈土豆状，界限清楚，密度均匀，是肺内结节病的典型表现。单侧肺门淋巴结肿大较少见 （2）纵隔淋巴结肿大：在前后位X线胸片上，为一侧或双侧纵隔阴影增大，侧位X线片除常见的气管旁淋巴结肿大外，气管隆嵴下和肺动脉窗淋巴结均可受累
肺内改变	（1）间质性改变：最为常见，表现为肺纹理增粗、紊乱的条索影，有时交织成网，也可表现为由肺门向外延伸的串珠样条索状阴影或小片状浸润影，沿支气管血管束分布 （2）肺泡型改变：表现为片絮状渗出或实变阴影，呈节段分布，类似节段性肺炎，或以肺门区为中心，向外周发展，呈典型的碟形分布 （3）粟粒样改变：呈双肺散在的粟粒样点状影，界限清楚，直径为1~2mm，以双上肺多见 （4）团块样改变：表现为肺内多发性大结节，这些结节的特点是不超过叶间裂 （5）纤维瘢痕性病变：双肺在磨玻璃阴影的基础上出现网状、结节状阴影，晚期可并发肺大疱、囊状支气管扩张

（二）不典型胸内结节病的影像学表现

项目	内容
肺内病变	（1）孤立性结节影，与原发性支气管肺癌很难鉴别，极易误诊 （2）肺不张，可能与局部淋巴组织增生压迫支气管有关 （3）肺实变，单侧或双侧肺实变 （4）双肺粟粒样结节不伴有肺门和纵隔淋巴结肿大，表现为比较均匀的结节影，直径2~5mm，有时伴有细网格影
肺门及纵隔淋巴结病变	（1）单纯纵隔淋巴结肿大，易与淋巴瘤、肿瘤转移或淋巴结核混淆 （2）单侧或不对称性肺门淋巴结肿大
胸膜病变	如胸腔积液、气胸、乳糜胸，胸腔积液可为单侧或双侧，有些患者可同时伴有心包积液

二、支气管镜检查

不仅能够观察有无气道内病变，还能够进行支气管黏膜活检、支气管肺泡灌洗液（BALF）检查、经支气管镜肺活检（TBLB）和经支气管镜淋巴结针吸活检（TBNA）。

项目	内容
支气管镜黏膜活检	（1）纤维支气管镜有时可见支气管黏膜水肿或网状血管增生，黏膜小结节，呈白色或黄白色 （2）黏膜活检的阳性率取决于黏膜是否受累，病变部位活检阳性率高达80%以上，没有病变的黏膜活检阳性率也在30%左右，总体阳性率在39%~69%

续表

项目	内容
TBLB	不仅对Ⅱ期及Ⅲ期患者有诊断价值，对X线胸片阴性而仅有肺门淋巴结肿大的Ⅰ期患者也能获阳性结果
TBNA	检查肿大的肺门和纵隔淋巴结，阳性率较高

三、其他检查

项目	内容
血液检查	（1）活动进展期可有白细胞减少、贫血、血沉增快 （2）血清免疫球蛋白水平通常高于正常 （3）病变累及骨骼和肝脏时碱性磷酸酶可升高
BALF检查	BALF中，细胞总数、淋巴细胞比例和$CD4^+/CD8^+$比值均升高
肺功能检查	（1）早期患者因支气管、细支气管和血管周围肉芽肿对气道和肺泡的影响，可出现阻塞性通气障碍或小气道功能障碍。严重的肺泡炎可出现DL_{CO}下降 （2）肺纤维化常出现以限制为主的混合性通气功能障碍。特征性改变是VC、TLC和DL_{CO}下降 （3）低氧血症和肺泡–动脉氧压差增加仅见于严重的肺纤维化
^{67}Ga（镓）扫描	诊断结节病的敏感性较高，但特异性较差
组织病理学检查	诊断金标准。皮肤结节、浅表淋巴结及前斜角肌脂肪垫淋巴结活检均较常见。有创的检查包括纵隔镜和胸腔镜，以及开胸肺活检

第四节　诊断与鉴别诊断

一、诊断

项目	内容
临床诊断标准	（1）X线胸片示双侧肺门及纵隔淋巴结对称性肿大，伴或不伴肺内网状、结节状及斑片状阴影 （2）组织活检证实或符合结节病 （3）排除结核病、淋巴系统肿瘤或其他肉芽肿性疾病 支气管肺泡灌洗液中T淋巴细胞比例和/或$CD4^+/CD8^+$比值升高；血清ACE水平升高；结核菌素纯蛋白衍生物（PPD）皮肤试验有阴性或弱阳性反应；$^{18}FDG–PET$或^{67}Ga放射性核素扫描及高钙血症或尿钙增多可作为结节病重要的辅助诊断参考指标
活动性的判断指标	（1）症状加重，如发热和新近出现的肺外受累表现，如眼葡萄膜炎、结节性红斑、关节痛、肝、脾大、心脏及神经系统受累表现等 （2）ACE增高或伴血沉及免疫球蛋白增高 （3）BALF中淋巴细胞比例在20%以上或$CD4^+/CD8^+ \geqslant 3.5$ （4）胸部影像学病变增加或^{67}Ga显示"人"征或"熊猫"征 （5）血钙、尿钙升高 （6）肺功能TLC及DL_{CO}进行性下降

二、鉴别诊断

项目	内容
肺门淋巴结结核及肺结核	（1）肺门淋巴结结核常为单侧或不对称性两侧肺门淋巴结肿大 （2）成年人肺结核在胸片上可见陈旧结核灶 （3）Ⅱ期结节病如两肺密集小结节影，需与粟粒型结核鉴别 （4）活动性肺结核伴发热、盗汗等中毒症状、血沉快、OT或PPD皮试阳性 （5）组织病理学可见新旧不一、形态多样的干酪样坏死性肉芽肿、抗酸染色可查到抗酸杆菌 （6）胸部增强CT，肿大淋巴结出现环形强化、中心密度减低时，表示淋巴结坏死液化，支持结核。反之，淋巴结均匀强化，支持结节病诊断
淋巴瘤	（1）常为两侧不对称性肺门淋巴结肿大呈波浪状，反复高热、全身淋巴结肿大及肝、脾大 （2）病程进展快、预后差 （3）骨髓活检可见Reed-stenberg细胞，淋巴结活检可确诊
肺癌	（1）中心型肺癌常见于40岁以上中老年，单侧肺门影肿大呈肿块状，同侧肺野可见原发病灶，痰、纤支镜刷片或活检查到癌细胞可确诊。肺泡型结节病的影像学类似于肺泡癌，需依靠活检病理确诊 （2）肺外癌瘤经淋巴管转移至肺门或纵隔的转移性肺癌，常为单侧或不对称性双侧肺门影增大伴有肺外肿瘤的相应表现，病情发展快，应寻找可疑病灶，争取活检病理确诊
肺真菌感染	以组织胞浆菌病常见，X线胸片与Ⅱ期结节病类似，有鸟禽、畜类排泄物接触史、ACE不增高、组织胞浆菌抗原阳性或痰培养、组织活检查到真菌即可确诊
尘肺	X线胸片示两肺小结节伴不对称性肺门淋巴结肿大，与Ⅱ期结节病类似。前者有长期粉尘接触史、长期咳嗽、咳痰、渐进性呼吸困难，后期肺门淋巴结呈蛋壳样钙化
铍肺	X线胸片示两肺边界不清的结节影伴不对称性肺门淋巴结肿大、病理改变与结节病类似，但铍接触职业史、铍皮肤贴布试验阳性可与结节病鉴别
肺组织细胞增多症	X线胸片改变与Ⅳ期结节病类似，呈蜂窝状及弥漫性结节，如以囊状改变为主，则更像前者。ACE不高，组织活检可与结节病鉴别
韦格纳肉芽肿	该病无两侧对称性肺门淋巴结肿大、病情发展快、死亡率高、为多系统化脓性病变，抗中性粒细胞胞质抗体（ANCA）阳性，组织学改变为坏死性肉芽肿与多发性血管炎改变
淋巴瘤样肉芽肿	可累及肺、皮肤、中枢神经系统和肾，无肺门淋巴结肿大，病理特征为血管壁淋巴网状细胞和嗜酸细胞浸润，不是结节性肉芽肿
变应性肉芽肿性血管炎	主要为肺部浸润，偶有非对称性肺门淋巴结肿大。临床特征为哮喘、过敏体质、周围血液及病变部位嗜酸细胞显著增多，组织学改变为肉芽肿性血管炎及广泛凝固性坏死
支气管中心性肉芽肿病	该病的胸片仅有肺内浸润及结节，无肺门淋巴结肿大。临床表现为发热、哮喘及较重的咳嗽、咳痰、周围血液及病变部位嗜酸细胞增多，组织学改变除肉芽肿结节外，有广泛凝固性坏死
特发性肺间质纤维化	该病无肺门淋巴结肿大病史，突出表现为进行性呼吸困难及低氧血症。杵状指（趾）阳性、两肺可闻及爆裂音、ACE不增高，应用排除诊断法，除外已知原因导致的肺纤维化，肺组织活检可确诊
结缔组织病导致肺纤维化	临床病史及免疫学检查，如抗免疫球蛋白抗体滴度升高、类风湿因子阳性、抗DNA抗体阳性、抗双链DNA和抗Sm核抗原抗体阳性或查到LE细胞等有利于鉴别诊断
莱姆病	（1）该病和结节病都能出现结节性红斑、表浅淋巴结肿大、眼葡萄膜炎、多关节炎、脑及周围神经病变、束支传导阻滞及心包炎，且结节病患者血清抗伯氏疏螺旋体抗体可呈阳性，需要进行鉴别 （2）莱姆病无肺门淋巴结肿大及肺浸润，ACE不高，根据流行病学病史及病原学不难鉴别

第五节　治疗

一、适应证

在出现下列情况时可考虑进行治疗，并首选口服肾上腺糖皮质激素。

（1）有明显的呼吸系统症状，如咳嗽、呼吸困难、胸痛等，和/或明显的全身症状，如乏力、发热等。

（2）肺功能进行性恶化。

（3）胸部影像学检查病变进行性加重。

（4）有肺外重要脏器的受累，如心脏、神经系统、眼睛和肝脏等。

二、药物治疗

项目	内容
泼尼松或甲泼尼龙	片剂口服，初始剂量30~40mg/d（或等效剂量），在最初的3个月内，宜使用15mg/d以上的剂量，3个月后以10~15mg/d的剂量维持6~9个月，然后在3~6个月内逐步将皮质激素撤完，总疗程1~1.5年
甲氨蝶呤（MTX）	（1）最常用的二线治疗药物。通常为7.5~15mg口服，一周1次 （2）多用于对激素抵抗或复发的慢性结节病
硫唑嘌呤	（1）通常用于严重、难治性结节病，如神经系统病变 （2）剂量在50~150mg/d，起初应从小剂量开始逐步加量
环孢素	最常用于神经系统结节病
环磷酰胺（CTX）	（1）用于难治性结节病，如经激素治疗失败的神经系统、心脏、肾脏病变 （2）剂量在50~150mg/d （3）副作用主要有骨髓抑制、消化道症状、出血性膀胱炎等
氯喹和羟氯喹	（1）作为慢性结节病的维持治疗 （2）副作用包括消化道症状和视网膜病变等，羟氯喹的副作用较轻微
沙利度胺	（1）仅局限于治疗结节病皮肤病变 （2）其副作用除了致胎儿畸形的危险外，还有嗜睡、便秘、无痛性外周神经病变等
英夫利西单抗	常见的副作用与不良反应有过敏反应、感染等
依那西普	可溶性TNF-α受体融合蛋白

三、其他病症治疗

项目	内容
高钙血症的治疗	（1）阿仑膦酸钠10mg/d，早餐前半小时口服，并大量饮水。防止日晒，限制钙和维生素D摄入。禁服噻嗪类利尿药 （2）血钙浓度超过3.7mmol/L并伴高钙血症表现时，可用帕米膦酸二钠15mg稀释于不含钙离子的生理盐水125ml中，2小时内滴完，同时监测血钙，调整剂量
结节病合并肺结核的治疗	糖皮质激素治疗有适应证的Ⅱ~Ⅳ期结节病，合并肺结核时，考虑糖皮质激素与抗结核药联合治疗
复发结节病的治疗	（1）对于停药后复发的病例，应予以更大剂量或更长时间的维持治疗以防止再次复发，并在必要时加用其他如细胞毒性药物 （2）对于在激素减量中复发的患者，考虑予以小剂量激素长期维持

第六章　胸膜疾病

思维导图框架

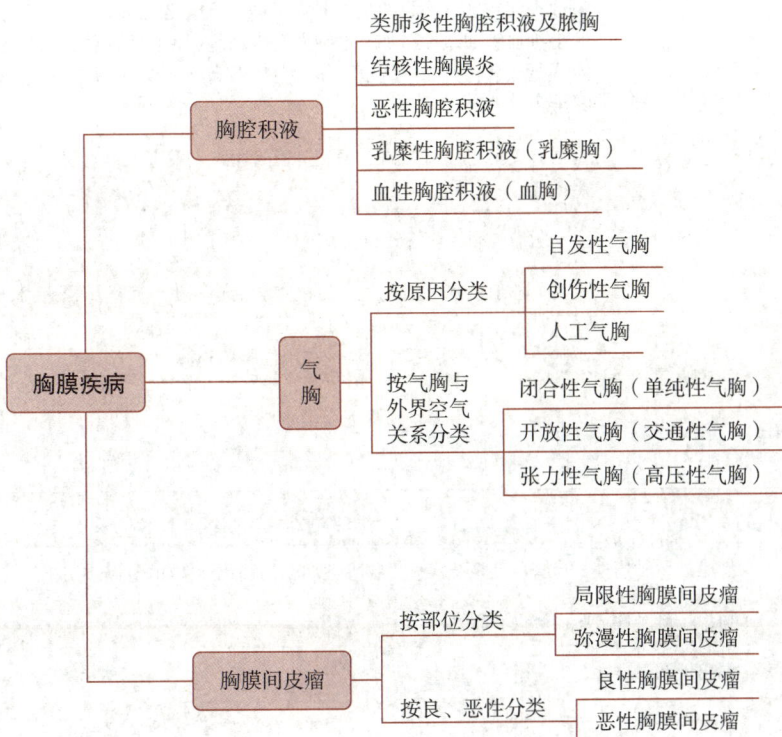

胸膜疾病
- 胸腔积液
  - 类肺炎性胸腔积液及脓胸
  - 结核性胸膜炎
  - 恶性胸腔积液
  - 乳糜性胸腔积液（乳糜胸）
  - 血性胸腔积液（血胸）
- 气胸
  - 按原因分类
    - 自发性气胸
    - 创伤性气胸
    - 人工气胸
  - 按气胸与外界空气关系分类
    - 闭合性气胸（单纯性气胸）
    - 开放性气胸（交通性气胸）
    - 张力性气胸（高压性气胸）
- 胸膜间皮瘤
  - 按部位分类
    - 局限性胸膜间皮瘤
    - 弥漫性胸膜间皮瘤
  - 按良、恶性分类
    - 良性胸膜间皮瘤
    - 恶性胸膜间皮瘤

高分考点精编

第一节　胸腔积液

任何因素使胸膜腔内液体形成过快或吸收过缓，即产生胸腔积液，简称胸水。

一、概论

（一）病因与发病机制

病因	发病机制
胸膜毛细血管内静水压增高	充血性心力衰竭、缩窄性心包炎、血容量增加、上腔静脉或奇静脉受阻均使患者体循环静水压增加，壁层胸膜毛细血管的液体大量滤出，引起胸腔积液
胸膜毛细血管内胶体渗透压降低	低蛋白血症、肝硬化、肾病综合征、急性肾小球肾炎、黏液性水肿等使血浆胶体渗透压降低，引起壁层胸膜毛细血管滤过增加，产生胸腔漏出液
胸膜通透性增加	胸膜炎症或邻近胸膜的组织器官感染、肺梗死或全身性疾病侵犯胸膜都能使胸膜毛细血管通透性增加，毛细血管内细胞、蛋白和液体等大量渗入胸膜腔，胸水中蛋白含量升高，胸水胶体渗透压升高进一步促进胸腔积液增加，此种胸腔积液为渗出液
淋巴回流受阻	壁层胸膜淋巴引流障碍、癌症淋巴管阻塞、发育性淋巴引流异常等产生胸腔渗出液
损伤	主动脉瘤破裂、食管破裂、胸导管破裂等产生血胸、脓胸和乳糜胸
医源性	药物、放射治疗、消化道内镜检查和治疗、支气管动脉栓塞术、卵巢过度刺激综合征、液体负荷过大、冠状动脉搭桥手术、骨髓移植、中心静脉置管穿破和腹膜透析等都能引起渗出性或漏出性胸腔积液

（二）分类

项目	内容
按病因分	感染性、肿瘤性、自身免疫系统疾病、物理性如创伤和化学性如尿毒症
按积液性质分	血性、乳糜性、胆固醇性和脓性
按发生机制分	漏出性和渗出性
按起病过程分	急性和慢性

（三）临床表现

项目	内容
症状	呼吸困难是最常见的症状，多伴有胸痛和咳嗽。炎症积液者可有发热、咳嗽、咳脓痰。全身疾病引起者有相应的临床症状，如心力衰竭、肝硬化等
体征	（1）少量积液时，可无明显体征，或可触及胸膜摩擦感及闻及胸膜摩擦音 （2）中至大量积液时，患侧胸廓饱满，触觉语颤减弱，局部叩诊浊音，呼吸音减低或消失。可伴有气管、纵隔向健侧移位 （3）肺外疾病伴胸腔积液时多有原发病的体征

（四）辅助检查

1.外观检查

项目	外观	临床意义
颜色	血性胸腔积液：淡红色–鲜红色	多为恶性肿瘤或结核引起；创伤、肿瘤、肺栓塞或肺梗死也可导致
	乳白色	乳糜胸
	巧克力色	考虑阿米巴肝脓肿破溃入胸腔的可能
	黑色	曲霉感染
	黄绿色	类风湿关节炎
气味	臭味	脓胸，有厌氧菌感染的可能
透明度	透明清亮的漏出液	非炎症引起
	浑浊，离心后仍浑浊	做脂类分析
		（1）甘油三酯水平增加（＞1.24mmol/L），胆固醇不高：胸导管破裂、乳糜胸
		（2）甘油三酯正常，胆固醇水平增加（＞5.18mmol/L），并伴有胆固醇晶体：陈旧性结核性胸膜炎、恶性胸水、肝硬化、类风湿关节炎

2.细胞　胸膜炎症时，胸腔积液中可见各种炎症细胞，细胞的数量对胸腔积液的性质有意义：细胞数 $< 100 \times 10^6$/L 时为漏出液，细胞数 $> 500 \times 10^6$/L 时为渗出液，细胞数 $> 10000 \times 10^6$/L 时可能为脓胸。

项目	临床意义
中性粒细胞增多	急性炎症
淋巴细胞增多	结核性胸膜炎或肿瘤
嗜酸性粒细胞增多	寄生虫感染或结缔组织病
红细胞	（1）$> 5 \times 10^9$/L：恶性肿瘤或结核所致 （2）$> 100 \times 10^9$/L：创伤、肿瘤、肺梗死所致
血细胞比容＞外周血血细胞比容	血胸
恶性肿瘤细胞	恶性肿瘤引起，并可定性、确诊

3.pH和葡萄糖

检测项目	临床意义
pH	（1）＜7.6：脓胸、食管破裂、类风湿关节炎、结核性胸腔积液、恶性胸腔积液 （2）＜7.0：仅见于脓胸、食管破裂
葡萄糖	＜3.3mmol/L：脓胸、类风湿关节炎、系统性红斑狼疮、结核性胸腔积液、恶性胸腔积液
两者均降低	恶性胸腔积液且广泛浸润

4.酶

酶的名称	临床意义
乳酸脱氢酶（LDH）	（1）>200U/L且胸腔积液/血清的LDH比值>0.6：表示胸膜炎症程度的指标，值越高，炎症越明显 （2）>500U/L：提示恶性肿瘤或胸腔积液并发细菌感染
腺苷脱氨酶（ADA）	（1）>45U/L：提示结核性胸膜炎，用于结核性积液与其他积液的鉴别；不升高者需排除HIV合并结核性胸膜炎 （2）正常或减低：恶性肿瘤性积液
淀粉酶	升高代表急性胰腺炎、恶性肿瘤合并胸腔积液
淀粉酶同工酶	升高代表肿瘤

5.其他检查

项目	内容
X线检查	（1）150ml左右的积液侧位胸片可出现后肋膈角变钝；积液量超过300ml时前位胸片示肋膈角变钝、消失 （2）中量积液呈外高内低的圆弧形阴影，平卧时积液散开，整个肺野透亮度降低 （3）大量胸腔积液时患侧胸腔全为致密阴影，仅肺尖透亮，纵隔移向健侧 （4）局限性包裹性积液可位于肺叶间或肺与横膈、胸壁之间，不随体位改变而变动，边缘光滑饱满 （5）液气胸的胸腔积液上界为一水平面，上部透光，可见萎陷的肺组织阴影
CT检查	可清楚显示肿块、结节、胸膜斑块、钙化和包裹性积液的程度及部位；明确纵隔包裹性积液及鉴别包裹性积液与支气管胸膜瘘和肺脓肿；有利于诊断恶性肿瘤胸膜转移；有利于病因诊断
超声检查	用于估计胸腔积液的深度与积液量，协助胸腔穿刺定位；超声引导下胸腔穿刺用于包裹性和少量胸腔积液
胸膜活检	经皮闭式胸膜活检，对胸腔积液的病因诊断有重要意义；阳性诊断率为40%~75%
胸腔镜活检	应用于胸膜恶性肿瘤和结核性胸膜炎的诊断；阳性诊断率为70%~100%
支气管镜检查	用于检查咯血或疑有气道阻塞者

（五）诊断与鉴别诊断

1.确定有无胸腔积液　　根据患者的临床症状和体征，结合X线、B超、CT等检查可确定有无胸腔积液。

2.区分漏出液和渗出液

（1）漏出液和渗出液的区别

项目	渗出液	漏出液
外观	不定，可为血性、脓性、乳糜性等	淡黄色，浆液性
发生机制	炎症、肿瘤、化学或物理性刺激使血管内皮受损，导致血管通透性增加，使血中成分渗出	非炎症引起，血管与组织间渗透压平衡失调，或毛细血管内压增高，或淋巴管阻塞而导致血管内液体漏出
伴随症状	无水肿	伴有水肿
常见呼吸系统疾病	感染、恶性肿瘤等	肺静脉栓塞、丝虫病、肿瘤等

项目	渗出液	漏出液
透明度	多浑浊	透明或微浑浊
凝固性	能自凝	不自凝
比重	＞1.018	＜1.018
黏蛋白定性试验	阳性	阴性
蛋白定量	＞30g/L	＜25g/L
葡萄糖定量	常低于血糖水平	与血糖相似
细胞分类	以中性粒细胞或淋巴细胞为主	以淋巴细胞、间皮细胞为主
细菌学检测	可查到病原菌	阴性

（2）漏出液和渗出液的诊断标准

项目	内容
Light标准	1）胸腔积液/血清蛋白比例＞0.5 2）胸腔积液/血清LDH比例＞0.6 3）胸腔积液LDH水平大于血清正常值高限的2/3 符合以上任何1项可诊断为渗出液，反之为漏出液
简化Light标准	1）不需要血液检测的两个渗出液标准：①胸腔积液LDH＞2/3血清正常值上限；②胸腔积液胆固醇＞450mg/L 2）不需要血液检测的三个渗出液标准：①胸腔积液LDH＞2/3血清正常值上限；②胸腔积液胆固醇＞450mg/L；③胸腔积液蛋白＞30g/L 符合以上任何1项可诊断为渗出液，反之为漏出液

3.明确病因 漏出性和渗出性胸腔积液的常见病因

胸腔积液性质	常见疾病
漏出液	充血性心力衰竭、肺不张、肝硬化、肾病综合征、黏液性水肿、肺栓塞、腹膜透析
渗出液	（1）感染：肺炎旁胸腔积液、结核性和真菌性胸腔积液、病毒性胸腔积液、寄生虫性胸腔积液、腹腔脓肿 （2）非感染性：胃肠道疾病、胰腺炎、食管破裂、腹部手术、胶原血管病、红斑狼疮、类风湿关节炎、韦格纳肉芽肿、变应性肉芽肿性血管炎、干燥综合征、免疫母细胞性淋巴结病 （3）其他炎症：肺栓塞、石棉肺、放射治疗、Meige综合征、淋巴疾病、乳糜胸、淋巴管肌瘤病、黄甲综合征 （4）药物诱发：药物诱发性狼疮、胺碘酮、博来霉素、丝裂霉素

4.鉴别诊断

疾病	内容
充血性心力衰竭	漏出液，通常为双侧，积液量右侧多于左侧
肝硬化	漏出液伴腹水
肾病综合征	漏出液多为双侧，表现为肺底积液
低蛋白血症	漏出液伴全身水肿

续表

疾病	内容
腹膜透析	漏出液，性质类似于腹透液，葡萄糖高，蛋白质＜1.0g/L
结核性胸膜炎	渗出液，淋巴细胞为主，间皮细胞＜5%，蛋白质＞40g/L，ADA及γ干扰素升高，沉渣找结核分枝杆菌、胸膜活检、PPD试验可为阳性
类肺炎性胸腔积液	渗出液，胸腔积液呈草黄色或脓性，白细胞升高，以中性粒细胞为主，葡萄糖和pH降低
恶性胸腔积液	渗出液，胸腔积液多呈血性、量大、增长快速，CEA＞20μg/L，LDH＞500U/L

（六）治疗

项目	内容
原发病的治疗	病因治疗。如类肺炎胸腔积液量通常较少，经有效的抗感染治疗后可吸收
胸腔穿刺抽液	对于中、大量胸腔积液伴有明显症状者，应予以穿刺抽液，通常采用插管闭式引流
胸腔内注药	恶性胸腔积液在抽尽或引流后可注入抗肿瘤药物（博来霉素、顺铂、丝裂霉素等）；结核性胸膜炎可注入链霉素防止胸膜粘连；注入滑石粉等胸膜粘连剂延缓胸腔积液的产生
支持治疗	包括休息、营养支持和对症治疗，如为漏出液，可补血浆蛋白及加强利尿
手术治疗	慢性脓胸、持续性包裹性胸腔积液应以手术治疗为主

二、类肺炎性胸腔积液及脓胸

项目	内容
定义	类肺炎性胸腔积液是指肺炎、肺脓肿和支气管扩张感染所致的胸腔积液，如积液呈脓性则称为脓胸
病因与发病机制	脓胸是胸腔内致病菌感染造成积脓，多与未能有效控制肺部感染，致病菌直接侵入胸腔有关，常见细菌为金黄色葡萄球菌、肺炎链球菌、化脓性链球菌以及大肠杆菌、肺炎克雷伯杆菌和假单胞菌等，且多合并厌氧菌感染，少数可由结核分枝杆菌或真菌、放线菌、诺卡菌等引起
临床表现	（1）类肺炎性胸腔积液的患者多有发热、咳嗽、咳痰、胸痛等症状 （2）急性脓胸常表现为高热、胸痛等；慢性脓胸有胸膜增厚、胸膜塌陷、慢性消耗和杵状指（趾）等表现
辅助检查	血白细胞升高，中性粒细胞增加伴核左移。胸部影像学先有肺实质浸润影，或肺脓肿和支气管扩张的表现，然后出现胸腔积液，积液量通常不多。胸腔积液呈草黄色或脓性，白细胞明显升高，以中性粒细胞为主，葡萄糖和pH降低。脓胸胸腔积液呈脓性、黏稠，涂片革兰染色查到细菌或脓液细菌培养阳性
治疗	（1）类肺炎性胸腔积液：通常积液量少，经有效的抗生素治疗后可吸收，如果临床症状未改善或逐步加剧可反复抽液或行胸腔插管引流 （2）脓胸：足量抗生素控制感染，引流胸腔积液，慢性脓胸也可考虑外科胸膜剥脱术等治疗 （3）一般支持治疗：予以高能量、高蛋白及含有丰富维生素的食物，纠正水、电解质紊乱及维持酸碱平衡

三、结核性胸膜炎

项目	内容
病因与发病机制	为结核菌由近胸膜的原起病灶直接侵入胸膜，或经淋巴管血行播散至胸膜导致；或机体的变应性较高，胸膜对结核菌产生的毒素出现高度反应
临床表现	多见于青年人，常有发热、干咳、病侧胸痛，随着胸腔积液量的增加胸痛可缓解或消失，但可出现胸闷、气促，可伴有乏力、食欲不振、盗汗等结核全身中毒症状
辅助检查	（1）结核菌素试验多为阳性反应，早期可有1/3的人为阴性反应，2~8周重复结核菌素试验可呈阳性反应 （2）细菌学检查胸腔积液涂片抗酸染色和胸腔积液结核菌培养阳性可确诊 （3）腺苷脱氨酶（ADA）及同工酶活性＞70U/L有利于诊断 （4）闭式胸膜活检阳性率可达60%
治疗	（1）一般治疗：包括休息、营养支持和对症治疗 （2）胸腔穿刺抽液：尽快抽尽胸腔内积液，每周2~3次。首次抽液不超过700ml，之后每次抽取量约1000ml，最多不超过1500ml （3）抗结核药物治疗：同肺结核的治疗 （4）糖皮质激素：当有大量胸腔积液、结核中毒症状严重时可在抗结核同时加用泼尼松30mg/d

四、恶性胸腔积液

项目	内容
病因与发病机制	淋巴系统引流障碍是恶性胸腔积液产生的主要机制，胸膜转移性肿瘤和胸膜弥漫性恶性间皮瘤是产生恶性胸腔积液的主要原因
原发肿瘤	常见于肺癌、乳腺癌、淋巴瘤，其次为消化道肿瘤、卵巢癌转移等
临床表现	（1）多见于中年以上患者，通常无发热 （2）胸部隐痛，伴有消瘦和呼吸道或原发部位肿瘤的症状，常有咳嗽、咳痰、胸痛 （3）少量积液时无症状或仅有胸闷、气短等 （4）中等及大量积液时有逐步加重的气促、心悸，如果积液量大肺脏受压明显，可导致呼吸困难，甚至出现端坐呼吸、发绀等 （5）体征上应注意检查有无锁骨上淋巴结肿大、杵状指
辅助检查	渗出性，以淋巴细胞为主，通常pH为7.30~7.40，胸腔积液CEA＞20μg/L，胸腔积液/血清CEA＞1。胸腔积液细胞学检查查到癌细胞可确诊，部分病例可通过胸膜活检确诊，经皮闭式胸膜活检阳性率低，CT或B超引导下活检可提高成功率。经胸腔镜直视下活检对恶性胸腔积液的病因诊断率可达70%~100%
治疗	（1）积极治疗原发病 （2）少量积液可不处理，中等量以上积液有压迫症状，应行胸腔穿刺抽出积液，每周2~3次 （3）胸膜固定术：在彻底引流胸腔积液后注入抗癌药物，或注入四环素等药物，依靠药物的化学性反应，造成胸膜炎症、粘连，起到闭合胸膜腔的作用

五、乳糜性胸腔积液（乳糜胸）

项目	内容
病因与发病机制	（1）创伤性：外科手术所致胸导管损伤多见，也可由外伤导致 （2）非创伤性：常见为恶性肿瘤经淋巴管播散累及胸导管，或栓塞胸导管分支，或恶性病变转移至纵隔淋巴结，压迫、阻塞、损伤胸导管。良性病变也可导致乳糜胸 （3）约1/3的患者病因不明，称特发性乳糜胸
临床表现	主要表现为乳糜胸的压迫症状及乳糜液丢失引起营养不良和免疫功能降低。常有胸闷、气促、乏力、体重减轻、尿少、脂溶性维生素缺乏
辅助检查	胸腔穿刺抽出乳糜液
治疗	（1）积极治疗原发病，予以营养支持保守治疗 （2）胸腔穿刺抽液或肋间插管引流，去除胸腔乳糜液，有助于肺复张；如果引流失败，可选用胸膜固定术

六、血性胸腔积液（血胸）

项目	内容
病因与发病机制	血性胸腔积液常因外伤、主动脉瘤破裂、自发性气胸、含血管的胸膜粘连带撕裂等导致
临床表现	严重者除胸闷、气促外，还可有休克等表现
辅助检查	胸腔穿刺抽取的胸腔积液中血细胞比容超过20%能够确诊
治疗	（1）胸腔置管引流血液 （2）肋间动脉或胸廓内动脉破裂导致持续性出血，应及时手术止血 （3）胸腔长期积血可行胸膜剥脱术去除胸膜纤维板

第二节　气胸

气胸是指脏层胸膜破裂，气体进入胸膜腔引起胸腔积气所致的病理生理状况。

项目	内容
按原因分类	（1）自发性气胸：在无外伤或人为因素时，肺组织和脏层胸膜因原有某种病变或缺陷而突然发生破裂所致的气胸 ①原发性自发性气胸（PSP）：无明显肺疾病，气胸由胸膜下肺大疱或小囊肿破裂形成 ②继发性自发性气胸（SSP）：继发于慢阻肺、肺结核等胸膜及肺疾病 （2）创伤性气胸：是因为胸部外伤或诊疗操作造成的气胸 （3）人工气胸：为诊治胸内疾病，人为将气体注入胸膜腔
按气胸与外界空气关系分类	（1）闭合性气胸（单纯性气胸）：胸膜裂口较小，随着肺萎缩和浆液性渗出而封闭，不再有空气漏入胸膜腔，胸膜腔内压接近或略超过大气压，抽气后胸膜腔内压下降 （2）开放性气胸（交通性气胸）：胸膜裂口持续开放，气体随呼吸自由进出胸膜腔，胸膜腔内压在大气压上下波动，抽气后压力无改变 （3）张力性气胸（高压性气胸）：胸膜裂口呈单向活瓣或活塞作用，吸气时裂口张开，空气进入胸膜腔；呼气时裂口关闭，气体无法排出，导致胸膜腔内空气越积越多，胸膜腔内压快速升高呈正压，抽气至负压不久后又快速变成正压

一、病因与发病机制

项目	内容
PSP	多数PSP可发现胸膜下肺大疱，多在肺尖部，这种胸膜下肺大疱的原因还不清楚，与吸烟、身高和小气道炎症可能有关，也可能与非特异性炎症瘢痕或弹性纤维先天性发育不良有关
SSP	（1）多继发于气道阻塞性肺疾病或肺结构破坏和纤维化的肺疾病，如COPD、肺结核、间质性肺疾病、肺脓肿、肺癌、尘肺等 （2）月经性气胸仅在月经来潮前后24~72小时内发生，可能由于胸膜上有异位子宫内膜破裂引起

二、临床表现

项目	内容
症状	（1）发病急骤，典型症状为突发性单侧胸痛，随后胸闷和呼吸困难，并可有刺激性干咳。部分患者在气胸侧向上的侧卧位时，可减轻呼吸困难 （2）张力性气胸时胸膜腔内压骤然升高，肺被压缩，纵隔移位，快速出现严重呼吸、循环障碍；患者表情紧张、胸闷、挣扎坐起、烦躁不安、发绀、冷汗、脉速、虚脱、心律失常等。若处理不及时，可引起呼吸、心搏骤停 （3）血气胸时如果出血量多，可表现为面色苍白、冷汗、脉搏细弱、血压下降等休克征象。但大部分患者仅为少量出血
体征	（1）少量气胸体征可不明显，气体量多时患侧胸部饱满，呼吸运动减弱，触觉语颤减弱或消失，叩诊鼓音，听诊呼吸音减弱或消失 （2）肺气肿并发气胸患者虽然两侧呼吸音都减弱，但气胸侧减弱更明显，即使气胸量不多也有此变化，所以叩诊和听诊时应注意左右对比和上下对比 （3）大量气胸时纵隔向健侧移位 （4）右侧大量气胸时肝浊音界下移，左侧气胸或纵隔气肿时在左胸骨缘处听到与心搏一致的咔嗒音或高调金属音（Hamman征） （5）当患者出现发绀、大汗、严重气促、心动过速和低血压时应考虑存在张力性气胸

三、辅助检查

项目	内容
X线检查	（1）通常有明确的气胸线，为萎缩肺组织与胸膜腔内气体的交界线，呈外凸线条影，气胸线外为无肺纹理的透光区，线内为压缩的肺组织 （2）大量气胸时可见纵隔、心脏向健侧移位。合并胸腔积液时可见液平 （3）局限性气胸在后前位X线检查时易漏诊，侧位X线胸片可协助诊断，X线透视下转动体位也可发现。如果围绕心缘旁有透光带应考虑有纵隔气肿
CT检查	胸膜腔内出现极低密度的气体影，伴有肺组织不同程度的压缩萎陷改变
气胸的容量	（1）从侧胸壁至肺边缘的距离 ≥ 2cm为大量气胸，< 2cm为小量气胸 （2）用肺尖气胸线至胸腔顶部的距离估计气胸大小，距离 ≥ 3cm为大量气胸，< 3cm为小量气胸
胸膜腔内压测定	（1）闭合性气胸胸膜腔内压稍有升高，抽气后压力下降，且留针观察2~3分钟压力不再回升，说明脏层胸膜裂口不再漏气 （2）开放性气胸胸膜腔内压在0cmH$_2$O上下波动，抽气后留针观察2~3分钟，压力无变化 （3）张力性气胸因脏层胸膜裂口呈单向活瓣，胸膜腔内压测定显示压力明显增高，呈正压，抽气后压力可轻微下降，留针观察2~3分钟后胸膜腔压力又快速升至正压

续表

项目	内容
血气分析	（1）超过75%的患者PaO_2低于80mmHg （2）16%的继发性气胸患者$PaO_2 < 55$mmHg、$PaCO_2 > 50$mmHg
胸腔镜检查	明确胸膜破裂口的部位及基础病变

四、诊断

根据临床症状、体征及影像学表现即可诊断。如果病情十分危重无法搬动做X线检查时，应权衡利弊和当机立断在患侧胸腔气胸体征最明显处试验穿刺，如抽出气体，可证实气胸的诊断。

五、鉴别诊断

项目	内容
肺大疱	（1）肺大疱发病缓慢，病程较长；而气胸常发病较急，病史短 （2）X线检查肺大疱为圆形或椭圆形透光区，位于肺野内，其内有细小条状纹理；而气胸为透光带，位于肺野外胸腔内 （3）肺周边部位的肺大疱易误诊为气胸，X线胸片上肺大疱线是凹面向侧胸壁；而气胸线的凸面常朝向侧胸壁，胸部CT有利于鉴别诊断 （4）经较长时间观察，肺大疱大小很少发生变化，而气胸形态则日渐变化，最后消失
急性心肌梗死	临床表现类似于气胸，如急性胸痛、胸闷、呼吸困难、休克等临床表现，但患者常有冠心病、高血压病史，有心音性质及节律改变，无气胸体征，心电图或胸部X线检查有利于鉴别
肺栓塞	有栓子来源的基础疾病，无气胸体征，胸部X线检查有利于鉴别
COPD和支气管哮喘	COPD呼吸困难是长期缓慢加重的，支气管哮喘有多年哮喘反复发作病史。当COPD和支气管哮喘患者呼吸困难突然加重且有胸痛时，应考虑并发气胸的可能，胸部X线检查可助鉴别

六、治疗

（一）治疗措施

治疗措施	适应证	治疗方案
保守治疗	稳定型小量气胸；闭合性气胸（首次起病的轻症患者）	严格卧床休息，氧疗；可酌情镇痛、镇静、止咳、通便等以祛除诱因。对有肺基础疾病者，积极治疗原发病。肺结核合并气胸者可抗结核治疗；COPD合并气胸者应积极预防、控制肺部感染，解除气道痉挛等
排气疗法	稳定型原发性大量气胸和继发性小量气胸及心、肺功能尚可的闭合性气胸	（1）胸腔穿刺抽气：选择患侧胸部锁骨中线第2肋间为穿刺点，局限性气胸则选择相应的穿刺部位 （2）皮肤消毒后用气胸针或细导管直接穿刺入胸腔，随后连接于50ml或100ml注射器或气胸机抽气并测压，直至患者呼吸困难缓解 （3）1次抽气量不宜超过1000ml，每天或隔天抽气1次
	不稳定型气胸，呼吸困难明显、肺压缩程度较重，开放性或张力性气胸，反复发生的气胸	（1）胸腔闭式引流：插管部位通常取锁骨中线外侧第2肋间，或腋前线第4~5肋间 （2）局限性气胸或需引流胸腔积液，则应根据X线胸片或在X线透视下选择适当部位进行插管排气、引流

治疗措施	适应证	治疗方案
胸膜固定术	适用于不宜手术或拒绝手术的持续性或复发性气胸、双侧气胸、气胸合并肺大疱、肺功能不全者	（1）通过向胸腔内注入硬化剂，产生无菌性胸膜炎症导致胸膜粘连，使胸膜腔间隙消失 （2）常用硬化剂有多西环素、滑石粉等 （3）用生理盐水60~100ml稀释后经胸导管注入，夹管1~2小时后引流；或经胸腔镜喷洒药粉 （4）注入硬化剂前，尽量使肺完全复张
手术治疗	经内科治疗无效的气胸	可进行电视辅助胸腔镜手术（VATS）；对于继发性气胸建议行开胸手术并进行胸膜修补术；肺内有明显病变者可考虑将肺叶或肺段切除

（二）并发症的治疗

项目	内容
脓气胸	由病原菌感染所致的干酪样肺炎、坏死性肺炎及肺脓肿可并发脓气胸，除抗感染治疗外，应插管引流，必要时手术治疗
血气胸	气胸出血为胸膜粘连带内的血管被撕裂引起，肺复张后出血多能自行停止。如持续出血不止，排气、止血、输血等处理无效，应行开胸手术止血
纵隔气肿和皮下气肿	皮下气肿及纵隔气肿多能随胸膜腔内气体排出减压而自行吸收，如纵隔气肿张力过高而影响呼吸和循环，可做胸骨上窝穿刺或切开排气

（三）合并症的处理

项目	内容
妊娠合并气胸	（1）若孕妇无呼吸困难、胎儿无不适、气胸量＜2cm则可暂时观察。如果存在持续漏气则建议胸腔插管引流 （2）在分娩后可选择创伤小的电视辅助胸腔镜手术（VATS）以避免以后妊娠时再次复发 （3）为了避免气胸在自然分娩时复发，可考虑选择剖宫产手术
月经性气胸（CPTX）	（1）改变月经周期，适用于年龄较大、不需生育的患者 （2）手术治疗 ①明确CPTX子宫内膜异位的部位，内科疗效差、张力性气胸、胸膜增厚明显导致肺膨胀不全者、10~19岁青少年可选择单纯膈肌缺孔修补术、部分膈肌或胸膜切除术、肺部分切除加折叠缝合或单纯缝合 ②非育龄期妇女，可选择输卵管结扎术、部分卵巢切除术、子宫切除术等
AIDS合并气胸	胸腔闭式引流或外科手术

第三节　胸膜间皮瘤

一、分类

胸膜间皮瘤是一种少见的原发性胸膜肿瘤，分为局限性胸膜间皮瘤及弥漫性胸膜间皮瘤两种。

项目	内容
局限性胸膜间皮瘤	多为良性，呈局限性生长，生长缓慢，易手术切除，切除后极少复发，临床预后良好
弥漫性胸膜间皮瘤	为恶性，沿胸膜表面弥漫浸润扩张，多无手术机会，可行减瘤胸膜剥脱术或胸膜切除术，但只可缓解症状，临床预后欠佳

二、良性胸膜间皮瘤

项目	内容
临床表现	（1）症状：肿瘤较大时可有压迫症状，压迫支气管可造成肺不张，此时可出现咳嗽、胸部沉重感和气短。无任何感染指征的发热约占全部有症状病例的25% （2）体征：肥大性肺性骨关节病，低血糖综合征，杵状指（趾），关节僵直、疼痛，踝部水肿等
诊断	（1）胸部X线检查：位于肺周边孤立的密度均匀的球状肿块，界限清楚，肿瘤直径1~36cm，平均6cm，内无钙化。也有发于叶间胸膜者，可见肿块长径与斜裂走向一致。约10%的病例合并胸腔积液，但无法表明预后欠佳。少数肿瘤体积巨大，占据半侧胸腔，使心脏和纵隔移到对侧，严重影响心肺功能 （2）CT检查：不仅可更清楚、明确地观察到肿瘤，而且对确定肿物部位及与周围组织的关系有帮助
治疗	手术切除肿瘤是最有效的治疗方法

三、恶性胸膜间皮瘤（MPM）

（一）病因、发病机制及病理表现

项目	内容
病因与发病机制	（1）石棉：石棉暴露是引起MPM发病的主要因素。发病机制是石棉纤维刺穿肺脏表面，在壁层胸膜的间皮细胞层不断来回刮擦，造成损伤、炎症和修复 （2）猿病毒40：DNA病毒 （3）其他因素：接触其他自然纤维（如毛沸石、氟浅闪石）或人造纤维（耐火陶瓷）以及电离辐射
病理表现	（1）上皮型：最常见，瘤细胞为单层立方或扁平上皮细胞，细胞大，胞质多，嗜酸性，核圆大，位于细胞中央。核不规则，呈泡状，有1~2个核仁。在细胞异型及低分化区，核分裂象多。瘤细胞多排列成乳头状、片状或假腺泡结构 （2）肉瘤型：组织结构多样性，可类似于纤维肉瘤、平滑肌肉瘤、恶性纤维组织细胞瘤或多形性肉瘤，少数有骨和软骨化生 （3）混合型：有上述两型瘤组织混合存在，同一切片不同区域，部分瘤细胞呈小片、实体或裂隙管样排列，部分呈肉瘤样结构，两者相互交杂，组成瘤的复杂多样性

（二）临床表现

项目	内容
表现	（1）典型症状是持续性胸痛和呼吸困难。可有咳嗽、胸腔积液、胸壁肿块、体重减轻、发热和出汗 （2）少数可出现发作性低血糖、关节痛、杵状指（趾）、高血钙、血小板增多症、自身免疫性溶血性贫血、血管免疫母细胞性淋巴结病、慢性淋巴细胞白血病、抗利尿激素分泌异常等副癌综合征

项目	内容
胸腔积液	（1）多为血性，也可呈黄色渗出液；非常黏稠，甚至可拉成细丝，易堵塞穿刺针头；比重高、可达1.020~1.028；胸腔积液蛋白含量高，葡萄糖和pH常降低 （2）透明质酸和乳酸脱氢酶浓度较高 （3）硫紫染色时呈紫色

（三）实验室检查

项目	内容
胸腔穿刺的细胞学检查	对复发性的胸腔积液，可经胸腔穿刺抽液进行细胞学检查，可作为MPM的初步筛查方法
CT或超声引导下胸膜活检	在CT扫描指导下，通过Abrams针状胸膜活检（ANPB）或切针状胸膜活检（CNPB）进行组织病理学分析。CT引导切割针胸膜活检可用于无胸腔积液的患者，并可将诊断灵敏度提高到80%左右。CT引导活检是一种可靠、安全的诊断方法。CNPB可在超声引导下进行
胸腔镜检查	直接观察肿瘤的形态、大小、分布及邻近脏器受累情况，而且可在直视下多部位活检取得足够的组织标本，诊断阳性率很高
开胸活检	对于计划接受治疗的可疑MPM患者，若无法行胸腔镜检查，应进行开胸胸膜活检。建议尽量小的切口（一般为6cm或更小）
免疫组织化学标志物	如Calretinin，WT-1，和CK5/6对于鉴别MPM和转移性肺腺癌有帮助，MPM时上述标志物通常为阳性表达，而CEA及TTF-1阴性，转移性肺腺癌正好相反
肺功能检查	（1）典型的肺功能异常表现为限制性通气功能障碍 （2）如果胸腔积液的量无变化，用力肺活量的改变则可表明疾病进展或缓解

（四）诊断

项目	内容
临床特点	（1）40岁以上 （2）胸痛、气短进行性加重，进行性消瘦 （3）久治不愈的大量血性胸腔积液，抽取后增长快速；肉眼观察为血性胸腔积液，胸腔积液常规检查血细胞较少，与肉眼观察结果不一致；胸腔积液黏稠，其中可见絮状和小块状白色物质
辅助检查	（1）胸穿时感到胸膜增厚、坚韧、落空感明显；胸膜活检时术者感到胸膜组织松脆 （2）胸部X线和B超检查发现大量胸腔积液或实质性块影，而肺部无明显占位病变，纵隔不移位，肋骨间隙不增宽而变窄；如果行人工气胸健侧卧位摄片，可见患侧胸膜广泛不规则增厚，或呈驼峰、结节样改变，也可表现为胸膜孤立性肿块、多发性分叶状肿块及同侧胸腔积液、胸膜肿块及胸壁软组织块影或胸膜肿块侵蚀邻近肋骨 （3）胸部CT检查可见胸膜广泛增厚、凹凸不平和结节状突出阴影 （4）胸腔积液脱落细胞检查发现恶性间皮细胞即可确诊 （5）经皮穿刺胸膜活检的阳性率较脱落细胞检查高 （6）胸腔镜活检，直视下取材，阳性率高 （7）肿块快速增大，与胸膜夹角呈钝角

（五）鉴别诊断

项目	内容
结核性胸膜炎	（1）结核性胸膜炎常表现为胸膜充血、肥厚、粘连及乏力、盗汗等结核症状，偶尔胸腔积液中可查及结核分枝杆菌 （2）腺苷脱氨酶（ADA）水平增高是T淋巴细胞对某些特殊病变局部刺激产生的一种反应，结核性胸腔积液患者ADA活性能够显著增高 （3）胸腔积液ADA水平被确定对疾病的诊断有一定的帮助，但诊断结核性胸腔积液和恶性胸腔积液时仍应谨慎使用ADA，特别是当胸腔积液是唯一表现时
类肺炎性胸腔积液	（1）发病较急，常伴有肺部感染性病变，临床表现为咳嗽、胸痛、咳痰、发热等主要症状，也有部分患者有呼吸困难等症状 （2）诊断主要依据病原学，但培养的阳性率较低 （3）除病原学检查外，表示全身细菌感染的降钙素原在类肺炎性胸腔积液的诊断上具有意义，是表示细菌感染的指标
腺癌胸膜转移	（1）MPM环状胸膜增厚、胸膜增厚大于1cm、纵隔胸膜受累、有胸膜斑、病侧肺容积小及胸壁受累等方面的检出率较胸膜转移性腺癌明显增多 （2）规则的胸膜增厚、纵隔和/或肺门淋巴结肿大、两侧胸膜受累等的检出率则以胸膜转移性腺癌居多，上述不同的表现有利于两者的鉴别

（六）治疗

项目	内容
外科治疗	（1）早期MPM患者，建议进行手术。手术方式包括胸膜外肺切除术（EPP）或保肺的胸膜切除术/胸膜剥脱术（P/D） （2）对侧纵隔（N2）或锁骨上（N2）淋巴结转移是MPM手术的禁忌证 （3）对于组织学证实同侧纵隔淋巴结受累的患者，可在多学科综合治疗（新辅助化疗或辅助化疗）下进行减瘤性手术。组织学确诊肉瘤型MPM的患者不应进行手术
化疗	（1）一线化疗方案是培美曲塞联合铂类制剂。一线培美曲塞化疗应进行至少4~6个周期 （2）随机临床试验显示贝伐单抗联合应用顺铂/培美曲塞方案患者获益，无法耐受顺铂的患者可用卡铂替代 （3）一般状态较差的患者（PS评分2分）可行单药化疗或姑息治疗。PS评分3分或以上的患者应接受姑息治疗 （4）对于无法进行临床试验的患者，长春瑞滨可作为二线疗法
放疗	（1）建议对切除部分病灶且组织病理学阳性的患者行辅助放疗 （2）对于局部无症状复发的患者，可行放疗 （3）对于接受非保肺减瘤性手术的患者可行半胸新辅助放疗 （4）对于接受保肺减瘤性手术的患者，不建议应用新辅助放疗

第七章　肺部肿瘤

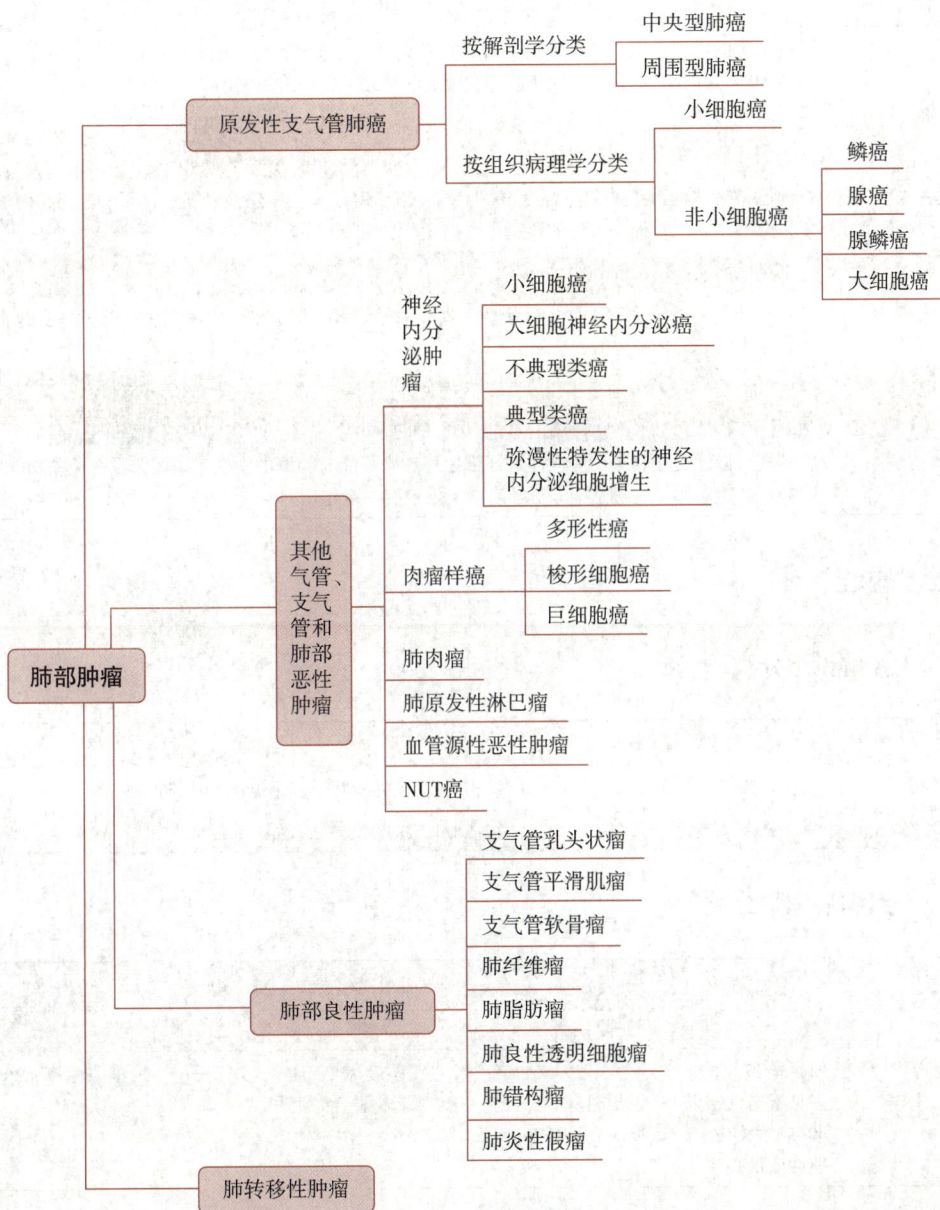

高分考点精编

第一节 原发性支气管肺癌

一、病因与发病机制

原发性支气管肺癌，简称肺癌，是原发于气管、支气管黏膜或腺体的肺部恶性肿瘤。

影响因素	内容
吸烟	肺癌发生的重要危险因素和死亡率增加的首要原因。吸烟量与肺癌之间存在着明显的量效关系；烟雾中的苯并芘、尼古丁、亚硝胺和少量放射性元素钋均为致癌的主要物质
空气污染	（1）小环境：室内被动吸烟、燃料燃烧和烹调过程中都能产生致癌物质 （2）大环境：城市中汽车尾气、工业废气、公路沥青等都有致癌物质存在
职业危害	目前已被确认的致癌物质主要有石棉、砷、铬、镍、铍、煤焦油、煤烟、芥子气、异丙油、二氯甲醚等，其中石棉是公认的致癌物质
电离辐射	大剂量电离辐射可引起肺癌
饮食与营养	食物中长期缺乏维生素A类、β-胡萝卜素和微量元素（锌、硒）等易发生肺癌。许多肺癌患者中有维生素E、维生素B_2的缺乏
遗传因素	肺癌可能是一种外因通过内因发病的疾病，外因可诱发细胞的恶性转化，与肺癌关系密切的癌基因主要有 ras 和 myc 基因家族、bcl-2 等。抑癌基因有 p53、Rb、CDKN2 和 FHIT 等
其他	肺结核、慢性支气管炎、间质性肺纤维化等疾病可能与肺癌的发生有一定关系。免疫功能低下、内分泌功能失调、病毒感染等对肺癌的发生也有一定作用

二、病理

（一）按解剖学分类

分型	解剖位置	备注
中央型肺癌	发生在段支气管至主支气管	约占3/4，多见鳞状上皮细胞癌和小细胞癌
周围型肺癌	发生在段支气管以下	约占1/4，腺癌较多见

（二）组织病理学分类

类型	小细胞癌（SCLC）	非小细胞癌（NSCLC）			
		鳞癌	腺癌	腺鳞癌	大细胞癌
临床特点	发生率17.8%，多见于男性，以40~50岁多发，恶性度最高	发生率29.4%，老年男性多见，与吸烟关系密切	发生率最高，达31.5%，多见于女性	—	发生率9.2%

续表

类型	小细胞癌（SCLC）	非小细胞癌（NSCLC）			
		鳞癌	腺癌	腺鳞癌	大细胞癌
生长部位	多为中央型，周围型少见	中央型	3/4以上为周围型	中央型	多为周围型
生长方式	沿管壁黏膜下层浸润性生长，引起管腔狭窄，大多不形成多发性肿块，倍增时间最短（33天），生长快速	多数源自段和亚段支气管黏膜，在支气管内形成肿块，阻塞管腔，易发生肺不张或阻塞性肺炎	来自小支气管的黏液腺体，生长缓慢。常发生在原先肺有损伤的区域	沿管壁生长	为上皮肿瘤，腔内浸润
转移	早期即发生血行和淋巴转移，初诊时60%~88%的患者已全身转移。最常见的胸外转移为肝、骨髓、肾上腺、中枢神经系统、骨以及后腹膜	血行转移发生较晚，局部浸润及淋巴转移	早期可累及血管及淋巴管，发生远处转移。多数侵犯胸膜	早期淋巴或血行转移	早期淋巴或血行转移
大体病理	肿瘤质地软、灰白、有黏液样变性，出血和坏死多见	易发生中央坏死和形成空洞	癌组织内有明显的纤维化、瘢痕及炭木沉着，有时称瘢痕癌	—	—
光镜下特点	多种细胞形态，如淋巴样、燕麦样、梭形；胞质少，核深染，分裂象多见，核仁明显	癌细胞呈多形性，胞质丰富，核畸形，染色深，呈癌巢，内可见角化现象，有细胞间桥。多数中分化或分化差，分化好的常有角化珠，分化差的无角化。变异型呈梭形，均分化差	癌细胞为立方或柱状，形态不规则，核大、染色深、核仁明显，可分为：腺泡型、乳头状、微乳头状、细支气管肺泡癌、实性黏液细胞癌及变异型等	有明确的腺癌和鳞癌组织结构，两种成分混杂，或分别独立存在于同一肿块内	瘤细胞大，形态多样，核大深染，核仁明显，胞质丰富，有黏液形成，细胞呈双向分化，80%为腺样分化，10%为鳞样分化，与鳞癌和腺癌难于区分
电镜下特点	癌细胞无基质，桥粒少或无，胞质有神经内分泌颗粒	细胞间有桥粒连接，张力微丝附着，胞质内有散在成束的张力微丝，分化差的桥粒及张力微丝少。少数癌细胞包含神经内分泌颗粒	癌细胞有微腔，由复合体及指突状连接。胞质内高尔基体发达，有分泌颗粒、黏液颗粒、板层小体存在	发生率可达49%，多数鳞癌可能属于本型	—
放、化疗	敏感	中度敏感，5年生存率较高	较敏感	敏感	不敏感

三、临床表现

（一）原发肿瘤引起的症状和体征

项目	内容
咳嗽	为早期症状，常为无痰或少痰的刺激性干咳，当肿瘤导致支气管狭窄后可加重咳嗽，多为持续性，呈高调金属音性咳嗽或刺激性呛咳。细支气管肺泡癌可有大量黏液痰。伴有继发感染时，痰量增加，且呈黏液脓性
咳血痰或咯血	多见于中央型肺癌。肿瘤向管腔内生长者可有间歇或持续性痰中带血，若表面糜烂严重，侵袭大血管，则可发生大咯血
气短或喘鸣	肿瘤向支气管内生长，或转移到肺门淋巴结致使肿大的淋巴结压迫主支气管或隆突，或导致部分气道阻塞时，可有呼吸困难、气短、喘息，偶尔表现为喘鸣，听诊为局限或单侧哮鸣音
发热	肿瘤组织坏死可引起发热，多数发热的原因是肿瘤引起阻塞性肺炎，抗生素治疗效果不佳
体重下降、消瘦	晚期症状

（二）肺外胸内扩展引起的症状和体征

项目	内容
胸痛	近半数患者可有模糊或很难描述的胸痛或钝痛，如果肿瘤位于胸膜附近，则产生不规则的钝痛或隐痛，疼痛在呼吸、咳嗽时加重。肋骨、脊柱受侵犯时可有压痛点，而与呼吸、咳嗽无关。肿瘤压迫肋间神经，胸痛可侵犯其分布区域
声音嘶哑	癌肿直接压迫或转移至纵隔淋巴结压迫喉返神经（多见左侧）
吞咽困难	癌肿侵犯或压迫食管，可导致吞咽困难，还可造成气管食管瘘，引起肺部感染
胸腔积液	约10%的患者有不同程度的胸腔积液，通常提示肿瘤转移侵犯胸膜或肺淋巴回流受阻
上腔静脉阻塞综合征	头面部和上半身淤血、水肿，颈部肿胀，颈静脉扩张，患者常主诉领口进行性变紧，可在前胸壁见到扩张的静脉侧支循环
Horner综合征	肺尖部肺癌也称肺上沟瘤（Pancoast瘤），易压迫颈部交感神经，引发病侧上眼睑下垂、瞳孔缩小、眼球内陷、同侧额部与胸壁少汗或无汗，也常有肿瘤压迫臂丛神经造成以腋下为主、向上肢内侧放射的火灼样疼痛，夜间尤甚

（三）胸外转移引起的症状和体征

以小细胞肺癌居多，其次为未分化的大细胞肺癌、腺癌、鳞癌。

项目	内容
转移至中枢神经系统	可造成颅内压增高，如头痛、恶心、呕吐、精神状态异常。少见的症状为癫痫发作、偏瘫、小脑功能障碍、定向力和语言障碍。此外还可有脑病、小脑皮质变性、外周神经病变、肌无力及精神症状
转移至骨骼	可造成骨痛和病理性骨折。通常为溶骨性病变，少数为成骨性。肿瘤转移至脊柱后可压迫椎管导致局部压迫和受阻症状。此外，也常见股骨、肱骨和关节转移，甚至引起关节腔积液
转移至腹部	部分小细胞肺癌可转移到胰腺，表现为胰腺炎症状或阻塞性黄疸。其他细胞类型的肺癌也可转移到胃肠道、肾上腺和腹膜后淋巴结，多无临床症状，依靠CT、MRI或PET做出诊断
转移至淋巴结	锁骨上淋巴结是肺癌转移的常见部位，可毫无症状。典型者多位于前斜角肌区，固定且坚硬，逐步增大、增多，相互融合，多无痛感

（四）胸外表现

项目	内容
肥大性肺性骨关节病	表现为杵状指（趾）及肥大性骨关节病变，受累关节肿胀、压痛，长骨远端骨干的X线显示骨膜增厚，有新骨形成
异位促性腺激素	少见，大部分是大细胞肺癌，主要为男性轻度乳房发育和增生性骨关节病
分泌促肾上腺皮质激素样物	小细胞肺癌或支气管类癌是引起库欣综合征的最常见的细胞类型，许多患者在瘤组织中，甚至血中测出促肾上腺皮质激素（ACTH）增高
分泌抗利尿激素	可产生厌食、恶心、呕吐等水中毒症状，还可伴有逐渐加剧的神经并发症。其特征是低钠（血清钠＜135mmol/L）、低渗（血浆渗透压＜280mmol/L）
神经−肌肉综合征	最常见多发性周围神经炎、重症肌无力和肌病、小脑退行性变、运动神经病变等；可发生于各型肺癌，但多见于小细胞未分化癌
高钙血症	常见于鳞癌。患者表现为嗜睡、厌食、恶心、呕吐和体重减轻及精神变化。切除肿瘤后血钙水平可恢复正常
类癌综合征	典型特征是皮肤、心血管、胃肠道和呼吸功能异常。主要表现为面部、上肢、躯干的潮红或水肿、胃肠蠕动增强、腹泻、心动过速、喘息、瘙痒和感觉异常
其他表现	黑棘皮症及皮肌炎、掌跖皮肤角化症、硬皮症以及血栓性静脉炎、非细菌性血栓性心内膜炎、血小板减少性紫癜

四、辅助检查

（一）X线检查

项目	内容
中心型肺癌	（1）直接征象：常见为支气管壁不规则增厚、狭窄及中断，管内有肿物。肿物增大，累及肺实质时，其边缘有切迹、分叶及毛刺。肿物与肺不张、阻塞性肺炎并存时，可呈现横S形的X线征象 （2）间接征象：因为气管内肿物，导致气道狭窄或阻塞，X线可显示局限性肺气肿、肺不张、阻塞性肺炎和继发性肺脓肿的征象
周围型肺癌	（1）发生于段和段以下支气管。早期周围型肺癌直径＜2cm，肿瘤呈结节状、球形、淡片磨玻璃阴影，肿块周边也有毛刺、切迹及分叶 （2）结节内可见1~2个透亮小疱。常有胸膜皱缩征 （3）动态观察肿物可逐步增大，引流的肺门淋巴结肿大、肺段阻塞性肺炎、胸腔积液、肋骨受累
细支气管肺泡癌	（1）孤立球形阴影，肺炎型、双肺弥漫小结节型或弥漫粟粒型 （2）肺炎型可显示一侧肺野有散在团絮状浸润阴影，之后发展为双侧
空洞型病灶	（1）常见于鳞癌，可呈现厚壁空洞，明显偏心，内壁不规则，有形态不规则结节，空洞外壁呈分叶状 （2）偶有薄壁样空洞，但洞壁也不规则 （3）腺癌也可偶见空洞性病灶
肺癌转移	可见肺内多发结节，肺门、纵隔淋巴结肿大，胸腔积液、心包积液等征象。淋巴管转移时，呈现自肺门向肺野行走的条索状阴影，肺野呈网状阴影
胸膜病变	（1）周围型肺癌临近胸壁时，易累及胸膜。鳞癌累及胸膜多引起胸膜增厚，或呈结节样增厚 （2）腺癌累及胸膜多导致胸膜凹陷（胸膜与病灶间的条束状影，似兔耳征）
肺部多发结节、斑片浸润	（1）一侧或双侧肺呈弥漫粟粒型病变，并沿支气管呈条索状阴影向肺门集中，常见于细支气管肺泡癌 （2）弥漫炎症浸润：双侧肺野散在片状或团絮状浸润阴影，在邻近肺门处或下肺野可融合成大片实变状阴影，多见于肺腺癌 （3）局限性浸润：病初为局部多个小斑片或斑点状，密度较淡，为模糊浸润阴影，以后密度逐渐增高，融合成肿块

（二）CT薄层

项目	内容
周围型肺癌	（1）2~5mm的早期病变多呈局限性小斑片或者微小结节影，边缘不清，密度较淡，肿瘤增大至直径2~3cm后，则呈界限清楚，圆形或类圆形密度增高影，伴有分叶、脐凹或细毛刺状阴影 （2）薄层CT可清晰地显示典型肿瘤为分叶、边缘毛刺、胸膜凹陷征，甚至可见钙质分布类型、支气管充气征和空泡征 （3）如肿瘤向肺门淋巴结蔓延，可见其间引流淋巴管增粗形成条索状阴影伴肺门淋巴结增大。癌组织坏死与支气管相通后，可呈厚壁、偏心、内缘凹凸不平的癌性空洞影。继发感染后可见洞内液平 （4）腺癌可表现为斑片状浸润影，偶呈两肺大小不等的结节样阴影。随病情发展逐步增多、增大，甚至融合成肺炎样片状阴影。病灶间常有增深的网状阴影，有时可见支气管充气征 （5）病灶内存在钙化，特别是位于中央、均匀环状或爆米花样分布，常表示为良性病变，原发性支气管肺癌可出现偏心钙化
中央型肺癌	（1）肿瘤向管腔内生长时可导致支气管阻塞征象。阻塞不完全时呈现段、叶局限性气肿。完全阻塞后则表现为段、叶不张 （2）肺不张伴有肺门淋巴结肿大时，下缘可表现为倒S状影像，是中央型肺癌，尤其是右上叶中央型肺癌的典型征象 （3）如果肿瘤向管腔外生长，可表现为单侧性、不规则的肺门肿块

（三）核医学检查

项目	内容
单光子发射计算机断层显像（SPECT）	（1）肿瘤定位、定性和骨转移诊断 （2）常用放射性核素肿瘤阳性显像和放射免疫肿瘤显像
正电子发射计算机体层显像（PET）	可用于肺癌及淋巴结转移的定性诊断

（四）非手术活检

项目	内容
支气管镜	（1）经支气管镜肺活检：可显著提高周围型肺癌的诊断率 （2）气管镜超声引导针吸活检：现已用于直径<1cm的淋巴结，适用于第9、8、7、6和5组淋巴结活检 （3）自荧光纤维支气管镜：增加恶变前小病灶（发育异常）或早期恶变（原位癌）的检出率
电磁导航支气管镜（ENB）	对周围型肺病灶和纵隔淋巴结活检阳性率高
激光共聚焦	联合使用FCFM和自荧光纤维支气管镜，能够在组织损伤最少的条件下，观察到与癌前期病变有关的支气管基底膜变化，甚至是原位癌
非气管镜针吸细胞学检查	（1）浅表淋巴结针吸细胞学检查：用于诊断质硬、活动度差的淋巴结 （2）经皮针吸细胞学检查：不用于早期肺癌

（五）手术活检

项目	内容
胸腔镜活检	对于PET/CT和人工智能等技术考虑为早期肺癌，且其他方法无法取得活检标本者，可考虑胸腔镜检查
纵隔镜活检	存在纵隔淋巴结肿大，且气道内超声无法明确诊断者，可考虑纵隔镜手术活检
淋巴结摘除活检	手术摘除浅表淋巴结，如锁骨上、前斜角肌或腋下淋巴结行病理检查

（六）肺癌标志物检查

项目	内容
癌胚抗原（CEA）	腺癌阳性率最高
组织多肽抗原（TPA）	鳞状上皮细胞的标志物
鳞状细胞癌相关抗原（SCCAg）	肺鳞癌中常出现异常升高
细胞角蛋白21-1（Cyfra21-1）	血清中含量与肺鳞癌患者的病程相一致。Cyfra21-1与CA19-9联合对肺癌诊断的敏感性为76%，特异性为96%
糖类抗原	CA125、CA153、CA19-9、CA242、CA50、CA724均为非特异性的肿瘤抗原，在肺癌中都可有升高
神经元特异性烯醇化酶（NSE）	可用于小细胞肺癌患者的疗效观察、复发预测和预后评估

（七）其他检查

项目	内容
核磁共振成像（MRI）	MRI可帮助明确肿瘤与大血管之间的关系，以及分辨肺门淋巴结或血管阴影等，但对肺门病灶的分辨率比CT低，也不容易发现较小的病灶
痰脱落细胞学检查	肺癌早期诊断的重要方法之一，中心型肺癌的阳性率比周围型高
分子生物学方法	检测DNA微卫星改变及基因的异常甲基化

五、诊断标准

项目	内容
病理学诊断	无明显可确认的肺外原发癌灶时，必须符合以下各项之一者，才能确立病理学诊断 （1）肺手术标本经组织病理学证实 （2）行开胸探查、细针穿刺活检或经支气管镜所得肺或支气管组织标本，经组织学诊断为原发性支气管肺癌者 （3）锁骨上、颈和腋下淋巴结、胸壁或皮下结节等转移灶活检，组织学符合原发性支气管肺癌，且肺或支气管壁内疑有肺癌存在，临床上必须除外其他器官原发癌 （4）尸检发现肺内有癌灶，组织学诊断符合原发性支气管肺癌
细胞学诊断	痰液和支气管镜毛刷、抽吸、冲洗及刮匙等获得的细胞学标本，在显微镜下所见符合肺癌细胞学标准，即可确诊。但需注意排除呼吸道其他癌肿及食管癌肿
临床诊断	符合以下各项之一者，方可确立临床诊断 （1）X线胸片或CT见肺部有孤立性结节或肿块阴影，有周围型肺癌特征表现，如分叶、细毛刺状、胸膜牵拉和小空泡征，并在短期内（2~3个月）逐渐长大，特别是经过短期的抗炎或抗结核药物治疗，可排除非特异性炎性病变，临床上无结核病特征 （2）段性肺炎在短期内（2~3个月）发展为肺不张，或肺叶不张短期内发展为全肺不张者，或在其相应部位的肺门部出现肿块，尤其是呈生长性肿块 （3）上述肺部病灶伴远处转移、邻近器官累及或压迫症状表现，如邻近骨破坏、肺门和/或纵隔淋巴结明显肿大，短期内发展为上腔静脉压迫综合征。同侧喉返神经麻痹（除外手术创伤后）、臂丛神经、膈神经受侵犯等

六、鉴别诊断

项目	内容
肺结核	（1）肺结核球：应与周围型肺癌相鉴别。结核球多见于年轻患者，病灶多位于结核好发部位，如肺上叶尖后段和下叶背段。通常无症状，病灶界限清楚，密度高，可有包膜。有时含钙化点，周围有纤维结节状病灶，多年不变 （2）肺门淋巴结结核：易与中央型肺癌相混淆，但肺门淋巴结结核多见于儿童、青年，多有发热、盗汗等结核中毒症状，抗结核治疗有效。肺癌多见于中年以上成人，病灶发展快，呼吸道症状比较明显 （3）粟粒型肺结核：应与弥漫分布的肺腺癌相鉴别。粟粒型肺结核患者年龄通常较轻，有发热、盗汗等全身中毒症状，呼吸道症状不明显。X线表现为细小、分布均匀、密度较淡的粟粒样结节病灶。经支气管镜肺活检，常可帮助明确诊断
肺炎	约1/4的肺癌以肺炎形式表现，少数伴有阻塞性肺炎。如果发病缓慢，无毒性症状，抗生素治疗后炎症吸收缓慢，或同一部位反复发生肺炎时，应考虑肺癌的可能，特别是段、叶性病灶，伴有体积缩小者。肺部慢性炎症机化，形成团块状的炎性假瘤，也易与肺癌相混淆。但炎性假瘤通常形态不整，边缘不齐，有密度较高的核心，易伴有胸膜增厚，病灶长期无明显变化
肺脓肿	癌性空洞可继发感染，应与原发性肺脓肿鉴别。前者可有刺激性咳嗽、反复痰中带血，随后出现感染、咳嗽加重等症状。而原发性肺脓肿发病急，中毒症状重，多有寒战、高热、咳嗽、咳大量脓臭痰等症状。肺脓肿胸部影像学表现为均匀的大片状炎性阴影，空洞内常见较深液平面，血常规检查可有白细胞和中性粒细胞增多
结核性胸膜炎	结核性胸膜炎的胸腔积液多为透明，草黄色，有时为血性。癌性胸腔积液则多为血性。肿瘤阻塞淋巴管时，可引起漏出性胸腔积液。胸腔积液常规检查，结核菌和病理检查，有利于诊断
结节病	典型的结节病表现为双侧肺门及纵隔对称性淋巴结肿大，可伴有肺内网状、结节状或片状阴影。组织病理活检有利于鉴别诊断
纵隔淋巴瘤	颇似中央型肺癌，常为双侧性，可有发热等全身症状，但支气管刺激症状不明显，痰脱落细胞学检查阴性
肺部良性肿瘤	支气管腺瘤、错构瘤等需要病理活检鉴别

七、分期

（一）TNM分期

1.T分期：原发肿瘤（T）

T	定义
Tx	原发肿瘤无法评价；或痰、支气管冲洗液查到癌细胞，但影像学或支气管镜无法发现
T0	无原发肿瘤的证据
Tis	原位癌
T1	肿瘤最大径≤3cm，周围包绕肺组织或脏层胸膜，支气管镜见肿瘤累及叶支气管，未累及主支气管
T1a（mi）	微浸润性腺癌
T1a	肿瘤最大径≤1cm
T1b	肿瘤最大径＞1cm，≤2cm
T1c	肿瘤最大径＞2cm，≤3cm

T	定义
T2	肿瘤最大径＞3cm，但≤5cm，或符合下列任何一点 （1）侵犯主支气管，但还未累及气管隆嵴 （2）侵犯脏层胸膜 （3）部分或全肺有阻塞性肺炎或肺不张
T2a	肿瘤最大径＞3cm，≤4cm
T2b	肿瘤最大径＞4cm，≤5cm
T3	肿瘤最大径＞5cm，≤7cm，或任何大小的肿瘤已直接累及下述任何结构之一者：胸壁（包含肺上沟瘤）、膈神经、心包；原发肿瘤同一叶内出现单个或多个卫星结节
T4	肿瘤最大径＞7cm，或任何大小的肿瘤直接累及下述结构之一者：膈肌、纵隔、大血管、气管、喉返神经、食管、椎体、气管隆嵴；同侧非原发肿瘤所在叶的其他肺叶出现单个或多个结节

2.N分期：区域淋巴结

N	定义
Nx	区域淋巴结无法评价
N0	无区域淋巴结转移
N1	同侧支气管周围淋巴结和/或同侧肺门淋巴结及肺内淋巴结转移，包括原发肿瘤的直接受累
N2	同侧纵隔和/或气管隆嵴下淋巴结转移
N3	对侧纵隔、对侧肺门淋巴结，同侧或对侧前斜角肌或锁骨上淋巴结转移

3.M分期：远处转移

M	定义
M0	无远处转移
M1	有远处转移
M1a	对侧肺叶出现的肿瘤结节；胸膜结节、恶性胸腔积液或恶性心包积液
M1b	胸腔外单一转移灶
M1c	胸腔外多个转移灶（1个或多个远处器官）

4.TNM与临床分期关系

T	N0	N1	N2	N3	M1a任何N	M1b任何N	M1c任何N
T1a	ⅠA1	ⅡB	ⅢA	ⅢB	ⅣA	ⅣA	ⅣB
T1b	ⅠA2	ⅡB	ⅢA	ⅢB	ⅣA	ⅣA	ⅣB
T1c	ⅠA3	ⅡB	ⅢA	ⅢB	ⅣA	ⅣA	ⅣB
T2a	ⅠB	ⅡB	ⅢA	ⅢB	ⅣA	ⅣA	ⅣB
T2b	ⅡA	ⅡB	ⅢA	ⅢB	ⅣA	ⅣA	ⅣB
T3	ⅡB	ⅢA	ⅢB	ⅢC	ⅣA	ⅣA	ⅣB
T4	ⅢA	ⅢA	ⅢB	ⅢC	ⅣA	ⅣA	ⅣB

（二）SCLC分期

项目	内容
局限型	（1）指肿瘤局限于一侧胸腔内，包括有锁骨上和前斜角肌淋巴结转移的患者，但无明显上腔静脉压迫、声带麻痹和胸腔积液 （2）等同于任何T任何N M0期，除去多发肺结节的T3~T4期
广泛型	（1）指超过上述范围者 （2）等同于任何T任何N M1a/b期，包括多发肺结节的T3~T4期

八、治疗

（一）常用的治疗方案

治疗	SCLC	NSCLC
手术	90%以上就诊时已有胸内或远处转移，且有潜在血行、淋巴转移。目前主张化疗后手术	ⅠA、ⅠB、ⅡA、ⅡB首选手术；ⅢA如年龄、起病部位、心肺功能耐受也可考虑手术
放疗	效果较好，化疗时同时放疗可减少远处转移，放疗部位包括原发病灶、肺门、纵隔和锁骨上区。此外在预防脑转移、化疗效果不佳、局部复发、上腔静脉梗阻等情况下可进行放疗	Ⅲ期及拒绝或无法耐受手术的Ⅰ、Ⅱ期患者可行根治性放疗；N1~2手术后患者和Pancoast瘤术前可行辅助放疗；肺癌引起难治性咳嗽、咯血、肺不张、上腔静脉压迫综合征等，及脑转移、骨转移者可行姑息性放疗
化疗	对化疗非常敏感，许多药物可提高小细胞肺癌的缓解率，如足叶乙甙（VP-16）、卡铂（CBP）、顺铂（DDP）、长春地辛（VDS）、多柔比星（ADM）、环磷酰胺（CTX）及异环磷酰胺（IFO）等。通常诱导化疗以2~3个周期为宜，较大病灶经化疗后缩小，利于手术治疗及放疗。手术后应继续化疗	主张对Ⅰ、Ⅱ期患者手术后化疗，以防术后局部复发或远处转移；ⅢA期患者应于术前、术后进行全身化疗；ⅢB期及Ⅳ期患者已不宜手术或放疗，可通过化疗延长生存期，主要使用以顺铂为主的联合化疗方案

（二）其他治疗方案

项目	内容
介入性治疗	对失去手术指征、全身化疗无效的晚期肺癌患者可采用支气管动脉灌注化疗（BAI），经纤维支气管镜介导，将抗癌药物直接注入肿瘤组织，还可进行腔内放疗、激光切除，以减轻肿瘤造成的气道阻塞，控制出血
靶向治疗	（1）主要针对肺癌细胞信号传导的 ras、蛋白激酶C、类花生四烯酸类物质生物合成的蛋白、细胞凋亡蛋白、免疫逃逸的细胞表面抗原，以及基因替代等 （2）以表皮生长因子受体为靶点的靶向药物已经在晚期NSCLC治疗中产生良好的临床疗效，如吉非替尼、厄洛替尼等
生物反应调节剂（BRM）	如干扰素、白细胞介素-2（IL-2）、肿瘤坏死因子（TNF）、集落刺激因子（CSF）等在治疗中能增加机体对化疗、放疗的耐受性，提高疗效

（三）常用的化疗方案

1.SCLC 的化疗方案

项目	内容
一线化疗方案	（1）局限期 SCLC ①顺铂 75mg/m² d1 或卡铂 AUC 5~6 d1+依托泊苷 100mg/m² d1~d3，每 3 周 1 次 ②对于放疗+化疗，建议应用顺铂/依托泊苷 （2）广泛期 SCLC ①顺铂 75mg/m² d1 或卡铂 AUC 5~6 d1+依托泊苷 100mg/m² d1~d3，每 3 周 1 次 ②顺铂 60~75mg/m² d1 或卡铂 AUC 5 d1+伊立替康 60mg/m² d1，d8，d15，每 4 周 1 次
二线化疗方案（目前还无标准的二线方案）	（1）3 个月内复发，PS 0~2：紫杉醇、多西他赛、拓扑替康、伊立替康、异环磷酰胺或吉西他滨 （2）3 个月~半年复发：拓扑替康、紫杉醇、多西他赛、伊立替康、吉西他滨、长春瑞滨或 CAV（CTX+ADM+VCR） （3）半年后复发，可用初始方案

2.NSCLC 的化疗方案

项目	内容
一线化疗方案	（1）顺铂 75mg/m² d1 或卡铂 AUC 5 d1 联合紫杉醇 175mg/m² d1，每 3 周 1 次 （2）顺铂 75mg/m² d1 或卡铂 AUC 5 d1 联合多西他赛 75mg/m² d1，每 3 周 1 次 （3）顺铂 75mg/m² d1 或卡铂 AUC 5 d1 联合吉西他滨 1000~1250mg/m² d1，d8，每 3 周 1 次 （4）顺铂 75mg/m² d1 或卡铂 AUC 5 d1 联合长春瑞滨 25mg/m² d1，d8，每 3 周 1 次 （5）顺铂 75mg/m² d1 或卡铂 AUC 5 d1 联合培美曲塞 500mg/m² d1，每 3 周 1 次
二线化疗方案	（1）多西他赛 75mg/m² d1，每 3 周 1 次 （2）培美曲塞 500mg/m² d1，每 3 周 1 次

第二节　其他气管、支气管和肺部恶性肿瘤

一、神经内分泌肿瘤

　　神经内分泌肿瘤包括小细胞癌（SCLC）、大细胞神经内分泌癌（LCNEC）、不典型类癌（AC）、典型类癌（TC）及弥漫性特发性的神经内分泌细胞增生（作为浸润前病变）。

（一）类癌

项目	内容
病因	（1）约 60% 源自胃肠道系统，25% 源自肺脏，占肺恶性肿瘤的 1%，分为 AC 和 TC （2）具有神经内分泌特征，可产生小分子多肽类激素

续表

项目	内容
病理	（1）起源于神经内分泌细胞，生长缓慢，可局部浸润，偶尔出现转移 （2）大多位于大气道，于支气管腔内出现突出球形或手指状肿物，支气管黏膜覆盖完整 （3）中心型直径通常大于周围型，一般为3.1cm（0.5~10cm），周围型平均为2.4cm（0.5~6cm） （4）镜下可见类癌细胞群集成团或成条，有纤细的纤维组织分割细胞集落，呈类器官性生长，肿瘤细胞呈多边形，细胞特征均匀一致，胞质少，胞核有细小颗粒状染色体 （5）细胞角蛋白如AE1/AE3、CAM5.2和神经内分泌标记物Syn、CgA、CD56大多为阳性，且TC的分布和强度最高 （6）约1/3的TC为TTF-1阳性，周围型类癌常见，AC的TTF-1阳性率低于50%
临床表现	（1）常见临床表现有咳嗽、血痰、喘鸣及其他气道阻塞引起的症状，类似阻塞性肺炎表现 （2）若为周围型类癌，多无呼吸道症状 （3）约2%的患者可有脸部潮红、腹泻、气喘等类癌综合征表现
诊断	可通过非手术活检获得组织标本确诊
鉴别诊断	（1）组织病理学和IHC有助于鉴别 （2）小标本受挤压时容易与SCLC混淆，Ki-67大于50%有助于诊断SCLC
治疗	（1）对于Ⅰ期、Ⅱ期和ⅢA期患者首选根治性手术治疗 （2）晚期患者的治疗药物主要包括依维莫司、生长抑素类似物（SSA）、肽类受体放射性核素治疗（PRRT）、替莫唑胺、干扰素

（二）LCNEC

项目	内容
病因	一般与老年（平均年龄65岁）、重度吸烟男性人群有关
病理	（1）瘤细胞呈弥漫性分布，被纤维结缔组织分隔成大的巢团状，组成器官样结构，呈小梁、玫瑰和栅栏状，神经内分泌分化出现瀑样巢式增长，瘤组织内地图状坏死广泛 （2）有丝分裂率高（>10个/2mm²） （3）NSCLC细胞学特性，包括瘤细胞体积较大（约≥3个淋巴细胞大）、胞质丰富、核质比低、染色质粗、核仁大而明显 （4）IHC或电子显微镜可见表达神经内分泌指标（CD56、CgA、Syn中任一指标阳性即可，但需超过10%的肿瘤细胞明确阳性），CD56的敏感性最高，但CgA和Syn的特异性更强
临床表现	周围型常见，可无症状或伴咳嗽、胸痛等。中央型表现为咯血和气道阻塞等。副癌综合征少见，半数以上患者诊断时已发生淋巴结转移和/或远处转移
诊断和鉴别诊断	主要依靠形态学和IHC进行诊断，但小标本活检很难明确
治疗	（1）早期患者可行根治性手术，或用含铂方案新辅助化疗潜在可切除肿瘤 （2）晚期LCNEC通常遵循NSCLC的治疗原则进行化疗 （3）预防性颅脑照射适用于局限期化疗后部分或完全缓解患者

二、肉瘤样癌

项目	内容
分类	肺肉瘤样癌（PSC）分为多形性癌（PC）、梭形细胞癌和巨细胞癌
病因和病理	（1）源自相同原始上皮，经由上皮-间质转化（EMT）及完全性间叶表型关闭后形成的一组转化性癌 （2）某些基因改变可能驱动EMT，参与发生PSC （3）目前常用的PSC的IHC检测包括上皮性标志物（上皮细胞膜抗原EMA、细胞角蛋白CK等）和间质细胞标志物（波形蛋白Vimentin、CD68、S-100蛋白） （4）三种类型PSC的具体病理表现见下表
临床表现	（1）中老年男性常见，半数以上有吸烟史，临床表现与其他类型肺癌类似 （2）临床病程短 （3）70%表现为周围型实性肿块，瘤体较大，生长速度快，易出现癌性空洞
诊断	依赖于病理形态学和IHC检测
治疗	（1）早期PSC患者首选手术治疗 （2）晚期PSC如果存在驱动基因突变，选择相应的靶向治疗

三种PSC的病理表现

项目	内容
多形性癌	（1）最常见的亚型，是一种低分化非小细胞癌，上皮成分主要为鳞状细胞癌、腺癌或大细胞癌，梭形细胞和巨细胞成分也可见 （2）双相型肿瘤，多表现为梭形细胞或巨细胞与肿瘤内的上皮成分相融，或两者形成清楚的界线，其中鳞状细胞癌成分通常为中、低分化，有时可形成角化珠，腺癌成分多为乳头、腺泡状或黏液样 （3）镜下梭形细胞多见束状或层状任意排列，形态多样，细胞核深染，有核仁
梭形细胞癌	（1）罕见的低分化NSCLC，完全由恶性梭形肿瘤细胞构成，本质是上皮来源肿瘤，但有向间叶分化特征，梭形细胞外观为纺锤样，细胞核染色较深，且有明显核仁、胞质丰富，梭形细胞多呈巢状或不规则束状排列 （2）IHC提示CK阳性，Vimentin阳性，EMA阴性 （3）镜下可见弥散分布的淋巴细胞局灶及浆细胞浸润
巨细胞癌	全部由多形性的多核和/或单核巨细胞组成，癌细胞体积较大，形态多样，各细胞间黏附性差，癌细胞多呈弥散性分布，细胞核大，有明显异型，多为巨核或多核，这些巨细胞具有丰富的嗜酸性细胞质，常伴有白细胞增多，以及明显的炎症成分

三、肺肉瘤

项目	内容
起源	肺间质、支气管基质、支气管壁、血管壁等中胚层组织
分类	淋巴细胞肉瘤、网状细胞肉瘤、纤维肉瘤、平滑肌肉瘤、横纹肌肉瘤等
特点	（1）男性多于女性 （2）肺淋巴细胞肉瘤于21~30岁好发，其他肉瘤多见于中年人

续表

项目	内容
临床表现	（1）病灶位于较大气道内可出现咳嗽、喘鸣、痰中带血和阻塞性肺炎 （2）外周肺病灶较小时可无症状，较大时可压迫气道、侵犯胸壁或邻近器官引起相应症状 （3）有发热、低血糖、骨关节病等系统症状 （4）肺血管肉瘤易出现肺栓塞
影像学表现	多有假包膜形成，X线显示边缘光滑的分叶状肿块影，肿瘤多呈膨胀性生长，与周围组织有分界，占据整个肺叶或跨叶生长，极少有相邻组织受累，可伴有胸腔积液、肺栓塞或气道阻塞的征象
实验室检查	（1）痰脱落细胞学检查常阴性 （2）支气管镜活检阳性率也较低
诊断	依赖病理细胞形态学、免疫组化及细胞超微结构分析确诊
鉴别诊断	（1）放射性核素骨扫描可排除骨肉瘤 （2）全身CT扫描可排除其他部位肉瘤
治疗	（1）较小而分化好的肺肉瘤手术切除可治愈 （2）分化差的肉瘤可通过手术使病情得到缓解 （3）不能切除或复发的肺肉瘤可用放疗或化疗

四、肺原发性淋巴瘤

原发性肺淋巴瘤（PPL）是指原发于肺内淋巴组织的恶性淋巴瘤，是少见的结外型淋巴瘤。

项目	内容
病理	正常淋巴结的滤泡性结构被大量异常淋巴细胞或组织细胞破坏；被膜周围组织受累；被膜和被膜下窦被破坏
临床表现	（1）20~40岁常见，男性多于女性，病程长，约半数无症状 （2）常见表现为咳嗽、咯血、胸痛、胸闷、体重减轻等非特异症状，部分患者可出现间歇性发热、皮肤瘙痒等症状
影像学表现	单发或多发结节或片状影甚至实变，常出现支气管充气征。后期可伴有肺门、纵隔淋巴结肿大
诊断依据	（1）影像显示肺、支气管受累，但未见纵隔淋巴结肿大 （2）既往无诊断胸外淋巴瘤的病史 （3）无肺及支气管外其他部位的淋巴瘤或淋巴细胞白血病的证据 （4）发病后3个月无胸外淋巴瘤征象
治疗	（1）病灶仅局限于肺内，首选手术治疗和放疗 （2）侵犯其他淋巴结，根据病期，综合应用放疗和化疗

五、血管源性恶性肿瘤

血管源性恶性肿瘤是指起源于血管内皮或外皮的恶性肿瘤，称为恶性血管内皮瘤或外皮瘤，而血管肉瘤通常指内皮肉瘤。

项目	内容
病理表现	（1）进展缓慢，主要表现为血管内皮或外皮细胞恶性增生 （2）大体标本切面可见丰富血管 （3）镜检可见瘤组织由互相连接的不典型毛细血管组成，或由分化不良的内皮细胞或血管外皮细胞组成。细胞常呈圆形或梭形，充满血管腔（内皮），并有纤维组织及组织细胞浸润，内皮或外皮的恶性增生可同时存在。肿瘤坏死可形成空腔
临床表现	（1）发病年龄为10~73岁，平均51岁 （2）持续性咳嗽，血痰及胸痛
X线表现	5~10cm大小，密度均匀、界限较清的肿块影
治疗	以手术切除为主，局部转移可进行放疗

六、NUT 癌

与染色体NUT基因重排相关的低分化癌称为NUT癌，是一种罕见的高度侵袭性肿瘤。

项目	内容
病理表现	（1）巢状和片状排列的低分化/未分化瘤细胞，常有不同程度的鳞状上皮分化，具有特征性"鳞状上皮陡然分化"现象 （2）中央可有角化，可出现类似于胸腺小体结构
临床表现	（1）可发生于各个年龄，中位年龄30岁，男女比例相似 （2）好发于膈肌以上，鼻咽、鼻窦、会厌、气管、胸腔、纵隔等中线器官 （3）常见淋巴结、骨、肺、胸膜、皮肤及皮下软组织转移
诊断	几乎所有病例都表达NUT核蛋白（≥50%的肿瘤细胞均表达），其特异性与敏感性都在90%以上，FISH检测有*NUT*基因易位或*BRD-NUT*融合基因即可确诊
治疗	小分子抑制剂可能有效

第三节　肺部良性肿瘤

一、支气管乳头状瘤

（一）病因、发病机制及病理表现

项目	内容
病因与发病机制	与慢性炎症可能有关，少数发生恶性变
病理表现	（1）肉眼可见，肿物生长呈疣状，并突入支气管腔内。有报道称瘤可来自终末支气管，或瘤呈囊性肿块 （2）组织学检查示肿瘤由结缔组织基质组成，常有淋巴细胞浸润，其表面被覆纤毛柱状上皮细胞和瘤变的鳞状上皮

（二）分型

项目	内容
单发支气管乳头状瘤	（1）非常罕见，可发生于气管，或叶段支气管，瘤灶约1.5cm （2）常见于中年吸烟男性，也可见于儿童 （3）临床表现主要是咯血，并发肺不张及支气管阻塞病变 （4）治疗方法可行支气管内瘤切除术、电灼和激光治疗
多发性鳞状乳头状瘤	（1）多数见于青少年，发生于喉、气管及支气管，为上气道病毒性疾病 （2）一般病变早期位于喉，后期可散布到支气管树及肺内，病灶呈无蒂或有蒂乳头状，衬在扁平鳞状细胞上生长 （3）常可出现咯血、喘鸣，1/3的病例有呼吸困难、肺不张和阻塞性肺炎 （4）胸片显示多发结节性病灶，并有空洞形成 （5）少数可发生恶性变 （6）根据儿童期有喉乳头状瘤病史，及支气管镜活检可得到明确病理诊断 （7）如病灶局限，可行手术切除
炎性乳头状瘤	（1）常见为单发的小肿块，病灶内有丰富的肉芽组织，与支气管受慢性刺激有关 （2）常见于慢性支气管炎、支气管结石、支气管扩张症、烧灼、异物吸入等 （3）临床主要表现为支气管受阻塞症状 （4）以手术切除及控制感染为主要治疗原则

二、支气管平滑肌瘤

（一）病理

项目	内容
肉眼所见	（1）气管、支气管平滑肌瘤：呈息肉状，基底广，瘤体较小。肿瘤外有包膜，呈灰白色圆形实性结节，中度硬。一般蒂不明显，偶有短蒂。切面呈灰白、粉红或灰红鱼肉样。瘤体球状或稍呈分叶状 （2）肺实质平滑肌瘤：大小不等，最大者为13cm。瘤呈圆形，有分叶，有包膜，切面呈黄白或灰白色，质韧实
组织病理	交错分布的长纺锤细胞束及大量的嗜酸细胞，细胞减少大多合并间质透明化及血管结构的明显减少，细胞核呈椭圆形，核仁不清楚，不伴异型核分裂象

（二）临床表现

项目	内容
气管、支气管平滑肌瘤	（1）早期即可出现刺激性咳嗽。当肿瘤增大，可表现为部分或完全性支气管阻塞症状，患者出现咳嗽加剧、气短、局限性喘鸣。极易被误诊为支气管哮喘。喘鸣可因体位改变而诱发或消失 （2）其他常见如发热、反复性肺炎等 （3）可有咯血，甚至咯血量较多
肺平滑肌瘤	（1）多数无症状，在体检中发现 （2）当瘤体较大或邻近支气管受压时，可出现咳嗽、胸痛、胸闷、咳血丝痰、乏力等，偶见大量咯血

（三）辅助检查

项目	内容
X线和CT	（1）正侧位胸片能显示气管内的平滑肌瘤，向气管或支气管腔内突出 （2）气管、支气管断层及胸部CT清楚显示平滑肌瘤的位置和大小 （3）肺平滑肌瘤在胸片中呈现实质性肿物，界限清楚，质地均匀而致密，无空洞或钙化 （4）当肿瘤压迫支气管时，可发生阻塞性肺炎及肺不张。阻塞的远端支气管呈扩张状态
支气管镜	可见到肿瘤，经活组织病理检查即可确诊

（四）治疗

项目	内容
支气管平滑肌瘤	可在支气管镜下行肿瘤切除术或使用激光氩氦刀消除肿瘤
肺平滑肌瘤	可开胸行肿瘤切除术，本病在切除术后的预后良好

三、支气管软骨瘤

项目	内容
病理表现	（1）软骨瘤呈椭圆形，可有分叶，质地较硬，包膜透明。瘤内有钙化，甚至骨化，生长非常缓慢 （2）经纤维支气管镜活检，不易钳取组织。肿瘤切面呈灰白色，因有软骨，所以可见钙化，切开肿瘤时有摩擦感 （3）显微镜下见肿瘤包含玻璃样软骨和纤维软骨组织，表面上皮覆盖，无腺体及其他组织
临床表现	（1）当肿瘤增大影响支气管分泌物引流时，可造成阻塞远端的肺组织继发性感染 （2）Garney三联征非常罕见，包括胃上皮样平滑肌瘤、肺软骨瘤和肾上腺外的嗜铬细胞瘤。某些病例只有其中两种组织 （3）多数发生于30岁以下女性，男性只占10%
X线胸片	单个或多个圆形结节，界限清楚
治疗	采取积极手术切除治疗

四、肺纤维瘤

项目	内容
病理表现	（1）肺纤维瘤呈白色块状，大小不等，肿块质硬，边缘光整，无包膜 （2）肿块切面呈灰白色，有较多的胶原组织，呈漩涡状，主要由梭形纤维细胞及胶原束组成 （3）纤维细胞核长，内有分布不均匀的染色质 （4）肿瘤中央有明显的玻璃样变
临床表现	多无症状，支气管腔内的纤维瘤可导致阻塞性肺炎或肺不张
辅助检查	（1）胸部X线显示肿物为圆形致密阴影，边缘整齐 （2）CT显示肿物密度均匀，无分叶及毛刺。CT值为软组织密度（35~50HU）。增强CT扫描有轻度强化，少数纤维瘤可见砂粒状钙化
治疗	手术根治疗法

五、肺脂肪瘤

项目	内容
病理表现	（1）肉眼见瘤体呈典型的脂肪瘤，质软，色淡黄，表面光滑，有薄的包膜。支气管内瘤体较小，而肺脂肪瘤瘤体较大。脂肪瘤部分呈哑铃状生长，能穿透支气管壁。偶可见支气管样瘤 （2）镜下见多数脂肪瘤为成熟的脂肪细胞组成。有少数纤维组织，可伴有黏液样变
临床表现	（1）男性多于女性 （2）当瘤周肺组织出现炎症时，可产生呼吸道的相应症状。一旦出现症状后，可持续数周至数十年 （3）早期表现为干咳、气喘或胸闷，常被误以为慢性支气管炎。随着肿瘤的增大，可产生反复阻塞性肺炎，久之出现肺不张、支气管扩张或肺实变 （4）体检可发现有局限性哮鸣音。伴发炎症时，可出现血痰 （5）位于主气道带蒂的脂肪瘤，有时在体位改变时，可突然发生呼吸衰竭
辅助检查	（1）X线检查：胸片显示肺实质脂肪瘤，界限清楚，光滑，密度均匀，阴影较淡，内可见肺纹理 （2）胸部CT检查：肺实质脂肪瘤常为孤立性结节，位于肺周边，肿物轮廓清楚，光整，极少分叶。CT值通常在50HU以上，瘤壁有纤维组织环绕，瘤中间有纤细的纤维索条分隔。当CT检查改变体位时，肿块形态有轻度改变 （3）支气管镜检查：较大的支气管脂肪瘤可见息肉样肿物，表面光滑，色淡黄或灰黄，带蒂的肿物易活动
治疗	尽早手术切除

六、肺良性透明细胞瘤

项目	内容
病理表现	（1）瘤体多数在2~4cm。呈球形，色暗红或灰褐色，表面可有包膜，或包膜不完整或无包膜。瘤体与周围肺组织分界清楚，表面光滑、质韧，如橡皮样。切面似鱼肉。位于肺实质内的瘤体与大血管或支气管不相连通 （2）光镜下见瘤细胞为均匀一致的大透明细胞，排列成腺泡或乳头状，多数呈小巢状或小岛样。胞质包含丰富的糖原，PAS染色阳性。大透明细胞常被毛细血管包绕，瘤细胞可延伸至薄壁的血管窦中。在肿瘤周边及引流淋巴结区内可见非干酪样结节样肉芽肿 （3）电镜下见瘤细胞有丰富清澈的胞质，内有游离及膜固着的糖原，因此又称为"糖肿瘤" （4）免疫组化特点为瘤细胞及胞质HMB-45阳性
临床表现	起病年龄30~70岁，男女无差别。症状轻微，如轻咳、少量痰，偶有血丝痰、咯血、胸痛、胸闷、乏力及发热等
辅助检查	X线胸片显示肺实质内孤立性结节，界限清晰，密度均匀一致，结节通常＜3cm，也可达6cm以上
鉴别诊断	（1）转移性癌：特别是肾癌肺转移。但转移性肾癌细胞质内有大量脂肪，游离的单颗粒糖原为少量，HMB-45阴性，细胞具有恶性细胞特点，故可鉴别 （2）透明细胞癌：通常无膜固着糖原，电镜显示瘤细胞可能为分化差的腺癌或鳞癌，以此可与良性透明细胞瘤鉴别
治疗	肿物摘除或切除术

七、肺错构瘤

（一）临床表现和病理表现

项目	内容
临床表现	（1）多见于40~60岁男性 （2）通常无临床症状，肿瘤增大缓慢。少数患者有咳嗽、咳血痰和胸痛等症状 （3）位于气管、支气管内的错构瘤，随着瘤体的大小和部位不同，可具有不同的症状。气管内隆突部的错构瘤常有喘鸣。因为瘤体阻塞大的支气管，可产生严重的呼吸困难和发绀，常被误诊为哮喘，常因体位变化和分泌物梗阻，使上述症状加剧。位于叶支气管、一侧主支气管的瘤，如有部分梗阻和狭窄可表现为慢性化脓症状，呈反复发作性，日久导致继发支气管扩张、阻塞性肺炎及肺气肿。如完全梗阻时，可发生肺不张、支气管扩张和严重感染
病理表现	（1）常呈圆形或椭圆形肿块，界限清楚，有轻度浅分叶，或有脐凹状，直径通常为3cm左右。表面有完整包膜 （2）瘤剖面呈灰白色，肿物质硬，有黏液和囊腔，主要组成成分有软骨细胞、腺体、平滑肌、脂肪、纤维组织及上皮组织 （3）中心可见胆固醇结晶、淋巴细胞浸润 （4）钙化多在中心位置，分布均匀，类似于核桃肉状 （5）肺实质内的错构瘤可呈分叶状，表面覆盖正常黏膜上皮 （6）根部有细蒂与支气管膜状部相连

（二）辅助检查

项目	内容
X线胸片	（1）瘤体X线呈现类圆形或椭圆形肿物，边缘清楚光滑，有浅分叶，直径多数在4cm以下，也有的在25~30cm，少数为多发 （2）肿物密度不均匀，因为组成成分主要为软骨，所以有弧形、环形及片状钙化，典型呈"爆米花"状或核桃肉样形态。但胸片仅10%具有典型的钙化 （3）当肿瘤内脂肪成分多，可产生低密度区。肿物的大小长期稳定 （4）支气管内的错构瘤在X线胸片上不易发现，常因支气管梗阻而发生阻塞性肺炎、支气管扩张和肺不张征象
CT表现	根据错构瘤的组织成分分类 （1）密度较均匀的软组织肿块，无钙化 （2）肿块内含脂肪较多，呈低密度灶，CT值在 −120~−50HU。在磁共振成像（MRI）检查时，T1加权像表现为高信号区 （3）肿块内有钙化灶时，呈典型的爆米花状，或斑点状 （4）肿块内含脂肪及钙化灶
支气管镜检查	腔内型错构瘤在支气管镜检查时，可直接见到瘤体，质地较硬，表面覆盖有正常黏膜，肿物周边黏膜正常，肿物带蒂时，呈现活动性改变

（三）鉴别诊断

项目	内容
结核瘤	（1）结核瘤常位于肺上叶尖后段或下叶背段，边缘光滑，密度可均匀或不均，内有钙化，病灶周围有散在的卫星灶 （2）错构瘤通常位于肺周边及低垂部分，当显示内有爆米花状钙化或脂肪时，可与结核瘤鉴别 （3）如无钙化及脂肪时，与结核瘤鉴别有一定困难

续表

项目	内容
周围型肺癌	（1）肺错构瘤常呈孤立结节病灶，常无症状，故需与早期周围型肺癌鉴别 （2）肺癌常呈分叶状软组织肿物，周边有毛刺，钙化少见 （3）错构瘤周边光整，无毛刺，分叶浅，瘤内显示脂肪、钙化、软组织，故两者较易鉴别

（四）治疗

项目	内容
肺内错构瘤	将肿瘤连同邻近肺实质行楔形切除，尽量保留肺组织
气管、支气管腔内型瘤	切开气管、支气管行肿物摘除
远端肺组织发生不可逆改变	可做肺叶或全肺切除

八、肺炎性假瘤

项目	内容
病因与发病机制	病因还不清楚，很可能是肺部细菌或病毒感染后导致的局部性非特异性炎症性病变及机化。推测本病与感染后的慢性免疫和炎症反应有关
病理表现	（1）肺炎性假瘤常表现为单个孤立性病灶，呈球形或椭圆形，直径多数为5cm左右，范围在1.2~16cm。肿物中等硬，无包膜，与周围正常组织分界清楚。切面呈灰白、黄或褐色。瘤多数位于肺内，可侵犯肺门及胸膜 （2）炎性假瘤的病理组织学表现复杂，常含多种炎症细胞和间质细胞，如浆细胞、淋巴细胞、肥大细胞及组织细胞等，病变周围一般可发生成纤维细胞增殖、肉芽肿、淋巴细胞炎性反应、淋巴样增殖及肺泡纤维化 （3）常见的组织学类型：①乳头状增生型，肺泡上皮增生为主；②组织细胞和成纤维细胞增生为主型；③血管瘤样型，以血管和上皮乳头状增生为主；④淋巴瘤样型，以浆细胞增生为主
临床表现	（1）可发生于任何年龄，性别差异不大 （2）50%以上患者无症状。但50%左右患者病初有呼吸道感染症状，如咳嗽、咳血丝痰。也有患者表现为胸痛、发热、喘息、脓胸、气胸及呼吸困难。其他如关节痛、乏力及体重下降等 （3）通常病程较长，数月至数年，有的长达16年
X线检查	（1）密度较低而均匀、边缘清楚及轮廓完整的球形阴影，约钱币大小，偶有钙化及空洞，少数为多发结节，多数位于肺的外周，可侵犯胸膜 （2）部分病例的病灶可缓慢增大 （3）病变可侵犯肺门，导致支气管阻塞及发生肺不张 （4）少数侵犯肋骨，可引起骨破坏，也有侵犯食管、纵隔、心包及胸椎者
诊断	靠近胸壁的较大瘤灶，经胸壁针吸、活检有助于诊断。应注意与周围型肺癌相鉴别。必要时应开胸探查
治疗	可行肺楔形切除或肺段切除

第四节 肺转移性肿瘤

肺转移性肿瘤指肺外部位肿瘤经某种途径转移到肺，有时也将肺肿瘤的肺转移归于其中。

一、原发肿瘤和转移途径

项目	内容
原发肿瘤	（1）最常见的是乳腺癌、胃肠道肿瘤、肾癌、黑色素瘤、肉瘤、淋巴瘤及白血病、生殖细胞肿瘤和卵巢癌 （2）肾透明细胞癌、绒毛膜癌、肾母细胞瘤、骨肉瘤等常在刚出现原发灶时即有肺转移
转移途径	以血行转移为常见，颈部、纵隔及胸腔肿瘤可通过淋巴逆流方式致肺转移

二、临床表现和辅助检查

项目	内容
临床表现	（1）咳嗽、呼吸困难、胸痛或胸部不适等症状主要见于肺广泛转移、淋巴浸润或大量胸腔积液患者 （2）对孤立性肺结节患者，体检应重点关注乳房或腹部是否存在肿块或肿大的淋巴结 （3）恶性胸腔积液体检时会发现呼吸音减弱，叩诊音变钝，触觉语颤减少，必要时行胸腔积液穿刺
辅助检查	（1）纤维支气管镜检查适用于中央位置的病变和纵隔淋巴结 （2）确定肺内转移灶的最佳手段为CT检查，可发现心后区域、胸膜下等处的病灶，HRCT可发现2~3mm的小结节，诊断转移性肿瘤的特异性可达60%~90% （3）手术肺活检对肺结节的鉴别诊断具有至关重要的作用，并可同时进行治疗

三、治疗

项目	内容
热消融	（1）射频消融术（RFA）治疗尤其适用于没有扩散到邻近充气正常、肺实质较小的肿瘤 （2）位于周边肺实质和远离肺门结构，甚至邻近某些重要脏器的肿瘤可安全地接受RFA治疗
手术切除肺转移	接受肺转移瘤切除术之前必须考虑病变的数目、位置、大小、肺功能和患者的一般情况，以及任何局部受累的证据或对全身治疗反应的影响

第八章　通气调节障碍

思维导图框架

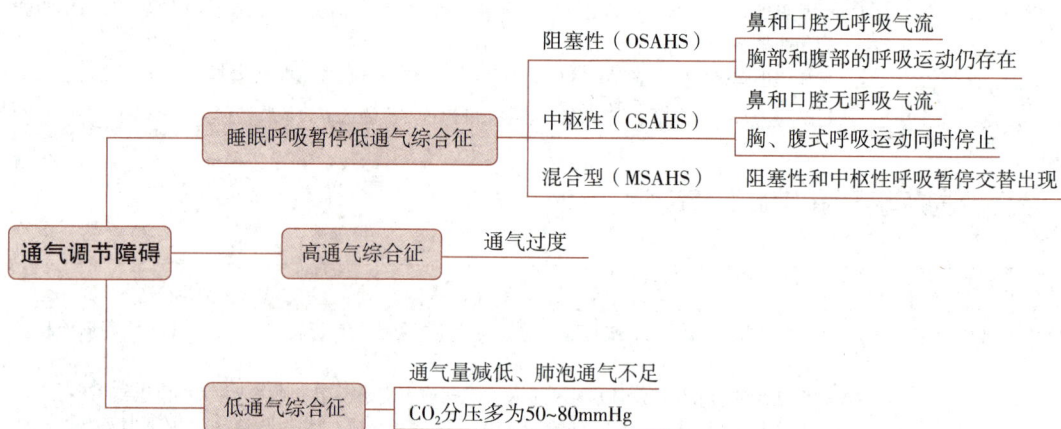

```
                                                          ┌ 鼻和口腔无呼吸气流
                                        阻塞性（OSAHS）─────┤
                                                          └ 胸部和腹部的呼吸运动仍存在
              睡眠呼吸暂停低通气综合征 ──┤ 中枢性（CSAHS）──┬ 鼻和口腔无呼吸气流
                                        │                  └ 胸、腹式呼吸运动同时停止
                                        └ 混合型（MSAHS）── 阻塞性和中枢性呼吸暂停交替出现
通气调节障碍 ──┤ 高通气综合征 ── 通气过度
              │
              │                          ┌ 通气量减低、肺泡通气不足
              └ 低通气综合征 ───────────┤
                                        └ CO_2分压多为50~80mmHg
```

高分考点精编

第一节　睡眠呼吸暂停低通气综合征

睡眠呼吸暂停低通气综合征（SAHS）是多种原因引起的上气道阻塞和/或中枢性呼吸抑制，以睡眠中反复出现伴或不伴鼾声的呼吸变浅或暂停，及日间嗜睡、疲乏等为主要症状的常见睡眠呼吸疾病。

一、临床分型

分型	分型标准
阻塞性（OSAHS）	睡眠时，鼻和口腔无呼吸气流，但胸部和腹部的呼吸运动仍然存在
中枢性（CSAHS）	睡眠时，鼻和口腔无呼吸气流，同时胸、腹式呼吸运动同时停止
混合型（MSAHS）	同一患者在一夜之间交替出现阻塞性和中枢性呼吸暂停

二、病因

分型	病因
CSAHS	（1）神经系统病变：脊髓前侧切断术、血管栓塞或变性病变导致的双后侧脊髓的病变 （2）自主神经功能异常：如家族性自主神经异常、胰岛素相关的糖尿病、Shy-Drager综合征、脑炎 （3）肌肉病变：如膈肌病变、肌强直性营养不良、肌病 （4）脑脊髓的异常：枕骨大孔发育畸形、脊髓灰质炎、外侧延髓综合征 （5）某些肥胖者、充血性心力衰竭、鼻阻塞等 （6）发作性睡眠猝倒和一些阻塞性呼吸暂停综合征患者行气管切开或悬雍垂腭咽成形术后
OSAHS	（1）肥胖、家庭遗传因素 （2）鼻部疾患，如鼻瓣弹性下降、过敏性鼻炎、鼻中隔偏曲、鼻息肉、鼻中隔血肿和鼻咽部肿瘤 （3）腺样体增殖、淋巴瘤、咽壁肥厚、扁桃腺肥大 （4）内分泌疾病：肢端肥大症、甲状腺功能减退症、巨舌 （5）颈部肿瘤的压迫、头和颈部烧伤、Hunter综合征、Hurler综合征 （6）咽部的异常会厌的水肿及声带麻痹、喉功能不全等 （7）颅底发育异常、下颌僵硬、先天性或获得性小颌、咽肌张力减退

三、发病机制

分型	发病机制
CSAHS	（1）在转入睡眠时，呼吸中枢对各种呼吸刺激的反应性减低，尤其在迅速眼动睡眠期明显 （2）中枢神经系统对低氧血症和其他病理状态下导致的呼吸反馈控制的不稳定呼气与吸气转换机制异常
OSAHS	（1）肌肉因素：当翼状肌、腭帆张肌、颏舌肌、颏舌骨肌和胸骨舌骨肌等肌群病变时，均易发生上气道阻塞 （2）神经因素：上气道受自主和随意两个不同神经系统控制，如两者不协调，可发生上气道阻塞 （3）体液、内分泌因素：因为OSAHS多见于男性、绝经期妇女、肥胖、肢端肥大症、甲状腺功能减低症或注射睾酮的患者，因而推测起病可能与体液内分泌紊乱有关

四、临床表现

（一）症状

项目	内容
白天	（1）嗜睡：最常见的症状 （2）头晕、乏力：表现为轻重程度不同的头晕、疲倦、乏力 （3）精神行为异常：注意力不集中、精细操作能力下降、记忆力和判断力下降，老年人可表现为痴呆；患者烦躁、易激动、焦虑 （4）头痛：常有清晨或夜间头痛，隐痛多见，不剧烈，可持续1~2小时，有时需服用止痛药才缓解 （5）性功能减退：约有10%的患者可出现性欲减退，甚至阳痿
夜间	（1）打鼾：主要症状；鼾声不规则、高低不等 （2）呼吸暂停：OSAHS患者呼吸暂停时有明显的胸腹矛盾运动 （3）憋醒：呼吸暂停后突然憋醒，常伴有翻身、四肢不自主运动甚至抽搐，或突然坐起、感觉心慌、胸闷或心前区不适 （4）多动不安：患者夜间翻身、转动较频繁 （5）多汗：出汗较多，以颈部、上胸部明显 （6）夜尿：患者自诉夜间小便次数增多，部分患者出现遗尿 （7）睡眠行为异常：恐惧、惊叫、夜游、幻听

续表

项目	内容
全身器官损害	（1）高血压：OSAHS的患病率为45%，降压药物治疗效果不佳 （2）冠心病：表现为各种类型的心律失常、夜间心绞痛和心肌梗死 （3）肺心病和呼吸衰竭 （4）缺血性或出血性脑血管病 （5）精神异常，如躁狂性精神病或抑郁症 （6）糖尿病

（二）体征

项目	内容
CSAHS	正常体型；失眠、嗜睡少见；睡眠时经常觉醒；轻度、间歇性打鼾；抑郁；轻微的性功能障碍
OSAHS	多数肥胖（BMI＞28），颈围＞40cm，鼻甲肥大，鼻中隔偏曲，下颌短小，悬雍垂肥大，舌体肥大等；困倦，白天嗜睡；睡眠时很少觉醒；鼾声极大；智力损害；晨起头痛；夜间遗尿；性功能障碍

五、合并症

项目	内容
高血压	（1）OSAHS与高血压发生密切相关，至少50%的高血压患者伴有OSAHS，OSAHS患者中30%同时患有高血压，且高血压的程度与呼吸暂停的严重程度相关 （2）OSAHS是独立于年龄、肥胖、吸烟等因素之外的高血压危险因素 （3）OSAHS患者即使清醒时血压正常，其24小时的平均血压也会高于正常 （4）尤其是夜间血压的杓形下降消失，甚至呈反杓形改变
心脑血管疾病	（1）OSAHS患者冠心病的发病率是非OSAHS患者的2倍 （2）OSAHS不但增高脑血管意外的发病率，还增加其死亡率 （3）近60%的脑血管意外的患者伴有OSAHS，其中，35%在睡眠中起病 （4）近50%的OSAHS患者睡眠中出现心律失常，心律失常的发生多伴有低氧血症，且多发生在REM期 （5）当血氧下降到一定程度时，严重的心律失常可发生睡眠猝死
代谢综合征	（1）以糖代谢和脂质代谢紊乱为主要内容，同时有高血压、脂质异常、高胰岛素血症和胰岛素抵抗等疾病的临床现象被称为代谢综合征 （2）OSAHS患者代谢综合征的患病率较高，OSAHS是代谢综合征的独立危险因素，是多种心血管疾病发生和发展的病理学基础
肺动脉高压和肺心病	OSAHS患者肺动脉高压的发生率为17%~42%，合并COPD者高达60%~79%。而肺动脉高压是OSAHS患者发展为肺心病的主要病理学基础
胃食管反流	观察发现OSAHS患者合并胃食管反流的发生率在59%~70%。OSAHS能够引起和加剧胃食管反流，反流又会加重OSAHS，二者互相影响和加重病情
心理和行为异常	56%的OSAHS患者出现抑郁，29%的患者有突发的猜疑、嫉妒等行为。且随年龄的增加OSAHS和抑郁症同步增加，治疗OSAHS可使精神症状明显缓解
日间嗜睡	（1）是OSAHS最为常见的临床症状或合并症，尤其是中、重度患者的嗜睡是无法克服和不可抗拒的 （2）嗜睡的严重程度不尽相同，轻者只是觉得日间疲劳、没精神、早晨不愿意起床；重者可在开会、看书和坐车时打盹，甚至开汽车或骑自行车时打瞌睡而发生交通事故

六、辅助检查

检查项目	临床意义
血液检查	低氧血症严重者可出现红细胞和血红蛋白增高；部分患者可有血糖增高
心电图	可出现心室肥厚、心律失常、心肌缺血
肺功能	严重肺心病、呼吸衰竭时可有不同程度的通气功能障碍
多导睡眠图	（1）轻度：AHI 5~14次/小时，夜间最低；SaO_2 85%~89% （2）中度：AHI 15~30次/小时，夜间最低；SaO_2 80%~84% （3）重度：AHI＞30次/小时，夜间最低；SaO_2＜80%
动脉血气分析	病情严重者可有低氧血症、高碳酸血症和呼吸性酸中毒
胸部X线检查	并发肺动脉高压、高血压、冠心病时可有心影增大、肺动脉段突出等表现

七、诊断

诊断	依据
临床诊断	患者睡眠时打鼾伴呼吸暂停、白天嗜睡、身体肥胖、颈围粗等临床症状
多导睡眠图	确诊的金标准，并能确定疾病类型及病情轻重
病因诊断	对确诊患者进行耳鼻喉及口腔检查、X线、CT、MRI检查，了解有无解剖结构异常引起的上气道狭窄、阻塞；对部分患者进行甲状腺功能检测

八、鉴别诊断

鉴别疾病	相似点	鉴别点
原发性鼾症	有明显的鼾声	（1）PSG检查无气道阻力增加 （2）无呼吸暂停和低通气，无低氧血症
上气道阻力综合征	有明显的鼾声，有疲倦及白天嗜睡	（1）气道阻力增加 （2）PSG检查反复出现α脑电觉醒波，夜间微觉醒＞10次/小时，睡眠连续性中断 （3）无呼吸暂停和低氧血症
发作性睡病	白天嗜睡	（1）白天过度嗜睡，有发作性猝倒 （2）PSG检查睡眠潜伏期＜10分钟 （3）无呼吸暂停和低氧血症 （4）多次小睡潜伏时间检测平均睡眠潜伏期＜8分钟 （5）有家族史

九、治疗

（一）CSAHS

治疗方法	治疗方案
原发病的治疗	积极治疗原发病，如神经系统疾病、充血性心力衰竭的治疗等

续表

治疗方法	治疗方案
呼吸兴奋药	增加呼吸中枢的呼吸驱动力，改善呼吸暂停和低氧血症。药物有阿米三嗪（50mg/次，2~3次/天）、乙酰唑胺（250mg，睡前服）、茶碱（0.1~0.2g/次，2~3次/天）
氧疗	吸氧能够纠正低氧血症
辅助通气治疗	严重患者可选用无创正压通气和有创机械通气增强自主呼吸

（二）OSAHS

治疗方法	治疗方案
一般治疗	（1）戒烟酒，避免使用镇静剂 （2）睡眠体位改变：侧位睡眠，抬高床头 （3）减肥：包括饮食控制、药物或手术
药物治疗	（1）对鼻塞患者睡前使用收缩血管药滴鼻，有助于增加上气道开放 （2）抗感染：有上呼吸道感染者则应及时控制上呼吸道感染，以减低上呼吸道阻力及吸气时咽部负压，改善症状 （3）可试用甲羟孕酮，乙酰唑胺、普罗替林等，但疗效还不确定
器械治疗	（1）经鼻持续气道正压（CPAP）通气：治疗中、重度OSAHS的首选。用于不适合手术和经手术、减肥等治疗效果不佳的患者。nCPAP呼吸机体积小，携带方便，适合在家长期治疗，甚至能够用于出差和旅游 （2）双相气道正压（BiPAP）通气：吸气、呼气正压可分别调节，同步性能好，患者较CPAP治疗易于接受，可用于辅助通气，也可用于控制通气 （3）自动调压智能化（auto-CPAP）呼吸机治疗：根据患者睡眠时气道阻塞引起血氧饱和度降低程度不同，呼吸机送气压力自行随时调节。患者耐受性好，但价格昂贵
外科治疗	（1）悬雍垂腭咽成形术（UPPP）：目前常用的治疗方法。上气道口咽型塌陷、咽腔黏膜肥厚致咽腔狭小、悬雍垂肥大、无心功能不全和其他器质性疾病的患者适合此法治疗 （2）气管切开术：对严重OSAHS伴严重低氧血症，致昏迷、肺心病、心力衰竭或心律失常者，行气管切开保留导管术，是防止上气道阻塞、解除窒息最有效的救命措施 （3）下颌骨前移或舌骨悬吊术：对阻塞部位在舌根、存在小颌和下颌后缩畸形、咽成形术失败者行此手术可取得明显效果。手术复杂，患者多不接受 （4）低温射频消融术：用于单纯性鼾症或轻、中度OSAHS患者，可消除打鼾及缓解气道阻塞 （5）激光辅助咽成形术：利用激光进行咽部成形术，疗效和适应证同悬雍垂腭咽成形术
口腔矫治器治疗	下颌前移器是目前临床应用较多的一种，适用于单纯性鼾症、轻及中度OSAHS患者、无法耐受其他治疗方法者

第二节　高通气综合征

高通气综合征（HVS）是一种因超出生理需要的通气过度导致的综合征。

项目	内容
诱因	多与心理因素有关
病因与发病机制	病因还未明确，负面情绪、躯体表现、心理活动及呼吸生理等均参与起病过程

续表

项目	内容
临床表现	（1）慢性过程伴急性过度通气发作，急性发作时间在10~60分钟，多数发作可自然缓解 （2）表现为非运动性呼吸困难，常在休息状态感觉气短和憋气，同时伴有四肢和唇部麻木 （3）查体可见呼吸频率加快、呼吸节律不齐、呼吸音增强 （4）胸部不适、胸痛（持续钝痛）、心悸甚至出现濒死感，但心脏相关检查均正常 （5）严重的呼吸性碱中毒还可出现头晕、视物模糊、晕厥及焦虑和恐惧感 （6）睡眠中可出现周期和间歇性呼吸和中枢性睡眠呼吸暂停 （7）部分患者有胃肠功能紊乱、乏力、失眠、多汗和注意力不集中等症状
辅助检查	（1）非发作期动脉血气在正常范围，急性发作期pH增高，$PaCO_2 < 35mmHg$，通常不伴有低氧血症 （2）发作期过度通气激发试验阳性
诊断	（1）有典型症状，Nijmegen症状学问卷总积分≥23分 （2）过度通气激发试验阳性 （3）发病前有精神创伤史或过度疲劳、精神紧张、应激等心因性诱因 （4）除外其他器质性疾病引起的过度通气 符合（1）~（4）条标准可确诊为HVS；符合（3）、（4）且部分符合（1）、（2）者为可疑HVS；以上标准均不符合者可除外HVS
鉴别诊断	（1）主要与器质性疾病导致的过度通气状态鉴别，许多器质性疾病如低氧血症、肺炎、肺损害、充血性心力衰竭、代谢性酸中毒、发热等，都可出现过度通气，但不属于HVS范畴 （2）小儿HVS诊断应经生化检查排除器质性病变并做诱发试验和/或纸袋试验证实，避免造成误诊和漏诊
治疗	（1）急性发作期采用面罩等措施进行重复呼吸和吸入低浓度的CO_2，以提高体内CO_2水平，尽快缓解症状 （2）焦虑者可进行有针对性的心理疏导和适当地使用镇静药，同时训练患者腹式呼吸、缓慢呼吸，可有一定疗效

第三节　低通气综合征

由多种原因造成的通气量减低、肺泡通气不足，致使动脉血CO_2分压高于45mmHg即可称为低通气综合征，但具有临床意义的低通气CO_2分压多在50~80mmHg。

项目	内容
病因与发病机制	病因包括代谢性呼吸控制系统、呼吸神经-肌肉系统和通气器官的异常 （1）与呼吸相关的外周和中枢性化学感受器和脑干呼吸神经元的病变或功能低下，会导致呼吸驱动减弱，如颈动脉体损伤、脊髓灰质炎、脑炎和脑干梗死、出血和脑干脊髓退行性变等 （2）脊髓和外周神经与呼吸肌的病变会造成呼吸神经-肌肉系统的活动减弱，如高位颈椎损伤、运动神经疾病、外周神经炎、重症肌无力、慢性肌病和肌肉萎缩等 （3）胸壁和气道的病变也可引起低通气，如胸廓畸形、胸膜肥厚、强直性脊柱炎和肥胖等通气限制性因素和咽喉气管狭窄、阻塞性睡眠呼吸暂停综合征、慢性阻塞性肺疾病等阻塞性因素
病理生理	（1）肺泡CO_2分压的增高会降低肺泡的氧分压，而出现低氧血症 （2）长期严重的低氧刺激红细胞生成素增加，出现继发性红细胞增多症 （3）慢性低氧和高碳酸血症同时存在可引起肺动脉高压、右心室肥厚和充血性心力衰竭

续表

项目	内容
临床表现	（1）早期患者可无任何症状，病情进展多数患者可无明确的临床症状，或只有在睡眠中出现动脉血CO_2的增高 （2）可出现晨起头痛、睡眠质量差、日间嗜睡、疲乏无力及智力下降等 （3）病情严重者还会出现活动后呼吸困难，甚至安静情况下感到呼吸困难、晕厥、意识障碍，导致红细胞增多症、肺动脉高压及充血性心力衰竭等，严重者可造成死亡
实验室检查	（1）动脉血气分析：pH下降、动脉氧分压降低和CO_2分压增高＞45mmHg，同时伴肺泡动脉氧分压差的异常增大 （2）膈肌肌电图检查：用于判断膈肌收缩状态，检查可发现膈肌收缩活动减低 （3）睡眠监测：监测可见睡眠低通气和中枢性睡眠呼吸暂停的出现 （4）肺功能：可出现流速容量指标减低、气道阻力和顺应性增加。可见高CO_2和低氧的通气反应测定，呼吸驱动测定（P0.1）减低和最大吸气压、最大呼气压减低
诊断步骤	（1）动脉血气pH降低、CO_2分压高于45mmHg是确定低通气综合征的诊断及病情严重程度的必备条件 （2）确定病因的解剖部位，是代谢性呼吸控制系统、呼吸神经–肌肉系统还是通气器官本身 睡眠状态呼吸主要由代谢性呼吸控制系统支配，同时睡眠状态使低通气加剧，更易于确定低通气综合征的诊断，尤其是对呼吸代谢控制系统异常者
治疗	（1）氧疗需在有监测的条件下酌情使用 （2）对呼吸驱动减弱伴神经–肌肉疾病的患者可予以机械通气治疗 （3）对中枢驱动作用减低而外周神经–肌肉正常者膈肌起搏有较好的疗效 （4）对呼吸相关神经–肌肉疾病者需要通过鼻罩和气管切开，进行间歇正压通气治疗 （5）对只在夜间需要治疗者，CPAP疗效肯定，对胸壁限制性低通气和慢性阻塞性肺疾病患者的气道阻塞性低通气都可进行辅助通气治疗

第九章 呼吸衰竭与急性呼吸窘迫综合征

思维导图框架

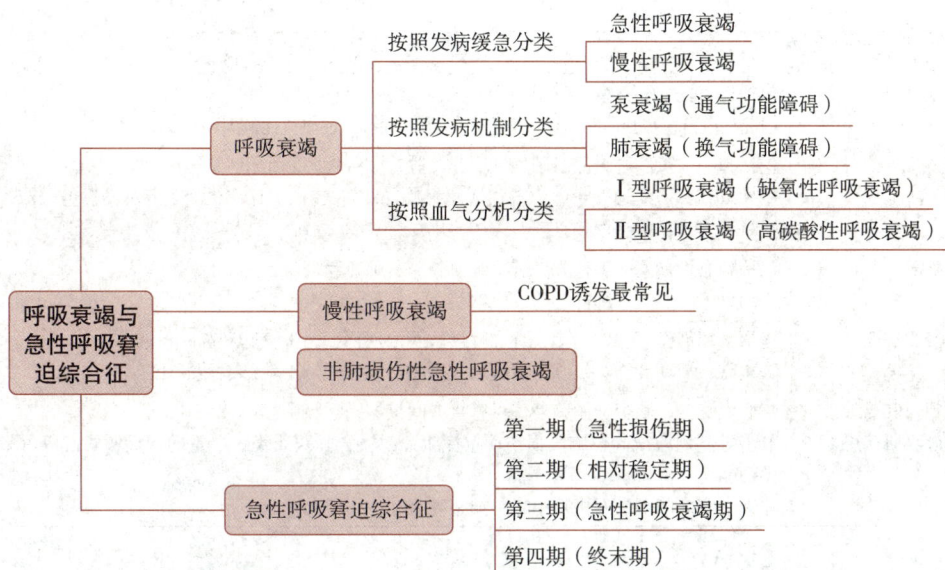

呼吸衰竭与急性呼吸窘迫综合征
- 呼吸衰竭
  - 按照发病缓急分类
    - 急性呼吸衰竭
    - 慢性呼吸衰竭
  - 按照发病机制分类
    - 泵衰竭（通气功能障碍）
    - 肺衰竭（换气功能障碍）
  - 按照血气分析分类
    - Ⅰ型呼吸衰竭（缺氧性呼吸衰竭）
    - Ⅱ型呼吸衰竭（高碳酸性呼吸衰竭）
- 慢性呼吸衰竭
  - COPD诱发最常见
- 非肺损伤性急性呼吸衰竭
- 急性呼吸窘迫综合征
  - 第一期（急性损伤期）
  - 第二期（相对稳定期）
  - 第三期（急性呼吸衰竭期）
  - 第四期（终末期）

高分考点精编

第一节 呼吸衰竭

呼吸衰竭是各种原因导致的肺通气和/或换气功能严重障碍，以致在静息状态下也无法维持有效气体交换，引起缺氧伴或不伴CO_2潴留，从而导致一系列生理功能和代谢功能紊乱的临床综合征。

一、分类

分类标准	常见疾病
发病缓急	（1）急性呼吸衰竭：严重肺疾病、创伤性休克、电击、急性气道阻塞 （2）慢性呼吸衰竭（代偿性慢性呼吸衰竭）：慢性阻塞性肺疾病、重度肺结核、间质性肺疾病、神经−肌肉病变

续表

分类标准	常见疾病
发病机制	（1）泵衰竭（通气功能障碍）：驱动或制约呼吸运动的中枢和外周神经系统神经-肌肉组织的功能障碍导致的呼吸衰竭、胸廓病变引起的呼吸衰竭 （2）肺衰竭（换气功能障碍）：肺组织病变、气道阻塞、肺血管病变
血气分析	（1）Ⅰ型呼吸衰竭（缺氧性呼吸衰竭）：见于肺换气障碍的疾病，如严重的肺部感染、间质性肺疾病、急性肺栓塞 （2）Ⅱ型呼吸衰竭（高碳酸性呼吸衰竭）：慢性阻塞性肺疾病

二、病因

项目	内容
呼吸道疾病	（1）包括气道炎症、痉挛、气道肿瘤、异物、慢性阻塞性肺气肿 （2）引起气道阻塞和肺通气不足，气体分布不匀引起通气/血流比例失调，发生缺氧和二氧化碳潴留
肺组织病变	（1）包括肺炎、重度肺结核、肺气肿、肺水肿、弥散性肺纤维化、ARDS、硅沉着病 （2）可导致肺容量、通气量、有效弥散面积减少，通气/血流比例失调引起肺动脉样分流，造成缺氧和二氧化碳潴留
肺血管疾病	（1）包括肺血管栓塞、肺梗死、肺毛细血管瘤、肺血管炎 （2）使部分静脉血流入肺静脉，发生缺氧
胸廓及胸膜病变	（1）包括胸廓创伤、胸廓畸形、脊柱畸形、手术创伤、严重气胸和胸腔积液 （2）影响胸廓活动和肺脏扩张，引起通气减少，吸入气体不均影响换气功能
神经中枢及其传导系统、呼吸肌疾患	（1）脑血管病变、脑炎、颅脑外伤可直接或间接抑制呼吸中枢 （2）电击脊髓颈段或高位胸段损伤、重症肌无力、脊髓灰质炎、严重的钾代谢紊乱等可影响传导功能 （3）呼吸中枢抑制剂、有机磷中毒：损害呼吸动力引起肺通气不足

三、发病机制

发病机制	表现	具体内容
肺换气功能障碍	通气/血流比例（V/Q）失调	（1）V/Q＞0.8，见于肺泡通气功能正常或增加，肺血流量减少，肺泡通气无法被充分利用，造成死腔通气，如肺栓塞 （2）V/Q＜0.8，引起Ⅰ型呼吸衰竭，见于肺泡通气功能障碍，肺泡通气不足而肺血流正常，造成动-静脉样分流效应，如慢性阻塞性肺疾病
	弥散功能障碍（引起Ⅰ型呼吸衰竭）	（1）氧和二氧化碳透过肺泡膜的能力相差极大，氧的弥散能力仅为二氧化碳的1/20；弥散障碍主要影响氧交换，产生单纯缺氧 （2）影响弥散的因素：弥散面积、肺泡毛细血管膜厚度、肺泡膜两侧气体分压差、气体弥散能力等
肺通气功能障碍	限制性通气不足	（1）吸气时肺泡通气不足，肺功能的特点是肺总量和肺活量下降 （2）主要涉及呼吸肌、胸廓、呼吸中枢和肺的顺应性，前三者可称为呼吸泵衰竭
	阻塞性通气不足	（1）气道狭窄或阻塞导致气道阻力增高引起通气障碍 （2）肺功能的特点：RV/TLC增加，FEV_1/FVC下降
氧耗量增加	发热、寒战、抽搐、呼吸困难	机体耗氧量增加，缺氧加重

四、临床表现

项目	内容
呼吸系统	（1）呼吸困难为临床最早出现的症状，表现为节律、频率和幅度的改变 （2）呼吸费力，早期呼吸频率加快，晚期变慢，呼吸表浅，鼻翼煽动，辅助肌参与呼吸活动
皮肤	发绀是一项可靠的低氧血症体征，但不够敏感；临床上当 $PaO_2 < 50mmHg$、血氧饱和度 < 80% 时，即可出现发绀；舌发绀较口唇、甲床表现得更早一些
神经系统	（1）慢性缺氧可有注意力不集中、定向障碍 （2）急性缺氧可出现精神错乱、躁狂、昏迷、抽搐等；伴急性 CO_2 潴留可出现嗜睡、淡漠、扑翼样震颤，甚至呼吸骤停 （3）慢性呼吸衰竭伴 CO_2 潴留时，随 $PaCO_2$ 升高表现为先兴奋后抑制现象
心血管系统	心悸、心律失常、右心衰竭；肺动脉高压、低血压
消化系统	（1）溃疡病症状、消化道出血 （2）肝功能异常（丙氨酸氨基转移酶增高）
肾脏系统	（1）早期多表现为功能性肾功能不全 （2）晚期可出现肾衰竭
酸碱失衡和电解质紊乱	（1）严重缺氧伴有呼吸性酸中毒（呼酸） （2）严重缺氧伴有呼酸并代谢性碱中毒（代碱） （3）严重缺氧伴有呼酸并代谢性酸中毒（代酸） （4）缺氧伴有呼吸性碱中毒（呼碱） （5）缺氧伴有呼碱并代碱 （6）缺氧伴有三重酸碱失衡

五、辅助检查

项目	具体指标
动脉血气分析	（1）$PaO_2 < 60mmHg$ 伴或不伴 $PaCO_2 > 50mmHg$ 即为呼吸衰竭 （2）$PaCO_2$ 升高，pH 正常时为代偿性呼吸性酸中毒 （3）$PaCO_2$ 升高，pH < 7.35 时为失代偿性呼吸性酸中毒
肺功能检查	有利于判断通气功能障碍的性质，包括 VC、FVC、FEV_1、PEF 等
影像学检查	（1）胸部 X 线片：两肺透亮度增加 （2）CT：估计肺气肿的严重程度，确定肺大疱的大小和数量，了解肺气肿病变分布的均匀程度
纤维支气管镜	有利于分析呼吸衰竭的原因，用于肺叶、支气管病变的观察

六、诊断

项目	内容
临床表现	原发疾病和低氧血症及 CO_2 潴留表现
检查	血气分析、肺功能、胸部影像学和纤维支气管镜等，除外心内解剖分流或原发性心排血量降低

七、鉴别诊断

疾病	类似点	鉴别要点
心源性哮喘	咳嗽、咳痰、呼吸困难	（1）见于左心衰竭，多有高血压、冠心病、风心病等病史和体征 （2）咳粉红色泡沫样痰，两肺底可闻及湿啰音 （3）胸部影像学可见心脏增大、肺淤血
肺栓塞	呼吸困难、胸痛	（1）D-二聚体升高 （2）CT肺血管造影是确诊的重要手段
特发性肺纤维化	咳嗽、咳痰、呼吸困难	（1）听诊胸部下后侧可闻及爆裂音（Velcro啰音） （2）血气分析：动脉血氧分压降低 （3）胸部CT：两肺下叶为主的磨玻璃样改变，以胸膜下显著
支气管哮喘	吸气性呼吸困难	（1）青年起病，常有过敏病史；反复发作性胸闷、咳嗽；可闻及呼气相干鸣音 （2）支气管激发试验或扩张试验阳性；激素及 β_2 受体激动剂、茶碱类药物治疗有效，或可自行好转

八、治疗原则

治疗措施	治疗方案
通畅气道、增加通气量	（1）预防口咽分泌物及胃内反流物吸入气道；清除气道分泌物或异物，必要时建立人工气道使用机械通气治疗 （2）伴有支气管痉挛者应解除痉挛，积极使用支气管舒张剂：β_2 受体激动剂、抗胆碱能药、糖皮质激素、茶碱类药物，急性呼吸衰竭主要采用静脉给药
抗感染治疗	有感染征象时，尽快行痰培养及药物敏感试验，明确致病菌和选用有效的抗菌药物；经验性治疗需选择广谱高效抗菌药物，静脉给药，必要时联合用药
氧疗	（1）Ⅰ型呼吸衰竭患者吸氧浓度可适当提高（＞35%），尽快使 PaO_2 ＞60mmHg，但通常不超过50% （2）Ⅱ型呼吸衰竭患者宜持续低浓度、低流量给氧，吸氧浓度应使 PaO_2 ＞60mmHg，或 SaO_2 ＞90%，$PaCO_2$ 没有明显加重趋势
纠正酸碱失衡及电解质紊乱	（1）呼吸性酸中毒是最常见的失衡类型，宜改善肺泡通气量，不宜补碱 （2）呼酸+代酸：积极治疗代谢性酸中毒的病因，适量补碱，补充 $NaHCO_3$ 的量=（正常 HCO_3^- -测得 HCO_3^-）（mmo/L）×0.5×体重（kg）；或一次性予以5%$NaHCO_3$ 100~150ml，使pH升至7.25左右 （3）呼酸+代碱：医源性多见，补氯、补钾、促进肾脏排出 HCO_3^-
呼吸兴奋剂的应用	（1）通过刺激呼吸中枢或周围化学感受器，增加呼吸频率和潮气量，改善通气 （2）剂量不宜偏大，使用时注意保持呼吸道通畅，予以恰当的氧疗；必要时可增加吸氧浓度 （3）常用药物：尼可刹米、洛贝林、二甲弗林、多沙普仑
合理使用利尿剂和强心剂	（1）不需要常规使用利尿剂和强心剂 （2）利尿剂使用原则：联合使用排钾和保钾利尿剂，疗程宜短，间歇用药 （3）强心剂使用原则：选用小剂量、作用快、排泄快的强心剂，常用药物有毛花苷丙，毒毛花苷K
糖皮质激素	短程、大剂量、静脉给药；注意禁忌证和毒副作用
消化道出血的防治	（1）应慎用对消化道有刺激的药物或食物 （2）预防性使用抑酸剂：H_2 受体抑制剂、质子泵抑制剂

第二节　慢性呼吸衰竭

慢性呼吸衰竭（CRF）为一些慢性疾病诱发的呼吸功能障碍，其中以COPD最常见，随着呼吸功能损害的逐步加重，经过较长时间发展为呼吸衰竭。

一、病因

常见病因为支气管–肺疾病，如COPD、严重肺结核、肺间质纤维化、尘肺等。胸廓和神经–肌肉病变，如胸部手术、外伤、广泛胸膜增厚、胸廓畸形、脊髓侧索硬化症等，也可引起慢性呼吸衰竭。

二、临床表现

项目	内容
呼吸困难	（1）COPD引起呼吸衰竭，病情较轻时常表现为呼吸费力伴呼气延长，严重时可发展为浅快呼吸 （2）出现二氧化碳潴留，致使$PaCO_2$升高过快或发生二氧化碳麻醉时，患者可由呼吸过速转为浅慢呼吸或潮式呼吸，甚至呼吸停止
精神神经症状	慢性呼吸衰竭时，由于CO_2潴留可随$PaCO_2$升高表现为先兴奋后抑制现象。兴奋症状包括失眠、烦躁、躁动、夜间失眠而白天嗜睡的昼夜颠倒现象
循环系统	（1）CO_2潴留可致外周体表静脉充盈、皮肤充血、温暖多汗、血压升高、心排血量增多甚至脉搏洪大 （2）多数患者有心率加快，并可因脑血管扩张而产生搏动性头痛

三、治疗

项目	内容
纠正缺氧	（1）若基础疾病为COPD或哮喘，经鼻导管低流量给氧即可改善缺氧 （2）如基础疾病为肺间质纤维化，常需面罩高流量给氧 （3）保持血氧饱和度（SpO_2）在90%~95%
抗感染治疗	（1）社区感染可首选青霉素（或第1代头孢菌素）联合一种氨基糖苷类抗生素 （2）院内感染可首选第3代头孢菌素和/或喹诺酮类抗生素
机械通气	（1）可通过面罩进行无创正压通气，目的为增加肺泡通气量、缓解或纠正二氧化碳潴留，适用于呼吸兴奋剂无效的患者 （2）经人工气道机械通气可保证通气量、避免胃肠胀气、减少医护人员工作量，以及可使用多种新型通气模式进行呼吸支持。但其缺点是有创、对患者的血流动力学影响较大，易产生气压伤，以及形成呼吸肌失用性萎缩和呼吸机依赖
减轻通气负荷	（1）为解除支气管痉挛可雾化吸入β_2受体激动剂和/或抗胆碱能药物 （2）COPD患者可口服或静脉使用化痰药（如盐酸氨溴索等）帮助排出分泌物，痰液黏稠者，可考虑雾化吸入蒸馏水和痰液溶解药

续表

项目	内容
纠正水电解质失衡	（1）高钾与严重呼吸性酸中毒、脱水、输库存血和肾功能障碍有关，治疗主要为去除病因 （2）低钠血症多见于肺心病患者，进食少、使用利尿剂、多汗及心源性肝硬化引起抗利尿激素分泌，补钠可取得明显疗效 （3）高钠少见，可见于哮喘重度发作导致呼吸道丧失水分较多，可补液纠正 （4）低镁常见原因为摄入不足，吸收不良和排泄过多，可补充硫酸镁（$MgSO_4$）纠正
纠正酸碱紊乱	（1）呼吸性酸中毒的直接原因是二氧化碳潴留，所以治疗上应着重改善肺泡通气 （2）代谢性酸中毒的原因可能与缺氧、心血管功能或肾功能障碍有关，应首先追查病因进而选择针对性治疗，同时可使用碱性药物，如$NaHCO_3$，或3-羟甲基氨基甲烷（THAM） （3）呼吸性碱中毒常为人工通气过度引起，减少潮气量和/或减少呼吸频率后即可纠正 （4）代谢性碱中毒也不是呼吸衰竭本身原发的过程，主要与迅速利尿、输入碱性药物、人工机械通气过度有关。一般去除诱因后即可纠正。以低氯为主的代谢性碱中毒可输入氯化钠、氯化钙、精氨酸等含氯药物，或补充氯化铵，以便加速HCO_3^-排出
呼吸兴奋药	静注或静滴尼可刹米、多沙普仑

第三节　非肺损伤性急性呼吸衰竭

一、病因与发病机制

项目	疾病
肺通气和/或换气障碍	严重呼吸系统感染、急性呼吸道阻塞、重度或危重哮喘、急性肺水肿、肺血管疾病、胸廓外伤或手术损伤、自发性气胸和急剧增加的胸腔积液
抑制呼吸中枢	急性颅内感染、颅脑外伤、脑血管病变（脑出血、脑梗死）等
通气不足	脊髓灰质炎、重症肌无力、有机磷中毒及颈椎外伤等

二、临床表现

项目	内容
精神神经症状	急性缺氧可诱发精神错乱、躁狂、昏迷、抽搐等症状
呼吸困难	（1）早期可为呼吸频率增快，病情加重时出现辅助呼吸肌活动加强，如三凹征 （2）中枢性疾病或中枢神经抑制性药物引起的呼吸衰竭，可仅表现为呼吸节律改变，如陈-施呼吸和比奥呼吸等
发绀	在口唇、指甲出现发绀，为缺氧的典型表现，还受皮肤色素及心功能的影响
循环系统	多有心动过速，严重低氧血症、酸中毒者可引起心肌损害，也可导致周围循环衰竭、血压下降、心律失常、心搏停止
泌尿系统	部分患者可出现丙氨酸氨基转移酶与血浆尿素氮升高。少数患者可出现尿蛋白、红细胞和管型
消化系统	胃肠道黏膜充血水肿、糜烂渗血或应激性溃疡，甚至造成上消化道出血

三、治疗

项目	内容
保持呼吸道通畅	（1）简便人工气道、气管插管及气管切开 （2）如果患者有支气管痉挛，需积极使用支气管扩张药物，可选用β_2肾上腺素受体激动剂、抗胆碱能药、糖皮质激素或茶碱类药物等。在急性呼吸衰竭时，主要经静脉给药
改善气体交换	（1）氧疗：急性呼吸衰竭患者均需要氧疗，应立即通过鼻导管或面罩增加吸入氧浓度来纠正患者缺氧状态。无效者可通过无创或有创机械通气给患者吸入一定浓度的氧纠正缺氧 （2）呼吸兴奋药：静注或静滴尼可刹米、多沙普仑 （3）机械通气：使用机械通气可维持必要的肺泡通气量，降低$PaCO_2$、改善肺的气体交换效能、使呼吸肌得以休息，并有助于恢复呼吸肌功能。可首选无创机械通气
病因治疗	在解决呼吸衰竭本身造成危害的前提下，还要及时针对不同病因采取适当的治疗措施，如肺炎应积极抗感染治疗，哮喘应加强抗炎和平喘治疗
一般支持疗法	电解质紊乱和酸碱平衡失调的存在，可进一步加剧呼吸系统乃至其他系统的功能障碍，并可干扰呼吸衰竭的治疗效果，所以应及时加以纠正。加强液体管理，防止血容量不足和液体负荷过大，保证血细胞比容（HCT）在一定水平，对于维持氧输送能力和防治肺水肿有重要意义。由于呼吸衰竭时可因摄入不足和代谢失衡诱发营养不良，需保证充足的营养及热量供给
综合监测与支持	呼吸衰竭通常会侵犯其他重要脏器，应及时将重症患者转入ICU，加强对呼吸、心脏、脑、肝、肾等重要脏器功能的监测与支持。积极预防和治疗肺动脉高压、肺源性心脏病、肺性脑病、肾功能不全、消化道功能障碍和弥散性血管内凝血（DIC），以及注意防治多器官功能障碍综合征（MODS）

第四节　急性呼吸窘迫综合征

急性呼吸窘迫综合征（ARDS）是指心源性以外的各种肺内、外致病因素引起的急性进行性缺氧性呼吸衰竭。

一、病因

病因	常见疾病
休克	感染性、出血性、心源性疾病
创伤	肺部与胸外创伤、淹溺
严重感染与脓毒血症	细菌性肺炎、病毒性肺炎、真菌感染和真菌性肺炎、立克次体感染及其他感染
吸入有害气体	高浓度氧，其他包括臭氧、氨气、氯、二氧化氮、醛类、烟雾等
药物	麻醉药物过量、美沙酮、秋水仙碱
代谢性疾病	糖尿病酮症酸中毒、尿毒症
血液疾病	多次大量输血、DIC、肺栓塞（血栓、脂肪、空气栓塞）
妇产科疾病	子痫及子痫前期、羊水栓塞
其他	急性胰腺炎、弥漫性结缔组织疾病、体外循环、心律转复后、器官移植

二、发病机制

项目	内容
炎症细胞的迁移与聚集	几乎所有肺内细胞都不同程度地参与 ARDS 的起病，多形核白细胞（PMNs）为 ARDS 急性炎症最重要的效应细胞之一
炎症介质释放	炎症细胞激活和释放介质是同炎症反应伴随存在的，以细菌 LPS 刺激为例，它与巨噬细胞表面受体结合，导致细胞脱落和细胞器释放花生四烯酸代谢产物、血小板活化因子、超氧阴离子（O_2^-）、肽类物质、细胞因子等炎性介质，这些介质可能是启动和推动 ARDS "炎症瀑布"、细胞趋化、跨膜迁移和聚集、炎症反应和次级介质释放的重要介导物质
肺泡毛细血管损伤和通透性增高	因为肺毛细血管内皮细胞和肺泡上皮细胞损伤，肺泡膜通透性增加，导致肺间质和肺泡水肿；肺表面活性物质减少，引起小气道陷闭和肺泡萎陷不张

三、病理改变

ARDS 特征性病理变化为肺毛细血管内皮细胞与肺泡上皮细胞屏障的通透性增高，肺泡与肺间质内积聚大量的水肿液，其中含有丰富蛋白及以中性粒细胞为主的多种炎症细胞。

弥漫性肺泡损伤（DAD）是 ARDS 特征性的病理变化。

四、ARDS 病理分期

项目	内容
渗出期	（1）肉眼观察，肺变重、变硬，呈暗红或暗紫的肝样变，可见水肿、出血，肺切面可见液体渗出 （2）光镜检查，表现为肺微血管充血、出血、中性粒细胞聚集和微血栓形成；肺间质和肺泡内有含丰富蛋白质的水肿液及炎症细胞浸润，肺泡间隔明显增宽；肺泡内可见呈淡红色、致密片状结构的透明膜形成；伴灶性或大片肺泡萎陷 （3）电镜观察，可见肺泡表面活性物质层断裂、聚集，或脱落到肺泡腔；Ⅰ型上皮细胞变性，其薄区出现坏死，Ⅱ型上皮细胞空泡化，板层小体减少或消失；在上皮细胞破坏明显处有透明膜形成，以呼吸性细支气管和肺泡管处尤为明显
增生期	（1）主要表现为肺组织中渗出液机化伴肺泡Ⅱ型上皮细胞增殖覆盖裸露的基底膜 （2）镜下可见肺泡Ⅱ型上皮细胞、成纤维细胞增生、胶原蛋白合成释放（起初以Ⅰ型胶原蛋白为主）及渗出液机化等引起的肺泡间隔和肺泡膜增厚，肺泡腔内充满纤维蛋白和细胞碎片，透明膜增多，肺泡腔狭窄、塌陷
纤维化期	（1）肉眼观察肺部呈 "蜂窝" 样改变 （2）光镜下可见纤维组织显著增生，引起肺泡间隔内和肺泡腔壁广泛增厚，肺泡壁后期可转变为无细胞的胶原组织，肺泡结构破坏；纤维化进程还可侵犯肺泡管、呼吸性细支气管及终末细支气管，造成阻塞性细支气管炎。肺血管床也出现广泛的管壁增厚，动脉变形扭曲，肺毛细血管扩张
消散期	部分患者通过积极治疗，病变可完全消散，主要机制包括炎症消散、肺水肿的吸收、纤维的溶解和肺泡上皮细胞的修复，并由此恢复肺组织的正常结构和功能

五、病理生理

ARDS 的基本病理生理改变是 DAD 和弥漫性肺毛细血管内皮细胞损伤，肺泡上皮和肺毛细血管内皮通透性增加引起的弥漫性肺间质及肺泡水肿，肺泡表面活性物质减少引起肺泡塌陷，肺容积减少、肺顺应性降低、肺内分流明显增加和严重的 V/Q 比例失调，引起呼吸窘迫和严重低氧血症。

六、症状和体征

项目	内容
症状	（1）呼吸频数、呼吸窘迫是 ARDS 的主要临床表现。其特点是发病急，呼吸频数和呼吸困难进行性加重。一般在 ARDS 发病 1~2 天内，发生呼吸频数，呼吸频率大于 20 次 / 分，并逐步进行性加快，可达 30~50 次 / 分。随着呼吸频率增快，呼吸困难也逐步明显，危重者呼吸频率可达 60 次 / 分以上，呈现呼吸窘迫症状 （2）随着呼吸频数和呼吸困难的发展，缺氧症状也日益明显，患者表现为烦躁不安、心率增快、唇及指甲发绀。缺氧症状通过鼻导管或面罩吸氧的常规氧疗方法无法缓解。此外，在疾病后期，多伴有肺部感染，表现为发热、畏寒、咳嗽和咳痰等症状
体征	疾病初期除呼吸频数外，可无明显的呼吸系统体征，随着病情进展，出现唇及指甲发绀，有的患者两肺听诊可闻及干、湿啰音和哮鸣音，后期可出现肺实变体征，如呼吸音减低或湿啰音等

七、典型的 ARDS 临床分期

项目	内容
第一期（急性损伤期）	（1）损伤后数小时，原发病为主要临床表现 （2）呼吸频率起初增快，引起过度通气。无典型的呼吸窘迫。可不出现 ARDS 症状，血气分析示低碳酸血症，动脉血氧分压属正常或正常低值 （3）X 线胸片无阳性发现
第二期（相对稳定期）	（1）多在原发病发生 6~48 小时后，表现为呼吸增快、浅数，逐步出现呼吸困难，肺部可闻及湿啰音或少数干啰音 （2）血气分析示低碳酸血症，动脉血氧分压下降，肺内分流增加 （3）X 线胸片显示细网状浸润阴影，表示肺血管周围液体积聚增多，肺间质液体含量增加
第三期（急性呼吸衰竭期）	（1）病情发展快速，出现发绀，并进行性加重。呼吸困难加重，表现为呼吸窘迫。肺部听诊湿啰音增多，心率增快 （2）动脉血氧分压进一步下降，常规氧疗很难纠正 （3）X 线胸片因间质与肺泡水肿而出现典型的弥漫性雾状浸润阴影
第四期（终末期）	（1）呼吸窘迫和发绀持续加剧，患者严重缺氧，出现神经精神症状如嗜睡、谵妄、昏迷等 （2）血气分析示严重低氧血症、高碳酸血症，常有混合性酸碱失衡，最终引起心力衰竭或休克 （3）X 线胸片显示融合成大片状阴影，呈"白肺"（毛玻璃状）

八、辅助检查

项目	内容
X 线胸片	（1）早期 X 线胸片常为阴性，进而出现肺纹理增加和斑片状阴影，后期为大片实变阴影，并可见支气管充气征 （2）ARDS 的 X 线改变常较临床症状延迟 4~24 小时，而且受治疗干预的影响极大 （3）为纠正休克而大量液体复苏时，常使肺水肿加剧，X 线胸片上斑片状阴影增加，而加强利尿可使肺水肿减轻，阴影减少；机械通气，尤其是呼气末正压通气（PEEP）和其他提高平均气道压力的手段，也可增加肺充气程度，使 X 线胸片上阴影减少，但气体交换异常并不一定缓解

续表

项目	内容
CT扫描	与正位X线胸片相比，CT扫描能更准确地表示病变肺区域的大小。通过病变范围可较准确地判定气体交换和肺顺应性病变的程度。此外，CT扫描可发现气压伤及小灶性的肺部感染
肺气体交换障碍的监测	（1）监测肺气体交换对ARDS的诊断和治疗具有重要价值。动脉血气分析是评价肺气体交换的主要临床手段 （2）ARDS早期至急性呼吸衰竭期，常表现为呼吸性碱中毒和不同程度的低氧血症，肺泡-动脉氧分压差升高，高于35~45mmHg （3）因为肺内分流增加（>10%），通过常规氧疗，低氧血症通常很难纠正 （4）对于肺损伤恶化、低氧血症进行性加剧而实施机械通气的患者，PaO_2/FiO_2进行性下降，可表示ARDS低氧血症程度，与ARDS患者的预后直接相关，该指标也常用于肺损伤的评分系统 （5）除表现为低氧血症外，ARDS患者的换气功能障碍还表现为无效腔通气增加，在ARDS后期通常表现为动脉二氧化碳分压升高
呼吸力学监测	（1）呼吸力学的内容包括呼吸压力、呼吸阻力、顺应性、时间常数和呼吸功等 （2）ARDS患者肺力学机械特征的基本改变主要包括顺应性降低，气道阻力增加，功能残气量下降，呼吸功增加 （3）特殊呼吸力学监测包括压力-容积曲线（P-V曲线），内源性呼气末正压（PEEPi），表示呼吸中枢驱动力的吸气开始后0.1秒时的口腔闭合压、肺牵张指数及跨肺压等，不仅能够帮助临床医师随时了解患者呼吸功能的变化，而且能够指导机械通气，避免通气所致的肺损伤
肺功能检测	肺容量和肺活量、功能残气量和残气量均减少；呼吸无效腔增加，无效腔量/潮气量>0.5；静-动脉分流量增加
血流动力学监测	（1）ARDS的血流动力学常表现为肺动脉楔压正常或降低 （2）监测肺动脉楔压，有利于与心源性肺水肿鉴别。同时，可直接指导ARDS的液体治疗，避免输液过多或容量不足
支气管肺泡灌洗液（BALF）	（1）支气管肺泡灌洗及保护性支气管刷片是诊断肺部感染及细菌学调查的重要手段，ARDS患者肺泡灌洗液的检查常可发现中性粒细胞明显增高（非特异性改变），可高达80%（正常小于5%） （2）肺泡灌洗液发现大量嗜酸性粒细胞，对诊断和治疗有指导价值
肺泡毛细血管屏障功能和血管外肺水	（1）测定肺泡灌洗液中蛋白浓度或肺泡灌洗液蛋白浓度与血浆蛋白浓度的比值，可表示从肺泡毛细血管中漏入肺泡的蛋白量，是评价肺泡毛细血管屏障损伤的常用方法 （2）肺泡灌洗液中蛋白含量与血浆蛋白含量之比>0.7，应考虑ARDS，而心源性肺水肿的比值<0.5 （3）血管外肺水增加也是肺泡毛细血管屏障受损的表现。肺血管外含水量测定可用来判断肺水肿的程度、转归和疗效，目前用热稀释法测定 （4）正常人血管外肺水含量不超过500ml，ARDS患者的血管外肺水可增加到3000~4000ml

九、诊断

ARDS的诊断标准：

（1）有发病的高危因素。

（2）急性发病，呼吸频数和/或呼吸窘迫。

（3）低氧血症轻度时$PaCO_2/FiO_2 \leqslant 300mmHg$，中度时$PaCO_2/FiO_2 \leqslant 200mmHg$。

（4）胸部X线检查两肺浸润阴影。

（5）肺动脉楔压（PCWP）$\leqslant 18mmHg$；或临床上排除心源性肺水肿。

同时符合以上5项条件者，可诊断为ARDS。

十、鉴别诊断

鉴别疾病	相似点	鉴别要点
大片肺不张	呼吸窘迫	（1）患者自诉胸痛和心悸，可有高热、脉数及发绀 （2）同侧胸廓较扁平，呼吸运动受限制 （3）X线特点为均匀致密阴影，占据一侧胸部、肺叶或肺段
自发性气胸	呼吸困难	（1）突然发生胸痛、呼吸困难、胸闷，严重者烦躁不安、大汗、发绀、呼吸加快、脉搏细数，甚至休克 （2）气管向健侧移位，患侧胸部饱满，呼吸运动减弱或消失，叩诊呈鼓音，语颤及呼吸音减弱
急性肺栓塞	呼吸困难、咳嗽	（1）呼吸困难及气促、胸痛、咯血、干咳、腹痛等症状 （2）肺部可闻及哮鸣音和细湿啰音，偶可闻及血管杂音，可见心律失常
心源性肺水肿	呼吸困难、咳嗽、咳痰	（1）突然呼吸困难、端坐呼吸、咳嗽、咳白色或粉红色泡沫痰、口唇及肢端发绀、大汗、烦躁不安、心悸等 （2）双肺广泛水泡音和/或哮鸣音，心率增快，心尖区奔马律及收缩期杂音，心界向左扩大，可有心律失常和交替脉

十一、治疗

（一）治疗原发病

全身性感染、创伤、休克、烧伤、重症急性胰腺炎等是引起ARDS的常见病因。肺通常是最早发生衰竭的器官。积极控制原发病是遏制ARDS发展的必要措施。

（二）呼吸支持治疗

项目	内容
氧疗	纠正ARDS患者低氧血症的基本手段。通常需高浓度给氧，使$PaO_2 \geq 60mmHg$，或$SaO_2 \geq 90\%$。轻症患者可使用面罩给氧
无创机械通气（NIV）	（1）能够避免气管插管和气管切开引起的并发症，预计病情可短期缓解的早期ALI/ARDS患者可考虑使用无创机械通气 （2）当ARDS患者神志清楚，血流动力学稳定，并可得到严密监测和随时可行气管插管时可尝试NIV治疗 （3）免疫功能低下的患者发生ALI/ARDS早期可首先试用NIV （4）使用无创机械通气治疗ARDS时应严密监测患者的生命体征及治疗反应 （5）神志不清、休克、气道自洁能力障碍的ARDS患者不宜使用无创机械通气
经鼻高流量氧疗（HFNC）	（1）可保持恒定的供氧浓度并维持一定的呼气末正压水平，同时其充分加温、加湿功能可提高患者舒适性，与传统氧疗方式相比有明显优势，常应用于存在免疫抑制的呼吸衰竭患者的呼吸支持，以避免气管插管 （2）目前资料显示与传统氧疗方式相比，HFNC并不能改善患者的28天病死率，两者的插管率也无明显差异 （3）虽然高流量氧疗未能改善呼吸窘迫的症状及患者预后，但在早期气管插管无法获益的情况下仍不失为呼吸支持治疗的一种选择

续表

项目	内容
有创机械通气	（1）ARDS患者经高浓度吸氧仍无法改善低氧血症时应气管插管进行有创机械通气 （2）对ARDS患者实施机械通气时应采用肺保护性通气策略（小潮气量、限制平台压、可允许性高碳酸血症、俯卧位通气等），气道平台压不应超过30~35cmH$_2$O （3）采用肺复张手法促进ARDS患者塌陷肺泡复张，改善氧合 （4）应使用能防止肺泡塌陷的最低PEEP，有条件的情况下，应根据静态P–V曲线低位转折点压力+2cmH$_2$O来确定最佳PEEP （5）应尽可能保留ARDS患者的自主呼吸。如果无禁忌证，机械通气的ARDS患者应采用30°~45°半卧位 （6）常规机械通气治疗无效的重度ARDS患者，如果无禁忌证，可考虑采用俯卧位通气 （7）对机械通气的ARDS患者，应制定镇静方案（镇静目标和评估），不建议常规使用肌松剂
体外膜氧合技术（ECMO）	建立体外循环后可减轻肺负担，有助于肺功能恢复。应当严格掌握ECMO使用指征，对于严DSECM疗无法显著降低60d病死率，故需进一步大规模研究结果来证实CARDS治疗的地位

（三）药物治疗

项目	内容
液体管理	（1）高通透性肺水肿是ARDS的病理生理特征，肺水肿的程度与ARDS的预后相一致 （2）在保证组织器官灌注的前提下，应实施限制性液体管理，有利于改善ARDS患者的氧合和肺损伤 （3）存在低蛋白血症的ARDS患者，可通过补充白蛋白等胶体溶液和应用利尿剂，以实现液体负平衡，并改善氧合 （4）为了达到脱水的治疗目标，需要对ARDS进行积极液体管理，方案是在病程的前7天，需要保持液体出入量平衡，防止液体负荷过量
糖皮质激素	（1）全身和局部的炎症反应是ARDS发生和发展的重要机制，血浆和肺泡灌洗液中的炎症因子浓度升高与ARDS病死率相一致 （2）理论上ARDS使用糖皮质激素是一种较好的选择，但有研究显示ARDS早期使用糖质激素、血浆、白蛋白等胶体溶液并不能改善ARDS的转归
重组人活化蛋白C（rhAPC）	严重感染引起的重度ARDS患者，若没有禁忌证，可考虑使用rhAPC
其他治疗	一氧化氮（NO）吸入、早期补充肺泡表面活性物质、吸入前列腺素E$_1$（PGE$_1$）、静脉注射N–乙酰半胱氨酸（NAC）和丙半胱氨酸等抗氧化剂、使用布洛芬等环氧化酶抑制剂、细胞因子单克隆抗体或拮抗剂等

第十章　囊性纤维化

思维导图框架

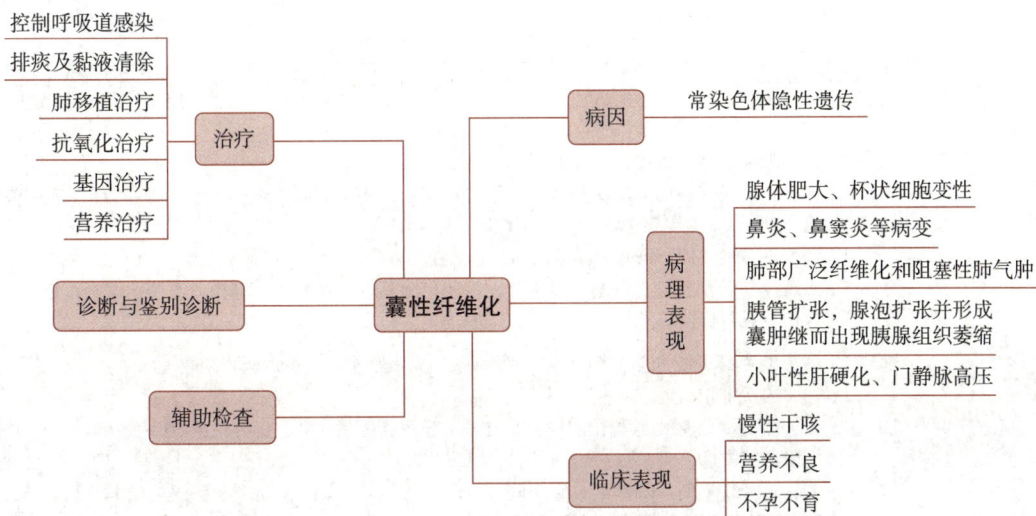

控制呼吸道感染
排痰及黏液清除
肺移植治疗
抗氧化治疗 —— 治疗
基因治疗
营养治疗

病因 —— 常染色体隐性遗传

诊断与鉴别诊断 —— 囊性纤维化

腺体肥大、杯状细胞变性
鼻炎、鼻窦炎等病变
肺部广泛纤维化和阻塞性肺气肿
病理表现 —— 胰管扩张，腺泡扩张并形成囊肿继而出现胰腺组织萎缩
小叶性肝硬化、门静脉高压

辅助检查

慢性干咳
临床表现 —— 营养不良
不孕不育

高分考点精编

第一节　病因、发病机制及病理表现

囊性纤维化（CF）是一种由位于第7对染色体的囊性纤维化穿膜传导调节蛋白（CFTR）基因突变引起的常染色体隐性遗传病，此病对患者寿命影响较大，易造成患者早年死亡。

项目	内容
病因	（1）常染色体隐性遗传 （2）CFTR位于第7对染色体长臂，为ATP酶通道蛋白家族基因中的一员，主要调控氯离子通道和碳酸氢根离子通道
发病机制	（1）CFTR在上皮细胞内是一种氯离子通道蛋白，并有调节钠离子通道的功能 （2）当CFTR有缺陷时，气道、腺管内氯离子通透性降低，钠离子过度吸收，造成气道内和外分泌腺腺管内水分减少，分泌物黏稠度增加，纤毛运动清除功能下降，导致支气管堵塞、肺不张和继发感染 （3）反复感染，中性粒细胞聚集于病变部位，释放氧自由基、炎性因子及弹性蛋白酶，造成气道壁破坏，导致支气管扩张、肺炎和肺脓肿，逐步形成囊性纤维化和阻塞性肺气肿，从而产生通气和弥散功能障碍。最后可并发呼吸衰竭和肺源性心脏病

续表

项目	内容
病理表现	（1）早期呼吸道上皮可出现腺体肥大、杯状细胞变性，之后分泌出黏稠分泌物 （2）长期反复的感染可引起鼻炎、鼻窦炎、支气管炎、肺炎、支气管扩张、肺脓肿等病变，随后导致肺部广泛纤维化和阻塞性肺气肿 （3）早期出现胰管扩张，腺泡扩张并形成囊肿继而出现胰腺组织萎缩，肝脏表现为小叶性肝硬化、门静脉高压，可引起脾脏肿大

第二节　临床表现

项目	内容
呼吸系统	（1）常见症状有慢性干咳，感染时咳黄痰，痰量增多，气短，乏力 （2）症状随年龄增长加重，可咯血，偶发气胸 （3）体检：消瘦，后期可出现发绀，胸部呈桶状胸，两肺有湿性啰音和/或干性啰音，常有杵状指（趾）。患者常合并鼻息肉、鼻窦炎 （4）病变进一步发展，可并发呼吸衰竭、肺源性心脏病而出现相应的症状 （5）患者反复肺部感染，痰培养通常为铜绿假单胞菌、金黄色葡萄球菌，流感嗜血杆菌以及洋葱伯克霍尔德菌等
消化系统	（1）多数患者因胰腺功能减退而产生脂肪、蛋白质吸收不良，造成营养缺乏 （2）10%的新生儿出生时发生胎粪性肠梗阻 （3）CF胰腺损害，胰岛素分泌减少，约10%的患者产生糖尿病。但存活至30岁的患者，则50%可出现糖尿病 （4）因肠道吸收不良，CF患者体重下降、消瘦 （5）部分患者可因胆管阻塞发生黄疸及胆汁淤积性肝硬化
其他	（1）多数男性失去生育能力，女性患者生殖力下降，部分患者可发生关节炎和血管炎，出现紫癜或结节性红斑 （2）ANCA阳性率可高达40%。CF至成年后始诊断时，则多数症状较轻

第三节　辅助检查

项目	内容
胸部X线片	可见双肺纹理增粗，随病情进展可出现肺脏过度充气及支气管扩张征象
胸部CT	（1）HRCT观察病变可更清晰。病情早期结果可正常，以后因中、小气道黏液阻塞出现空气陷闭，肺过度充气，多发的界限模糊的小结节影，囊状、柱状及不规则的支气管扩张 （2）如果有肺部感染，则可有明显的炎性浸润影 （3）病变好发于肺上部 （4）患者常同时伴有鼻窦炎，鼻窦CT可见鼻窦炎表现
肺功能和血气分析	（1）主要表现为阻塞性通气功能障碍，FEV_1、FVC随病情进展而变化，常有气道高反应性，激发试验可呈阳性 （2）后期血气分析可异常，发生低氧血症和二氧化碳潴留

项目	内容
汗液检查	采用定量毛果芸香碱晶离子渗透试验，测定汗液氯离子和钠离子浓度。氯离子和钠离子浓度儿童大于60mmol/L，成人大于70mmol/L则为阳性，此方法可作为重要诊断标准。但成人轻症患者，汗腺检查结果可无异常
基因突变分析	仅用于产前诊断和家族中携带者

第四节　诊断与鉴别诊断

项目	内容
诊断	根据起病多在幼儿和青少年、患者自觉症状、HRCT所见、汗液氯离子和钠离子的测定阳性结果，或测定2个致病性CFTR突变位点，即可明确诊断
鉴别诊断	（1）与幼年反复发生呼吸道感染疾病相鉴别：这类疾病表现为反复发生的咳嗽、咳痰、哮喘症状。包括由其他原因导致的支气管扩张、原发性纤毛运动不良症，先天性免疫功能缺陷、先天性肺囊肿、哮喘、过敏性支气管肺曲霉病等 （2）可导致汗液氯离子增加的疾病：主要包括肾上腺皮质功能不全、糖原贮积症、甲状腺功能减退、Ⅰ型αL岩藻糖苷酶缺乏症、加压素抵抗的尿崩症、外胚层发育不良、黏多糖病、垂体功能低下、家族性肝内胆汁淤积等疾病

第五节　治疗

项目	内容
控制呼吸道感染	（1）早期强化治疗，根据常规每月1次门诊，患者咽喉部分泌物细菌培养发现致病菌，即开始为期2周的大剂量抗菌药物治疗，避免细菌定植 （2）发生急性感染时选用敏感的抗生素，剂量要大，疗程应长。如果为铜绿假单胞菌，应选用两种敏感的抗生素联合治疗，可雾化妥布霉素或多黏菌素B，针对其生物被膜的形成。宜加用小量大环内酯类抗生素如红霉素、阿奇霉素较长时间使用
排痰及黏液清除	黏液溶解药可口服、静脉或雾化吸入，如使用N-乙酰半胱氨酸、阿法链道酶、核苷三磷酸、重组核糖核酸酶等雾化吸入，也可使用支气管扩张药，如茶碱缓释片或长效β受体激动剂缓解支气管痉挛，利于痰液排出。同时采用物理疗法也利于黏稠痰液排出
肺移植治疗	终末期患者可采用肺移植治疗，移植后一年的生存率可达70%~80%，多数患者可存活10年以上
抗氧化治疗	在CF患者的气道中可检测到多种参与氧化应激的标志物，因此抗氧化治疗可作为治疗CF的一种合理方法
基因治疗	（1）CFTR增效剂：该类药物的作用是增强处于正常通路的活性。最具代表的是Ivacaftor （2）CFTR校正剂：纠正F508del引起的蛋白错叠，其中代表药物是Lumacaftor（VX-809） （3）诱导转录通读类药物：这类药物能够使核糖体"忽视"异常终止密码子的作用，选择性诱导核糖体转录通读从而产生完整的蛋白质，不影响正常的终止密码子。代表药物为Ataluren（PTC124）
营养治疗	应摄入高热量、高蛋白、低脂肪饮食，补充各种维生素，尤其是脂溶性维生素，应补充胰酶

高级卫生专业技术资格考试大纲
（呼吸内科学专业——副高级）

一、专业知识

（一）本专业知识

1.掌握呼吸内科专业的基础理论，包括呼吸系统相关的解剖学以及呼吸生理学、病理学、病理生理学、生物化学、微生物和免疫学、流行病学、临床药理学等基本理论。

2.掌握肺功能检查、血气分析、酸碱平衡、水与电解质平衡、胸部影像诊断学、危重症监护和生命支持技术等专业技术知识。

（二）相关专业知识

1.掌握内科（包括心血管、肾病、消化、风湿免疫、血液、内分泌、传染性与感染性疾病等）的相关知识。

2.熟悉呼吸内科相关的胸外科临床基础知识。

二、专业实践能力

1.熟练掌握呼吸内科专业的常见病、多发病的病因、发病机制、诊断、鉴别诊断及治疗方法。对本专业的一些少见病和涉及其他学科的一些疾病，在上级医师指导下，能对其进行诊断、鉴别诊断和治疗。

2.熟练掌握本专业危重病人的诊断、鉴别诊断和治疗，如重症哮喘、重症肺炎、急、慢性呼吸衰竭、心力衰竭、肺栓塞、大咯血、张力性气胸等。

3.掌握疑难病例，如不明原因发热、慢性咳嗽、不明原因呼吸困难、肺内结节、弥漫性肺病、胸腔积液等的诊断与鉴别诊断。

4.掌握支气管镜检查及相关技术、胸膜活检、胸腔闭式引流术等技术及其并发症的诊断和处理。

5.熟练掌握呼吸内科常用药物的作用机制、药效/药代动力学、适应证、副作用。

6.熟练掌握呼吸支持技术的基本理论、基本操作，如气管插管、呼吸机的使用、呼吸机报警观察和处理等技术操作。

7.掌握肺功能检查、血气分析及X线胸片、胸部CT、通气/灌注扫描等影像学检查结果的阅读。

附 本专业病种

1. 急性上呼吸道感染
2. 急性气管-支气管炎
3. 肺炎
4. 肺脓肿
5. 支气管扩张症
6. 肺结核病
7. 慢性阻塞性肺疾病
8. 支气管哮喘
9. 肺栓塞
10. 肺动脉高压
11. 慢性肺源性心脏病
12. 弥漫性肺实质疾病
13. 肺结节病
14. 胸腔积液
15. 气胸
16. 肺部肿瘤
17. 胸膜间皮瘤
18. 睡眠呼吸暂停低通气综合征
19. 慢性呼吸衰竭
20. 急性肺损伤/急性呼吸窘迫综合征
21. 弥漫性泛细支气管炎
22. 肺血管炎

高级卫生专业技术资格考试大纲
（呼吸内科学专业——正高级）

一、专业知识

（一）本专业知识

1.掌握呼吸内科专业的基础理论，包括呼吸系统相关的解剖学以及呼吸生理学、病理学、病理生理学、生物化学、微生物和免疫学、流行病学、临床药理学等基本理论。

2.掌握肺功能检查、血气分析、酸碱平衡、水与电解质平衡、胸部影像诊断学、危重症监护和生命支持技术等专业技术知识。

（二）相关专业知识

1.掌握内科（包括心血管、肾病、消化、风湿免疫、血液、内分泌、传染性与感染性疾病等）的相关知识。

2.熟悉呼吸内科相关的胸外科临床基础知识。

二、专业实践能力

1.熟练掌握呼吸内科专业的常见病、多发病的病因、发病机制、诊断、鉴别诊断及治疗方法。对本专业的一些少见病和涉及其他学科的一些疾病，在上级医师指导下，能对其进行诊断、鉴别诊断和治疗。

2.熟练掌握本专业危重病人的诊断、鉴别诊断和治疗，如重症哮喘、重症肺炎、急、慢性呼吸衰竭、心力衰竭、肺栓塞、大咯血、张力性气胸等。

3.掌握疑难病例，如不明原因发热、慢性咳嗽、不明原因呼吸困难、肺内结节、弥漫性肺病、胸腔积液等的诊断与鉴别诊断。

4.掌握支气管镜检查及相关技术、胸膜活检、胸腔闭式引流术等技术及其并发症的诊断和处理。熟悉呼吸内科的介入技术如气道支架置入、气道球囊扩张术、肺泡灌洗以及内科胸腔镜技术。

5.熟练掌握呼吸内科常用药物的作用机制、药效/药代动力学、适应证、副作用。

6.熟练掌握呼吸支持技术的基本理论、基本操作，如气管插管、呼吸机的使用、呼吸机报警观察和处理等技术操作。

7.掌握肺功能检查、血气分析及X线胸片、胸部CT阅片，熟悉胸部核素检查、MRI、PET/CT等影像学检查结果的阅读。

附 本专业病种

1.急性上呼吸道感染

2.急性气管–支气管炎

3.肺炎

4.肺脓肿

5.支气管扩张症

6.肺结核病

7.慢性阻塞性肺疾病

8.支气管哮喘

9.肺栓塞

10.肺动脉高压

11.慢性肺源性心脏病

12.弥漫性肺实质疾病

（1）特发性间质性肺炎

（2）肺泡蛋白沉积症

（3）肺嗜酸性粒细胞浸润症

（4）肺朗格汉斯细胞组织细胞增多症

（5）肺尘埃沉着病

（6）过敏性肺炎

（7）肺淋巴管平滑肌瘤病

（8）结缔组织病导致间质性肺疾病

13.肺结节病

14.胸腔积液

15.气胸

16.肺部肿瘤

17.胸膜间皮瘤

18.睡眠呼吸暂停低通气综合征

19.慢性呼吸衰竭

20.急性肺损伤/急性呼吸窘迫综合征

21.弥漫性泛细支气管炎

22.肺血管炎

23.高通气综合征

24.肺血管畸形

25.囊性纤维化